Lebenskunst Älterwerden

Rudolf Likar • Georg Pinter
Walter Müller • Dieter M. Schmidt
Hrsg.

Lebenskunst Älterwerden

Licht und Schatten des
Alterungsprozesses

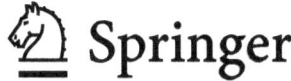

Hrsg.
Rudolf Likar
Anästhesie und Intensivmedizin
Klinikum Klagenfurt am Wörthersee
Klagenfurt, Österreich

Walter Müller
Department für Akutgeriatrie/Remob
Elisabethinen-Krankenhaus Klagenfurt
Klagenfurt am Wörthersee, Österreich

Georg Pinter
Akutgeriatrie
Klinikum Klagenfurt
Klagenfurt am Wörthersee, Österreich

Dieter M. Schmidt
St. Kanzian am Klopeinersee, Österreich

ISBN 978-3-662-70206-2   ISBN 978-3-662-70207-9   (eBook)
https://doi.org/10.1007/978-3-662-70207-9

Die Deutsche Nationalbibliothek verzeichnet diese Publikation in der Deutschen Nationalbibliografie; detaillierte bibliografische Daten sind im Internet über https://portal.dnb.de abrufbar.

© Der/die Herausgeber bzw. der/die Autor(en), exklusiv lizenziert an Springer-Verlag GmbH, DE, ein Teil von Springer Nature 2025
Das Werk einschließlich aller seiner Teile ist urheberrechtlich geschützt. Jede Verwertung, die nicht ausdrücklich vom Urheberrechtsgesetz zugelassen ist, bedarf der vorherigen Zustimmung des Verlags. Das gilt insbesondere für Vervielfältigungen, Bearbeitungen, Übersetzungen, Mikroverfilmungen und die Einspeicherung und Verarbeitung in elektronischen Systemen.
Die Wiedergabe von allgemein beschreibenden Bezeichnungen, Marken, Unternehmensnamen etc. in diesem Werk bedeutet nicht, dass diese frei durch jede Person benutzt werden dürfen. Die Berechtigung zur Benutzung unterliegt, auch ohne gesonderten Hinweis hierzu, den Regeln des Markenrechts. Die Rechte des/der jeweiligen Zeicheninhaber*in sind zu beachten.
Der Verlag, die Autor*innen und die Herausgeber*innen gehen davon aus, dass die Angaben und Informationen in diesem Werk zum Zeitpunkt der Veröffentlichung vollständig und korrekt sind. Weder der Verlag noch die Autor*innen oder die Herausgeber*innen übernehmen, ausdrücklich oder implizit, Gewähr für den Inhalt des Werkes, etwaige Fehler oder Äußerungen. Der Verlag bleibt im Hinblick auf geografische Zuordnungen und Gebietsbezeichnungen in veröffentlichten Karten und Institutionsadressen neutral.

(C) Marco Attano, Adobe Stock; Generiert mit KI

Springer ist ein Imprint der eingetragenen Gesellschaft Springer-Verlag GmbH, DE und ist ein Teil von Springer Nature.
Die Anschrift der Gesellschaft ist: Heidelberger Platz 3, 14197 Berlin, Germany

Wenn Sie dieses Produkt entsorgen, geben Sie das Papier bitte zum Recycling.

Inhaltsverzeichnis

1 Die Lust des Alters – das Altern der Lust   1
  Konrad Paul Liessmann

2 Die Werte des Alters – das Altern der Werte   17
  Walter Müller

3 Altern der Moleküle – Moleküle des Alterns   41
  Slaven Stekovic

4 Das Herz des Alters – das Altern des Herzens   61
  Hannes Alber

5 Die Haut der Alten – das Altern der Haut   83
  Bernhard Lange-Asschenfeldt

6 Die Moral der Alten – das Altern der Moral   93
  Manfred Kanatschnig

7 Strukturen des Alterns – das Altern der Strukturen   105
  Karl Cernic

| 8 | Gefühle des Alters – das Altern der Gefühle | 113 |

Andreas Kruse

| 9 | Der Verstand des Alters – das Altern des Verstands | 131 |

Theresa Lahousen-Luxenberger

| 10 | Altersdiskriminierung und Ageismus – die ungebetenen „Helfer" des Alters | 143 |

Herbert Janig

| 11 | Der Schmerz des Alters – das Altern des Schmerzes | 165 |

Georg Pinter

| 12 | Diversität im Alter/n: eine sozialanthropologische Perspektive | 197 |

Tatjana Thelen

| 13 | Die alten Frauen – das Altern der Frauen | 215 |

Heike Hartung

| 14 | Die Gesellschaft der Alten – das Altern der Gesellschaft | 221 |

Franz Kolland

| 15 | Das Sterben des Alters – das Altern des Sterbens | 243 |

Rudolf Likar und Bernhard Svejda

| 16 | Die Psyche des Alters – das Altern der Psyche | 279 |

Gerald Gatterer, Sarah Schröckenstein und Monika Spiegel

| 17 | Der Glaube des Alters – das Altern des Glaubens | 301 |

Alois Schwarz

| 18 | Die Kunst (Malerei) des Alters – das Altern der Kunst | 321 |

Richard Klammer

| 19 | Die Musik des Alters – das Altern der Musik
Karen Asatrian | 337 |
|---|---|---|
| 20 | Die Ärzt*innen der Alten, das Altern der Ärzt*innen
Dieter M. Schmidt | 363 |
| 21 | Die Arbeit des Alters, das Altern der Arbeit
Steve-Oliver Müller-Muttonen | 373 |
| 22 | Die Achtsamkeit des Alters – das Altern der Achtsamkeit
Cesare Lino | 399 |

Stichwortverzeichnis 419

Autorenadressen

Prim. Dr. Hannes Alber Klagenfurt, Österreich

Karen Asatrian Universität für Musik und darstellende Kunst Wien, Gustav Mahler Privatuniversität für Musik Klagenfurt, Klagenfurt am Wörthersee, Österreich

Hon.-Prof. Mag. Dr. Karl Cernic Kärntner Gesundheitsfonds, Klagenfurt am Wörthersee, Österreich

Univ. Doz. Dr. Gerald Gatterer Sigmund Freud PrivatUniversität Wien, Wien, Österreich
Wiener Neudorf, Österreich

PD Dr. Heike Hartung Universität Potsdam, Institut für Anglistik und Amerikanistik, Potsdam, Deutschland

Prof. Dr. Herbert Janig Alpen Adria Universität, Klagenfurt am Wörthersee, Österreich

DDr. Manfred Kanatschnig Klinikum Klagenfurt am Wörthersee, Innere Medizin und Hämatologie und internistische Onkologie, Klagenfurt am Wörthersee, Österreich

Richard Klammer Magdalensberg, Österreich

Univ.-Prof. Dr. Franz Kolland Kompetenzzentrum für Gerontologie und Gesundheitsforschung (Leitung), Karl Landsteiner Privatuniversität für Gesundheitswissenschaften, Krems, Österreich

Univ.-Prof. Dr. phil. Dr. h.c. Dipl.-Psych. Andreas Kruse Institut für Gerontologie, Universität Heidelberg, Heidelberg, Deutschland

Prof. Dr. Bernhard Lange-Asschenfeldt Klinikum Klagenfurt am Wörthersee, Klagenfurt, Österreich

Priv. Doz. Dr.med.univ. Theresa Lahousen-Luxenberger Klinikum Klagenfurt am Wörthersee, Abteilung für Psychiatrie und Psychotherapeutische Medizin, Klagenfurt, Österreich

Univ. Prof. i. R. Dr. Konrad Paul Liessmann Universität Wien, Institut für Philosophie, Wien, Österreich

Univ. Prof. Dr. Rudolf Likar Klinikum Klagenfurt am Wörthersee, Klagenfurt, Österreich

Cesare Lino Klagenfurt, Österreich

Dr. med. univ. Walter Müller Krankenhaus der Elisabethinen in Klagenfurt, Klagenfurt-Viktring, Österreich

Prim.Dr.med.univ. Steve-Oliver Müller-Muttonen AMI – Arbeitsmedizinisches und Arbeitspsychologisches Institut Kärnten GmbH, Klagenfurt, Österreich

Prim. Dr. Georg Pinter Zentrum für Altersmedizin, Klinikum Klagenfurt am Wörthersee, Klagenfurt am Wörthersee, Österreich

MR Dr. Dieter M. Schmidt St. Kanzian am Klopeinersee, Österreich

Sarah Schröckenstein Sigmund Freud PrivatUniversität Wien, Wien, Österreich

Bischof Dr. Alois Schwarz Diözese St. Pölten, St. Pölten, Österreich

Mag. Dr. Monika Spiegel Sigmund Freud PrivatUniversität Wien, Wien, Österreich

Dr. Slaven Stekovic CEO, Aeterna Omics Health GmbH, Wien, Österreich

Dr. Bernhard Svejda Facharzt für Frauenheilkunde, Klagenfurt, Österreich

Tatjana Thelen Universität Wien, Institut für Kultur- und Sozialanthropologie, Wien, Österreich

1

Die Lust des Alters – das Altern der Lust

Konrad Paul Liessmann

In einem glänzenden Essay über das Alter schreibt die bekannte Schriftstellerin und Literaturkritikerin Elke Heidenreich lapidar und doch treffend: „Und altern heißt nicht: noch nicht tot sein. Es ist ein ganz normaler Teil des ganz normalen Lebens. Und gar nicht so schlecht. Jungsein war schlimmer" (Heidenreich 2024, S. 20). Das klingt, als ginge es um eine Idealisierung des Alters. Das trifft nicht zu. Es geht darum, das Alter und die Jahre des Alterns als eine Phase des Lebens zu begreifen, in der sich vieles verschiebt und verändert, aber auch Möglichkeiten eröffnet werden, die es in früheren Lebensabschnitten nicht gab. Prekär erscheint das Alter vor allem dann, wenn Jugendlichkeit in jeder Hinsicht als Maßstab genommen wird – dann muss das Alter per definitionem als eine Verfallserscheinung wahrgenommen werden. Dass es auch anders geht, zeigten jene Kulturen, die die Jugend am Alter maßen und deshalb vor allem die Unreife der Heranwachsenden beklagten. Verändert man die Perspektive und fasst das Alter als eine Periode eigenen Rechts auf, kann man ohne Beschönigungen die vielfältigen Aspekte dieser Lebenszeit in den Blick bekommen.

K. P. Liessmann (✉)
Institut für Philosophie, Universität Wien, Wien, Österreich
e-mail: konrad.liessmann@univie.ac.at

Solch ein nüchterner, aber respektvoller Umgang ist umso notwendiger, als sich moderne Gesellschaften unter anderem durch eine gestiegene Lebenserwartung auszeichnen, was dazu führt, dass der Anteil älterer und sehr alter Menschen an der Gesamtpopulation dramatisch zugenommen hat. Aus der klassischen Bevölkerungspyramide ist längst ein Bevölkerungsbauch geworden, bei dem die Jugendlichen, also die 14- bis 29-Jährigen, eine statistisch untergeordnete Größe darstellen. Ohne das Phänomen der massenhaften Migration junger Menschen in die europäischen Wohlstandsgesellschaften sprächen die entsprechenden Statistiken eine noch deutlichere Sprache.

Beim Nachdenken über das Alter, seine Erscheinungsformen, seine sozialen, ökonomischen, kulturellen und medizinischen Konsequenzen, sind diese Fakten einzubeziehen. Das Alter ist zu einem Massenphänomen geworden, das in sich eine widersprüchliche Struktur aufweist: So sehr ein hohes Alter, vor allem bei entsprechender körperlicher und geistiger Gesundheit, aus der Perspektive individueller Lebenskonzepte begrüßt werden muss, so sehr wird es aus demografischer und damit auch sozialer und ökonomischer Sicht zu einem Problem, das nicht wegdiskutiert werden kann. Das hat auch damit zu tun, dass diese Entwicklung ein historisches Novum darstellt. Zwar gab es immer schon alte und sehr alte Menschen. Sie stellten aber die große Ausnahme dar, waren Einzelfälle und in Gesellschaften mit niedriger durchschnittlicher Lebenserwartung bemerkenswert. Mit anderen Worten: Wir haben noch keine Erfahrung mit einer Gesellschaft, die in hohem Maße aus alten und sehr alten Menschen zusammengesetzt ist. Aber auch jenseits der politischen Konzepte, die wir für solch eine Gesellschaft entwerfen müssen, nötigt uns diese Entwicklung, das Alter an sich zu bedenken. Die Frage nach dem Verhältnis von Alter und Lust ist dabei besonders brisant. Zum einen stellte vor allem das erotische Begehren des alten Menschen lange ein Tabu dar, zum anderen kann eine Gesellschaft, die das Alter oft nur unter den Aspekten von Verlusterfahrungen und Krankheiten und der damit verbundenen Pflegebedürftigkeit thematisieren will, kaum über die auch in einem weiteren Sinn lustvollen Aspekte des Alters nachdenken.

Die Philosophie hat zweifellos einen privilegierten Zugang zum Alter: Sie ist selbst eine alte, vielleicht sogar die älteste Wissenschaft und konnte es sich so immer schon leisten, dem Alter ihre Referenz zu erweisen. Philosophen selbst werden seit der Antike gerne als zumindest ältere Menschen gedacht, der Bart ist das Signum des Denkers und das Attribut „weise", das dem Philosophen, dem Freund und Liebhaber der Weisheit, gut ansteht, lässt sich nur schwer mit jugendlichem Leichtsinn und pubertärem Übermut assoziieren. Aber abgesehen davon war das Alter als Phänomen des Lebens immer auch ein Thema der Philosophie, wenngleich vielleicht nicht unbedingt eines, das im Zentrum der Reflexion über das Leben, seine Voraussetzungen und seine Möglichkeiten stand. Aber in dem Maße, in dem eine philosophische Auseinandersetzung zu den Bedingungen eines guten Lebens und zur Glückseligkeit als höchstes Gut stattfand, musste auch über das Alter als letzter Lebensabschnitt reflektiert werden.

Dass das Alter allerdings auch in der Philosophie eher als Vorspiel zum großen Thema des Todes und weniger als eine eigenständige Form des Daseins behandelt wurde, hat natürlich auch damit zu tun, dass das Alter in den früheren Gesellschaften die Ausnahme und nicht die Regel war. Philosophen wie Michel de Montaigne gingen noch davon aus, dass das Alter eine kurze Phase im Leben eines Menschen sei und nur wenige diese Phase erleben könnten. Dies hat sich radikal geändert. Dank der Fortschritte in der Medizin und dank geänderter Lebensumstände in den entwickelten Gesellschaften ist das Alter zu einer für die meisten Menschen erwartbaren und dann auch erlebten langen Phase des Lebens geworden. Als im späten 19. Jahrhundert die ersten Pensionssysteme eingeführt wurden, besagte die Statistik, dass die Menschen im Schnitt etwa 2–3 Jahre in den Genuss dieses Ruhestands kamen. Heute rechnen wir diese Lebensspanne in Jahrzehnten. Je bedeutender das Alter vor dem Hintergrund der demografischen Entwicklung für das Sozial- und Pensionssystem, die Medizin, aber auch für die Freizeit- und Gesundheitsindustrie wird, desto interessanter könnte es sein, sich der philosophischen Reflexionen über das Alter, wie sie in den letzten zwei Jahrtausenden vorgelegt wurden, zu besinnen.

Auch in der Philosophie gibt es vorab – und diese Tradition reicht von Aristoteles über Michel de Montaigne bis zu Jean Améry, Simone de Beauvoir und Noberto Bobbio – vorerst einmal die grundsätzliche Klage über das Alter. Das Alter ist demnach in erster Linie die Zeit der nachlassenden Kräfte, der zunehmenden Krankheiten, des körperlichen und geistigen Verfalls, der Immobilität, der Hilfsbedürftigkeit und der Schmerzen. Das Alter ist die Phase im Leben eines Menschen, in der die Lüste schwinden. Dies hat auch das Bild des alten Menschen nachhaltig geprägt. Der Alte ist deshalb auch in der Philosophie eine mitunter ziemlich negativ besetzte Figur. Berühmt geworden ist die Charakteristik des alten Menschen, die Aristoteles in seiner *Rhetorik* gegeben hat:

> „[Die Alten] sind übelwollend, denn es ist die Eigenart des Übelwollens, alles im Hinblick auf das Unvorteilhafte zu beurteilen. Ferner sind sie argwöhnisch aufgrund ihres Misstrauens. Misstrauisch aber sind sie aus Erfahrung [...]. Ferner sind sie von niederer Gesinnung, weil sie vom Leben gedemütigt wurden [...]. Ferner sind sie geldgierig; denn zu den Lebensnotwendigkeiten gehört der Besitz; zugleich wissen sie aus Erfahrung, wie schwer der Erwerb und wie leicht das Verschleudern ist [...]. Ferner hängen sie am Leben – und umso mehr am Ende ihrer Tage, weil die Begierde auf das tendiert, was nicht vorhanden ist, und weil man das am meisten begehrt, dessen man entbehrt. [...] weiterhin leben sie mehr in der Erinnerung als in der Hoffnung" (Aristoteles 1980, S. 122 f.).

In eine ähnliche Kerbe, vielleicht noch drastischer, schlägt Juvenal in seiner 10. Satire, die kein gutes Haar an den Alten lässt. Juvenal spottet darüber hinaus gnadenlos über das Verschwinden des erotischen Begehrens und die verzweifelten Versuche, davon etwas zu bewahren:

> „Schau dir vor allem das hässliche und garstige Gesicht an, das sich selbst nicht ähnlich ist, das hässliche Fell, das man anstelle der Haut hat, die herabhängenden Wangen und diese Falten! [...] Bei jungen Männern gibt es sehr viele Unterschiede: Der ist schöner als dieser und hat ein anderes Gesicht, und dieser ist viel stärker als jener. Bei alten Männern gibt es ein einheitliches Aussehen: Lippen, die gemeinsam mit der Stimme zittern, einen Kopf, der schon kahl ist, eine tropfende Nase, wie sie Kinder haben, und das Brot muss der Arme mit seinem unbewaffneten Zahnfleisch zerkauen. [...] An Wein und Essen hat man nicht mehr dieselbe Freude, wenn der Gaumen abgestumpft ist. Und an Sex gibt es schon lange keine Erinnerung mehr, oder falls du es mal versuchen solltest, liegt dein winziger Penis mitsamt seinem Hodenbruch da und wird, auch wenn er die ganze Nacht liebkost wird, weiter daliegen. Kann denn der kranke Penis in diesem Greisenalter noch auf irgendetwas hoffen? Und was soll man dazu sagen, dass man einer Begierde, die nach Liebesgenuss trachtet, ohne dass die Kräfte vorhanden wären, zu Recht mit Argwohn begegnet?" (Juvenal 2017, S. 299 f.)

Juvenal gibt die schwindenden Kräfte des Alters der Lächerlichkeit preis. Gemessen an dem, was einmal möglich war und Lust bereitet hat, bleibt nicht mehr als ein kläglicher Rest. Diese Klage ist nicht unberechtigt, alles andere wäre Selbstbetrug. Wenn auch mit skeptischem Unterton verweist Elke Heidenreich auf einen bemerkenswerten Gedanken der britischen Psychoanalytikerin und Schriftstellerin Jane Campbell, die im Alter von 80 Jahren ihren ersten Erzählband veröffentlicht hat:

> „Das Altern wird oft als eine Phase der Kumulation dargestellt, der Anhäufung von Krankheiten, Beschwerden, Falten, aber in Wirklichkeit ist es ein Prozess der Enteignung. Freiheit, Respekt, Lust, all das, was man früher so selbstverständlich besessen und genossen hat, wird einem nach und nach genommen" (Campbell 2023, S. 33 f.).

Solche Verlusterfahrungen durchziehen auch die philosophischen Klagen über das Alter. So können wir bei Michel de Montaigne über das Alter Folgendes lesen:

> „Was mich betrifft, so halte ich es für gewiß, daß seit dem dreißigsten Jahr mein Geist und mein Körper an Stärke mehr ab- als zugenommen haben, mehr zurückgegangen als vorangeschritten sind" (de Montaigne 1998, S. 164).

Und Ähnliches muss de Montaigne an seiner Umgebung bemerken:

> „Welche Veränderungen sehe ich Tag für Tag das Altern in vielen meiner Bekannten anrichten. Es ist eine gewaltige Krankheit, die sich jedoch auf ganz natürlichem Wege einschleicht, und unmerklich" (de Montaigne 1998, S. 407).

Der Prozess des Alterns erscheint so weniger als eine Lebensphase mit ihren Eigentümlichkeiten, sondern vielmehr generell als eine Krankheit, die den Menschen unleidlich und unausstehlich macht. Diese Deutung des Alters als pathologischen Prozess bereitete die Grundlagen für jene moderne Auffassung, die im Alter einen Vorgang sieht, der mit medizinischen Mitteln zwar nicht therapiert, aber durchaus hinausgezögert werden kann.

Die Verlusterfahrungen des Alters beschränken sich allerdings nicht auf die Möglichkeiten der eigenen Körperlichkeit und die damit verbundenen, nun langsam verschwindenden Lüste.

Jean Améry schreibt in seinem großen Essay *Über das Altern*, dem er den Untertitel „Revolte und Resignation" gegeben hat und der ausgerechnet in jenem denkwürdigen Jahr 1968 erschienen ist, das auch die Parole „Trau keinem über Dreißig" ausgegeben hatte:

> „Der Alternde aber kommt immer mehr zu einem weltlosen Ich. Teils wird er *Zeit*, durch die von Erinnerungen des Geistes und des Körpers aufgesammelte Vergangenheit, teils wird er mehr und mehr zu seinem eigenen Körper … Was früher Welt als Teil und Anteil unseres Ichs war, schrumpft mit dem welkenden Körper und durch ihn; schlimmer: Es wird die klare Negation unser selbst" (Améry 2004, S. 45 f.).

Améry entdeckt im Prozess des Alterns einen Mechanismus, der den Menschen in seiner Identität selbst angreift. Der Weltverlust durch die zunehmenden Dysfunktionalitäten des Körpers führt paradoxerweise zu einer verstärkten Konzentration auf eben diesen Körper, der bald alles Denken beherrscht, was darin mündet, dass der alte Mensch die Negation seiner selbst wird. All das, was ihn auch als welthaltiges Wesen ausgezeichnet hat, schrumpft auf einen Erinnerungsrest zusammen und macht das Ich zu einem inversen Zerrbild seiner selbst.

Altern, so könnte man diese Positionen zusammenfassen, ist eine dramatische Form des Ich- und Weltverlusts – in physischer und psychischer Hinsicht. Und das wirkt sich auf die Physiognomie und den Charakter des Alten aus: Er ist misstrauisch und missgünstig, störrisch und geizig, zunehmend besessen von seinem verfallenden Körper, der letztlich seinen Horizont drastisch einengt. In diesen Reflexionen spiegelt sich oft eine persönliche Erfahrung wider, die das Alter als letzte Lebensspanne beschreibt, die von der peinigenden, nicht mehr zu verdrängenden Präsenz des Todes überschattet ist. Das Altern der Lust ist diesem Programm inhärent, zumal vor allem die sexuelle Lust in unserer Kultur lange unweigerlich mit Jugendlichkeit, einem frischen und trainierten Körper, glatter Haut und physischer Attraktivität assoziiert war. Die stillschweigende Annahme, dass Alter und Sex nicht zusammengehören, ließ den Gedanken an die empirische Erforschung dieser Konstellation erst gar nicht aufkommen: „Weil wir dachten, ältere Menschen hätten keine Sexualität, haben wir sie nicht befragt. Und weil wir sie nicht befragt haben, dachten wir, sie hätten keine" (Brähler und Berberich 2009, S. 7). Erst allmählich findet ein Umdenken statt (Seidler 2021), das sich durchaus auf einen positiven Blick auf das Alter, der ebenfalls schon seit der Antike immer wieder versucht wird, stützen kann.

Es gibt nämlich auch einen anderen Zugang zum Alter. Es gibt seit Platon und vor allem seit Ciceros Schrift *Cato major de senectute* (dtsch.: *Cato der Ältere über das Alter*) auch eine philosophische Tradition, die die Vorzüge des Alters preist und begrüßt. Die Strategien, die etwa Cicero, der seine Worte Cato dem Älteren in den Mund legte, dabei verfolgte, sind allerdings auch für jeden rezenten Versuch, die Stellung und die Lusterfahrungsmöglichkeiten von Senioren zu stärken, von Bedeutung. Wer immer die Position und den Einfluss älterer und alter Menschen in Politik, Kultur und Gesellschaft verbessern will, tut gut daran, sich dieser klassischen Argumente zu versichern. Das Alter, so Cicero, wird für ein Unglück gehalten, weil es die Menschen zur Untätigkeit verdamme, den Körper entkräfte, aller sinnlichen Freuden beraube und nah am Tode sei. Mit großem rhetorischem Aufwand und zahlreichen Beispielen aus der römischen Geschichte versuchte Cicero, diese Einwände zu widerlegen, nicht ganz ohne Hintergedanken übrigens, ging es ihm doch um die politische Stärkung des Senats, der nun einmal aus alten Männern bestand. Ciceros Argumente aber sind klassisch geworden. So ist es für ihn ein nichtiger Vorwurf, wenn man dem Alter die Tüchtigkeit abspricht, da der Alte seinen Möglichkeiten gemäß sehr wohl handlungsfähig sei, wenn auch nicht gerade dort, wo eben jugendliche Kraft erforderlich sei:

> „Wer so etwas behauptet, der tut gerade so, als wollte er sagen, ein Steuermann sei auf der Seefahrt untätig; die einen kletterten auf die Masten, andere eilten in den Schiffsgängen hin und her, wieder andere schöpften Wasser aus – der Steuermann aber halte nur das Steuer und sitze ungestört auf dem Achterdeck. Freilich arbeite er nicht wie die Jungen, aber das, was er tut, ist weit wichtiger und wertvoller. Bei großer Leistung kommt es nicht auf Kraft, Behändigkeit oder Schnelligkeit des Körpers an, sondern darauf, dass man klug ist, Ansehen genießt und etwas zu sagen hat: Vorzüge, die man im Alter nicht nur nicht einbüßt, sondern gewöhnlich sogar in zunehmendem Maße hat" (Cicero 2004, S. 27).

Der zunehmende Verlust an physischer Kraft und den damit verbundenen Aktivitäten kann durch Konzentration auf Geist, Erfahrung und Rhetorik kompensiert werden.

Cicero insistierte darauf, dass das Leben in verschiedene Abschnitte zerfällt, und jeder dieser Abschnitte habe seine eigenen Qualitäten und Bestimmungen:

> „Die Schwäche des Kindes, das Draufgängerische des jungen Mannes, der Ernst in bereits gesetzterem Alter und die Reife des hohen Alters haben etwas Naturgemäßes, das man zur rechten Zeit erkennen muß" (Cicero 2004, S. 45).

Keiner dieser Lebensabschnitte ist allerdings davor gefeit, durch einen plötzlichen Tod abgeschnitten zu werden – ausgerechnet dem Alter die Nähe des Todes zum Vorwurf zu machen, war für Cicero deshalb besonders unsinnig, da die Bedrohung durch den Tod für einen jungen Menschen viel schlimmer sei als für einen alten, dessen Leben sich einem natürlichen Ende zuneige. Am wichtigsten war allerdings sein Einspruch gegen den Vorwurf, dass der Mensch im hohen Alter auf alle sinnlichen Vergnügungen verzichten müsse. Für Cicero konnte das nur ein Grund zu Jubeln sein: „Was für ein herrliches Geschenk macht uns doch diese Altersstufe, wenn sie uns das nimmt, was der jungen Jahre verwerflichster Nachteil ist!" (Cicero 2004, S. 51). Denn sinnlichen Begierden des Menschen lastete Cicero so ziemlich alles an, was ihm ein Dorn im (politischen) Auge war: Hochverrat, Staatsumwälzungen, Unzucht, Ehebruch, Korruption. Das Greisenalter befreie den Menschen davon, mit seiner Vernunft gegen diese Begierden anzukämpfen, er könne nun, ohne von seinen Trieben negativ beeinflusst zu sein, der Stimme der Vernunft gehorchen. Und Cicero schloss diese Überlegungen mit folgenden Worten:

> „Wozu erzähle ich das alles? Nun, ich wollte euch nur klar machen, daß wir auch dann, wenn uns Verstand und Wissen nicht in die Lage setzten, die Sinnenlust abzulehnen, dem hohen Alter äußerst dankbar sein müßten, weil wir es dann ihm gutzuschreiben hätten, daß wir frei waren von einem leidenschaftlichen Verlangen, das von Übel ist. Denn die Lust hindert vernünftiges Denken, sie ist eine Feindin des Verstandes, sie bindet sozusagen dem Geist die Augen zu und hat keinerlei Berührungspunkte mit der Tugend" (Cicero 2004, S. 55).

Cicero hat damit allerdings eine Argumentation vorgegeben, die die philosophische Verteidigung des Alters überhaupt bestimmt und die dann doch einigermaßen quer steht zu unseren Versuchen, das Alter gerade als eine Lebensphase darzustellen, in der Genuss- und Orgasmusfähigkeit nicht nur möglich, sondern auch wünschenswert ist und durch die Hilfe chemischer Unterstützung auch garantiert werden kann. Im Nachlassen der Begierden lag für viele Philosophen aber der entscheidende, vielleicht der einzige Vorzug des Alters. Der Lustgewinn des Alters liegt im Verschwinden der Lust! Das Alter kann unter bestimmten Voraussetzungen einen Zugewinn an Freiheit darstellen, da eine Reihe von Triebregungen, Wünschen, Karrierezielen oder Rücksichtnahmen keine Rolle mehr spielt. Erst das Erlöschen des Geschlechtstriebs, der den Menschen permanent in einen „gelinden Wahnsinn" versetze, ermöglicht es, dass der Mensch endlich „ganz vernünftig werde" – so Arthur Schopenhauer in seinen *Aphorismen zur Lebensweisheit*, ohne nicht lebensklug hinzusetzen: „Von der Venus entlassen, wird man gern eine Aufheiterung beim Bacchus suchen" (Schopenhauer 1986, S. 588). Die leiblichen Genüsse verschieben sich, anstelle des sexuellen Begehrens treten die Gaumenfreuden und sanften Räusche.

Einmal vorausgesetzt, dass der alte Mensch weder an Demenz noch an Alzheimer oder ähnlichen Krankheiten leidet, steht ihm, bei allen körperlichen Einschränkungen, etwas offen, woran er zuvor durch die Notwendigkeiten und Begierden des Leibes, des Lebens und der Gesellschaft immer wieder gehindert worden war: das Abenteuer des Geistes. „Denn wisse: Je mehr mir all die übrigen Freuden im Körper absterben, umso mehr wachsen Lust und Freude an guter Unterhaltung", so lässt schon Platon einen Hochbetagten die Vorzüge des Alters preisen (Platon 1958, S. 80). Die Lust des Alters liegt nicht nur im Verschwinden der körperlichen Lüste, sondern in der Entfaltungsmöglichkeit jener geistigen und kommunikativen Lüste, denen die Begierden des Leibes in jungen Jahren oft im Wege standen. Tatsächlich ist die Philosophie an diesem Aspekt des Alters ganz besonders interessiert. Denn wenn die These stimmt, dass die Leidenschaften das Denken korrumpieren, das Alter die Leidenschaften aber erkalten lässt, dann müsste dies für das Denken selbst von außerordentlicher Bedeutung sein.

Der im Jahre 2015 in hohem Alter verstorbene Philosoph Odo Marquard, immer schon für seine pointierten Formulierungen bekannt, hatte in diesem Zusammenhang dann auch zugespitzt von einer besonderen „Theoriefähigkeit des Alters" gesprochen:

> „Theorie meint dabei: sehen und sagen, wie es ist. Theoriefähigkeit ist dementsprechend die Fähigkeit, illusionsresistent zu sehen und zu sagen: so ist es" (Marquard 2021, S. 83).

Marquards These lautet dann auch:

> „Alte Menschen sind in besonderem Maße theoriefähig; denn zum Alter gehört – mindestens – das Ende jener Illusionen, die durch Zukunftskonformismen entstehen" (Marquard 2021, S. 83).

Und dies bedeutet: Die Theorie „muß auf immer weniger Zukunft Rücksicht nehmen. Darum kann sie immer ungehemmter sehen und sagen, was ist: vor allem auch das, was nicht in den Kram paßt" (Marquard 2021, S. 85). Die einzige Tugend des Alters, so ließe sich daraus folgern, ist so etwas wie eine intellektuelle Rücksichtslosigkeit:

> „Im Alter schrumpft die eigene Zukunft gegen Null. Dadurch können die Zukunftskonformismen ebenfalls gegen Null schrumpfen. So können die Rücksichten nicht allein beim Hinsehen, sondern auch beim Sagen *peu à peu* entfallen. Alte Menschen können unbekümmerter nicht nur merken, sondern auch reden. Zuweilen verfügen sie über eine solide Schandmaulkompetenz. Man braucht im Alter keinen Mut mehr, um in Fettnäpfchen zu treten, weil man nicht mehr genug Zukunft hat, um wiedergetreten werden zu können" (Marquard 2021, S. 87).

Das klingt plausibel. Warum aber merkt man in den politischen, ästhetischen und wissenschaftlichen Diskursen so wenig von dieser Unbestechlichkeit und Rücksichtslosigkeit, von dieser unbestechlichen Lust an der Wahrheit? Vielleicht ist die über ein Leben geübte Zukunftskonformität schon so zur zweiten Natur geworden, dass auch der Verlust von Zukunft keine neuen Energien mehr freisetzt. Und es darf nicht darüber hinweggesehen werden, dass diese „Schandmaulkompetenz", auch wenn sie sich artikuliert, in der Gesellschaft nicht allzu ernst genommen wird:

> „Außerdem ist die Rede der Alten Rede auf Abruf: Sie – die alsbald vergessen sein wird – hat weniger das Gewicht letzter Worte, vielmehr die Gewichtslosigkeit von Hinterlassenschaften mit nur noch begrenzter Haltbarkeit. Im Alter kann man das ausnutzen: Man kann ungehemmt merken und reden und schreiben und dabei das eigene Taktbedürfnis einschläfern und dadurch zuweilen schamlos offen sein. Auch das radikalisiert die Theoriefähigkeit des Alters" (Marquard 2021, S. 87 f.).

Vor allem aber ist dieser frechen Theoriefähigkeit des Alters einschränkend ein Gedanke hinzuzufügen, den vielleicht Jean Améry, eindringlich wie niemand sonst, reflektiert und formuliert hat: Alt werden bedeutet, der Welt immer fremder zu werden. Der Alte „versteht die Welt nicht mehr; die Welt, die er versteht, ist nicht mehr" (Améry 2004, S. 110). Wer aber nicht mehr versteht, kann auch keine triftige Theorie mehr bilden. Améry hatte dieses Phänomen das „kulturelle Altwerden" genannt, und es ist das eigentliche Schreckgespenst jener Fitnessideologien, denen sich der alternde Mensch heute zu beugen hat. Niemand darf sich eingestehen oder sich gar dazu bekennen, dass er geistig mit den Entwicklungen seiner Zeit nicht mehr mithalten kann, dass er nicht mehr versteht, um was es geht, dass er fremd in seinem eigenen Land, seiner Sprache, seiner Kultur geworden ist. Diese „kulturelle Entfremdung", diese „kulturelle Alienation" ist nach Améry Ausdruck der

Schwierigkeit, „sich in einer unbekannten Ordnung von Zeichen, ja unter ganz neuen Signalen zurechtzufinden" (Améry 2004, S. 90). In dem Maße, in dem „der Alternde versucht, die kulturellen Erscheinungen dieser Zeit nach den Bezugspunkten der Vergangenheit, die *seine* Zeit war, weil sie ihm Zukunft, Welt und Raum versprach, zu situieren, wird er seiner Epoche fremder" (Améry 2004, S. 91).

Diese Überlegungen sind umso dringlicher in einer Gesellschaft, deren technologischer Fortschritt, der auch und vor allem die Bereiche der persönlichen Kommunikation betrifft, sich in einer dramatischen Weise beschleunigt. Wer nicht jede Neuerung im Prozess der Digitalisierung mitmacht, merkt rascher als ihm lieb ist, was es heißt, die Welt nicht mehr zu verstehen und von entscheidenden Möglichkeiten der sozialen Interaktion ausgeschlossen zu sein. Die Diskussion über ein Grundrecht auf ein analoges Leben, wie es etwa der Philosoph Alexander Grau formuliert hat (Grau 2022) und wie es – vor allem in Hinblick auf ältere Menschen – von der Sozialdemokratischen Partei Österreichs gefordert wird (SPÖ 2024), deuten dies an.

Wir denken uns den Fremden immer als den, der von außen, von woanders, aus einer anderen Welt und Kultur kommt. Der alte Mensch ist der Fremde, der aus dem Innen einer Kultur kommt, aus ihrem Zentrum, das er verloren hat. Das, was er repräsentiert, ist nicht die Ferne des Raumes, sondern die Ferne der Zeit. Verzweifelt, so beschreibt es Améry höchste anschaulich, irrt der alternde Mensch „durch das Gestrüpp neuer Tonfolgen, instrumentaler oder konkreter, gleichviel, neuer Wort- und Satzgebilde" (Améry 2004, S. 91). Das führt, gerade im intellektuellen und kulturellen Bereich, zu jenem oft bemerkten Phänomen, dass alternde ehemalige Revolutionäre und Avantgardisten plötzlich reaktionär zu werden scheinen – Améry nennt etwa den Maler Oskar Kokoschka. Das stimmt aber nicht: Sie werden nicht reaktionär, sondern sie halten nur an dem fest, was sie in ihrer Jugend für den Fortschritt gehalten haben. Das erweckt bisweilen einen durchaus tragischen Eindruck; versucht hingegen der Alternde, die neue Zeit, die er nicht wirklich versteht, trotzdem zu affirmieren, um nur ja nicht als „gestrig" zu erscheinen, ist der Effekt allerdings weniger tragisch denn komisch. Gelänge es hingegen, der Fremdheit des Alters inmitten einer zukunfts- und jugendorientierten Kultur auch nur einen Hauch jener Aura zu verleihen, mit der das liberale Denken das ethnisch oder kulturell verstandene Fremde gerne umgibt, könnte dies einen ersten Ansatz darstellen, um die Anstößigkeit, mit der die Alten sich in einer Welt bewegen, die sie nicht mehr ganz verstehen, als kritisches Potenzial für das Verstehen eben dieser Welt wiederzuentdecken.

Der Alte lebt in und von einer Vergangenheit, die ihm in der Gegenwart nichts mehr hilft. Und er hat keine langfristigen Perspektiven mehr. Damit ist aber auch ein Aspekt benannt, der ins Zentrum einer jeden Philosophie des Alters rücken muss: Alt werden bedeutet, zuerst immer weniger, am Ende dann keine Zukunft mehr zu haben. Schon Arthur Schopenhauer hat diesen Aspekt deutlich hervorgehoben: „Vom Standpunkte der Jugend aus gesehen, ist das Leben eine unendlich lange Zukunft, vom Standpunkt des Alters aus eine sehr kurze Vergangenheit" (Schopenhauer 1986, S. 576). Unter diesem Gesichtspunkt gewinnt das Alter auch und gerade dann, wenn die physischen und psychischen Funktionen noch einigermaßen intakt sind, eine eigenständige Dimension: Es ist – notwendigerweise – das Leben aus der Erinnerung. In frühen Gesellschaften war diese Existenzform selten und kostbar: Erinnerungen bedeuteten auch praktische und theoretische Erfahrungen, die weitergegeben werden konnten. Heute ist diese Existenzform allgegenwärtig und wertlos: In einer sich rasch wandelnden Welt haben Erfahrungen und Erinnerungen drastisch an Bedeutung verloren.

Ablesbar wird diese Konstellation etwa an der Bedeutungs- und Plausibilitätseinbuße, die der Begriff der Altersweisheit in den letzten Jahrzehnten erlebt hat. Zum einen könnte man damit jene spezifische Form von Gelassenheit charakterisieren, deren Kennzeichen die sukzessive Entbindung vom Leben ist. Interpretiert man wie Odo Marquard das Altern als eine Form von Distanznahme zum Leben, die nicht nur Verlust, sondern auch Freiheit von jenen Begierden und Verschränkungen, die ansonsten das Leben determinieren, bedeutet, dann läge darin eine notwendige, aber noch keine hinreichende Bestimmung für das, was wir Altersweisheit nennen könnten. Um diese Distanzierung allerdings in Weisheit umschlagen zu lassen, muss sie formuliert und auf das Leben der noch nicht Alten appliziert werden. Je stärker die Lebensverhältnisse dies allerdings hintertreiben, desto unwahrscheinlicher wird die Möglichkeit von Altersweisheit. Aus der Distanziertheit erwächst keine Kraft mehr, sondern, wie von Jean Améry angemerkt, nur noch kulturelle Fremdheit. Deren Schwundstufe ist dann die Schrulligkeit der Alten. Zum anderen aber ist Altersweisheit die Summe der Erfahrungen und Kenntnisse eines Lebens, die weitergegeben werden kann, will und muss. Voraussetzung dafür ist allerdings ein Gesellschaftstyp, der einer Tradierung solcher Lebenserfahrung nicht entbehren kann. Wenn man so will, sind Altersweisheit und die Lust an dieser eine spezifische Form der Wissensakkumulation für traditionelle Gesellschaften. Moderne Gesellschaften verstehen sich als Gesellschaften ohne Tradition. Ihr Kennzeichen ist nicht die Reproduktion von Erfahrungen, sondern die permanente Produktion von Neuem auf allen Gebieten, u. a. der Technologien, der Lebensformen, der Moden, der Verhaltensweisen, der Künste. Altersweisheit heute ist unmöglich geworden, weil sie kein Wissen von Lebenszusammenhängen mehr vermitteln kann. Was immer die Alten wissen – ihre Kenntnisse von Arbeitsprozessen, ihr Denken, ihre Lebens- und Moralvorstellungen, ihre Wertsysteme – hat keine Bedeutung für den Zustand, in dem sich die moderne Gesellschaft gerade befindet. Hellsichtig hatte schon Simone de Beauvoir Folgendes formuliert:

> „Die heutige Gesellschaft, weit davon entfernt, dem alten Menschen sein biologisches Schicksal zu erleichtern, indem sie ihm eine postume Zukunft zusichert [durch das Überleben seiner Werke und Erfahrungen in der nächsten Generation, KPL], stößt ihn noch zu Lebzeiten in eine bereits überschrittene Vergangenheit zurück. Die Akzeleration der Geschichte hat die Beziehung des alten Menschen zu seinen Tätigkeiten zutiefst erschüttert" (de Beauvoir 1988, S. 326).

Nicht der Verlust, sondern die soziale Diskreditierung von Erinnerungen und Erfahrungen berauben diesen Aspekten des Alterns allerdings auch die damit verbundenen Lüste. Denn natürlich – die Sprache verrät es – kann man in Erinnerungen schwelgen, und zumindest die Literatur lebt in hohem Maße davon, dass gelebtes Leben – wie fingiert auch immer – noch einmal erzählt wird. Das „Es war einmal" der Märchen indiziert diese Lust, der man sich kaum entziehen kann. Sich der Ereignisse und Begebenheiten zu erinnern, die man hinter sich gebracht und überstanden hat, kann auch Ausdruck einer spezifischen Freude sein. Gegenüber dem, was vergangen ist, ist nicht nur Trauer angebracht. Gelingt es, diese Erinnerungen zu Erfahrungen zu transformieren, die auf eine gesellschaftliche Resonanz stoßen, kann der Altersprozess selbst zu einem Moment des Neuen und der lustvollen Erkenntnis werden.

Keine Frage: Das Alter beginnt, wenn die erwartbare Zeit, die vor einem liegt, gegenüber der erinnerten Zeit, die hinter einem liegt, deutlich abnimmt. Jung sein bedeutet, zu allem, was sich anbietet, sagen zu können: jetzt nicht, aber später. Alt werden bedeutet, immer weniger Optionen zu haben, die aufgeschoben werden können. Was man noch tun kann, muss man jetzt tun, denn ein später wird es vielleicht nicht mehr geben. Das aber bedeutet – und Schopenhauer hatte es richtig erkannt –, dass, entgegen dem weitverbreiteten Vorurteil, zumindest einigermaßen gesunde Alte kaum das Laster der Langeweile kennen, unter dem die Jugend so sehr zu leiden hat: „Greisen wird die Zeit stets zu kurz und die Tage fliegen pfeilschnell vorüber" (Schopenhauer 1986, S. 581). Diese Zukunftsminderung eröffnet die Dimension einer Lust, die nicht dem Alter vorbehalten ist, aber in diesem fast notgedrungen präferiert werden muss: die Lust an der reinen Gegenwärtigkeit. Die Möglichkeit, im Hier und Jetzt zu leben und nicht alle Konsequenzen bedenken zu müssen, weil es immer weniger Konsequenzen geben wird, wird zu einer Notwendigkeit und gibt dem unmittelbaren Moment eine besondere Qualität. Natürlich kann diese auf die Besorgnis um die zunehmend gefährdete physische und psychische Befindlichkeit reduziert sein. Es kann aber auch bedeuten, den Augenblick in einer ungeahnten Intensität wahrnehmen und erleben zu können.

Fasst man die philosophischen Überlegungen zum Alter zusammen und kontrastiert sie mit den Bildern vom rüstigen Senior und von der aktiven Generation 50plus, aber auch mit den Anti-Aging-Strategien und den Programmen, die „forever young" versprechen, dann wird klar: Wir dürften eigentlich nicht alt werden. Das Alter erscheint in der Regel als ein Zustand, in dem wir noch immer jung sein können, ja müssen. Wir wollen nicht in Würde altern, wir wollen nicht in einer körperlichen und geistigen Verfassung altern, die uns die Vorzüge und Möglichkeiten des Alters leben und erleben ließe, sondern wir wollen gar nicht altern. Alles, was die Verlängerung und Wiedergewinnung von Jugendlichkeit verspricht, hat nicht nur in der Pharmaindustrie Konjunktur. Solch eine Haltung ist verständlich, sie bestätigt jene philosophische Position, die eine grundsätzlich defizitäre Struktur des Alters beklagt. Sie führt aber dennoch in die Irre. Denn in dem Maße, in dem die Alten nicht altern dürfen, verlieren sie die Vorteile, die das Alter bietet, ohne die Chancen der Jugend noch in Anspruch nehmen zu dürfen. Besser wäre es, sich auf die Qualitäten, die Besonderheiten und die spezifischen leiblichen und geistigen Lüste des Alters zu besinnen, anstatt Jugendlichkeit dort zu simulieren, wo es schlicht nicht mehr geht. Auch für das, was gegenwärtig unter dem Titel „Generationengerechtigkeit" diskutiert wird, wäre die Einsicht in den Wert des Alters hilfreich. Kaum ein Philosoph hat dies in jüngster Zeit so prononciert formuliert wie Otfried Höffe. Der im Jahr 1943 geborene Denker erklärt den Prozess des Alterns zu einer „hohen Kunst", in deren Zentrum die vier großen L stehen: „Laufen, Lernen, Lieben, Lachen" (Höffe 2018, S. 79). In diesen Bestimmungen bündeln sich noch einmal alle Lüste des Alters, die naturgemäß auch das Altern der Lüste indizieren: das Festhalten an körperlichen Aktivitäten, auch wenn die Intensität derselben abnehmen wird; geistige Neugier, Offenheit und Unbekümmertheit, auch wenn das Gedächtnis nachlassen sollte; erotisches, emotionales und sinnliches Begehren, auch wenn sich dabei nicht mehr alles um Sex in engerem Sinn drehen kann; und ein Humor, der es gelernt hat, sich und die Welt nicht so wichtig zu nehmen. Otfried Höffe gelingt es, diesen Befund noch mit einer schönen demokratiepolitischen Pointe zu versehen, mit der wir unsere Betrachtungen beschließen wollen: „Alterskunst steht jedem Menschen offen" (Höffe 2018, S. 148).

Literatur

Améry J (2004) Über das Altern. Revolte und Resignation. Klett-Cotta, Stuttgart
Aristoteles (1980) Rhetorik. Übersetzt von Franz G. Sieveke. W. Fink, München
de Beauvoir S (1988) Das Alter. Rowohlt, Reinbek
Brähler E, Berberich HJ (2009) Vorwort. In: Brähler E, Bärberich HJ (Hrsg) Sexualität und Partnerschaft im Alter. Psychosozial-Verlag, Gießen, S 7–9. Hier zitiert nach: Fuchs M (Hrsg.): Handbuch Alter und Altern. Anthropologie – Kultur – Ethik, Stuttgart: Metzler 2021 (Kindle-Edition), S 398
Campbell J (2023) Kleine Kratzer. Storys. Kjona, München
Cicero MT (2004) Cato der Ältere über das Alter. In: Faltner M (Hrsg) Laelius über die Freundschaft. Artemis & Winkler, Düsseldorf/Zürich
Grau A (2022) Das Recht auf ein analoges Leben. Der Spiegel 37:52–53
Heidenreich E (2024) Altern. Hanser, Berlin. (Kindle-Edition)
Höffe O (2018) Die hohe Kunst des Alterns. Kleine Philosophie des guten Leben. Beck, München. (Kindle-Edition)
Juvenal (2017) Satiren. Lateinisch – deutsch. (Sammlung Tusculum). De Gruyter, Berlin. (Kindle-Edition)
Marquard O (2021) Zum Lebensabschnitt der Zukunftsverminderung. In: Wetz FJ (Hrsg) Endlichkeitsphilosophisches: Über das Altern. Reclam, Ditzingen. (Kindle-Edition)
de Montaigne M (1998) Essais. Erste moderne Gesamtübersetzung von Hans Stilett. Eichborn, Frankfurt am Main
Platon (1958) Der Staat. Übersetzt von Karl Vretska. Reclam, Stuttgart
Schopenhauer A (1986) In: Löhneysen v. Frhr. (Hrsg) Parerga und Paralipomena I. Sämtliche Werke, Bd. IV. Suhrkamp, Frankfurt am Main
Seidler M (2021) Alterssexualität. In: Fuchs M (Hrsg) Handbuch Alter und Altern. Anthropologie – Kultur – Ethik. Metzler, Stuttgart, (Kindle-Edition), S 397–402
Sozialdemokratische Partei Österreichs (SPÖ) (2024) Recht auf analoges Leben. https://www.spoe.at/analoges-leben/. Zugegriffen am 24.06.2024

2

Die Werte des Alters – das Altern der Werte

Walter Müller

2.1 Was sind Werte? Die Werte im Wandel – das Wandeln der Werte

Werte sind grundlegende Bestandteile des menschlichen Lebens, der Ansichten und Vorstellungen von Einzelpersonen, Personengruppen oder auch größeren Gemeinschaften (Wertegemeinschaft), die die Betroffenen auf der einen Seite nach innen zusammenhalten und auf der anderen Seite nach außen gegenüber anderen Wertegemeinschaften abgrenzen.

Das Alter bzw. der alte Mensch hat in den weltweit teils sehr unterschiedlichen Kulturen jeweils einen definierten (Stellen-)Wert, der sich im Laufe der Geschichte dieser Kulturen ändert und den sich wandelnden Strukturen der Gesellschaften anpasst. Genauso entwickelt jede individuelle Persönlichkeit ihrer Erziehung und Lebenssituation entsprechende Werte und Ansichten, die sich im Laufe eines Lebens an sich ändernde Voraussetzungen anpassen. Damit altern die Werte mit dem der sie für sich beansprucht.

So wie sich im Laufe eines Lebens für jeden Einzelnen ständig neue Situationen, Chancen, Ereignisse, Herausforderungen, Belastungen und Veränderungen ergeben, verändern sich parallel auch die Ansichten und Vor-

---

W. Müller (✉)
Krankenhaus der Elisabethinen in Klagenfurt, Klagenfurt-Viktring, Österreich
e-mail: walter.mueller@ekh.at

stellungen und damit die Werte. Werte unterliegen daher nicht nur einem historisch-gesellschaftlichen Wandel, sondern verändern sich ebenfalls innerhalb des individuellen Lebens. Die gleiche Dynamik ergibt sich auch für jede Interessensgemeinschaft oder Bevölkerungsgruppe, die sich als Wertegemeinschaft definiert.

> Werte sind nichts Gleichbleibendes und Unveränderliches, sondern einer laufenden Weiterentwicklung und einem ständigen Wandel unterworfen. Sie sind in der Regel moralisch gut, beeinflussen unsere Lebensführung und unser Verhalten und dienen als Orientierung für unser Handeln.

Im alten Rom war das oberste staatliche Gremium der Senat, der Ältestenrat. Der Begriff „Senat" leitet sich ab von lat. „senex", was „Greis, alter Mann" bedeutet; der Ältestenrat war die Versammlung der Ältesten. Die Mitglieder des römischen Senats waren die Patres, die Oberhäupter angesehener römischer Familien. Die Senatoren hatten Einfluss auf alle wichtigen politischen Entscheidungen, die das Römische Reich prägten. Ein Beispiel für den Einfluss des Senats auf die Gesellschaft war das Vetorecht der Senatoren, das es ihnen erlaubte, durch ihre Ablehnung Gesetzesvorschläge und Entscheidungen von anderen Regierungsinstanzen wie Konsuln oder Volkstribunen zu blockieren. Andererseits sorgte der Senat auch für die politische Stabilität im Römischen Reich, indem er für eine effektive Kontrolle der Staatsfinanzen, der Militäraktionen und der Amtsinhaber verantwortlich war. Im Bereich der Außenpolitik hatte der Senat weitreichende Befugnisse und überwachte daher ebenfalls die Außenbeziehungen Roms zu anderen Staaten und Völkern. Damals gab es nur sehr wenige Alte, die meisten Menschen starben in jungen Jahren.

> Im Römischen Reich wurden die Erfahrung und das Wissen der wenigen Alten sehr geschätzt und hatten einen sehr hohen Wert. Den Senatoren im antiken Rom kam damit eine sehr privilegierte Stellung im gesellschaftlichen Kontext zu.

Wie stand es um die Alten im finsteren Mittelalter? Während der in persönlicher Abhängigkeit von einem Grundherrn schwer körperlich arbeitende Teil der Bevölkerung nur geringe Aussichten hatte, ein Alter von 60 Jahren oder mehr zu erreichen, standen die Chancen bei den Hochwohlgeborenen und bei den in geschützten Bereichen lebenden (z. B. Mönche und Nonnen) entschieden besser. Großen Einfluss auf die niedrige mittlere Lebenserwartung hatte die hohe Kindersterblichkeit, die vor allem durch Geburtskomplikationen, mangelnde Hygiene und daraus resultierenden Krankheiten, fehlende medizinische Versorgung sowie schlechte Ernährung hervorgerufen wurde. Schätzungen zufolge starben bis zu 40 % der Kinder vor dem Erreichen der Pubertät und 10–20 % bereits im ersten Lebensjahr. Hatte ein Mensch jedoch erst einmal die frühen Jahre der Kindheit überstanden, hatte er durchaus Chancen, ein Alter von 60 oder auch mehr Jahren zu erreichen, wenn nicht Gewalt und Krieg, Epidemien, Hunger und Unfälle dem Leben vorzeitig ein Ende setzten. Bei Frauen kam zudem die Belastung durch zahlreiche Geburten und die daraus resultierenden Komplikationen (Kindbettfieber, Blutungen etc.) hinzu, die das Leben im Vergleich zu heute deutlich verkürzen konnten. Insgesamt betrachtet waren Personen im Greisenalter auch im Mittelalter kein ungewohnter Anblick. Im Allgemeinen galt der Mensch im Alter von 21 bis ungefähr 40 als erwachsen („adultus"), von 41 bis 60 als reif („maturus") und ab 61 Jahren als Greis („senectus").

> Für wichtige Ämter galt im Mittelalter stets eine gewisse Reife, also ein Alter jenseits der 40, als Voraussetzung.

Handwerker konnten schon aufgrund der langen Lehr- und Gesellenzeit kaum unter dem 30. bis 40. Lebensjahr ihren Meistertitel bzw. eine eigene Werkstatt erwerben (Sachers o. J.).

Die Altersverteilung der Gesellschaft unserer Zeit sieht anders aus. Die Demografie (das ist die Lehre über den Zustand und die Entwicklung einer Bevölkerung) zeigt einen dramatischen Wandel. In Österreich setzte Mitte der 1950er-Jahre, in der Zeit des rasanten Wirtschaftsaufbaus, auch ein rasanter Anstieg der Geburtenrate ein (sogenannte *Babyboomer-Generation*), die ihren Höhepunkt in den frühen 1960er-Jahren erreichte. Am Höhepunkt wurden im Schnitt 2,82 Kinder pro Frau geboren, das waren 1963 in Österreich 134.809 Kinder. Ab 1964 kam es dann, mit zunehmender Verbreitung der Antibabypille wieder zu einem deutlichen Abwärtstrend bei den Geburtenzahlen, dem sogenannten Pillenknick, der seinen Tiefpunkt im Jahr 2001 mit 75.458 Neugeborenen erreichte. Dieser Trend war in Europa stärker als in anderen Teilen der Welt ausgeprägt und dauerte auch länger an (Statistik Austria o. J.).

„Trau keinem über 30" war der Slogan der Babyboomer in den späten 1960er-Jahren. Damit brachten sie zum Ausdruck, dass die Werte und Vorstellungen der Alten, der sogenannten Aufbaugeneration, die aus den Trümmern des 2. Weltkriegs das sogenannte Wirtschaftswunder, ein unerwartet schnelles und nachhaltiges Wirtschaftswachstum, zustande gebracht hatten, überholt waren. Lockerheit, Freiheit, neue Musik, lässige Kleidung brachten dies zum Ausdruck. „Live Fast, Love Hard, Die Young" lautet der Titel des Countrysongs von Faron Young aus dem Jahr 1955 (geschrieben von Joe Allison). Er wurde zum Lebensmotto dieser Generation und drückte die Vorstellung aus, das Leben wie eine nie aufhörende Party zu verbringen.

Als Cub 27 wird (generationsunabhängig) eine Reihe von Musikern der Rock- und Bluesgeschichte bezeichnet, die diese Werte sehr direkt und intensiv in ihre Lebensgestaltung integrierten und alle im Alter von 27 Jahren starben. „Hope I die before I get old" singt Roger Daltrey von der Rockgruppe The Who. „This is my Generation" ist der Titel des Songs, den die Gruppe im Jahr 1965 veröffentlicht hat. Jimi Hendrix, Janis Joplin, Jim Morrison sowie später auch Kurt Cobain sind einige prominente Vertreter dieser Wertegemeinschaft. Doch sind Gott sei Dank nicht alle Vertreter dieser Gruppe gestorben.

> Die meisten Musiker haben etwaige Sturm- und Drangphasen überlebt, vermutlich, weil sich ihre Ansichten, Vorstellungen und Werte im Laufe der Zeit entsprechend geändert haben.

Mick Jagger von den Rolling Stones, der bereits seinen 80. Geburtstag gefeiert hat, ernährt sich gesund, treibt regelmäßig Sport und meidet Drogen und Alkohol.

So wie Mick Jagger sind auch die Vertreter der Generation der Babyboomer älter geworden. Sie haben andere Vorstellungen für die Gestaltung der Altersjahre, vertreten andere Werte und Einstellungen. Mit dem Pensionseintritt der zahlreichen Babyboomer wird sich der Anteil der Menschen, der von Beiträgen der arbeitenden Bevölkerung abhängig ist, sehr rasch deutlich erhöhen. Damit wird nicht nur unser Pensionssystem unter Druck kommen, es wird sich auch das Bild des alten Menschen verändern.

> Mit Pensionseintritt der Babyboomer wird erstmalig in der Geschichte die Anzahl der Senioren eine Größenordnung erreichen, die zunehmend die gesellschaftliche Entwicklung prägen wird.

Bei den Wahlen ist der Anteil der Stimmen dieses Teils der Bevölkerung dann so hoch, dass er von keiner Partei ignoriert werden kann. Die Wahlprogramme werden daher entsprechend auf diese Gruppe angepasst, die dann letztendlich wahlentscheidend sein dürfte. Berühmt ist der sogenannte Pensionistenbrief von Franz Vranitzky aus dem Jahr 1995. Die darin getätigte Aussage, dass es keine Pensionseinschnitte geben werde, war auf jeden Fall mitentscheidend für den Wahlerfolg der Sozialdemokratischen Partei Österreichs (SPÖ) in diesem Jahr.

Die Babyboomer haben deutlich höhere Bildungsabschlüsse. Dafür gab es in der Kreisky-Ära (Alleinregierung der SPÖ von 1970–1983) eine weitreichende Bildungsreform, mit Gratis-Schulbüchern, Schulfreifahrten, Abschaffung der Aufnahmeprüfung in die höheren Schulen, Abschaffung der Studiengebühren und großzügige Vergabe von Studienstipendien. Dadurch veränderte sich, neben den erweiterten beruflichen Möglichkeiten, auch die Erwartungshaltungen, und zwar sowohl im Erwerbs- als auch im Privatleben. Nicht nur zum Gelderwerb wurde gearbeitet, zunehmend wurden übergeordnete Werte wichtig wie aktives Einbringen eigener Ideen, selbstständiges Schaffen, Nachhaltigkeit, Sinnfindung und Erfüllung.

Einerseits haben die meisten Babyboomer beim Pensionsantritt noch viele Jahre in guter körperlicher Verfassung vor sich, die es sinnvoll zu verbringen gilt. Entsprechend sind sie gefordert, diese auch zu gestalten. Andererseits werden sie notwendige Unterstützung und Hilfe zur individuellen Gestaltung des Lebens, wenn die eigenen Kräfte nachlassen, dazu auch einfordern.

> Die Selbstbestimmung ist den Babyboomern sehr wichtig, sie sind entsprechend selbstbewusst, anspruchsvoll und kritisch. Darauf müssen auch Betreuungs- und Pflegedienstleister reagieren und das Angebot und die Art der Dienstleistung entsprechend darauf ausrichten.

Die Babyboomer haben zudem einen anderen und besseren Zugang zu moderner Technik und neuen Kommunikationsmedien. In Zukunft werden auch die Alten über das Internet einkaufen, Bilder über WhatsApp versenden und es tolerieren, dass ihre Vitalparameter digital erhoben und übermittelt werden.

Kidahashi und Mannheimer (2009) beschreiben Möglichkeiten, wie man ein aktives Leben nach dem Erwerbsleben gestalten kann (Abb. 2.1).

Es gibt in Deutschland und Österreich zahlreiche Beispiele für von Politik und Gesellschaft initiierte und organisierte Möglichkeiten zur sinnvollen Lebensgestaltung für Senioren:

	Traditionelle Werte	Postmoderne Werte
Nicht-Erwerbs-orientierung	„Traditional Golden Years" Freizeit wird gepflegt, entspricht am ehesten dem traditionellen Ruhestandsmodell.	„Neo Golden Years" Selbstentfaltung, Lernen und Weiterentwicklung stehen im Vordergrund.
	„Portfolio Life" Erwerbstätigkeit, Zeit für die Familie, Reisen und Freiwilligentätigkeit werden in Einklang gebracht.	
Erwerbs-orientierung	„Extension of Midlife Career" Die bisherige Tätigkeit wird so lange wie möglich fortgesetzt.	„Second Career" Mit Unterstützung bisheriger sozialer Netzwerke wird aus Hobby bezahlte Erwerbsarbeit.

Abb. 2.1 Idealtypische Lebensstile im aktiven Alter in Anlehnung an Kidahashi und Mannheimer (2009). (Aus: Nöbauer 2019, mit freundlicher Genehmigung)

ZWAR Netzwerke (ZWAR steht für „zwischen Arbeit und Ruhestand") gibt es in Nordrhein-Westfalen. Es sind überparteiliche Gruppen, die selbstorganisierte Aktivitäten und Projekte (z. B. Besuch von Kulturveranstaltungen, sportliche Aktivitäten, Nachbarschaftshilfe) umsetzen. Die Initiative geht von den Gemeinden aus. Im ersten Jahr werden die Gruppen professionell begleitet und unterstützt (https://www.zwar.org).

Netzwerk Dein Nachbar ist ein in München ansässiger Verein, der ein Leistungsangebot für Menschen mit Unterstützungsbedarf bietet. Innerhalb von 24 h wird dabei Hilfe vermittelt. Das Angebot umfasst Folgendes:

- Begleit-/Besuchsdienste
- Technische Hilfen, Behördenerledigungen
- Begleitung demenziell Erkrankter
- Unterstützung im Garten oder Haushalt und dergleichen

Es wird allerdings keine Pflege angeboten. Zielgruppen sind in erster Linie ältere Menschen und ihre Angehörigen. Der Verein bietet auch Kooperationen mit Unternehmen an und unterstützt diese dabei, ihren Mitarbeitenden die Betreuung von Angehörigen zu erleichtern. Die Vermittlung wird durch hauptamtliche Koordination und ein IT-unterstütztes Auftragsmanagement-System abgewickelt. Geht ein Bedarf ein, filtert das System die geeigneten

Helfer und benachrichtigt sie über eine App. Diese können per Knopfdruck frei entscheiden, ob sie den Auftrag annehmen oder ablehnen. Wer zusagt, erhält eine Auftragsbestätigung mit allen notwendigen Daten und einen Vorschlag für einen Vorstellungstermin bei der betreffenden Person. Ehrenamtlich Helfende, die Menschen mit Pflegestufe unterstützen, müssen eine Ausbildung zur/zum Alltagsbegleiter/-in durchlaufen. Das System soll in den nächsten Jahren deutschlandweit ausgebaut werden. Ähnliche Projekte gibt es bereits seit Längerem in den USA (z. B. www.nextdoor.com; Oeben 2017).

Active & Assisted Living (AAL) steht für altersgerechte Assistenzsysteme für ein gesundes und unabhängiges Leben. Diese beinhalten u. a. Konzepte, Produkte und Dienstleistungen, die neue Technologien und soziales Umfeld miteinander verbinden, um die Lebensqualität für Menschen in allen Lebensabschnitten, vor allem im Alter, zu erhöhen (www.aal.at/ueber-aal/).

2.2 Werden wichtige Werte durch das Älterwerden bedroht?

> Die wichtigsten Werte für alte Menschen sind Selbstbestimmung, Eigenständigkeit und Selbstverantwortung.

Diese zentralen Werte sind von einer großen Herausforderung bedroht, dem Altern des Körpers.

2.2.1 Altern des Körpers

Durch das Altern und die damit verbundenen körperlichen Veränderungen wird es spätestens, wenn Aktivitäten des täglichen Lebens eingeschränkt sind (wie einen Haushalt zu führen, sich selbst Essen zuzubereiten, die Körperpflege eigenständig durchzuführen etc.), immer schwieriger, ein Leben nach eigenen Vorstellungen zu führen.

Das Altern des Körpers ist ein natürlicher Vorgang, der zum Leben dazugehört, unvermeidbar ist und von verschiedenen Faktoren beeinflusst wird. Lebensbedingungen und Umweltfaktoren spielen genauso eine Rolle wie die Erbanlagen und persönliche Lebensgewohnheiten. Richtige Lebensführung kann zwar dazu beitragen, Gesundheit und Lebensqualität zu erhalten. Stoppen kann man den Alterungsprozess leider nicht.

Es kommt durch zunehmende organische, funktionelle, kognitive und psychosoziale Defizite zu einer erhöhten Vulnerabilität, einer verringerten Anpassungsfähigkeit und schlechteren Kompensationsmöglichkeiten. Dazu kommen chronische Erkrankungen – meist nicht eine, sondern mehrere (Multimorbidität). Nach der Berliner Altersstudie haben 96 % der über 70-Jährigen mindestens eine, 30 % fünf oder mehr chronische, behandlungsbedürftige Erkrankungen.

Eine der wichtigen Herausforderungen ist das Nachlassen der Muskelkraft. Als Faustregel kann man annehmen, dass der Körper eines Menschen ab dem 20. Lebensjahr ungefähr 1 % Muskelmasse pro Jahr verliert. Damit ist leicht auszurechnen, wie viel oder besser gesagt wie wenig Muskelmasse man dann mit 60, 70 oder 80 Jahren noch hat.

Parallel zum Muskelschwund verringert sich die Knochenmasse. Der Knochen wird ständig abgebaut und erneuert, je weniger er durch nachlassende Muskelkraft gefordert wird, desto fragiler wird er (Osteoporose).

Das Immunsystem wird schlechter, sodass die Anfälligkeit für Infektionserkrankungen steigt. Auch Tumore kommen häufiger vor, und die Wundheilung dauert länger.

Wechseljahre gibt es sowohl bei der Frau als auch beim Mann. Folgen der dadurch veränderten Hormonspiegel sind weniger Muskeln, eine geringere Knochendichte und ein höherer Anteil an Körperfett.

Dazu kommt eine Verschlechterung des Sehvermögens, das Hörvermögen lässt nach, auch die Tiefensensibilität (hierbei handelt es sich um eine komplexe Sinneswahrnehmung, mit der der Körper das Gehirn über die Position bzw. den Aktivitätszustand der Gelenke, Muskeln und Sehnen informiert) und damit die Wahrnehmung der Körperlage im Raum und die Reaktionsfähigkeit werden schlechter – dadurch steigt das Sturzrisiko.

Wenn man dann aufgrund der geschwächten Muskeln, vielleicht kombiniert mit im Alter sehr häufig bestehendem Schwindel, stürzt, sich aufgrund der verzögerten Reaktionsfähigkeit auch nicht mehr abfangen kann, steigt das Risiko, sich dabei die fragilen Knochen zu brechen. Eine sogenannte Altersfraktur ist immer ein lebensbedrohendes Ereignis und oft der Beginn einer Entwicklung in Richtung Unselbstständigkeit, Abhängigkeit und Pflegebedürftigkeit. Ein Drittel aller Patienten mit einem Schenkelhalsbruch überleben diesen nicht. Ein weiteres Drittel Betroffener, die vorher noch selbstständig waren, sind nach einem Jahr noch immer auf fremde Hilfe angewiesen.

Unser Gebiss ist von der Natur nicht für die inzwischen hohe Lebenserwartung, die wir erreichen, ausgelegt. Durch Karies, Zahnfleischentzündung etc. verlieren viele Menschen schon im mittleren Alter ihre Zähne. Der von der Solidargemeinschaft (gesetzlichen Krankenversicherung) gezahlte Zahnersatz

(Teil- oder Vollprothese) ist eine billige, aber von der wissenschaftlichen Entwicklung längst überholte Lösung, mit der man nicht wirklich kraftvoll zubeißen kann. Eine moderne, funktionell vollwertige Versorgung mit Zahnimplantaten scheitert bei vielen Betroffenen an den enormen Kosten.

Das Zubereiten von vollwertigem und ausreichendem Essen wird mit zunehmenden Einschränkungen im Alter immer schwieriger, auch Hunger- und Durstgefühle nehmen ab und der Geruchs- und Geschmackssinn werden schlechter. Die daraus resultierende leider sehr häufige Mangelernährung im Alter beschleunigt den Muskelschwund und die Osteoporose.

Ist die Ursache für diese Alterungsvorgänge vollständig geklärt?
Die Gerontologie (die Wissenschaft vom Alter) ist das Fachgebiet, in dem die Alterungsvorgänge im Menschen unter biologischen, medizinischen, psychologischen und sozialen Aspekten erforscht werden.

Einer der Gründe für die Alterung ist, dass sich Zellen nicht beliebig oft teilen können. Jedes Mal, wenn sich eine Zelle teilt, geht ein Stück der Enden der Chromosomen verloren. Damit werden die Chromosomen immer kürzer, je älter wir werden, und haben damit ein gewisses Ablaufdatum. Die Geschwindigkeit, mit der sich die Chromosomenenden verkürzen, ist nicht nur genetisch definiert, sondern wird auch von exogenen Faktoren wie Umwelt- und Lebensbedingungen beeinflusst. Elizabeth Blackburn, Carol W. Greider und Jack W. Szostak haben im Rahmen ihrer Forschungen diese Vorgänge entdeckt und beschrieben und dafür im Jahr 2009 den Nobelpreis für Medizin erhalten.

Ist man diesem Geschehen – dem Alterungsprozess und den damit in Bezug auf die persönliche Lebensgestaltung einhergehenden negativen Aspekten – bei einem in der Gesellschaft leider noch sehr verbreiteten negativen Altersbild wehrlos ausgeliefert? Oder gibt es Möglichkeiten, diese Entwicklungen durch eine adäquate Lebensführung zumindest zu verzögern? Können wir als Gemeinschaft etwas beitragen, um die rasch wachsende Zahl der Alten besser im gesellschaftlichen Gesamtkonzept zu positionieren?

Was ist der Unterschied zwischen kalendarischem und biologischem Alter?
Fakt ist, dass nicht alle Menschen gleich schnell altern. Damit gibt es immer ein kalendarisches Alter, das die Anzahl der Jahre angibt, die ein Mensch schon auf der Welt ist. Das biologische Alter hingegen beschreibt, in welchem Zustand sich unser Körper befindet, wie lang unsere Chromosomenenden, wie stabil unsere Knochen, wie stark unsere Muskeln und wie funktionstüchtig unsere Organe noch sind. So kann ein 50-Jähriger mit guten genetischen

Voraussetzungen und einer adäquaten Lebensführung vom biologischen Alter her jünger sein als ein 40-Jähriger mit schlechteren biologischen Vorgaben und einer ungesunden Lebensweise.

Mithilfe bestimmter medizinischer Messwerte bekommt man Hinweise auf das biologische Alter eines Menschen. Hierzu werden zu verschiedenen Parametern viele Werte von gesunden Personen in verschiedenen Altersstufen erhoben und deren Altersdurchschnittswerte bestimmt, die als Referenzwerte dienen. Durch einen Vergleich der persönlichen Werte mit den ermittelten Referenzwerten lässt sich eruieren, ob man biologisch besser oder schlechter unterwegs ist. Parameter, die Hinweise auf das biologische Alter geben, sind z. B. der Körperfettanteil oder die Muskelkraft.

> Durch regelmäßiges Training, gesunde Ernährung und eine ausgewogene Energiebilanz werden die körperliche Leistungsfähigkeit bzw. die jeweiligen Parameter positiv beeinflusst. Von zentraler Bedeutung sind zudem positive soziale Beziehungen und eine aktive Beteiligung am gesellschaftlichen Leben. So ist es möglich, das biologische Altern zu verzögern und trotz unweigerlich fortschreitendem Kalenderalter jung und dynamisch zu bleiben.

Inzwischen hat auch die Wissenschaft zeigen können, dass sich eine adäquate Lebensführung, die Gestaltung des Lebens nach den richtigen Leitlinien auszahlt. Eine schwedische Forschergruppe des Karolinska-Instituts in Schweden konnte dies erstmalig zeigen.

2.2.2 Langzeitstudien zur Gesundheit im Alter

Die Forscher verfolgten 18 Jahre lang das Schicksal von rund 1800 schwedischen Frauen und Männern, die zu Studienbeginn im Jahr 1987 75 Jahre oder älter waren. Deren Angaben zu soziokulturellem Hintergrund, Ausbildung, früherem Beruf, sozialen Aktivitäten und Lebensstil wurden dann mit dem Ist-Zustand im Jahr 2005 verglichen.

Über 90 % der Studienteilnehmenden waren zu diesem Zeitpunkt zwar schon verstorben, aber mehr als die Hälfte wurde älter als 90 Jahre. Die Überlebenden bestanden zu einem höheren Prozentsatz aus Frauen, waren besser ausgebildet, hatten ein besseres soziales Netzwerk und führten ein gesünderes Leben.

> **Am wichtigsten ist körperliche Aktivität**
> Der stärkste Zusammenhang von Überlebenswahrscheinlichkeit und Freizeitaktivitäten betraf körperliche Aktivität. Diejenigen, die regelmäßig spazieren gegangen bzw. geschwommen sind oder Gymnastik gemacht haben, wurden im Schnitt um zwei Jahre älter.

Studienteilnehmer mit dem niedrigsten Risikoprofil lebten um 5,4 Jahre länger als jene mit einem hohen, wobei sich Letztere weniger bewegten, rauchten und Alkohol tranken. Selbst bei über 85-Jährigen und Personen mit chronischen Krankheiten wirkt sich der Lebensstil noch deutlich aus (Rizzuto et al. 2005).

Der *Survey of Health, Ageing and Retirement in Europe* (SHARE) ist ein 2003 gegründetes Forschungsnetzwerk für Gesundheit, Alterung und Ruhestand in Europa. Dabei werden in einer longitudinalen, multidisziplinären und europaweiten Langzeitstudie Zusammenhänge zwischen Gesundheit, finanzieller Situation und sozialem Umfeld erfasst. Die Teilnehmer der Studie sind Personen über 50 Jahre, die alle zwei Jahre Fragen zu ihrer Gesundheit, ihren sozialen Netzwerken sowie ihrer wirtschaftlichen und sozialen Lage erhalten. Es werden Daten aus der Europäischen Union, der Schweiz und Israel erfasst. In Österreich ist hierfür das Institut für Volkswirtschaftslehre der Johannes-Kepler-Universität Linz (JKU) zuständig.

2.3 Was sind Altersbilder? Welche Altersbilder gibt es?

Der Wert des Alters, anders ausgedrückt die Wertschätzung der Alten, hängt davon ab, wie die Alten in einer Gesellschaft gesehen werden, wie sie in den Köpfen abgebildet sind. Es gibt negative und positive Altersbilder. Ein negativ geprägtes Altersbild beschreibt Alte als pflegebedürftig, lästig, gebrechlich, verletzlich, anstrengend; bei einer positiven Sichtweise als weise, lehrreich, lebenserfahren, gütig.

Wenn die betreuende Tochter nur die Defizite bei ihrem Vater sieht, wird sie damit unbewusst seine Unselbstständigkeit verstärken. Negative Altersbilder können zu Ausgrenzung und Diskriminierung alter Menschen führen.

> Negative Altersbilder bedingen, dass man bei alten Menschen in erster Linie deren Defizite, Gebrechlichkeit, nachlassende kognitive Fähigkeiten und Krankheiten sieht. Damit macht man es den Betroffenen schwer, ihre noch funktionierenden Fähigkeiten zu nutzen, um möglichst autonom zu bleiben.

2.3.1 Wie kann das positive Altersbild aussehen?

Ein positives Altersbild hingegen bedeutet, den Blick auf das zu richten, was noch funktioniert, nicht auf das, was nicht mehr geht, behindert oder einschränkt. Der Fokus liegt auf den Potenzialen, die die Betroffenen noch haben und die man fördern und trainieren kann. Das Glas ist dann nicht halb leer, sondern halb voll.

Man kann bis ins hohe Alter etwas Neues lernen. Auch die eigenen Einstellungen können sich weiterentwickeln. Lebendige soziale Kontakte im Familien- oder Freundeskreis bereichern das Leben. Die Lebenserfahrung wird geschätzt, man ist für andere da und sozial integriert. Es besteht ebenfalls die Möglichkeit, sich freiwillig zu engagieren und sich damit weiterhin aktiv an der Gestaltung der Gesellschaft zu beteiligen und einen wertvollen Beitrag zu leisten.

> Das Alter kann als ein Lebensabschnitt gesehen werden, in dem man sich selbst verwirklichen kann. Man ist ausgeglichener. Gesundheitliche Beschwerden können zwar auftreten, aber es ist trotzdem möglich, Körper und Geist zu trainieren und aktiv zu sein.

2.3.2 Wie werden Altersbilder transportiert?

Altersbilder werden in der Art und Weise, wie sie in der laufenden zwischenmenschlichen Kommunikation abgebildet werden, geprägt. *Bilder* sind ein wichtiges Transportmedium:

- Einerseits werden alte Menschen oft auf eine ganz bestimmte Art und Weise negativ darstellt: passiv, untätig, alleine, senil, verzagt und verwundbar.
- Andererseits kann man das Alter durchaus positiv besetzt präsentieren: aktiv, kommunikativ, sportlich durchtrainiert und fit.

Bekannt aus der Werbung sind das silbergraue, Harmonie und positive Energie ausstrahlende Paar, das im schnittigen offenen Cabrio in Richtung Sonnenuntergang fährt, oder der durchtrainierte, graumelierte ältere Herr, der dynamisch und furchtlos einen Kopfsprung vom 10 m Sprungturm ins Sportbecken macht.

Auch die *Sprache* ist ein wichtiges Medium für Altersbilder. In der alltäglichen sprachlichen Kommunikation werden Vorurteile und negative Vorstellungen vom Altern weitergegeben. Entscheidend ist schon die Art und Weise, wie mit alten Menschen, die durch chronische Erkrankungen oder Verschlechterungen der Sinnesleistungen (z. B. Altersschwerhörigkeit, Sehschwäche) oder eine zunehmende Demenz eingeschränkt sind, gesprochen wird. Oft ist das betreuende Umfeld ungeduldig, es wird laut und in vereinfachter, kindlicher Sprache gesprochen, anstatt auf die Defizite der Betroffenen einzugehen und zu versuchen, ihnen wertschätzend und empathisch zu begegnen.

Durch viele Vorurteile werden negative Altersbilder vermittelt:

- Remobilisation und Training bringen im Alter nichts mehr.
- Die Alten nehmen den Jungen die Arbeitsplätze weg.
- Alte Menschen verstehen die neue Technik nicht mehr (Computer etc.).
- Alte Menschen können nichts Neues mehr lernen – „Was Hänschen nicht lernt, lernt Hans nimmermehr."
- Alte fallen immer den Angehörigen zur Last.

Diese Vorstellung, dass die Alten nicht mehr lehrfähig sind, ist falsch. Zwar ändert sich die Art und Weise, wie das Gehirn arbeitet, im Laufe des Lebens, man bleibt jedoch bis ins hohe Alter lernfähig, solange man neugierig und wissbegierig bleibt und das Bedürfnis hat, sich mit Neuem auseinanderzusetzen. Lebenslanges Lernen ist ein wichtiges Element für ein aktives, selbstbestimmtes Leben im Alter.

> Negative Altersbilder sind schlecht für gesundes Altern.

Ageismus („ageism") beschreibt die kulturelle, soziale und ökonomische Diskriminierung von Personen aufgrund ihres höheren Lebensalters. Diese Form der Benachteiligung beginnt bereits im Berufsleben. Alte Mitarbeiter sind unflexibel, zu teuer, nicht mehr lernwillig, nicht mehr leistungsfähig und zu oft krankgeschrieben, wird argumentiert. Sie werden in die Frühpension gedrängt und durch jüngere, billigere ersetzt.

2.4 Wie kann selbstbestimmtes Leben im Alter gelingen?

Was können wir als Gesellschaft tun, damit es uns gelingt, nicht nur die Werte des Alters und damit die Wertschätzung der Alten in einem positiven Sinn zu entwickeln, sondern auch die Voraussetzungen dafür zu schaffen, dass ein selbstbestimmtes Leben bis ins hohe Alter gelingt?

„Geld macht glücklich, wenn man rechtzeitig d'rauf schaut, dass man's hat, wenn man's braucht", war in den 1980er-Jahren ein bekannter Spruch von Josef (Joki) Kirschner, bekannter österreichischer Journalist und Fernsehmoderator. Übertragen auf die Versorgungslandschaft in den Regionen und die Bedürfnisse der alternden Gesellschaft ist es also wichtig, rechtzeitig entsprechende Anpassungen einzuleiten.

Der demografische Wandel ist eine der größten Herausforderungen der nächsten Jahrzehnte, dem sich die Gesundheits-, Sozial- und Pflegeeinrichtungen für alte Menschen bei nicht steigenden Ressourcen anpassen müssen. Die regionalen Detailprognosen der Österreichischen Raumordnungskonferenz (auf Basis der Daten der Statistik Austria) besagen, dass bei einem minimalen Rückgang der Kärntner Gesamtbevölkerung (− 0,9 %) bis 2030 der Anteil der Personen ab 75 Jahren um 35,0 % von 54.624 Einwohnern im Jahr 2015 auf 73.721 Einwohner steigen wird. Dementsprechend liegt der Anteil der Personen ab 75 Jahren dann bei 13,3 % der Gesamtbevölkerung. Fakt ist, dass bereits 82 % der über 65-Jährigen zumindest eine und 43 % drei oder mehr chronische Erkrankungen haben. Ab dem 50. Lebensjahr verdoppelt sich alle 5–7 Jahre die Wahrscheinlichkeit einer Behinderung.

Geht man davon aus, dass die Betreuungsstruktur im österreichischen Pflegesystem so bleibt, wie sie heute ist, müssten im Jahr 2050 rund 184.000 Menschen in Pflegeheimen versorgt werden. Derzeit gibt es in Österreich rund 850 Alten- und Pflegeheime mit insgesamt rund 75.000 Plätzen. Bis 2050 müssten demnach rund 109.000 zusätzliche Plätze geschaffen bzw. 1240 zusätzliche Heime gebaut werden (www.nqz-austria.at).

Angesichts dieser Zahlen und zusätzlich bereits heute spürbarer Personalknappheit in den Pflegeberufen wurde von Univ. Prof. Dr. Herbert Janig und Mitarbeitern eine Geriatriestrategie für Kärnten erarbeitet, um diesen dramatischen Problemen strukturiert zu begegnen. Am 10. Mai 2022 gab es dann eine Enquete des Kärntner Landtages über die „Geriatrische Medizin – Strategien zur zukünftigen Versorgung in Kärnten" mit einem anschließend einstimmigen Beschluss des Landtages, diese auch umzusetzen.

Ein grundsätzlicher Ansatz, nach dem vorgegangen werden soll, ist der des Best Point of Service:

> **Best Point of Service**
>
> Best Point of Service bedeutet, dass
>
> - zum richtigen Zeitpunkt (Vorsorgen ist besser als Heilen),
> - am richtigen Ort (ambulant vor stationär),
> - die richtigen Maßnahmen (an die speziellen Bedürfnisse des Alters angepasst),
> - im richtigen Umfang (Überversorgung ist genauso schlecht wie Unterversorgung)
>
> durchgeführt werden.

In Kärnten werden dafür zahlreiche zukunftsweisende *geriatrische Versorgungsmodule* eingesetzt.

Prophylaxe bedeutet Vorbeugung, d. h., durch geeignete Maßnahmen wird versucht, eine negative Entwicklung zu verhindern. Ein wichtiger Ansatz, vorbeugend negative Veränderungen des Körpers im Alter zu verhindern oder zumindest hinauszuzögern, ist regelmäßiges körperliches Training. Um damit den stetigen Abbau der Muskulatur aufzuhalten, braucht man neben Ausdauertraining, um das Herz-Kreislauf-System zu stärken, auch regelmäßiges Krafttraining (Abb. 2.2).

Ein wissenschaftlich entwickeltes, in seiner Wirksamkeit mehrfach überprüftes strukturiertes und alterstaugliches Programm wurde unter der Leitung von Prof. Dr. Heinz Mechling von der Deutschen Sporthochschule Köln am Institut für Bewegungs- und Sportgerontologie entwickelt und nennt sich *fit für 100*. Dabei werden vorhandene Fähigkeiten gestärkt und neue Ressourcen entwickelt. Das Programm kann auch bei Menschen im Rollstuhl oder demenziell Erkrankten eingesetzt werden.

Die an dem Programm teilnehmenden Senioren sind im Alltag wieder stabiler und sicherer unterwegs:

- Alltägliche Aufgaben wie Gehen, Bücken, Aufstehen, Hinsetzen oder das Anziehen von Strümpfen fallen wieder leichter.
- Besonders entscheidend ist eine deutliche Reduktion des Sturzrisikos.
- Die Lebensqualität jedes Einzelnen wird gesteigert.
- Aufmerksamkeit, Gedächtnis und Konzentration werden geschult.

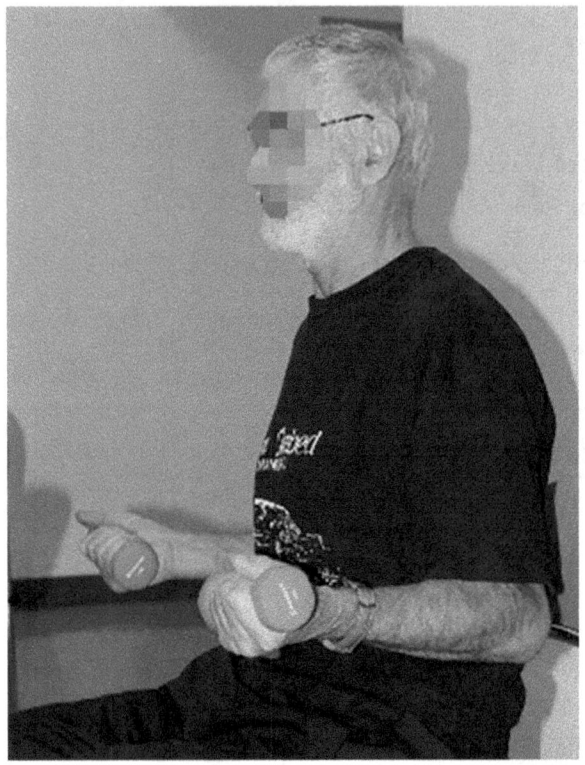

Abb. 2.2 Krafttraining im Alter. (© Müller Walter, mit freundlicher Genehmigung)

- Die Selbstständigkeit wird gefördert.
- Die Betroffenen haben wieder eine bessere Alltagskompetenz.

Die Organisation und Abwicklung der Fit-für-100-Kurse erfolgt durch den Kneipp Aktiv Club Klagenfurt. Fit-für-100-Gruppen gibt es im Elisabethinen-Krankenhaus am Wörthersee, in der Pfarre Siebenhügel in Klagenfurt sowie im Katholischen Bildungshaus Sodalitas in Tainach.

Fit für 100 unterstützt Menschen im vierten Lebensalter dabei, kräftig, mobil und selbstständig zu bleiben. Zweimal wöchentlich wird im Rahmen eines dauerhaften Gruppenangebots trainiert. Das Training erfolgt mithilfe von Gewichten, die individuell angepasst und gesteigert werden können, und stärkt die wichtigsten Muskelpartien.

Durch die Zielstellung, Kraft und Koordination zu fördern, wird ein wichtiger Beitrag zum Erhalt von Lebensqualität und Alltagskompetenz geleistet. Auch zur Sturzprävention trägt das Bewegungsprogramm fit für 100 wesentlich bei (www.ff100.de).

Nach dem Grundsatz „ambulant vor stationär" lernen ältere Menschen bei der *ambulanten geriatrischen Remobilisation (AGRM),* ihren Alltag nach schweren Erkrankungen möglichst wieder allein zu bewältigen (Abb. 2.3). Dabei wird der Patient nicht ins Krankenhaus gebracht, die Therapie erfolgt zu Hause in den eigenen vier Wänden. Die Mitarbeiter des mobilen Teams mit Ergo- und Physiotherapeuten, Ärzten, Psychologen und Sozialarbeitern besuchen die Patienten dreimal pro Woche daheim.

Zuerst wird mit standardisierten Tests und Untersuchungen (dem sogenannten geriatrischen Assessment) ermittelt, welche Probleme und Einschränkungen vorliegen und vor allem welche Potenziale bestehen, an denen man ansetzen kann, um die Situation zu verbessern. Daraus werden dann die individuellen Therapieziele abgeleitet und definiert sowie ein entsprechender Therapieplan erarbeitet. Die Therapie erfolgt dort, wo Patienten den Alltag bewältigen müssen, d. h. in den eigenen vier Wänden. Damit werden die Mobilität gesteigert und das Sturzrisiko vermindert. Ziel ist es, möglichst lange selbstbestimmt im eigenen Zuhause leben zu können.

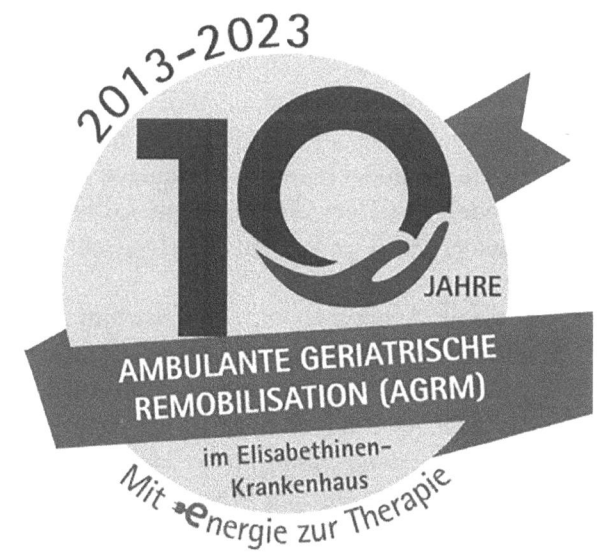

Abb. 2.3 Logo zur ambulanten geriatrischen Remobilisation (AGRM). (© Agentur für bessere Kommunikation, mit freundlicher Genehmigung)

> Im Vergleich zur stationären Remobilisation auf einer geriatrischen Station im Krankenhaus zeigt sich bei dieser Form der Versorgung eine zumindest gleich gute therapeutische Wirkung, insbesondere aber eine deutlich bessere Senkung des Sturzrisikos. Den Patienten geht es bei der Therapie besser, sie benötigen weniger Medikamente, und die Kosten halbieren sich.

Diese neue Form der geriatrischen Therapie wurde im Geriatriezentrum in Woltersdorf bei Berlin entwickelt, vom Elisabethinen-Krankenhaus in Klagenfurt dann auch erstmalig in Österreich umgesetzt und ist inzwischen in ganz Kärnten verfügbar (www.barmherzigebrueder.at/portal/klagenfurt/medizinpflege/akutgeriatrieremobilisati/ambulantegeriatrischeremo).

Ein weiteres wichtiges geriatrisches Versorgungsmodul im Bereich der Pflegeheimversorgung ist der im Zentrum für Altersmedizin des Klinikums Klagenfurt/Wörthersee entwickelte *geriatrische Konsiliardienst (GEKO)*. Bewohner von Pflegeheimen haben im Rahmen ihrer pflegerischen Betreuung zeitweise einen erhöhten medizinischen Versorgungsbedarf.

> Die hausärztliche Betreuung wird durch eine geriatrische Beratung eines GEKO unterstützt. Ziel ist eine Entlastung und Unterstützung von Hausärzten sowie der Pflegekräfte in Pflegeheimen bei der Versorgung multimorbider geriatrischer Patienten durch konsiliarische geriatrische Beratung und damit eine Reduktion vermeidbarer Transporte von Heimbewohnern in Akutkrankenhäusern. Ein zusätzlich wichtiger Aspekt ist die Reduktion der Polypharmazie.

Das Projekt soll kein Ersatz der hausärztlichen Betreuung sein, sondern die Unterstützung der hausärztlichen Betreuung durch Beratung durch den GEKO. Der GEKO wird nur dann in die Betreuung eines Heimpatienten einbezogen, wenn der betreuende Hausarzt dies auch wünscht.

Folgende Leistungen können vom GEKO erbracht werden (www.ktn.gv.at/Themen-AZ/Details?thema=131&detail=869):

- Visite mit Anamnese und Untersuchung geriatrischer Patienten unter Einbeziehung des Betreuungsteams (Hausarzt, Pflegeteam) zur geriatrischen Entscheidungsfindung in komplexen Betreuungssituationen mit dem Ziel einer Behandlungsempfehlung
- Beratung bei Fragestellungen der medikamentösen Therapie
- Angebote zum bilateralen Wissenstransfer
- Beratung bei Fragestellungen der geriatrischen Symptomtherapie

- Hilfestellung bei Entscheidungsfindungsprozessen zur adäquaten Versorgungsstruktur
- Angehörigengespräche bei Bedarf gemeinsam mit Hausarzt und Pflege

2.5 Sicherheit im Alter

Ein weiterer zentraler Wert im Alter ist die Sicherheit. Wissenschaftliche Arbeiten (z. B. die Studie „Kriminalität und Gewalt im Leben alter Menschen, https://www.bmfsfj.de/resource/blob/94188/26fade4c1250f7888ef17b68f2437673/kriminalitaetsund-gewalterfahrungen-aelterer-data.pdf") zeigen, dass alte Menschen sogar seltener als jüngere Erwachsene von Straftaten betroffen sind. Ältere Menschen haben grundsätzlich durch Erfahrung gelernt, Gefahren zu erkennen.

> Bei sehr alten Menschen jenseits des 80. Lebensjahres wird es jedoch mit zunehmenden Einschränkungen der Mobilität und der Fähigkeit zu einer eigenständigen Lebensführung schwieriger, weiter für die eigene Sicherheit zu sorgen. Durchtriebene Straftäter wissen um die Verletzbarkeit dieser Menschen und suchen diese gezielt als Opfer aus.

2.5.1 Alte als Opfer krimineller Handlungen

Täter legen es darauf an, durch Täuschungen und Tricks das Vertrauen älterer Personen zu gewinnen. Am bekanntesten ist der sogenannte Enkel- oder Neffentrick. Am Telefon geben sich die Täter als Verwandte, die sich in einer finanziellen Notlage befinden, oder als Polizeibeamte aus, die im angeblichen Interesse der Betroffenen agieren. Letztendlich geht es immer darum, die Angerufenen dazu zu bewegen, meist sehr hohe Summen an Geld an Internetkonten zu überweisen. Wenn die Betroffenen dann später dahinterkommen, dass sie einem Betrug aufgesessen sind, ist das Geld meist unwiederbringlich verloren.

Andere Täter geben sich als Handwerker aus, um Zutritt zur Wohnung zu erlangen und Geld und Wertgegenstände zu stehlen. Viele Täter haben aber bereits eine Beziehung zu den geschädigten Personen, sind vielleicht auch mit ihnen verwandt oder haben durch geschicktes Vorgehen einen Zugang zur Wohnung oder zu den Vermögensangelegenheiten (z. B. Kontovollmachten) organisiert.

Bei der Betreuung nach dem Erwachsenenschutzrecht wird vom Gericht eine rechtliche Betreuung und Vertretung für Personen definiert, die aus gesundheitlichen Gründen nicht mehr selbst in der Lage sind, sich um ihre (z. B. finanziellen) Angelegenheiten zu kümmern. Dieses Instrument dient dem Schutz von hilfebedürftigen Personen und wird in der Regel auch in diesem Sinne gehandhabt. Leider kommt es auch hier – ähnlich wie bei der Erteilung von Bankvollmachten – gelegentlich zum Missbrauch. Einige Hinweise zum Schutz gegen Kriminalität sind unter folgendem Link zu finden: www.oesterreich.gv.at/themen/arbeit_beruf_und_pension/pension/senior_innen/sicherheit_fuer_senioren/2.html.

2.5.2 Gewalt im Alter

Ältere Menschen, vor allem wenn sie an Demenz erkrankt sind, sind besonders verletzlich. Sie können sich weder wehren noch über ihre negativen Erfahrungen sprechen und berichten, vielleicht auch aus Scham über das Geschehene.

Gewalt hat viele Gesichter. Neben körperlicher Gewalteinwirkung, die zumeist gut zu erkennen ist, gibt viele andere Formen der Gewalt, die nicht so leicht zu erkennen sind und oft im Verborgenen passieren:

- *Direkte körperliche Gewalteinwirkung* ist meist leicht zu erkennen, da es oft sichtbare Folgen gibt (z. B. Blutergüsse, blaue Flecken, gebrochene Knochen).
- *Seelische Misshandlung* wie Drohungen, Abwertungen, Beschimpfungen, Respektlosigkeit bleiben für Außenstehende oft unerkannt. Die Folge bei den Misshandelten sind Angst, Hilfslosigkeit oder Zerstörung des Selbstwertgefühls.
- *Vernachlässigung von notwendigen Betreuungs- oder Hilfeleistungen* wie Verabreichung von Getränken und Nahrung oder Durchführung der Körperpflege mit daraus folgenden nachhaltigen Auswirkungen auf den Gesundheitszustand der älteren betreuungsbedürftigen Menschen gehören ebenfalls dazu.
- Körperliche Übergriffe durch *aufgedrängte Nähe* oder sexuelle Belästigung muss nicht immer sichtbare körperliche Schäden nach sich ziehen und ist sehr belastend und oft schambehaftet.
- Gewalt ist auch gegeben, wenn Menschen das *Recht auf eine selbstbestimmte Lebensführung genommen wird,* indem andere entscheiden, was gut für den Betroffenen ist. Das kann verschiedene Bereiche betreffen, z. B. was er essen oder trinken soll, wie lange er aufbleiben darf, ob und wann er das Haus verlassen darf.

- *Finanzielle Ausbeutung* bedeutet, dass eingesetzte Vertrauenspersonen über die finanziellen Mittel des alten Menschen bestimmen, ohne seine Bedürfnisse zu erfüllen, oder auch für erfolgte Betreuungsleistungen unangemessene finanzielle Forderungen stellen.

Gewalthandlungen ergeben sich sowohl im privaten Kontext in den Familien als auch in Institutionen, können aber auch unter älteren Menschen selbst vorkommen.

Ein Problem ist ebenfalls, dass viele betreuende Angehörige überfordert sind. Sie leiden darunter, dass soziale Kontakte weniger werden, haben das Gefühl, eingesperrt zu sein, und fühlen sich von der Außenwelt isoliert. Dass kann Aggressionen bedingen und gewaltauslösend wirken. Umgekehrt gibt es aber auch Gewalt gegen Betreuungspersonen, vor allem im privaten Bereich (Ehegattin, Schwiegertochter); die Grenzen zwischen Opfer und Täter sind oft fließend.

Auslösende Faktoren für Gewalt in der Familie sind oft Überforderung und Hilflosigkeit, ebenso wie wirtschaftliche oder emotionale Abhängigkeiten. Pflegefreistellungen sind begrenzt, oft muss die Berufstätigkeit aufgegeben oder eingeschränkt werden, was u. a. Auswirkungen auf die soziale Absicherung für das eigene Alter hat. Fakt ist auch, dass die Zuständigkeit meist bei den weiblichen Familienmitgliedern landet. Die Möglichkeiten, pflegende Angehörige zu entlasten (wie Kurzzeitpflege), sind sehr begrenzt (Wanderausstellung 2014).

2.6 Fazit

> Das Leben ist, überspitzt formuliert, eine chronische Erkrankung mit einer 100%iger Mortalität.

Man bekommt von der Natur ein gewisses Maß an Ressourcen und Möglichkeiten mitgegeben. Was man dann im „Gepäck" für seine Lebensreise hat, ob sich darin die Veranlagung für ein hohes Risiko für Stoffwechselerkrankungen, familiär gehäufte Krebserkrankungen oder andere in den Genen verankerte Risikofaktoren befinden oder ob alle bekannten Vorfahren mit über 90 Jahren friedlich an Altersschwäche eingeschlafen sind, kann man nicht beeinflussen. Auch ob man im friedlichen Mitteleuropa wohlbehütet und liebevoll betreut aufwachsen kann oder in ein von Hungersnöten, Naturkatastrophen und Kriegen gebeuteltes Dritte-Welt-Land geboren wird, ist schicksalshaft.

Einfluss nehmen kann man aber mit der Art und Weise, wie man sein Leben gestaltet: sportlich oder auf der Couch sitzend, Fast Food konsumierend oder mit abwechslungsreicher und gesunder Ernährung, als Raucher oder Nichtraucher, mit viel oder wenig Alkoholkonsum, getrieben durch private und berufliche Stressfaktoren oder mit einer passenden Work-Life-Balance bei erfüllender beruflicher Tätigkeit und aktiv eingebunden in ein passendes soziales Umfeld.

Bei einer ungesunden Lebensführung hat man, wie es in einem alten Sprichwort heißt, irgendwann den Körper, den man verdient, zeigen sich entsprechend schon in jüngeren Jahren gesundheitliche Probleme und Einschränkungen. Auf der anderen Seite haben große Studien wie die des Karolinska-Instituts in Schweden (Abschn. 2.2.2) gezeigt, dass sich eine adäquate Lebensgestaltung, das Setzen der richtigen Schwerpunkte und passende Werte auch noch im hohen Alter auszahlen. Trotzdem: Je älter man wird, desto größer wird die Wahrscheinlichkeit, gesundheitliche Probleme, chronische Erkrankungen sowie funktionelle, kognitive und psychosoziale Defizite zu entwickeln. Die Alternative wäre, jung zu sterben – und das will auch wieder keiner.

Entsprechend wichtig ist es, dass wir als Gesellschaft nicht nur ein möglichst positives Altersbild pflegen, sondern auch die Versorgungslandschaft im Pflege- und Gesundheitsbereich an die sich dramatisch ändernde Bevölkerungsstruktur anpassen. Die große Zahl der Babyboomer wird die sogenannte Bevölkerungspyramide (die längst nicht mehr pyramidenförmig aussieht) entsprechend formen. Wenn in über 30 Jahren dieser Teil der Bevölkerung dann größtenteils verstorben ist, werden sich die Verhältnisse aufgrund der seit dem Pillenknick immer niedriger werdenden Geburtenraten wieder anders gestalten.

Wir als Gesellschaft sind gut beraten, mit neuen und innovativen geriatrischen Versorgungsmodulen nach dem Prinzip des Best Point of Service auf die Bedürfnisse der in den nächsten Jahren dramatisch wachsenden Gruppe der Hochaltrigen einzugehen.

> Damit können wir nicht nur dazu beitragen, die für die Lebensqualität im Alter entscheidenden Werte Selbstbestimmung, Eigenständigkeit und Selbstverantwortung zu erhalten, sondern vielleicht auch verhindern, dass aus dem jetzt schon drohenden Pflegenotstand eine Pflegekatastrophe wird.

Literatur

Nöbauer B (2019) „Aktives Altern" als Ideal – Wie sich Unterstützungsnetze und Pflegearrangements verändern werden. In: Amt der Oberösterreichischen Landesregierung, Direktion Präsidium, Oberösterreichische Zukunftsakademie (Hrsg), Trendreport: Die Baby-Boomer werden älter. Zukunftsperspektiven einer starken Generation, S 19–25

Oeben T (2017) Netzwerk in der Nachbarschaft. Pro Alter 04:28–30

Rizzuto et al (2005) Lifestyle, social factors, and survival after age 75: population based study. Br.Med J. https://sciencev2.orf.at/stories/1704101/index.html

Sachers J (o.J.) veröffentlicht in Mittelalter-Mythen und verschlagwortet mit Forschung, Geschichte, Mittelalter von J Sachers. https://blog.histofakt.de/?cat=13

Statistik Austria (o.J.). https://www.statistik.at/fileadmin/publications/Demographisches-JB-2020.pdf

Wanderausstellung (2014) Halt keine Gewalt, Bundesministerium für Gesundheit und Soziales und der Verein Pro Senectute. https://www.halt-keine-gewalt.at/. Zugriffsdatum am 12.03.2025

3

Altern der Moleküle – Moleküle des Alterns

Slaven Stekovic

3.1 Biochemische Kennzeichen des Alterns

In der Biologie wird Altern als ein Prozess bezeichnet, der durch einen allmählichen Rückgang der physiologischen, zellulären und molekularen Funktionen und eine erhöhte Anfälligkeit für Krankheiten gekennzeichnet ist. Dieser Prozess umfasst eine Reihe von zellulären und molekularen Veränderungen, die zu einer verminderten Homöostase, einem Rückgang der Zell-, Gewebe- und Organfunktionen und einer höheren Wahrscheinlichkeit von altersassoziierten Erkrankungen führen. Allen diesen Prozessen unterliegen zelluläre und molekulare Ereignisse, die zum Verlust der biologischen Funktion führen. Um sie präziser kategorisieren zu können, erschien 2013 eine erste Zusammenfassung der 9 Kennzeichen des Alterns („hallmarks of aging") von López-Otín et al.,[1] die 10 Jahre später um 3 weitere Kennzeichen ergänzt wurde[2] und immer noch als wichtigste Richtlinie der Langlebigkeitsforschung dient.

---

[1] López-Otín et al., (2013) „The hallmarks of aging".
[2] López-Otín et al., (2023) „Hallmarks of aging: An expanding universe".

S. Stekovic (✉)
CEO, Aeterna Omics Health GmbH, Wien, Österreich

Die Unterscheidung zwischen den einzelnen Kennzeichen des Alterns ist unscharf, da diese miteinander interagieren und nicht unabhängig voneinander sind. Daher ist ihre Klassifizierung unvermeidbar willkürlich. Trotzdem besteht Konsens darüber, dass jedes einzelne Kennzeichen folgende 3 Kriterien erfüllen muss:

1. Das zeitabhängige Auftreten von Veränderungen, die den Alterungsprozess begleiten
2. Die Möglichkeit, das Altern durch experimentelle Verstärkung der Kennzeichen zu beschleunigen
3. Die Möglichkeit, das Altern durch therapeutische Interventionen der Kennzeichen zu verlangsamen, zu stoppen oder sogar rückgängig zu machen

Daraus ergeben sich die 12 mess- und veränderbaren Kennzeichen des Alterns, die die Wissenschaft aktuell akzeptiert.

3.2 Genomische Instabilität

Die Integrität und die Stabilität des Genoms sind durch eine Vielzahl von externen chemischen, physikalischen und biologischen Einflüssen sowie durch endogene Herausforderungen wie Fehler bei der Replikation der Desoxyribonukleinsäure (DNA), Defekte bei der Chromosomenverteilung, oxidative Prozesse und spontane hydrolytische Reaktionen bedroht. Die genetischen Schäden, die durch diese externen oder internen Quellen verursacht werden, umfassen eine breite Palette von Läsionen, darunter Punktmutationen, Deletionen, Translokationen, Telomerverkürzungen, Einzel- und Doppelstrangbrüche, chromosomale Umstrukturierungen, Defekte in der nukleären Architektur und Genstörungen, die durch die Integration von Viren oder Transposons entstehen. Diese molekularen Veränderungen und der resultierende genomische Mosaizismus können sowohl zum normalen als auch zum pathologischen Altern beitragen. Dies betrifft sowohl die nukleäre als auch die mitochondriale DNA (mtDNA).

Zellen von alten Menschen und Modellorganismen akkumulieren somatische Mutationen in der nukleären DNA. Andere Formen von Schäden, z. B. chromosomale Aneuploidie und Kopienzahlvariationen, sind ebenfalls mit dem Altern assoziiert. Alle diese DNA-Veränderungen können essenzielle Gene und transkriptionelle Signalwege beeinflussen und zu dysfunktionalen Zellen führen, die schließlich die Homöostase der Gewebe und des Organismus beeinträchtigen können. Dies ist besonders relevant, wenn DNA-

Schäden Stammzellen betreffen, da dies deren Rolle bei der Gewebserneuerung beeinträchtigen oder zu deren Erschöpfung führen kann, was wiederum das Altern fördert und die Anfälligkeit für altersbedingte Pathologien erhöht.

Die Mutationslast in histologisch normalem menschlichem Gewebe ist bemerkenswert. Normale Zellen des Plattenepithels der Speiseröhre von jungen Individuen weisen bereits Hunderte von Mutationen auf und können bis zum mittleren Alter mehr als 2000 Mutationen pro Zelle aufweisen.[3] Die lebenslange Akkumulation von DNA-Mutationen wird vermutlich toleriert, da die vollständige Reparatur aller genomischen Schäden durch exogene und endogene Störfaktoren energetisch zu kostspielig wäre. Folglich wird dem Überleben der Zellen gegenüber der genomischen Integrität der Vorzug gegeben.

Die genomische Instabilität, die die mtDNA betrifft, kann zum Altern und zu altersbedingten Erkrankungen beitragen. Sie ist in erster Linie stark von altersassoziierten Mutationen und Deletionen betroffen, was auf ihren hohen Replikationsindex, die begrenzte Effizienz ihrer Reparaturmechanismen, die oxidative Mikroumgebung und das Fehlen schützender Histone zurückzuführen ist. Die kausale Rolle von mtDNA-Mutationen im Alterungsprozess ist allerdings schwer festzuhalten, da durch das Phänomen der Heteroplasmie sowohl mutierte und wildtypische mitochondriale Genome innerhalb derselben Zelle koexistieren. Tiefensequenzierung von alternden Zellen hat jedoch gezeigt, dass die Mutationslast der mtDNA durch klonale Expansion erheblich zunehmen kann.[4] Eine beschleunigte Ausbreitung mitochondrialer Mutationen mit dem Alter wurde auch in Oozyten von Primaten[5] und somatischen Geweben sowie in Lymphoblasten von Patienten mit neurodegenerativen Erkrankungen beobachtet.[6] Bemerkenswerterweise deutet ultrasensible Sequenzierung darauf hin, dass die meisten mtDNA-Mutationen in alternden Zellen aus Replikationsfehlern der mtDNA-Polymerase γ und nicht aus oxidativem Stress resultieren.[7] So zeigen Studien an Mäusen, die ein Defizit der DNA-Polymerase γ aufweisen, eine erhöhte Alterungsrate sowie eine verkürzte Lebensspanne der Mäuse, die mit Deletionen und nicht mit Punktmutationen in der mtDNA assoziiert sind.[8] Insgesamt legen diese Daten nahe, dass die Vermeidung, Reduktion oder Korrektur von mtDNA-Mutationen dazu beitragen könnte, die gesundheitsbezogene Lebensspanne und die Lebensdauer zu verlängern.

---

[3] https://doi.org/10.1126/science.aau3879.
[4] https://doi.org/10.1371/journal.pgen.1004620.
[5] https://doi.org/10.1073/pnas.2118740119.
[6] https://doi.org/10.1073/pnas.2014610118.
[7] https://doi.org/10.3389/fragi.2021.805126.
[8] https://doi.org/10.1186/s13059-020-02138-5.

3.3 Telomerschäden und deren Beitrag zum Altern

Telomere sind die Endstücke der Chromosomen, schützen die DNA und verhindern, dass wichtige DNA-Abschnitte bei Zellteilungen verloren gehen. Sie werden bei jeder Zellteilung kürzer. Replikative DNA-Polymerasen, Enzyme, die für die Ergänzung der DNA-Stränge zuständig sind, sind allerdings nicht in der Lage, die Kopie der Telomerregionen eukaryotischer DNA komplett zu vervollständigen. Nach mehreren Zellteilungszyklen kommt es daher zu einer erheblichen Verkürzung der Telomere, die genomische Instabilität und den Verlust der weiteren Zellteilung induziert und letztendlich zu Apoptose oder Zellseneszenz führt.

Die schädlichen Effekte der Telomerverkürzung können durch die Reverse-Transkriptase-Aktivität der Telomerase, einem aktiven Ribonukleoprotein, das Telomere verlängert, um ihre angemessene Länge zu erhalten, zum Teil verhindert werden.[9] Die meisten somatischen Zellen von Säugetieren exprimieren jedoch keine Telomerase, was im Laufe des Lebens zu einer progressiven und kumulativen Erosion der Telomersequenzen an den Chromosomenenden führt. Diese spielt eine wichtige Rolle bei Erkrankungen wie aplastischer Anämie, pulmonaler Fibrose und Dyskeratosis congenita, die alle die regenerative Kapazität der betroffenen Gewebe beeinträchtigen.[10] Die Telomerverkürzung kann aber auch die Karzinogenese abschwächen, indem sie die Lebensdauer maligner Zellen durch Einschränkung der Zellteilungskapazität begrenzt. Im Gegensatz zur genomischen Instabilität, die die Onkogenese eindeutig begünstigt, kann also die Telomerverkürzung Malignität entgegenwirken. Daher wird die Telomerverkürzung als ein Kennzeichen des Alterns betrachtet, das von der genomischen Instabilität unabhängig ist.

3.4 Epigenetische Veränderungen

Die Epigenetik bezeichnet Veränderungen der Genexpression, die nicht auf Veränderungen der DNA-Sequenz selbst zurückzuführen sind, sondern durch andere reversible Mechanismen wie DNA-Methylierung, Histonmodifikationen und nicht-kodierende Ribonukleinsäure (ncRNA) hervorgerufen werden. Somit beeinflussen die epigenetischen Modifikationen, wie Gene aktiviert oder deaktiviert werden, und spielen eine entscheidende Rolle bei der

---

[9] https://doi.org/10.1016/j.cell.2020.12.028.
[10] https://doi.org/10.1152/physrev.00046.2021.

Regulierung biologischer Prozesse. Sie können durch Umwelt-, Lebensstil- und andere externe Faktoren beeinflusst werden, wodurch sie potenziell therapeutisch genutzt werden können, um verschiedene Krankheiten (z. B. Krebs, Neurodegeneration, metabolisches Syndrom, Knochenerkrankungen) zu behandeln oder das Altern zu verlangsamen. Ein breites Spektrum enzymatischer Systeme ist an der Erzeugung und Aufrechterhaltung epigenetischer Muster beteiligt. Dazu gehören DNA-Methyltransferasen, Histonacetyltransferasen, -deacetylasen, -methylasen und -demethylasen sowie Proteinkomplexe, die an der Chromatinumstrukturierung oder an der Synthese und Reifung von ncRNA beteiligt sind.

Von allen epigenetischen Veränderungen wurde bisher die Rolle der DNA-Methylierung beim Altern aufgrund von breit verfügbaren Messmethoden am besten untersucht. In früheren Studien wurde eine altersassoziierte globale Hypomethylierung beschrieben, während neuere Analysen zeigen, dass spezifische Loci, darunter mehrere Tumorsuppressorgene, mit dem Alter hypermethyliert werden. Die funktionellen Konsequenzen dieser altersbedingten epigenetischen Veränderung sind oft unklar, da die meisten Veränderungen Introns und intergenische Regionen betreffen.[11] Aufgrund der Erkenntnisse über die altersassoziierten Veränderungen der DNA-Methylierung sowie der breiten Verfügbarkeit entsprechender Messmethoden wurden mehrere Analyseverfahren entwickelt, die die Messung des biologischen Alters bei Menschen ermöglichen (Abschn. 3.14).

3.5 Gestörte Proteostase

Alterung und mehrere altersbedingte Erkrankungen wie amyotrophe Lateralsklerose (ALS), Alzheimer-Krankheit, Parkinson-Krankheit und Katarakt sind mit einer beeinträchtigten Proteinhomöostase oder Proteostase verbunden. Diese führt zur Ansammlung von fehlgefalteten, oxidierten, glykierten oder ubiquitinierten Proteinen, die häufig als intrazelluläre Einschlusskörper oder extrazelluläre Amyloid-Plaques aggregieren. Die intrazelluläre Proteostase kann durch die erhöhte Produktion von fehlerhaft übersetzten, fehlgefalteten oder unvollständigen Proteinen sowie einen unzureichenden Abbau der defekten Proteine gestört werden. Hier ist also ein harmonisches Zusammenspiel der Transkription, der ribosomalen Translation, der posttranslationalen Modifikationen sowie des Proteinabbaus notwendig.

---

[11] https://doi.org/10.1038/s41576-018-0004-3.

Es ist nicht überraschend, dass verschiedene Regulatoren der Proteinsynthese in der Zelle mit Langlebigkeit und altersassoziierten Erkrankungen in Zusammenhang stehen. Beispielsweise führt genetische Manipulation des ribosomalen Proteins (RP) RPS23 zur Verbesserung der Genauigkeit der RNA-zu-Protein-Translation und verlängert in verschiedenen Modellorganismen die Lebensspanne.[12] Im Gegensatz dazu verursacht eine Mutation in RPS9, die eine fehleranfällige Translation begünstigt, vorzeitiges Altern bei Mäusen.[13] Weitere Mechanismen, die zum Zusammenbruch des Proteostasenetzwerks beitragen, sind die verlangsamte Translation und die kumulative oxidative Schädigung von Proteinen, die die Faltung gesunder Proteine durch Chaperone beeinträchtigen. Dies spielt eine Rolle bei verschiedenen altersbedingten neurodegenerativen Erkrankungen wie ALS und Alzheimer, die beschleunigt werden durch Mutationen in Proteinen, die sie intrinsisch anfällig für Fehlfaltung und Aggregation machen.[14]

Experimentelle Maßnahmen zur Verbesserung der Proteostase können den Alterungsprozess verlangsamen. Beispielsweise erhöht die intranasale Anwendung des rekombinanten menschlichen Hitzeschockproteins 70 (Hsp70) bei Mäusen die Proteasomaktivität, reduziert den Lipofuscingehalt im Gehirn und verlängert die Lebensspanne.[15] Ähnlich verbessert die Verabreichung des chemischen Chaperons 4-Phenylbutyrat bei alten Mäusen den kognitiven Zustand.[16] Bei Menschen hat eine Phase-2-Studie gezeigt, dass die Verabreichung des Antihypertensivums Guanabenz bei Patienten mit kürzlich diagnostizierter ALS das Fortschreiten zur lebensbedrohlichen bulären Phase hemmt.[17] Guanabenz stimuliert die Phosphorylierung des eukaryotischen Initiationsfaktor 2α (eIF2α), wodurch mehrere positive Effekte auf die Qualität der Translation, aber auch eine Erhöhung der Autophagierate erzielt werden.

3.6 Fehlende Autophagie

Makroautophagie (kurz Autophagie) ist ein zellulärer Prozess, bei dem Zytoplasmamaterial in Vesikeln mit Doppelmembran, den Autophagosomen, eingeschlossen und später mit Lysosomen fusioniert wird, um den Inhalt zu ver-

---

[12] https://doi.org/10.1016/j.cmet.2021.08.017.
[13] https://doi.org/10.1126/sciadv.abl9051.
[14] https://doi.org/10.1016/j.cell.2020.11.034.
[15] https://doi.org/10.1073/pnas.1516131112.
[16] https://doi.org/10.1111/acel.13598.
[17] https://doi.org/10.1093/brain/awab167.

dauen. Autophagie ist daher nicht nur am Proteinabbau beteiligt, sondern beeinflusst auch nicht proteinhaltige Makromoleküle und ganze Organellen wie defekte Mitochondrien (Mitophagie). Deswegen wird dieser Prozess auch oft als zelluläres „Recycling" bezeichnet.

Bei Menschen nimmt die Expression von Autophagiegenen (z. B. ATG5, ATG7 und Beclin-1) mit dem Alter ab.[18] Auch in verschiedenen Modellorganismen wurde eine fortschreitende Verschlechterung der Autophagie in einigen Organen beschrieben. Eine Reduktion des autophagischen Flusses kann zur Ansammlung von Proteinaggregaten, defekten Organellen und erhöhter Inflammation beitragen. Das zeigt auch die genetische Hemmung von Autophagie, die den Alterungsprozess, aber auch die Tumorgenese in verschiedenen Modellorganismen beschleunigt. Es gibt zahlreiche Belege, dass eine Steigerung des autophagischen Flusses die Lebensspanne in Modellorganismen verlängert. Zum Beispiel führt eine Überexpression von ATG5 in Mäusen zu einer Verlängerung ihrer Lebensspanne und zur Verbesserung der metabolischen und allgemeinen Gesundheit.[19]

Orale Verabreichung von Spermidin, einem natürlichen Polyamin, an Mäuse induziert Autophagie in mehreren Organen und verlängert die Lebensspanne um bis zu 25 %, begleitet von einer von der Autophagie abhängigen reduzierten Alterung des Herzens.[20] Andere pharmakologische Eingriffe, z. B. mit Vorläufern von Nicotinamidadenindinukleotid (NAD$^+$), z. B. Nikotinamid, Nikotinamidmononukleotid und Nikotinamidribosid, oder Urolithin A, die spezifisch die Mitophagie induzieren, zeigen ebenfalls einen positiven Einfluss auf die Gesundheit von Mäusen. Klinische Studien haben die Wirksamkeit von NAD$^+$-Vorläufern in der Chemoprävention von nicht-melanotischem Hautkrebs,[21] bei der Umkehrung von Insulinresistenz bei prädiabetischen Frauen[22] und bei der Reduzierung von Neuroinflammationen bei Patienten mit Parkinson-Krankheit[23] nachgewiesen. In einer Phase-3-Studie konnte Urolithin A die Muskelkraft verbessern und das C-reaktive Protein (CRP) senken,[24] was einen weiteren Hinweis auf die Möglichkeit der Verlangsamung des Alterns durch Autophagieaktivierung liefert.

---

[18] https://doi.org/10.1073/pnas.1009485107.
[19] https://doi.org/10.1038/ncomms3300.
[20] https://doi.org/10.1038/nm.4222.
[21] https://doi.org/10.1056/NEJMoa1506197.
[22] https://doi.org/10.1126/science.abe9985.
[23] https://doi.org/10.1016/j.cmet.2022.02.001.
[24] https://doi.org/10.1016/j.xcrm.2022.100633.

3.7 Gestörte Stoffwechselregulation („Nutrient Sensing")

Das *Nutrient Sensing* ist evolutionär hoch konserviert und umfasst extrazelluläre Liganden wie Insulin und insulinähnliche Wachstumshormone („insulin-like growth factors", IGF), Rezeptortyrosinkinasen sowie intrazelluläre Signalkaskaden. In jungen Jahren fördert dieses Netzwerk anabole Prozesse. Im Erwachsenenalter erwirbt es allerdings alterungsbeschleunigende Eigenschaften. Durch eine genetisch modulierte Aktivität dieses Netzwerks lässt sich die Lebensspanne drastisch verlängern, wie z. B. bei bestimmten Varianten des Gens für das Forkhead-Box-Protein O3 (FOXO3) in longitudinalen klinischen Studien gezeigt werden konnte.[25] Die somatotrophe Achse, die das Wachstumshormon („growth hormone", GH) und IGF-1 umfasst, ist historisch der erste Weg, der mit der Alterung in Verbindung gebracht wurde. In Observationsstudien bei älteren Frauen ($\geq$ 95 Jahre) sowie in einer gemischten Population älterer Erwachsener (Durchschnittsalter 76 Jahre) zeigte sich eine starke Korrelation zwischen niedrigem IGF-1-Spiegel und einer geringen Wahrscheinlichkeit für kognitive Beeinträchtigungen und Tod.[26]

Überernährung, vor allem mit hohem Anteil bestimmter Aminosäuren (z. B. Leucin und Methionin), aktiviert Nutrient Sensing in den Zellen über eine Aktivierung von mTOR-Komplex 1 (mTORC1), einem zentralen intrazellulären Autophagieinhibitor. Parallel werden die durch Adenosinmonophosphat (AMP) aktivierte Proteinkinase (AMPK), ein intrazellulärer Sensor, der den Nährstoffmangel erkennt, sowie die Deacetylasen Sirtuin-1 (SIRT1) und -3 (SIRT3), die auf NAD+ reagieren, inhibiert. Dazu werden katabole Reaktionen wie die Glykogenolyse, die Proteolyse zur Glukoneogenese und die an die Ketogenese gekoppelte Lipolyse aufgehoben, was zur Unterdrückung adaptiver zellulärer Stressantworten führt, einschließlich Autophagie, antioxidativer Abwehr und DNA-Reparatur. Medikamente wie Rapamycin, die im Gegensatz zur Überernährung mTORC1 hemmen und dadurch zur Autophagieaktivierung führen, haben sich im Labor als lebensverlängernd erwiesen. Aufgrund der starken Immunsuppression dieser Substanz sind diese allerdings nicht für die Langlebigkeitsinduktion bei Menschen geeignet. Dagegen zeigen sich verschieden Formen des Fastens und der kalorischen Restriktion als mögliche Alternativen zur pharmakologischen Modulierung der Nutrient-Sensing-Stoffwechselwege.[27]

---

[25] https://doi.org/10.1093/gerona/glab378.
[26] https://doi.org/10.3390/cells9061368.
[27] https://doi.org/10.1016/j.cmet.2021.10.008.

3.8 Mitochondriale Dysfunktion

Mitochondrien sind nicht nur die Kraftwerke der Zelle, sondern auch potenzielle biochemische Auslöser von Entzündungen und Zelltod. Mit zunehmendem Alter verschlechtert sich die mitochondriale Funktion aufgrund mehrerer miteinander verflochtener Mechanismen, die neben den schon erwähnten Veränderungen der mtDNA, der beeinträchtigten Proteostase und fehlenden Mitophagie auch durch die Destabilisierung von Atmungskettenkomplexen, die reduzierte mitochondriale Biogenese und Veränderungen in der mitochondrialen Dynamik zustande kommen. Diese Situation beeinträchtigt den Beitrag der Mitochondrien zur zellulären Bioenergetik, erhöht die Produktion reaktiver Sauerstoffspezies (ROS) und kann eine versehentliche Permeabilisierung mitochondrialer Membranen verursachen, die viele pathogenen Signalkaskaden in Gang setzen.

Paradoxerweise kann in Modellorganismen die Lebensdauer durch teilweise Beeinträchtigung der mitochondrialen Funktion verbessert werden, was eine hormetische Reaktion („Mitohormesis") auslöst – vorausgesetzt, diese Hemmung ist partiell und tritt früh in der Entwicklung auf. Dagegen kann eine erhöhte mitochondriale Membranpermeabilität (MMP) die Lebensspanne verkürzen. Daher wurde Elamipretid entwickelt, ein modifiziertes Tetrapeptid mit einer hemmenden Wirkung auf den mitochondrialen Permeabilitätsübergang. In Studien zeigte Elamipretid sowohl positive Auswirkungen bei mehreren altersbedingten Phänotypen bei Mäusen als auch positive Ergebnisse in einer klinischen Phase-2/3-Studie an Patienten mit Barth-Syndrom.[28]

3.9 Zelluläre Seneszenz

Zelluläre Seneszenz ist eine Reaktion auf akute oder chronische Schäden. Bei Menschen akkumulieren seneszente Zellen in verschiedenen Geweben mit unterschiedlicher Rate, wenn man junge (< 35 Jahre) mit alten (> 65 Jahre) gesunden Spendern vergleicht.[29] Diese Zellen betreffen hauptsächlich Fibroblasten, Endothel- und Immunzellen, obwohl alle Zelltypen während des Alterns eine Seneszenz durchlaufen können. Ein Prozess, der zumindest teilweise durch die Verkürzung der Telomere im Alter ausgelöst wird (Abschn. 3.3). Selbst postmitotische oder langsam proliferierende Gewebe wie das Gehirn

---

[28] https://doi.org/10.1038/s41436-020-01006-8.
[29] https://doi.org/10.1111/acel.1308.

oder das Herz können seneszente Zellen beherbergen. Darüber hinaus tritt die fokale oder gewebespezifische Akkumulation seneszenter Zellen bei vielen Krankheiten auf.[30]

Unterschieden wird zwischen primärer und sekundärer Seneszenz, wobei die primäre durch andere Kennzeichen des Alterns ausgelöst wird. Hierzu gehören onkogene Signale im Gewebe, genotoxische Schäden, stark verkürzte Telomere, mitochondriale Schäden, virale oder bakterielle Infektionen, oxidative Schäden, Nährstoffungleichgewicht sowie mechanische Schäden. Sekundäre oder parakrine Seneszenz wird durch extrazelluläre Entzündungsmediatoren und Fibrose ausgelöst, einschließlich CC-Chemokin-Ligand-2 (CCL2), verschiedene Interleukine (IL-1β, IL-6, IL-8) und transformierendem Wachstumsfaktor β (TGF-β). Es gibt Hinweise darauf, dass sich die primäre und die sekundäre Seneszenz nicht nur in Bezug auf ihren Ursprung, sondern auch in Bezug auf relevante biologische Folgen unterscheiden. Diese sind aber bisher noch nicht ausreichend aufgeklärt.

3.10 Verminderte Stammzellkapazität

Das Altern ist mit einer verminderten Gewebserneuerung im Ruhezustand sowie einer beeinträchtigten Gewebereparatur nach Verletzungen verbunden, wobei jedes Organ eigene Strategien für die Erneuerung und Reparatur hat. Beispielsweise steht im Skelettmuskel eine einzige Zellart, die Satellitenzelle, an der Spitze einer unipotenten und unidirektionalen Hierarchie und ist sowohl für die Erneuerung als auch für die Reparatur zuständig. In der Epidermis der Haut, die durch eine hohe Erneuerungsrate und Verletzungsexposition gekennzeichnet ist, gibt es mehrere Stammzellnischen, insbesondere in Verbindung mit den Haarfollikeln, von denen jede eigene Nachkommen und ein eigenes Territorium erzeugt. Bei Verletzungen können jedoch mehrere Zellen Stammzelleigenschaften erwerben und territoriale Grenzen überwinden. Andere Organe wie Leber, Lunge oder Bauchspeicheldrüse zeigen unter normalen Bedingungen eher niedrige Erneuerungsraten, bei Verletzungen kommt es hingegen zur Akquisition von Stammzelleigenschaften, einschließlich Proliferation und Multipotenz durch verschiedene Zelltypen.

Die Gewebereparatur beruht in hohem Maße auf verletzungsinduzierter zellulärer Dedifferenzierung und Plastizität. Zum Beispiel induziert eine Verletzung in Darm, Gehirn und Lunge die Dedifferenzierung von Nicht-Stammzellen, wodurch normalerweise stille embryonale und Stammzell-

---

[30] https://doi.org/10.1016/C2019-0-04661-4.

transkriptionsprogramme reaktiviert und so die für die Gewebereparatur erforderliche Plastizität erlangt werden. Verletzungsinduzierte Plastizität könnte für das Altern relevanter sein als die Plastizität residenter Stammzellen unter normalen homöostatischen Bedingungen. Stamm- und Vorläuferzellen unterliegen denselben Kennzeichen des Alterns wie Zellen ohne Stammzellpotenzial.

Die Verjüngung der Zellen erfolgt in progressiver Weise, beginnend kurz nach der Initiierung der Dedifferenzierung. Wird diese in einem Zwischenzustand unterbrochen, kehren die Zellen zu ihrer ursprünglichen Identität zurück. Diese vorübergehende zelluläre Störung, bekannt als partielle, vorübergehende oder intermediäre Reprogrammierung, kann zelluläre Altersmarker wie die DNA-Methylierung, DNA-Schäden, epigenetische Muster und altersbedingte Veränderungen im Transkriptom sowohl *in vitro* als auch *in vivo* verjüngen. Daher wird vorgeschlagen, dass die Prozesse der Dedifferenzierung und Verjüngung gekoppelt sind. Speziell bedeutet Dedifferenzierung das Löschen epigenetischer und transkriptioneller Programme, wodurch auch altersbedingte Veränderungen gelöscht werden können. Nach der Unterbrechung der partiellen Reprogrammierung stellen die Zellen ihren ursprünglichen epigenetischen und transkriptionellen Status in einem Prozess der Redifferenzierung wieder her, der interessanterweise die gelöschten altersbedingten Veränderungen nicht wiederherstellt und daher das Epigenom und Transkriptom auf einen jüngeren Zustand zurücksetzt.

3.11 Interzelluläre Kommunikation

Als eines der Kennzeichen des Alterns wird auch die veränderte interzelluläre Kommunikation beschrieben, bei der das „Rauschen" im System erhöht und die homöostatische und hormetische Regulation beeinträchtigt wird. Diese Veränderungen umfassen Defizite neuraler, neuroendokriner und hormoneller Signalwege, einschließlich der adrenergen, dopaminergen und insulinabhängigen und IGF-1-basierten Systeme sowie des Renin-Angiotensin-Systems und der Sexualhormone. Diese Veränderungen tragen zur Chronifizierung von Entzündungsreaktionen bei, durch die wiederum die Immunüberwachung gegen Pathogene und prämaligne Zellen beeinträchtigt und die bidirektionale Kommunikation zwischen menschlichem Genom und Mikrobiom verändert wird, was schließlich zu Dysbiose führt (Abschn. 3.12 und 3.13).

Dies betrifft nicht nur die direkt benachbarten Zellen, sondern auch distale Gewebe. Eine einzelne Transfusion von altem Blut induziert innerhalb weniger Tage Alterungsmerkmale in jungen Mäusen.[31] Dagegen führt die einfache Verdünnung des Blutes alter Mäuse mit Kochsalzpuffer, der 5 % Albumin enthält, zu einer Verjüngung in mehreren Geweben.[32] Dies deutet auf die Existenz zirkulierender Faktoren hin, die den Alterungsprozess begünstigen, was auch durch „heterochrone" Parabiose-Experimente bestätigt wurde (z. B. Bluttransfusionen aus jungen in alte Mäuse[33]).

Die lokalen Effekte der altersassoziierten interzellulären Kommunikation lassen sich am besten an Proteinkomponenten der extrazellulären Matrix beobachten. Durch das Altern tritt in verschiedenen Geweben eine verstärkte Fibrose auf. Dies ist teilweise auf die übermäßige Freisetzung von TGF-β und anderen Wachstumsfaktoren sowie die nukleäre Translokation von TAZ- und YAP-Transkriptionsfaktoren (TAZ = „transcriptional co-activator with PDZ-binding motif", YAP = „yes-associated protein") zurückzuführen. Die zunehmende Steifheit der alternden Matrix kann auch den Wnt-Signalweg begünstigen und dadurch die Fibroblastenaktivierung und die Expression profibrotischer Gene induzieren. Daher ist es nicht überraschend, dass mehrere Studien kausale Beweise für den Beitrag der Steifheit der extrazellulären Matrix zum Altern liefern konnten.[34]

3.12 Chronische Entzündung

Mit zunehmendem Alter steigt die Entzündungsaktivität im Körper an, ein Phänomen, das auch als Entzündungsaltern („inflammaging") bezeichnet wird. Dieses Entzündungsgeschehen äußert sich sowohl in systemischen Manifestationen als auch in lokalen pathologischen Erscheinungen wie Arteriosklerose, Neuroinflammation, Osteoarthritis und Degeneration der Bandscheiben. Entsprechend steigen die zirkulierenden Konzentrationen von entzündungsfördernden Zytokinen und Biomarkern wie CRP mit dem Alter an. Erhöhte IL-6-Spiegel im Plasma gelten als prädiktiver Biomarker für die Gesamtmortalität in alternden Bevölkerungen.[35]

---

[31] https://doi.org/10.1038/ncomms13363.
[32] https://doi.org/10.18632/aging.103418.
[33] https://doi.org/10.1101/cshperspect.a040907.
[34] https://doi.org/10.1016/j.arr.2020.101063.
[35] https://doi.org/10.1038/s41467-020-17636-0.

Parallel zur verstärkten Entzündung nimmt die Immunfunktion ab. Dies lässt sich durch hochdimensionale Überwachung von myeloiden und lymphoiden Zellen im Blut von Patienten und in Mausgeweben nachweisen.[36]

Das Inflammaging tritt als Folge multipler Störungen auf, die aus allen anderen Alterungsmerkmalen hervorgehen. Zum Beispiel wird eine Entzündung durch die Translokation von nukleären und mtDNA ins Zytosol ausgelöst, wo sie proinflammatorische DNA-Sensoren stimuliert, insbesondere wenn die Autophagie ineffektiv ist und daher ektopische DNA nicht abgefangen werden kann. Genomische Instabilität begünstigt die klonale Hämatopoese mit unbestimmtem Potenzial (CHIP) und geht einher mit der Expansion myeloider Zellen, die oft einen proinflammatorischen Phänotyp aufweisen und beispielsweise kardiovaskuläres Altern vorantreiben. Eine Überexpression proinflammatorischer Proteine kann sekundär zu epigenetischer Dysregulation, mangelhafter Proteostase oder beeinträchtigter Autophagie auftreten. Darüber hinaus wird Entzündungsaltern begünstigt durch den seneszenz-assoziierten sekretorischen Phänotyp (SASP), der auf die Ansammlung seneszenter Zellen zurückzuführen ist, durch die Akkumulation extrazellulärer Trümmer und infektiöser Pathogene, die aufgrund von Seneszenz nicht beseitigt werden, sowie durch die Erschöpfung myeloider und lymphoider Zellen.

3.13 Dysbiose

Das Darmmikrobiom hat sich in den letzten Jahrzehnten als Schlüsselfaktor für zahlreiche physiologische Prozesse erwiesen. Es beeinflusst die Nährstoffverdauung, schützt vor Krankheitserregern und produziert wichtige Metaboliten. Störungen der Kommunikation zwischen Darmbakterien und Wirt können allerdings zur Dysbiose führen und verschiedene Krankheiten begünstigen. Mit zunehmendem Alter verändert sich die Zusammensetzung des Darmmikrobioms. Studien an Hundertjährigen zeigten eine Abnahme häufiger Bakteriengattungen wie Bacteroides, aber auch eine Zunahme von Gattungen wie Bifidobacterium und Akkermansia, deren Vorkommen eine lebensverlängernde Wirkung zu haben scheint.[37]

Neuere Untersuchungen deuten darauf hin, dass das Darmmikrobiom im Alter zunehmend individueller wird, wobei bei gesunden Menschen die Mikrobiomdiversität auch im hohen Alter erhalten blieb. Der kausale Zusam-

---

[36] https://doi.org/10.1016/j.immuni.2020.11.005.
[37] https://doi.org/10.1016/j.cub.2016.04.016.

menhang zwischen Krankheit, Alterungsprozessen und Dysbiose bestätigte sich auch in Versuchen mit fäkalen Mikrobiota-Transplantationen (FMT). FMT von jungen zu alten Mäusen verbesserten die Gesundheit und Lebensdauer der alten Mäuse.[38] Umgekehrt induzierten FMT von alten zu jungen Mäusen schädliche metabolische Veränderungen.[39] Andere Interventionen wie die Gabe von Probiotika oder kalorienreduzierte Diäten können ebenfalls die altersbedingte Dysbiose beeinflussen und möglicherweise die Gesundheit im Alter verbessern.

3.14 Vermessung des Alterns – das biologische Alter

Im Gegensatz zum chronologischen Alter, das lediglich die seit der Geburt verstrichene Zeit misst, spiegelt das biologische Alter den tatsächlichen Gesundheitszustand und die Funktionsfähigkeit eines Individuums wider. Diese Unterscheidung ist besonders in der Langlebigkeitsmedizin und der personalisierten Gesundheitsversorgung von großer Relevanz, da das biologische Alter nicht nur Informationen über die vergangenen gesundheitlichen Ereignisse im Leben eines Individuums liefert, sondern auch prospektive Informationen über deren Gesundheit.

Das biologische Alter wird durch eine Vielzahl von Faktoren beeinflusst, darunter genetische Prädispositionen, Umwelteinflüsse und Lebensstil. Es umfasst verschiedene physiologische Aspekte wie Zellfunktion, Gewebeintegrität, Immunantwort und Stoffwechsel. Die Bestimmung des biologischen Alters ermöglicht ein tieferes Verständnis des individuellen Gesundheitszustands und bildet die Grundlage für gezielte Interventionen zur Verbesserung der Lebensqualität.

Es existieren verschiedene Ansätze zur Ermittlung des biologischen Alters, die auf unterschiedlichen biologischen Markern und Methoden basieren. In erster Linie bieten sich phänotypische Messungen an, z. B. der 6-Minuten-Gehtest, Messung der Herzfrequenzvariabilitätsrate und/oder Handgriffkraft. Diese ermöglichen eine praktische Bewertung der funktionellen Fitness. Aus diesen Tests lassen sich in erster Linie die Symptome des Alterns messen und weniger dessen Treiber. Deswegen eignen sich solche Methoden für präzisionsmedizinische Ansätze in der Langlebigkeitsmedizin nicht.

---

[38] https://doi.org/10.1038/s41467-019-10430-7.
[39] https://doi.org/10.1016/j.jgg.2022.05.006.

Eine Reihe gängiger klinischer Blutparameter kann ebenfalls für die genauere symptomatische Beschreibung von Individuen herangezogen werden. Dabei werden zumeist folgende Blutparameter bestimmt: Testosteron, Thyreoidea-stimulierendes Hormon (TSH), Trijodthyronin (T_3), Thyroxin (T_4), Insulin, Blutzucker, NAD^+, Cholesterin- und Triglyceridspiegel. Der Testosteronspiegel wird meistens für Auswertung der Gesundheit von Männern verwendet. Ein niedriger Testosteronspiegel kann mit einer verringerten Lebenserwartung, einem erhöhten Risiko für Bluthochdruck und Typ-2-Diabetes sowie einer Abnahme der Muskelmasse und Knochendichte in Verbindung stehen. Eine Unter- oder Überfunktion der Schilddrüse, die durch die Analyse von Schilddrüsenhormonspiegel (TSH, T_3 und T_4) identifiziert wird, kann zu verschiedenen Gesundheitsproblemen führen, darunter Müdigkeit, Gewichtsschwankungen und kognitive Beeinträchtigungen. Ein erhöhter Nüchterninsulinspiegel kann auf eine Insulinresistenz hinweisen, während hohe Blutzuckerwerte auf eine gestörte Glukosetoleranz hindeuten. Somit sind diese Parameter zusammen mit dem Cholesterin- und Triglyceridspiegel gute Marker für das metabolische Altern. NAD^+ wird als Marker der zellulären Energiestoffwechselprozesse, in erster Linie der mitochondrialen Funktion, verwendet. Alle diese Parameter zusammen geben uns eine generelle Auskunft über den Zustand des Individuums und die Symptome, die durch die Alterungsprozesse im Körper entstanden sind.

Dagegen ermöglicht die Messung von Entzündungsmarkern die Quantifizierung der chronischen systemischen Entzündung, wodurch eines der wichtigen Kennzeichen des Alterns gut gemessen werden kann – Inflammaging. Dabei werden in erster Linie die Biomarker wie CRP und IL-6 verwendet. Diese Tests sind relativ kostengünstig und einfach durchzuführen. Sie bieten wertvolle Einblicke in den Gesundheitszustand und das Risiko für chronische Erkrankungen. Allerdings können Entzündungsmarker auch durch akute Erkrankungen und Lebensstilfaktoren beeinflusst werden, wodurch oft eine große Ungenauigkeit der Messungen entsteht.

Eine häufig verwendete Methode der Messung des biologischen Alterns ist zudem die Telomerlängenmessung. Diese Methode ist relativ einfach durchzuführen und bietet einen direkten Einblick in zelluläre Alterungsprozesse. Allerdings wird dabei nur ein Kennzeichen des Alterns gemessen, sodass kein ganzheitliches Bild über die Gesundheit des Individuums gezeichnet werden kann. Daneben eignet sich die Telomerenlängenmessung nur für die retrospektive Analyse der Gesundheit und liefert allein sehr wenige Informationen über die gesundheitliche Entwicklung der Person.

Die Analyse epigenetischer Marker ist ein verhältnismäßig neuer und vielversprechender Ansatz zur Messung des biologischen Alterns. Bekannt ist, dass bestimmte epigenetische Muster, insbesondere DNA-Methylierungsprofile, eng mit dem biologischen Alter assoziiert sind. Diese Methode bietet einen umfassenden Überblick über zelluläre Alterungsprozesse und erlaubt präzise Rückschlüsse auf altersbedingte biologische Veränderungen. Aufgrund der hohen Sensibilität gegenüber den verschiedenen pharmakologischen und lebensstilbedingten Eingriffen eignet sich diese Methode hervorragend für das Monitoring von Interventionen bei Individuen. Die Analyse der Proben und Daten ist allerdings recht komplex und erfordert spezielle Kenntnisse im Bereich der Datenbearbeitung.

Diese und andere experimentelle Messungen des biologischen Alters sowie die Überwachung spezifischer Biomarker sind wertvolle Werkzeuge in der Langlebigkeitsmedizin. Sie ermöglichen eine frühzeitige Erkennung potenzieller Gesundheitsprobleme und die Einleitung gezielter Interventionen zur Verbesserung der Gesundheit und Lebensqualität. Mithilfe verschiedener Methoden und durch den Einsatz neuer, auf künstliche Intelligenz gestützter Datenverarbeitungssysteme ist es mittlerweile auch möglich, ein umfassendes Bild des individuellen Alterungsprozesses und personalisierte Präventions- und Behandlungsstrategien zu schaffen. Mit fortschreitender Forschung in diesem Bereich ist zu erwarten, dass die Bestimmung des biologischen Alters und die Nutzung von Biomarkern eine immer wichtigere Rolle in der personalisierten und präventiven Medizin spielen werden.

3.15 Zelluläres Altern und dessen Auswirkungen auf verschiedene Gewebe und Organe

In den letzten Jahrzehnten hat das Interesse an Interventionen und Therapien zur Verlangsamung des Alterungsprozesses und zur Verbesserung der Lebensqualität im Alter zugenommen. Die Ernährung spielte dabei eine maßgebliche Rolle. Insbesondere die Kalorienrestriktion und verschiedene Formen des periodischen Fastens haben viel Aufmerksamkeit in wissenschaftlichen Kreisen erhalten. Auf Basis dieser Studien wurden außerdem neue pharmakologische Eingriffe entwickelt, sodass direkt über die molekulare Ebene mit bekannten und neuartigen Substanzen eine Steigerung der Langlebigkeit induziert werden kann. Dazu zählen Substanzen wie Antioxidanzien, Senolytika, Autophagie- und Stoffwechselmodulatoren, NAD^+-Vorläufer sowie bestimmte Hormone und Peptide.

Antioxidanzien spielen eine entscheidende Rolle in der Langlebigkeitsmedizin, indem sie helfen, oxidative Schäden zu reduzieren, die mit dem Altern und der Entwicklung altersassoziierten Krankheiten in Verbindung stehen. Präparate wie Vitamin C, Vitamin E, Selen, Coenzym Q10 und Polyphenole zählen zu den wichtigsten Antioxidanzien, die in der klinischen Langlebigkeitsmedizin verwendet werden. Deren langfristige Wirkung auf die Lebenserwartung ist allerdings bei Menschen noch nicht bestätigt worden. Neben diesen gängigen Antioxidanzien wird auch an weiteren (potenteren) Substanzen gearbeitet, z. B. Astaxanthin, wobei die grundlegende Frage der Potenz dieser Mittel bei der chronischen Anwendung bei Menschen weiterhin unbeantwortet bleibt.

Senolytika sind eine Klasse von Substanzen, die gezielt seneszente Zellen abtöten. Sie wirken, indem sie spezifische Signalwege in seneszenten Zellen aktivieren, die zu deren Apoptose, dem programmierten Zelltod, führen. Diese Substanzen zielen häufig auf die Veränderung der Expression bestimmter Gene ab, z. B. für den Apoptoseregulator B-Zell-Lymphom 2 (BCL2), der normalerweise Zellen vor dem Zelltod schützt. Durch die Hemmung dieser Schutzmechanismen können Senolytika die seneszenten Zellen eliminieren, ohne gesunde Zellen zu schädigen. Zu den bekanntesten Senolytika in klinischer Phase zählen der Tyrosinkinaseinhibitor Dasatinib sowie die Apoptoseaktivatoren Quercetin und Fisetin, wobei mittlerweile auch die Entwicklung einiger anderer Substanzen weiter fortgeschritten ist.

Auch manche gängigen pharmakologischen Interventionen aus anderen Bereichen der Medizin bieten vielversprechende Ansätze zur Beeinflussung des Alterungsprozesses. Beispielsweise hat Metformin, ein Medikament zur Behandlung von Typ-2-Diabetes, in jüngster Zeit Aufmerksamkeit auf sich gezogen. Studien deuten darauf hin, dass Metformin nicht nur den Blutzuckerspiegel senkt, sondern auch entzündungshemmende Eigenschaften hat und die Lebensdauer verlängern könnte. Es wird angenommen, dass Metformin die Insulinempfindlichkeit verbessert und die mitochondriale Funktion fördert. Die ersten klinischen Studien mit Metformin zur Lebensverlängerung wurden in den USA durchgeführt und konnten positive indirekte Wirkung zeigen.[40]

Rapamycin ist ein weiteres Medikament, das oft in der Altersforschung verwendet wird. Durch die Hemmung des mTORC1-Signalwegs, der für Zellwachstum und -proliferation verantwortlich ist, führt eine Behandlung mit Rapamycin zur Autophagieaktivierung. Die Anwendung von Rapamycin zur Lebensverlängerung scheint allerdings in der realen Umgebung aufgrund der

---

[40] https://doi.org/10.3389/fendo.2021.718942.

starken Immunsuppression schwer umsetzbar. Deswegen wird der Fokus der klinischen Forschung mittlerweile auf andere Autophagieaktivatoren (z. B. Resveratrol, Spermidin) gesetzt.

NAD⁺-Vorläufer wie Nicotinamidribosid und Nicotinamidmononukleotid sind in den Fokus gerückt, da sie eine positive Auswirkung auf den Energiestoffwechsel, die mitochondriale Gesundheit und die Zellreparatur haben könnten. Die positiven Effekte dieser Vorläufer kommen durch die Erhöhung der NAD⁺-Spiegel im Gewebe zustande und sind dank der hohen Bioverfügbarkeit dieser Stoffe deutlich höher als bei der Anwendung der aktiven Substanz (NAD⁺). Bei Menschen wurde mit NAD⁺-Vorläufern in erster Linie eine verbesserte Muskelfunktion beobachtet. Dieser Effekt scheint aber nach wenigen Monaten fast zur Gänze zu verschwinden, wodurch diese Substanzen für die chronische Intervention ungeeignet ist.

Hormontherapien spielen eine bedeutende Rolle in der Langlebigkeitsmedizin, da hormonelle Ungleichgewichte zu verschiedenen altersbedingten Gesundheitsproblemen beitragen können. So wird die Östrogentherapie oft bei Frauen eingesetzt, um menopausale Symptome zu lindern und die allgemeine Gesundheit zu unterstützen. Bei Männern wird dagegen die Testosterontherapie häufiger eingesetzt, um die Muskelmasse, Knochendichte und sexuelle Funktion im Alter zu erhalten. Ähnliche Wirkungen der Testosterontherapie konnten bei Frauen allerdings ebenfalls nachgewiesen werden. Eine Therapie mit Wachstumshormonen zielt darauf ab, die jugendlichen Wachstumshormonspiegel wiederherzustellen, die mit dem Alter abnehmen. Durch Störung der Regulierung der IGF-1-Signalwege kann sie aber auch eine beschleunigende Wirkung auf die Alterung mancher Gewebe haben. Am erfolgreichsten gegen die Alterung dürfte die Aufrechterhaltung optimaler Schilddrüsenhormonspiegel sein, da sie für einen ausgeglichenen Stoffwechsel und somit für Aufrechterhaltung der Funktion verschiedener Organe sorgt. Auch wenn Hormontherapien oft kurzfristig starke Wirkungen zeigen, haben sie auch Nebenwirkungen, die über die Zeit auch negative Effekte auf die Lebensqualität und -dauer haben können.

Die *Peptidtherapie* ist ein innovativer Ansatz in der Langlebigkeitsmedizin, bei dem kurze Aminosäureketten genutzt werden, um gezielt zelluläre Funktionen zu beeinflussen. Peptide sind Moleküle, die aus zwei oder mehr Aminosäuren bestehen und eine Vielzahl von biologischen Funktionen im Körper erfüllen. Sie wirken oft als Signalmoleküle. Die gängigsten sind BPC-157 (Body Protecting Compound 157; fördert die Heilung verschiedener Gewebe im muskuloskelettalen System), GHK-Cu (ein Kupferpeptid, das die Kollagenproduktion unterstützt), MOTS-c (reguliert den Stoffwechsel) und

GHRPs (Growth Hormone-Releasing Peptides; stimulieren den Aufbau der Muskelmasse durch Ausschüttung von Wachstumshormonen im Körper).

GLP-1-Rezeptoragonisten (GLP-1-RA; GLP-1 = Glucagon-like Peptide 1) sind Medikamente, die ursprünglich zur Behandlung von Typ-2-Diabetes entwickelt wurden. In den letzten Jahren hat sich jedoch das Interesse in der Langlebigkeitsmedizin verstärkt. Diese Substanzen haben gezeigt, dass sie nicht nur den Blutzuckerspiegel und die Körpermasse regulieren, sondern auch verschiedene metabolische und physiologische Prozesse beeinflussen, die mit dem Altern in Verbindung stehen. Die neuen Studien haben gezeigt, dass GLP-1-RA das Risiko kardiovaskulärer Ereignisse bei Patienten mit Typ-2-Diabetes senken können. Zudem werden bei den Patienten die Fertilität und die Schlafqualität erhöht. Dabei ist es allerdings wichtig, zu betonen, dass alle dieser Studien an übergewichtigen Personen, die durch die Therapie drastisch abgenommen haben, durchgeführt worden sind und die Effekte bei normalgewichtigen Personen noch nicht bestätigt wurden.

Unbedingt zu beachten ist, dass sich viele der genannten Interventionen noch in der Forschungsphase befinden und ihre langfristige Wirksamkeit beim Menschen noch nicht abschließend bewiesen ist. Die Komplexität des Alterungsprozesses erfordert einen ganzheitlichen Ansatz, der individuelle genetische, epigenetische und Umweltfaktoren berücksichtigt. Die Zukunft der Langlebigkeitsmedizin liegt daher in der personalisierten Anwendung verschiedener Interventionen, basierend auf den individuellen biologischen Alterungs- und Gesundheitsparametern. Während wir weiterhin neue Erkenntnisse gewinnen und innovative Therapien entwickeln, wird also ein Zusammenspiel zwischen dem grundlegenden biologischen Verständnis der Alterungsprozesse und diagnostischen Methoden zur Bestimmung des biologischen Alters starken Rückenwind für den Einsatz neuer Therapiemöglichkeiten bieten.

4

Das Herz des Alters – das Altern des Herzens

Hannes Alber

4.1 Einleitung

Das Herz des Menschen ist nicht nur ein biologisches Wunderwerk, sondern auch metaphysischer Angelpunkt vieler Romane, Geschichten, Gedichte und Essays. Nicht umsonst ist es das Symbol der Liebe, das gebrochene Herz Zeichen von Trauer und Schmerz. Seine anatomische Lage in der Mitte der Brust, geschützt von Brustbein und Rippen, spiegelt die Bedeutung fürs Leben wider; ein Stich ins Herz diente in der Vergangenheit zur Bestätigung des sicheren Todes.

Auch im neuen Testament wird dies im Johannesevangelium 19:33–37 ausführlich beschrieben:

„Als sie aber zu Jesus kamen und sahen, dass er schon gestorben war, brachen sie ihm die Beine nicht; sondern einer der Soldaten stieß mit einer Lanze in seine Seite, und sogleich kam Blut und Wasser heraus. Und der das gesehen hat, der hat es bezeugt, und sein Zeugnis ist wahr, und er weiß, dass er die Wahrheit sagt, damit auch ihr glaubt. Denn das ist geschehen, damit die Schrift erfüllt würde: ‚Ihr sollt ihm kein Bein zerbrechen.' Und ein anderes Schriftwort sagt: ‚Sie werden auf den sehen, den sie durchbohrt haben.'"

H. Alber (✉)
Klagenfurt, Österreich
e-mail: Hannes.Alber@kabeg.at

Die Leistungen des Herzens im Laufe eines Menschenlebens sind erstaunlich und verdienen eine Veranschaulichung. Das gesunde Herz ist ungefähr so groß wie die Faust des jeweiligen Menschen, es schlägt in Ruhe 50–70 Mal/min, unter Belastung kann die Herzfrequenz bei Kindern auf über 200 Schläge/min ansteigen. Bei ausgeprägten Ausdauersportler*innen kann die minimale Herzfrequenz auch unter 40 Schlägen/min liegen. Die maximal erreichbare Herzfrequenz nimmt mit dem Alter stetig ab. Je nach Körpergröße und Gewicht pumpt das Herz pro Schlag 70–100 ml. Um sich ein Bild davon machen zu können, welche Pumpleistung das Herz bis zum 80. Lebensjahr vollbringt, kann eine einfache und bei Weitem nicht alle Parameter berücksichtigende Rechnung hilfreich sein. Bei einem Volumen pro Herzschlag von 70 ml und einer Herzfrequenz von 70 Schlägen/min pumpt ein Herz 4,9 l/min (70 Mal 70 ml). Dabei sind Schwankungen der Herzfrequenz, die im täglichen Leben die Regel sind, nicht berücksichtigt. 4,9 l/min sind 294 l/h oder 1440 l am Tag oder 525.600 l im Jahr. In 80 Jahren (80 × 525.600 l) pumpt das Herz somit etwa 42 Mio. l oder 42.000 m^3 Blut.

Zum Vergleich: Ein 12 m langer 40-Fuß-Seefracht-Container hat ein Volumen von 67,6 m^3. Somit füllt ein Herz in 80 Lebensjahren entsprechend obiger Rechnung ca. 620 solcher Seefracht-Container. Damit könnten ca. 17 Herzen mit ihren Pumpleistungen bis zum 80. Lebensjahr den im Jahr 2021 im Suezkanal stecken gebliebenen und berühmt gewordenen 400 m langen Riesenfrachter „Ever Given" füllen.

Mutmaßlich vollbringt keine vom Menschen gebaute Maschine über eine so lange Zeit ohne Wartung eine derartige Leistung; ein Ausfall bedeutet das Ende des Lebens. Dementsprechend lohnt sich ein Blick hinter die Kulissen. Wie altern das Herz und das Herz-Kreislauf-System? Mit welchen Leiden ist das Herz im Alter konfrontiert?

4.2 Das Altern des Herzens

Das „alternde Herz" beschäftigt die Wissenschaft schon seit Jahrzehnten wie ein klinischer Review von vor 50 Jahren aus der State University of New York der Professoren Moossa Nejat und Ernst Greif (1976) aufzeigt. In einem wunderbaren wissenschaftlichen Übersichtsartikel veranschaulichen Panagiota Pietri und Christodoulos Stefanidis aus dem Forschungsinstitut für Langlebigkeit und altersbezogene Krankheiten der Universität von Athen die zentralen pathophysiologischen und klinischen Erkenntnisse zum Thema des Alterns des Herzens bzw. des Herz-Kreislauf-Systems (Pietri und Stefanidis 2021). Die Ursachenforschung für Langlebigkeit bedient sich dabei u. a. der genauen Analyse von Bevölkerungen in sogenannten Blauen Zonen („blue zones"), also Regionen der Welt, in denen eine hohe Rate an Langlebigkeit evident ist. Dazu zählt Loma Linda in Kalifornien, Nicoya in Costa Rica, Okinawa in Japan, Ikaria in Griechenland und Sardinien in Italien (Buettner und Skemp 2016). Tab. 4.1 fasst potenzielle pathophysiologische Verbindungen zwischen dem Altern des Herzens und des Herz-Kreislauf-Systems und Langlebigkeit stichwortartig zusammen.

Dass molekulare altersbedingte Veränderungen im Leben und pathophysiologische Aspekte sowie die klinische Manifestation von Herz-Kreislauf-Erkrankungen Hand in Hand gehen veranschaulicht auch Abb. 4.1.

Aus didaktischen Gründen sollen jedoch nachfolgend zuerst Aspekte des Alterns des Herzens und anschließend (Krankheits-)Aspekte der Herzen im Alter separat beleuchtet werden.

4.2.1 Oxidativer Stress

Die sogenannte „free radical theory of aging" geht davon aus, dass das Altern Folge einer Anhäufung oxidativer Schäden von Zellen ist. Davon betroffen sind offensichtlich ganz besonders die Mitochondrien als Energiekraftwerke der Zellen. Ein altersabhängiger Verlust an antioxidativer Resistenz und antioxidativen Mechanismen als Gegenspieler dieser oxidativen Prozesse ver-

Tab. 4.1 Potenzielle pathophysiologische Verbindungen zwischen dem Altern des Herzens und des Herz-Kreislauf-Systems und einer Langlebigkeit

Pathophysiologischer Aspekt	Veränderungen/Folgen
Oxidativer Stress	–
Inflammatorische (entzündliche) Aktivierung	–
Stoffwechselaspekte	– Hyperglykämie – erhöhte Zuckerspiegel – Hyperinsulinämie – erhöhte Insulinspiegel – Insulinresistenz – Dyslipidämie – Fettstoffwechselstörung
Gefäßveränderungen	– Endotheldysfunktion – Fehlfunktion der innersten Gefäßwandschicht – Arterielle Hypertonie (Bluthochdruck) – Arterienversteifung
Genetische und epigenetische Mechanismen	– Veränderungen der Telomerlänge – Methylierung der Desoxyribonukleinsäure (DNA) – Klonale Hämatopoese mit intermediärem Potenzial (CHIP)

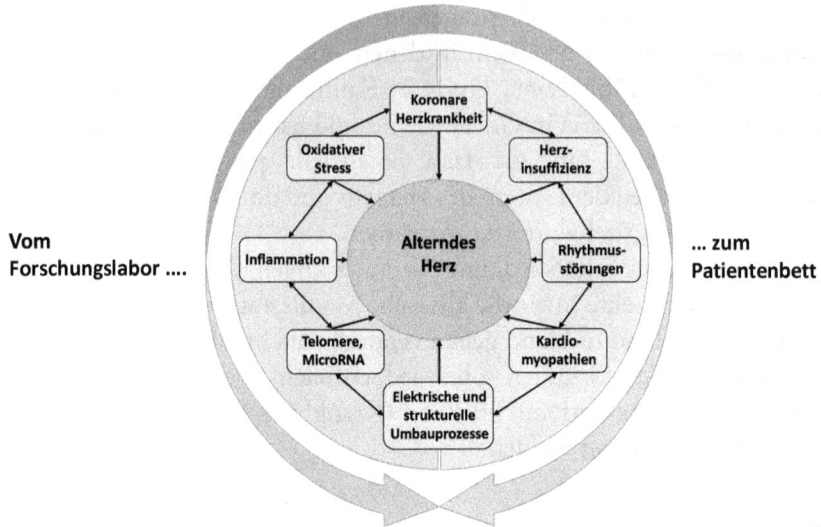

Abb. 4.1 Klinische und molekulare Charakteristika kardialer Zustände in alten Menschen: Jeder dieser Punkte kann isoliert oder in Kombination zum Altern des Herzens beitragen. (Nach Lazzeroni et al. 2022)

ursacht auf zellulärer Ebene Seneszenz, d. h. einen Zustand, in dem sich Zellen nicht mehr teilen können oder ihre Funktion verlieren, oder Apoptose, eine Form des programmierten Zelluntergangs. Diese eigentliche Schutzfunktion fördert den Alterungsprozess und natürlich auch das Altern der Zellen des Herzens (Cui et al. 2012; Dato et al. 2013; Volodymyr I 2014; Wei und Lee 2002). In diesem Kontext beschreiben Studien bei 100-jährigen Menschen in Okinawa und bei 90-jährigen in Spanien einen niedrigen oxidativen Status. Zudem zeigt eine dänische Untersuchung auf, dass bestimmte antioxidative genetische Polymorphismen mit einer höheren Wahrscheinlichkeit, über 90 Jahre alt zu werden, vergesellschaftet ist (Dato et al. 2014).

4.2.2 Inflammation

> Eine subklinische Entzündung bzw. inflammatorische Aktivierung kennzeichnet viele Krankheitsentstehungen, so auch die Entwicklung von Herz-Kreislauf-Erkrankungen; zudem spielt diese auch im Prozess des Alterns (des Herzens) eine zentrale Rolle.

Daher findet in diesem Zusammenhang der Begriff des Entzündungsalterns („inflammaging") seinen Platz (Franceschi et al. 2000). Eine mit zunehmendem Alter eher auftretende Dysbalance zwischen anti- und proinflammatorischen Mechanismen mit Überhang letzterer trägt per se zum Altern, aber auch zur Entstehung altersabhängiger Herz-Kreislauf-Krankheiten bei. Am Beispiel des Transkriptionsfaktors NF-κB („nuclear factor ‚kappa-light-chain-enhancer' of activated B-cells"), der über Bindung an bestimmte regulatorische Abschnitte der DNA die Transkription abhängiger Gene beeinflusst, konnte gezeigt werden, dass eine Aktivierung das Altern begünstigt, eine Hemmung im Tierexperiment das Leben verlängert (Adler et al. 2007; Keizer et al. 2024). Interessant im Kontext der subklinischen Entzündung ist auch die Erforschung der Quellen, die diese Mechanismen initiieren bzw. am Laufen halten. Dazu zählen beispielsweise Ausscheidungsprodukte von Zellen im Stadium der Seneszenz (Abschn. 4.2.1), das viszerale Fettgewebe oder die Darmflora (Ferrucci und Fabbri 2018). Gerade im Kontext mit Letzterer zeigen gegenwärtige Studienergebnisse durchaus verschiedene alters- bzw. metabolismus-assoziierte Darmmikrobiomsignaturen einen Zusammenhang mit Herz-Kreislauf-Erkrankungen (Wang et al. 2024).

4.2.3 Metabolische Krankheiten/Stoffwechselaspekte

Zuckerstoffwechselstörungen, die durch Hyperglykämien, Hyperinsulinämie und Insulinresistenz gekennzeichnet sind, stellen eine weltweite und in ihrer Zahl zunehmende Herausforderung dar. Dies wird im Diabetesatlas, der von der internationalen Diabetesföderation unter https://diabetesatlas.org regelmäßig aktualisiert wird, plakativ veranschaulicht.

Hohe Blutzuckerspiegel führen zu Herunterregulierung von Proteinen, deren Aktivität mit einer Langlebigkeit einhergeht. Dazu zählen beispielsweise die AMP-aktivierte Proteinkinase (AMPK; AMP = Adenosinmonophosphat) oder der Gabelkopfkasten-O-Transkriptionsfaktor (Forkhead-Box-Protein O, FOXO); die Aktivität des letztgenannten sehr zentralen Transkriptionsfaktors in vielen biologischen Prozessen des Alterns wird durch Insulin bzw. den insulinähnlichen Wachstumsfaktor 1 (IGF-1) gehemmt, die durch hohe Zuckerspiegel aktiviert werden (Gems und Partridge 2001; Lee et al. 2009). Sirtuine, deren Namen sich von dem Gen „silent mating type information regulation 2" aus der Hefe ableitet, sind eine Gruppe von Histondeacetylasen. Im Menschen gibt es 7 verschiedene Sirtuine, die als Enzyme in Alterungsvorgänge, Transkription, Apoptose und Stressresistenz involviert sind (Zietara et al. 2023). In humanen Endothelzellkulturen wird unter Einfluss hoher Zuckerkonzentrationen die Expression verschiedener Sirtuine reduziert – ein Zeichen dafür, dass auch über diesen Mechanismus eine Glukosestoffwechselstörung zum Altern der innersten Schicht des Herz-Kreislauf-Systems beiträgt (Mortuza et al. 2013).

Andere Proteine hingegen werden durch hohe Blutzuckerspiegel und die daraus resultierenden hohen Insulinkonzentrationen in ihrer Aktivität gesteigert. Von zentraler Bedeutung scheint hier vor allem eine durch Insulin und IGF-1 bedingte Aktivierung des „mammalian target of rapamysin" (mTOR) zu sein. mTOR ist eine in beinahe allen eukaryoten Organismen vorkommende Proteinkinase und gehört zur wichtigen Familie der PI3K-verwandten Kinasen (PI3K = Phosphatidylinositid-3-Kinase). Eine detaillierte Übersicht über die Vielzahl der Effekte von mTOR im Zusammenhang mit dem Altern gibt eine Arbeit von Wei et al. (2013).

> Quintessenz ist, dass eine verminderte Aktivität von mTOR mit Langlebigkeit und vermindertem Altern u. a. des Herz-Kreislauf-Systems einhergeht. Dies könnte in Zukunft ein potenzielles therapeutisches Ziel sein.

Hohe Low-Density-Lipoprotein-Cholesterinspiegel (LDL-Cholesterinspiegel) sind gerade für die koronare Atherosklerose einer der wichtigsten Risikofaktoren. Bereits 2004 konnte dies in der INTERHEART-Studie aufgezeigt werden. In einer der Bevölkerung zurechenbar („population-attributable") Risikoanalyse war eine Dyslipidämie unter den traditionellen modifizierbaren Risikofaktoren, zu denen außerdem Bluthochdruck, Diabetes mellitus und Rauchen gezählt wurden, am stärksten mit dem Auftreten eines ersten Herzinfarkts vergesellschaftet (Yusuf et al. 2004). Die altersabhängige Zunahme des viszeralen Fettgewebes mit dessen verschiedenen alternsfördernden endokrinen Funktionen (Liu und Li 2015) und/oder ein verminderter Abbau und eine gesteigerte Aktivität des Schlüsselenzyms der Cholesterinsynthese in der Leber, der 3-Hydroxy-3-Methylglutaryl-Coenzym-A-Reduktase (HMG-CoA-Reduktase), resultieren in einer altersabhängigen Dyslipidämie (Pallotini et al. 2006). Diese trägt wiederum zum Altern der Gefäße und natürlich auch der Herzkranzgefäße bei.

4.2.4 Aortensteifigkeit und Bluthochdruck

Ein arterieller Bluthochdruck fördert die Zunahme der Steifigkeit der Aorta; Letztere wiederum fördert das Voranschreiten des Bluthochdrucks. Daher ist ein arterieller Bluthochdruck eine typische altersabhängige Erkrankung (Mills et al. 2016).

Die sogenannte Windkesselfunktion der herznahen Arterien, vor allem der Aorta, ist bedingt durch einen hohen Anteil an elastischen Fasern, die eine hohe passive Dehnung ermöglichen. Das aus der linken Herzkammer ausgeworfene Blut kann durch die Dehnung der Aorta kurzfristig gespeichert werden. Dabei wird in der Auswurfphase des linken Ventrikels in der Aorta kinetische Energie in potenzielle Energie umgewandelt, die in der Füllphase der linken Herzkammer mit einer zeitgleichen Retraktion der Aorta wieder zum Weitertransport des Blutes beiträgt. Eine Abnahme der Dehnbarkeit mit dem Alter führt zu einer größeren Blutdruckamplitude zwischen Diastole und Systole, die eine Mehrbelastung des linken Herzens bedeutet (Urschel et al. 1968).

Interessanterweise konnten vor Kurzem genetische Polymorphismen entdeckt werden, die mit niedrigeren Blutdruckwerten und einer höheren Wahrscheinlichkeit, über 90 Jahre alt zu werden, bzw. mit einem längeren Leben einhergehen (Deelen et al. 2014; Seidelmann et al. 2017). Ein arterieller Bluthochdruck trägt zum Altern der Arterien bei, die arterielle Gefäßsteifigkeit steht dabei im Zentrum einer frühen Gefäßalterung. Die Messung der Pulswellengeschwindigkeit, speziell zwischen der Hals- und Beinschlagader („carotid-femoral pulse wave velocity", cf-PWV), dient als Goldstandard-Surrogatmarker für die arterielle Gefäßsteifigkeit. Letztere wird wiederum durch eine subklinische Inflammation und oxidativen Stress pathophysiologisch vorangetrieben (Pietri et al. 2006; Vlachopoulos et al. 2005).

Dafür, dass neben dem Einfluss kardiovaskulärer Risikofaktoren auch eine gewisse genetische Prädisposition bei der frühen Zunahme der Gefäßsteifigkeit eine Rolle spielt und das Altern des Herzens und des Herz-Kreislauf-Systems begünstigt, spricht eine Analyse der Pulswellengeschwindigkeit bei Erwachsenen, deren Väter nicht älter als 80 Jahre wurden. Bei über 1100 freiwilligen Teilnehmer*innen (49 % Frauenanteil) der SUVIMAX-Studie (SUVIMAX = SUpplémentation en VItamines et MinérauX AntioXydants) zu vaskulären Erkrankungen wurden ca. 30 % der Väter über 80 Jahre alt. In der multivariaten Analyse war bei diesen Erwachsenen die Pulswellengeschwindigkeit fast 1 m/s langsamer im Vergleich zu Erwachsenen, deren Väter vor dem

65 Lebensjahr verstorben sind. Dieser statistisch signifikante Unterschied der Pulswellengeschwindigkeit war bei Männern und Frauen sowie bei Teilnehmer*innen sowohl mit und ohne Bluthochdruck als auch mit und ohne bereits vorhanden Plaques in den Karotiden vorhanden (Zureik et al. 2006). Auch Menschen auf der durch Langlebigkeit gekennzeichneten Ostägäis-Insel Ikaria haben mit über 50 Jahren eine geringere Pulswellengeschwindigkeit im Vergleich zur gleichaltrigen Allgemeinbevölkerung (Pietri et al. 2015).

> Die verminderte Pulswellengeschwindigkeit in mittleren Lebensjahren kann somit als entschleunigtes Altern der Gefäße und des Herz-Kreislauf-Systems interpretiert werden.

Günstige Effekte von genetischen Faktoren, Umwelteinflüssen und des Lebensstils auf die Funktion der alternden Gefäße darf hier als diskutiert und angenommen werden.

4.2.5 Genetische und epigenetische Mechanismen

Die Bedeutung dieser Einflussgrößen auf den Prozess des Herzalterns ist hochkomplex und kann aufgrund der vorhandenen Datenmenge nur exemplarisch beleuchtet werden. Jede wie auch immer geartete Veranlagung zu einem beschleunigten oder verlangsamten Altern des Herzens und des Herz-Kreislauf-Systems kann natürlich durch Umwelteinflüsse sowie modifizierbare Risiko- und Lebensstilfaktoren konterkariert oder aggraviert werden.

Zum Thema der Telomerlänge in Leukozyten und der Herzstruktur sowie -funktion hat eine kürzlich veröffentlichte Mendelsche Randomisierungsstudie eine kausale Rolle für eine kürzere Telomerlänge mit einem schnelleren Herzaltern aufgezeigt (Salih et al. 2024). Telomere sind Regionen sich wiederholender Nukleotidsequenzen am Ende von Chromosomen, die mit jeder Zellteilung kürzer werden; sie bieten Schutz vor Nukleotidabbau, unnötiger Rekombination, Reparatur und interchromosomaler Fusion (Blasco 2005, 2007; Revy et al. 2023). Die Länge der Leukozytentelomere weist eine starke Variabilität mit evident hoher und konsistenter Erblichkeit auf (Broer et al. 2013; Demanelis et al. 2020). In einer britischen Gendatenbankanalyse an fast einer halben Mio. Menschen im Alter zwischen 40 und 69 Jahren waren längere Telomere mit einem geringeren Risiko für verschiedene Herz-Kreislauf-Erkrankungen, u. a. koronarer Herzkrankheit, Herzinfarkt und Schlaganfall, vergesellschaftet (Deng et al. 2022). In der eingangs erwähnten

Arbeit konnte durch multivariate Analyse die Assoziation verschiedener magnettomografisch bestimmter Herzparameter mit der Telomerlänge in Verbindung gebracht und somit eine kausale Beziehung mit dem Herzaltern andiskutiert werden.

Kardiomyozyten weisen zudem eine altersabhängige Veränderung des Epigenoms auf, die viele zelluläre Prozesse beeinflusst und typisches Zeichen des Alterns ist (López-Otín et al. 2023). Dazu zählen Veränderungen der DNA-Methylierungsmuster, posttranslationale Modifikationen der für die DNA-Organisation und -Regulation wichtigen Histone, eine veränderte Chromatinremodellierung, wodurch u. a. die Zugänglichkeit der genomischen DNA variiert bzw. die Genexpression kontrolliert werden kann, und eine veränderte Expression nicht-kodierender Ribonukleinsäure (ncRNA), auch MicroRNA genannt (Boon et al. 2013; Lu et al. 2022; Serio et al. 2023). Dementsprechend ist es nicht verwunderlich, dass das epigenetische Alter, das mit verschiedenen Methoden mit Abkürzungen wie HannumAge, HorvathAge, PhenoAge oder GrimAge anhand des Methylierungsniveaus der DNA abgeschätzt werden kann, ein starker Prädiktor für Gesundheit und für die Lebenserwartung ist (Lu et al. 2019) bzw. eine Beschleunigung des epigenetischen Alters mit der Entstehung von Herz-Kreislauf-Erkrankungen korreliert (Ammous et al. 2021).

4.2.6 Lebensstilfaktoren

Gesunde Ernährung, körperliche Aktivität und der Verzicht auf Rauchen sind Faktoren, die nachweislich dem Altern des Herzens bzw. Herz-Kreislauf-Systems entgegenwirken können.

Ein wenig aktiver und durch Sitzen geprägter Lebensstil verstärkt die altersabhängigen Veränderungen der Herz-Kreislauf-Funktion, ein körperlich aktives Leben und Sport wirken sich hingegen bremsend aus (Jakovljevic 2018). Eine entsprechende Arbeit aus dem Zentrum für Altern und Vitalität der Fakultät für Medizinische Wissenschaften der Universität Newcastle in Großbritannien beschreibt, dass diese positiven Effekte nicht nur bestehen, wenn man ein Leben lang sportlich aktiv war, sondern auch seinen Nutzen zeigt, wenn man zuvor wenig aktiv war. Zum Teil können schon eingetretene Veränderungen auch umgekehrt werden.

> Durch den Zeit des Lebens bestehenden positiven Einfluss von körperlicher Aktivität, liegt das Altern des Herzens und des Herz-Kreislauf-Systems auch in den eigenen Händen.

Im Einklang damit geht eine mittels Belastungstest ermittelte gute Leistungsfähigkeit sowohl bei Gesunden als auch bei Menschen mit bereits etablierter Herz-Kreislauf-Erkrankung mit einem signifikant besseren Überleben einher (Myers et al. 2002). In einer bereits über 20 Jahre alten Arbeit konnte pro metabolischem Äquivalent (MET) besserer Leistungsfähigkeit ein 12%ig besseres Überleben festgestellt werden. Ein metabolisches Äquivalent entspricht dabei dem Umsatz von 3,5 ml Sauerstoff (O_2)/kg/min beim Mann bzw. 3,15 ml O_2/kg/min bei der Frau. Neben dem günstigen Effekt körperlicher Aktivität auf Risikofaktoren wie Bluthochdruck, erhöhter Blutzuckerspiegel oder Dyslipidämie beeinflusst Sport auch die Blutgerinnungskaskade in Richtung eines weniger thrombogenen Status, wirkt antiinflammatorisch sowie antioxidativ und verbessert die Endothelfunktion (Bowles und Laughlin 1985; Kumar et al. 1985; Sallam und Laher 2016). Auch Antiaging-Eigenschaften wie eine Korrelation zwischen Sport und Telomerlänge sind wissenschaftlich untersucht worden (Cherkas et al. 2008).

Naturgemäß spielen Ernährungsgewohnheiten auch beim Altern des Herzens bzw. Herz-Kreislauf-Systems eine Rolle. Die mediterrane Kost ist dabei aus Herz-Kreislauf-Sicht sicherlich am besten untersucht und fokussiert sich nicht nur auf einzelne Ernährungsbestandteile, sondern auf einen Ernährungsstil. In einer multizentrischen spanischen Studie (PREDIMED) wurden drei verschiedene Kostformen bei fast 7500 Menschen mit einem hohen kardiovaskulären Risiko verglichen. Der primäre kombinierte Endpunkt bestand aus Herzinfarkt, Schlaganfall oder kardiovaskulärer Sterblichkeit. Der Nachbeobachtungszeitraum umfasste annähernd 5 Jahre. Die mediterrane Kost, angereichert mit nativem Olivenöl oder gemischten Nüssen, ging dabei mit einer signifikant niedrigeren Ereignisrate im Vergleich zu einer rein fettreduzierten Ernährung einher (Estruch et al. 2018).

> Pathomechanistisch betrachtet verbessert die mediterrane Diät klassische Herz-Kreislauf-Risikofaktoren und hat positive Effekte auf altersbedingte Phänomene wie Inflammation, oxidativen Stress und die Endotheldysfunktion (Schwingshackl und Hoffmann 2014).

Eine Restriktion der Kalorienzufuhr ging in Studien von Hefezellen bis zu Säugetieren einher mit einer erhöhten Aktivität der AMPK sowie der Sirtuine, einer Aktivierung von FOXO-Proteinen, einer Hemmung des mTOR-Pfads, reduziertem oxidativem Stress und geringerer Inflammation sowie einer verbesserten Insulinsensitivität – alles Mechanismen, die eine Langlebigkeit fördern bzw. dem Altern des Herzens und des Herz-Kreislauf-Systems entgegenwirken (López-Lluch und Navas 2016; Abschn. 4.2.3). Im Einklang damit weisen Japaner*innen, die aus Okinawa stammen und eine hohe Lebenserwartung aufweisen, eine um ca. 17 % geringere tägliche Kalorienzufuhr auf als die übrige japanische Bevölkerung; dies geht mit einer deutlich niedrigeren Sterblichkeit durch altersabhängige Krankheiten und somit einem langsameren Altern des Herz-Kreislauf-Systems einher (Craig Wilcox et al. 2006).

Der Konsum von Kaffee, der antioxidativ und antiinflammatorisch wirkende Polyphenole und Mikronährstoffe enthält und dem positive Effekte auf die Gefäßfunktion sowie thrombozytenhemmende Eigenschaften zugeschrieben werden, war in der EPIC-Studie (EPIC = European Prospective Investigation into Cancer and Nutrition) mit einer niedrigeren Gesamtmortalität assoziiert (Gunter et al. 2017). Eine nachfolgende Metaanalyse hat dies bestätigt; ein moderater Kaffeekonsum von 2 bis 4 Tassen pro Tag war vergesellschaftet mit einer 15 % niedrigeren Gesamtsterblichkeit, einer 17 % niedrigeren Herz-Kreislauf-Sterblichkeit und einer 4 % niedrigeren Krebssterblichkeit (Kim et al. 2019).

> Studien zeigen, dass moderater Kaffeekonsum das Altern des Herzens günstig beeinflussen kann.

Rauchen beschleunigt den Prozess der Herz- bzw. Herz-Kreislauf-Alterung einerseits direkt über die Bildung exzessiver freier Radikale, andererseits indirekt über das Auftreten verschiedener Pathologien, die die Lebenserwartung senken (Nicita-Mauro et al. 2008). Die multiplen Mechanismen, die über den oxidativen Stress bzw. die vermehrte Anhäufung reaktiver Sauerstoffradikale zum beschleunigten Alter führen, sind von einer zypriotischen Arbeitsgruppe unlängst frei zugänglich veröffentlicht worden (Iakovou und Kourti 2022). Neben der Vermeidung des (Passiv-)Rauchens als exogene Quelle für reaktive Sauerstoffradikale gibt es eine Vielzahl an Antioxidanzien, deren Zufuhr durch einen „gesunden" Lebensstil und eine ausgewogene Ernährung gewährleistet werden kann. Dadurch schließt sich in gewisser Weise der Kreis der verschiedenen Lebensstilfaktoren, die einem Herz- und Herz-Kreislauf-Altern vernünftig entgegenwirken können.

4.2.7 Umwelteinflüsse

Diverse Umwelteinflüsse spielen beim Altern des Herz-Kreislauf-Systems sowie bei der Entstehung von Herz-Kreislauf-Krankheiten und daher beim Verlust von Lebensjahren eine nicht zu unterschätzende Rolle. Eine wissenschaftliche Übersichtsarbeit im *New England Journal of Medicine* aus dem Jahr 2021 skizziert die einzelnen Mechanismen vortrefflich (Rajagopalan und Landrigan 2021). Im Jahr 2010 wurden der Luftverschmutzung (Feinstaubbelastung und Verbrennung fossiler Energieträger) etwas mehr als 7 % der globalen „disability-adjusted life-years" (DALY), also der durch vorzeitigen Tod verlorenen oder mit einer Krankheit/Behinderung gelebten Lebensjahre, zugeschrieben (Lim et al. 2012). Das (vorzeitige) Eintreten kardiovaskulärer Krankheiten macht dabei den größten Anteil aus. Natürlich trägt der Klimawandel mit Temperaturextremen und einer Zunahme von Ozon sowie Feinstaubpartikeln mit einer Größe unter 2,5 μm ebenso zu Herz-Kreislauf-Erkrankungen bzw. dem Altern des Herzens bei wie die Aufnahme toxischer Metalle wie Blei, Cadmium (Zhang et al. 2023), Arsen oder Quecksilber durch Verunreinigungen der Gewässer oder chemische Stoffe. Zu Letzteren zählen beispielsweise halogenierte Kohlenwasserstoffe, per- und polyfluorierte Alkylsubstanzen (PFAS) und mit Plastik assoziierte Chemikalien.

> Nano- und Mikroplastikpartikel konnten u. a. in atherosklerotischen Plaques von Halsschlagadern festgestellt werden. Deren Nachweisbarkeit in atherosklerotischen Läsionen ging mit mehr kardiovaskulären Ereignissen einher.

Dies ist ein Zeichen für die Beschleunigung krankhafter Prozesse im Herz-Kreislauf-System durch die in der Umwelt mittlerweile ubiquitär vorkommenden Mikro- und Nanoplastikpartikel (Marfella et al. 2024).

4.3 Das Herz des Alters

Die in Abschn. 4.2 exemplarisch dargestellten altersbedingten Veränderungen des Herzens und des Herz-Kreislauf-Systems, die natürlich nicht separat, sondern ineinander verzahnt stattfinden, führen unweigerlich dazu, dass im Alter verschiedene Herz-Kreislauf-Erkrankungen mit zunehmender Häufigkeit auftreten (Inzidenz) bzw. vorhanden sind (Prävalenz). Ein Auszug der häufigsten soll in diesem Abschnitt genauer betrachtet werden; stets auch immer mit einem kurzen Blick auf therapeutische Optionen, deren Ziele im Alter neben einer Lebensverlängerung eine Verbesserung der laufend an Bedeutung gewinnenden Lebensqualitätsendpunkte sind.

4.3.1 Herzschwäche

Die Wahrscheinlichkeit für die Diagnose einer Herzinsuffizienz nimmt mit dem Alter steil zu (Andrew 2019). Eine steigende Prävalenz erklärt sich durch bessere Therapien und damit einem längeren Leben mit einer bestehenden Herzinsuffizienz sowie durch die demografische Entwicklung, die den größeren Anteil dabei ausmacht. Bis 2070 geht man in Nordamerika davon aus, dass einer von vier Menschen über 65 Jahre alt sein wird (Stats-Can 2022), womit das in diesem Kapitel behandelte Thema kontinuierlich an Bedeutung gewinnen wird.

Im Hinblick auf die phänotypische Präsentation einer Herzinsuffizienz auf Basis der linksventrikulären Auswurffraktion unterscheidet man eine Herzinsuffizienz mit reduzierter Auswurffraktion von ≤ 40 % (HFrEF), eine Herzinsuffizienz mit mild reduzierter Auswurffraktion von 41 bis 40 % (HFmrEF) sowie eine Herzinsuffizienz mit erhaltener Auswurffraktion von ≥ 50 % (HFpEF; McDonagh et al. 2021). Die altersabhängige Zunahme einer Herzinsuffizienz gilt für beide Geschlechter; es gibt jedoch durchaus Unterschiede bei genauer Betrachtung der Verteilung dieser Phänotypen. Frauen leiden signifikant häufiger unter einer HFpEF, Männer häufiger unter einer HFrEF (Chen et al. 2019).

Historisch und technisch-diagnostisch bedingt wurden zunächst vorwiegend Strategien zur Behandlung der HFrEF in großen randomisierten Studien untersucht. Nach heutigem Wissensstand beruht die Behandlung der HFrEF unabhängig von deren Ätiologie auf folgenden vier Säulen:

– Blockade des Renin-Angiotensin-Aldosteron-Systems mithilfe von Angiotensinkonversionsenzym-Hemmern (ACE-Hemmern) oder Angiotensin-Rezeptor-Blockern, bevorzugt mit einer Neprilysin-Inhibition
– Gabe eines Mineralokortikoid-Rezeptor-Antagonisten (Spironolacton oder Eplerenon)
– Betablockade
– Therapie mit einem der beiden untersuchten Inhibitoren (Empa- oder Dapagliflozin) des Sodium-Glucose-linked-Transporters 2 (SGLT2) in den Nieren

Allen dieser vier Medikamentengruppen wurden sowohl eine Reduktion der Mortalität und Morbidität als auch eine Steigerung der Lebensqualität bescheinigt; sie wirken auch im höheren Lebensalter (Ferreira et al. 2019; Kotecha et al. 2016; Murphy et al. 2022; Zannad et al. 2020).

Jenseits und zusätzlich zu diesen Standardtherapeutika kommen weitere spezifische Maßnahmen inklusive der Implantation elektronischer Geräte zum Einsatz. Zu diesen zählt die Behandlung mit implantierbaren Kardioverter-Defibrillatoren (ICDs) zum Schutz vor plötzlichem Herztod, deren Einsatz am stärksten vom Alter abhängt. Erfahrungsgemäß wird diese Therapieform von älteren Patient*innen nicht gewünscht, da sie im Moment des Einbaus keinen Lebensqualitätsgewinn mit sich bringt und sogar Komplikationen verursachen kann. Die Angst vor einem plötzlichen Herztod verliert offensichtlich und durchaus verständlich mit zunehmendem Alter an Schrecken, sodass eine Therapieablehnung nach ausführlicher Aufklärung und gebührender Diskussion nicht selten nachvollziehbar ist.

> Dem neuesten Erkenntnisstand entsprechend wird die Therapie der HFmrEF trotz deutlich weniger Studiendaten gleich gesehen wie jene der HFrEF.

Die vor allem bei älteren Frauen überproportional auftretende Herzinsuffizienz mit erhaltener Pumpfunktion war bis vor Kurzem beinahe ein therapeutisches Niemandsland. Viele große Untersuchungsserien ergaben für diverse Therapieansätze neutrale Ergebnisse, sodass noch im Jahr 2021 bis auf die entwässernde Therapie mit Schleifendiuretika und die Behandlung von Begleitkrankheiten wie koronarer Herzkrankheit und arterielle Hypertonie für keine Therapie eine Klasse-I-Empfehlung ausgesprochen wurde. Als Reaktion auf zwei positive Studien zu den SGLT-2-Inhibitoren Dapa- und Empagliflozin hat sich dies jedoch geändert; 2023 erfolgte eine fokussierte Aktualisierung der Richtlinien mit einer klaren Empfehlung, diese Substanzen (auch im Alter) einzusetzen, da sie die Herz-Kreislauf-Sterblichkeit und Krankenhausaufnahmen wegen Herzschwäche signifikant senken können (McDonagh et al. 2023). Neuere Substanzen wie der nichtsteroidale Mineralokortikoid-Rezeptor-Blocker Finerenon sind diesbezüglich gerade in groß angelegten Studien auf dem Prüfstand (Vaduganathan et al. 2024) und werden hoffentlich zukünftig zur Verbesserung der Lebensqualität bzw. im besten Fall auch zur Verringerung der Sterblichkeit beitragen können.

4.3.2 Koronare Herzkrankheit

Die Atherosklerose der Herzkranzgefäße ist ein Phänomen, das mit dem Alter zunimmt. Einer Untersuchung an 25.182 Menschen ohne bekannte koronare Herzkrankheit, die einer Computertomografie des Herzens unterzogen wurden, zufolge weisen 68,7 % der Männer und 40,1 % der Frauen zwischen 60 und 64 Jahren bereits irgendeine Form der Atherosklerose auf. Dieser Prozentsatz liegt ein Lebensjahrzehnt früher bei ungefähr der Hälfte (bei Männern 41,2 %, bei Frauen 18,8 % in der Altersgruppe von 50 bis 54 Jahren; Bergström et al. 2021). In zwei dänischen Registerstudien wurde diese eindeutige Korrelation zwischen Koronarverkalkungen und dem Alter bestätigt, wobei bei Männern ca. ab dem 60. Lebensjahr und bei Frauen ca. ab dem 65. Lebensjahr die Koronararterienverkalkung nochmals stark an Fahrt aufnimmt (Gerke et al. 2021).

Entsprechend dieser Studiendaten ist es nicht verwunderlich, dass in Europa Herz-Kreislauf-Erkrankungen 40 % der Todesfälle bei Männern und 49 % der Todesfälle bei Frauen ausmachen, wobei die koronare Herzkrankheit den größten Teil dazu beiträgt. Bei den vorzeitigen Todesfällen vor dem 65. Lebensjahr verursacht die koronare Herzkrankheit 16 % der Mortalität bei Männern und 10 % bei Frauen aus.

> Mit anderen Worten stirbt eine von zehn Frauen und einer von sechs Männern vor dem 65. Lebensjahr an nur einer einzigen Krankheit, und zwar an den Folgen einer koronaren Herzkrankheit (Townsend et al. 2016).

Aus diesen epidemiologischen Gründen und aufgrund des demografischen Wandels ist eine altersunabhängig strikte Behandlung aller Risikofaktoren, die zur Atherosklerose vor allem der Herzkranzgefäße führen, sowohl in der Primär- als auch in der Sekundärprävention gesundheitsökonomisch ein zentraler Angriffspunkt für ein möglichst gesundes Altern. Nationale Initiativen wie das im Entstehen befindliche deutsche „Gesundes-Herz-Gesetz" sollen ihren Beitrag dazu leisten (Deutsche Herzstiftung 2024). Verstärkt wird dies u. a. durch eine weltweite Analyse des „Global Cardiovascular Risk Consortium", die an über 1,5 Mio. Teilnehmer*innen aufgezeigt hat, dass die 10-Jahres-Inzidenz kardiovaskulärer Erkrankungen bei Frauen von 57,2 % bzw. Männern von 52,6 % sowie die 10-Jahres-Gesamtmortalität bei Frauen von 22,2 % bzw. Männern von 19,1 % fünf modifizierbaren Risikofaktoren zuzuschreiben sind. Die dabei untersuchten modifizierbaren Risikofaktoren sind der Body-Mass-Index (BMI), der systolische Blutdruck, das Non-HDL

(= Gesamtcholesterin − High-Density-Lipoproteine [HDL]), das Rauchen und der Diabetes mellitus. Die Assoziation des BMI mit beiden Endpunkten bleibt mit zunehmendem Alter erhalten, jene des systolischen Blutdrucks, des Diabetes mellitus und des Raucherstatus nehmen mit dem Alter ab. Die Beziehung des Non-HDL bleibt mit zunehmendem Alter mit der Gesamtsterblichkeit vergesellschaftet, nimmt aber mit dem Endpunkt Herz-Kreislauf-Erkrankungen etwas ab (Magnussen et al. 2023).

> Diese jüngere und große Analyse zeigt also, dass die im Alter häufig vorkommende und für die Sterblichkeit wesentliche koronare Herzkrankheit hinsichtlich der Risikofaktoren insgesamt genauso behandelt werden muss wie in jüngeren Jahren.

Dies gilt im Wesentlichen auch für die Wahl der Revaskularisationsstrategie. Laut den europäischen Richtlinien zur Behandlung chronischer Koronarsyndrome, dem neuen Begriff für eine stabile koronare Herzkrankheit, werden ältere Patient*innen häufig unterdiagnostiziert und unterbehandelt; zudem sind sie in klinischen Studien zumeist unterrepräsentiert. Unter Berücksichtigung von Begleiterkrankungen, dem Ausmaß ischämischer Herzmuskelareale, der Symptome, dem jeweiligen Eingriffsrisiko, der Gebrechlichkeit und Lebenserwartung gelten jedoch die gleichen Empfehlungen zu einer perkutanen Koronarintervention (PCI) oder Koronararterien-Bypass-Operation (CABG) wie bei jüngeren Menschen (Knuuti et al. 2020).

4.3.3 Herzklappenerkrankungen

Fehlfunktionen (Verengungen, Undichtigkeiten oder eine Kombination daraus) sind naturgemäß für alle vier Herzklappen möglich. Die Häufigkeitsverteilung zeigt jedoch eindeutig, dass die Aortenklappenstenose die häufigste und die Mitralklappeninsuffizienz die zweithäufigste Klappenerkrankung in Europa sind; vor allem die Aortenklappenstenose weist eine klare altersabhängige Inzidenz auf (Vahanian et al. 2022). Auf Basis der demografischen Entwicklung vor allem in Europa und Nordamerika ist von einer stetigen und deutlichen Zunahme dieser beiden häufigsten Klappenerkrankungen in den nächsten Jahrzehnten auszugehen, wie eine kürzlich erfolgte Analyse der „Global Burden of Disease Study – Nonrheumatic Valve Disease Collaborators" berichtet (Yadgir et al. 2020).

Die Therapie dieser Klappenerkrankungen, vor allem der degenerativen Formen, hat sich in den letzten zwei Jahrzehnten dramatisch geändert. Von der Einführung interventioneller Techniken, allen voran der Implantation von biologischen Aortenklappenprothesen über einen perkutanen transfemoralen Weg (TAVI), in jüngerer Zeit auch der interventionellen Reparatur und beginnend der interventionelle Ersatz der Atrioventrikularklappen, haben und werden vor allem ältere Patient*innen profitieren, die für einen herzchirurgischen Eingriff aufgrund des sehr hohen oder prohibitiven Operationsrisikos nicht infrage kommen. Die Resultate dieser neuen Techniken können beispielhaft an den bisherigen Daten der randomisierten Vergleichsstudien von TAVI zur herzchirurgischen Klappe abgelesen werden (Ahmad et al. 2023). Für das häufigste interventionelle Mitralklappenverfahren, der Rand-zu-Rand-Reparatur („edge-to-edge repair"), sind ebenfalls bereits randomisierte Studien mit Daten zur Nachbeobachtung bis 5 Jahre vorhanden, auf deren teilweise widersprüchlichen und in die tiefe ausgewerteten Daten die aktuellen Handlungsempfehlungen beruhen (Praz und Windecker 2019; Stone et al. 2023).

> Insgesamt stehen somit für die mit dem Alter häufiger auftretenden Klappenerkrankungen immer mehr neue und weniger invasive Behandlungsmethoden zur Verfügung, die zumindest die Lebensqualität, aber auch die Morbidität und bestenfalls die Mortalität dieser Erkrankungen günstig beeinflussen können.

Eine Herausforderung bleibt sicher, die gesundheitsökonomischen Aspekte dieser neuen Verfahren dem klinischen Nutzen bei teilweise hochbetagten Menschen mit vielen Zusatzerkrankungen in einer gesamtgesellschaftlichen Diskussion adäquat gegenüberzustellen.

4.3.4 Vorhofflimmern

> Vorhofflimmern ist die häufigste Herzrhythmusstörung; mindestens einer von drei 55-jährigen Menschen (37 %) europäischer Herkunft wird in seiner Lebenszeit daran leiden (Hindricks et al. 2020).

Das kumulative Risiko nimmt sowohl bei Männern als auch bei Frauen mit dem Alter deutlich zu, kann aber durch Kontrolle der Risikofaktoren durchaus beträchtlich gesenkt werden. Wenn alle Risikofaktoren, zu denen Rauchen, Alkoholkonsum, Adipositas, Bluthochdruck, Diabetes mellitus und die Vorgeschichte eines Herzinfarkts oder einer Herzinsuffizienz zählen, negativ bzw. unter Kontrolle sind, liegt dieses Risiko bei 23,4 %. Ist ein Faktor grenzwertig erhöht bzw. vorhanden, steigt das Risiko bereits auf 33,4 % mit einem 95%igen Konfidenzintervall von 27,9 bis 38,9 %.

Der demografischen Entwicklung Europas geschuldet kann davon ausgegangen werden, dass von 2016 bis 2060 die Zahl der Vorhofflimmerpatient*innen in Europa von unter 8 Mio. auf über 14 Mio. steigen wird. Die größte Steigerung ist dabei die Zahl der über 79-jährigen Menschen mit Vorhofflimmern (Di Carlo et al. 2019).

Damit ist die adäquate Behandlung vor allem der älteren und alten Menschen mit Vorhofflimmern tägliche Routine; mit eindeutiger Zunahme in den nächsten Jahren. Die Therapie basiert im Wesentlichen auf zwei zentralen Säulen. Einerseits steht die Vermeidung der gefürchteten Komplikation des Vorhofflimmerns, und zwar eines thromboembolischen Schlaganfalls durch eine korrekte Blutverdünnung mit gleichzeitiger Vermeidung von Blutungskomplikationen im Fokus des Interesses. Andererseits gilt es, die Rhythmusstörung per se den Komorbiditäten und dem Alter entsprechend zu behandeln. Die Gabe von nicht-Vitamin-K-abhängigen oralen Antikoagulanzien (NOAKs) hat sich auch zur Antikoagulation alter und sehr alter Menschen bewährt und wird vor Vitamin-K-Antagonisten (VKA) der Vorzug gegeben (Silverio et al. 2021). Auf die korrekte medikamentenspezifische Dosierung und Medikamenteninteraktionen ist naturgemäß zu achten (Steffel et al. 2018).

In der Therapie der Rhythmusstörung Vorhofflimmern geht mit neuen technischen Entwicklungen die Tendenz auch mit zunehmendem Alter immer häufiger weg von einer reinen Frequenzkontrolle hin zu einer Rhythmuskontrollstrategie; stets natürlich unter Berücksichtigung des Leidensdrucks und der kardiovaskulären sowie nicht-kardiovaskulären Komorbiditäten.

Auf jeden Fall umfasst eine erfolgreiche Behandlung eines Patienten bzw. einer Patientin mit Vorhofflimmern stets einen ganzheitlichen medizinischen Ansatz. Dieser wird im aktuellen Konsensusdokument zur Ablationsbehandlung unter dem Akronym „HEAD2TOES" zusammengefasst. Das „H" steht dabei für eine optimierte Therapie einer eventuell begleitenden Herzinsuffizienz. „E" umfasst die Empfehlung zu körperlichem Training („exercise") im Umfang von zumindest 210 min pro Woche in moderater bis anstrengender Intensität. „A" steht für die Kontrolle der arteriellen Hypertonie mit Werten unter 130/80 mmHg in Ruhe bzw. unter 200/100 mmHg bei Belastung. „D2" impliziert die adäquate Kontrolle eines ggf. vorhandenen Diabetes mellitus mit einem HbA_{1c}-Ziel von unter 7,0 % (HbA_{1c} = glykiertes Hämoglobin). „T" steht für komplette Rauchabstinenz („tobacco"). Das „O" veranschaulicht die Bedeutung der Adipositas („obesity"), wobei ein Ziel-BMI unter 27 kg/m² bzw. eine ≥ 10 %ige Gewichtsreduktion angestrebt werden sollen. „E" steht für Ethanol bzw. eine Alkoholreduktion auf maximal 3 alkoholische Getränke pro Woche und dient der sekundären Vorhofflimmerprävention. Das „S" veranschaulicht die Bedeutung eines Schlafapnoesyndroms, das detektiert und behandelt werden soll (Tzeis et al. 2024).

4.4 Fazit

Das Altern des Herzens ist Teil des Lebens. Viele der Mechanismen, die die dahinterliegenden Prozesse beschleunigen oder verlangsamen können, sind bekannt und – noch wichtiger – können teilweise beeinflusst werden: einerseits durch individuelles persönliches Verhalten, andererseits durch gesellschaftliche, geopolitische, aber auch klimatechnische Maßnahmen. All dies sollte darauf abzielen, dass die mit dem Alter deutlich zunehmenden Erkrankungen des Herzens und des Herz-Kreislauf-Systems, die insgesamt nach wie vor die Todesursache Nummer eins darstellen, auch durch die sich permanent entwickelnden therapeutischen Möglichkeiten in Zukunft erfolgreich behandelt und vor allem präventiv vermieden werden können.

Literatur

Adler AS et al (2007) Genes Dev 21(24):3244–3257
Ahmad Y et al (2023) Eur Heart J 44(10):836–852
Ammous et al (2021) Clin Epigenetics 13:55
Andrew J (2019) Stewart coats. Eur Heart J Suppl 21(suppl):L4–L7
Bergström G et al (2021) Circulation 144:916–929
Blasco MA (2005) Nat Rev Genet 6:611–622
Blasco MA (2007) Nat Chem Biol 3:640–649
Boon RA et al (2013) Nature 495:107–110
Bowles DK, Laughlin MH (1985) J Appl Physiol 2011(111):308–310
Broer L et al (2013) Eur J Hum Genet 21:1163–1168
Buettner D, Skemp S (2016) Am J Lifestyle Med 10(5):318–321
Chen X et al (2019) Clin Res Cardiol 108:1394–1405
Cherkas LF et al (2008) Arch Intern Med 168:154–158
Craig Wilcox D et al (2006) Biogerontology 7:173–177
Cui H et al (2012) J Signal Transduct 2012:646354
Dato S et al (2013) Int J Mol Sci 14(8):16443–16472
Dato S et al (2014) Exp Gerontol 52:23–29

Deelen J et al (2014) Hum Mol Genet 23:4420–4432
Demanelis K et al (2020) Science 369:eaaz6876
Deng Y et al (2022) Front Cardiovasc Med 9:1012615
Di Carlo A et al (2019) Europace 21:1468–1475
Estruch R et al (2018) N Engl J Med 378:e34
Ferreira JP et al (2019) JACC Heart Fail 7(12):1012–1021
Ferrucci L, Fabbri E (2018) Nat Rev Cardiol 15(9):505–522
Franceschi C et al (2000) Ann N Y Acad Sci 908:244–254
Gems D, Partridge L (2001) Curr Opin Genet Dev 11:287–292
Gerke O et al (2021) Eur J Prev Cardiol 28:2048–2055
Gunter MJ et al (2017) Ann Intern Med 167:236–247
Hindricks G, Potpara T et al (2020) Eur Heart J 42:373–498
Deutsche Herzstiftung (2024) https://herzstiftung.de/service-und-aktuelles/presse/pressemitteilungen/gesundes-herz-gesetz. Zugegriffen am 12.08.2024.
Iakovou E, Kourti M (2022) Front Aging Neurosci 14:827900
Jakovljevic DG (2018) Exp Gerontol 109:67–74
Keizer HG et al (2024) Biogerontology 25(4):615–626
Kim Y, Je Y, Giovannucci E (2019) Eur J Epidemiol 34:731–752
Knuuti J, Wijns W et al (2020) Eur Heart J 41:407–477
Kotecha D et al (2016) BMJ 353:i1855
Kumar A, Kar S, Fay WP (1985) J Appl Physiol 2011(111):599–605
Lazzeroni D, Villatore A, Souryal G, Pili G, Peretto G (2022) The aging heart: A molecular and clinical challenge. Int J Mol Sci 23:16033
Lee L-J et al (2009) Cell Metab 10(5):379–391
Lim SS et al (2012) Lancet 380:2224–2260
Liu H-H, Li J-J (2015) Ageing Res Rev 19:43–52
López-Lluch G, Navas P (2016) J Physiol 594:2043–2060
López-Otín C et al (2023) Cell 186:243–278
Lu AT et al (2019) Aging (Albany NY) 11:303–327
Lu AT et al (2022) Aging (Albany NY) 14:9484–9549
Magnussen C et al (2023) für das Global Cardiovascular Risk Consortium. N Engl J Med 389(14):1273–1285
Marfella R et al (2024) N Engl J Med 390(10):900–910.Microplastics and Nanoplastics in Atheromas and Cardiovascular Events.
McDonagh TA, Metra M et al (2021) Eur Heart J 42(36):3599–3726
McDonagh TA, Metra M et al (2023) Eur Heart J 44(37):3627–3639
Mills KT et al (2016) Circulation 134:441–450
Mortuza R et al (2013) PLoS One 8:e54514
Murphy SP et al (2022) JACC Heart Fail 10(12):976–988
Myers J et al (2002) N Engl J Med 346(11):793–801
Nejat M, Greif E (1976) Med Clin North Am 60(6):1059–1078
Nicita-Mauro V et al (2008) Exp Gerontol 43:95–101
Pallotini V et al (2006) J Cell Biochem 98:1044–1053

Pietri P, Stefanidis C (2021) J Am Coll Cardiol 77:189–204
Pietri P et al (2006) J Hypertens 24:2231–2238
Pietri P et al (2015) J Am Coll Cardiol 66:1842–1843
Praz F, Windecker S (2019) Eur J Heart Fail 21(12):1628–1631
Rajagopalan S, Landrigan PJ (2021) NEJM 385:1881–1892
Revy P, Kannengiesser C, Bertuch AA (2023) Nat Rev Genet 24:1–23
Salih AM et al (2024) J Am Heart Assoc 13:e032708
Sallam N, Laher I (2016) Oxidative Med Cell Longev 2016:7239639
Schwingshackl L, Hoffmann G (2014) Nutr Metab Cardiovasc Dis 24:929–939
Seidelmann SB et al (2017) J Am Heart Assoc 6:e005257
Serio S et al (2023) Circ Res 133:687–703
Silverio A et al (2021) Eur Heart J Cardiovasc Pharmacother 7:f20–f29
Stats-Can (2022) Population projections for Canada, Provinces and territories, 2021 to 2068. https://www150.statcan.gc.ca/n1/pub/91-520-x/91-520-x2022001-eng.htm
Steffel J et al (2018) Eur Heart J 39(16):1330–1393
Stone GW et al (2023) N Engl J Med 388(22):2037–2048
Townsend N et al (2016) Eur Heart J 37(42):3232–3245
Tzeis S et al (2024) Europace 26(4):1–107
Urschel CW et al (1968) Am J Physiol 214(2):298–304
Vahanian A, Beyersdorf F et al (2022) Eur Heart J 43:561–632
Vlachopoulos C et al (2005) Circulation 112:2193–2200
Volodymyr IL (2014) Chem Biol Interact 224:164–175
Wang T et al (2024) Nat Med 30(6):1722–1731
Wei Y-H, Lee H-C (2002) Exp Biol Med 227(9):671–682
Wei Y, Zhang Y-J, Cai Y (2013) Biogerontology 14:353–363
Yadgir S et al (2020) Circulation 141:1670–1680
Yusuf S et al (2004) Lancet 364:937–952
Zannad F et al (2020) Lancet 396(10254):819–829
Zhang Y, Liu M, Xie R (2023) BMC Public Health 23(1):1675
Zietara P, Dziewiecka M, Augustyniak M (2023) Int J Mol Sci 24:728
Zureik M et al (2006) Stroke 37(11):2702–2707
Vaduganathan et al (2024) Eur J Heart Fail 26:1324–1333

5

Die Haut der Alten – das Altern der Haut

Bernhard Lange-Asschenfeldt

Entgegen gängiger, weitverbreiteter Schönheitsideale, mit denen wir täglich in den Medien konfrontiert werden, zeigt die Haut des älteren Menschen einige Spuren des Lebens, die neben der genetischen Veranlagung vor allem sehr vom Lebenswandel des Menschen selbst abhängen. Fast kurios mutet es an, täglich in der Werbung auf junge, sportliche Menschen mit makelloser Haut zu stoßen, während westliche Gesellschaften einem demografischen Wandel unterliegen und diesem propagierten Schönheitsbild nicht entsprechen können oder auch nicht entsprechen wollen.

Das Altern ist ein unausweichlicher dynamischer biologischer Prozess und begleitet von einer Vielzahl von Veränderungen verschiedener Organsysteme und dem Verlust physiologischer Reserven, von denen auch eines unserer größten Organe – die Haut – nicht verschont bleibt. Das Altern der Haut wird durch interne und externe Faktoren beeinflusst.

Gerade die Haut, die uns von der Umwelt abgrenzt, übernimmt zahlreiche physiologische Aufgaben wie die Kontrolle der Temperatur, die Abwehr von schädlicher Strahlung und Infektionserregern wie Viren, Bakterien, Pilzen

---

B. Lange-Asschenfeldt (✉)
Klinikum Klagenfurt am WS, Klagenfurt, Österreich
e-mail: bernhard.lange-asschenfeldt@kabeg.at

und Parasiten. Darüber hinaus wird durch unsere Haut tagtäglich eine Vielzahl von Umweltgiften aus natürlichen oder künstlichen, menschengemachten Quellen abgewehrt.

Als ein solches Grenzorgan ist es leicht verständlich, dass die Haut trotz aller Strategien der Wiederherstellung der Funktion und Struktur einer Alterung unterliegt, die zunehmend an ihr ablesbar wird.

In diesem Kapitel soll nach einigen grundlegenden Informationen zur Anatomie und Funktion der Haut und deren altersbedingte Veränderungen ein kurzer Einblick in die biologischen Mechanismen, molekularen Prozesse und Umweltfaktoren gegeben werden, die das Altern der Haut beeinflussen. Das Hauterscheinungsbild des alternden Menschen und typische Erkrankungen sollen erklärt werden. Zudem soll beleuchtet werden, wie der Mensch versucht, die Hautalterung zu verlangsamen und gleichzeitig das allgemeine Hautbild zu verbessern.

5.1 Anatomie und Funktion der Haut und deren Veränderungen im Alter

Um den Prozess des Alterns zu verstehen, ist es notwendig, sich den Aufbau der Haut zu vergegenwärtigen. Die Haut als eines der größten Organe des menschlichen Körpers besteht aus drei Hauptschichten, der Epidermis, der Dermis und der Subkutis. Jede dieser Schichten hat eine spezifische Rolle, z. B. beim Schutz vor externen schädigenden Faktoren, bei der Wärmeregulation und bei der Wahrnehmung von Reizen. Mit zunehmendem Alter durchlaufen diese Schichten degenerative Prozesse, die die Hautdichte, Elastizität und Regenerationsfähigkeit beeinflussen.

Die dünne *Epidermis* als oberste Schicht der Haut dient als Barriere gegen physische und chemische Schäden. An ihr findet auch der Erstkontakt mit Infektionserregern, z. B. Bakterien, statt. Dabei wird ein kutanes Milieu geschaffen und aufrechterhalten, das eine Besiedlung mit schützenden, nicht pathogenen Bakterien erlaubt und somit die Besiedlung unerwünschter, potenziell gefährlicher Keime verhindert. Vorwiegend besteht die Epidermis aus Keratinozyten, die wie miteinander verbundene Bausteine die Integrität der Haut gewährleisten. Durch Verbindungselemente sind sie fest miteinander verbunden. Den interzellulären Raum füllen sie mit Fetten und Peptiden auf und halten auf diese Weise das Wasser zurück, das ansonsten über die Oberfläche verloren ginge und einen Bruch dieser Barriere zur Folge hätte. Ein solcher Bruch könnte ein vermehrtes Eindringen von Erregern und damit schwere Infektionen oder Schädigungen des Organismus nach sich ziehen.

Die Keratinozyten selbst bilden sich fortwährend aus den am Boden der Epidermis liegenden Stammzellen und liegen somit in Schichten übereinander. Gleichzeitig durchlaufen sie einen Prozess der Reifung im Hinblick auf ihre Struktur und Funktion, bis sie nach ungefähr einem Monat an der Oberfläche abgeschilfert werden. Die Keratinozyten selbst sind in der Lage, eine Vielzahl von antimikrobiellen Peptiden zu bilden, die vor allem der Abwehr von verschiedensten Bakterien dienen. Ergänzt werden diese angeborenen Abwehrmechanismen durch die erworbene Immunabwehr, und so ist es nicht verwunderlich, dass wir auch in der gesunden Haut solche Immunzellen finden, z. B. Langerhans-Zellen, die der Immunüberwachung dienen, potenzielle Eindringlinge erkennen, Erkennungsmerkmale der Erreger für eine notwendige Abwehr aufarbeiten und diese den anderen Zellen des Immunsystems zur Vorbereitung einer Abwehr präsentieren.

Im Alter ist eine Verlangsamung der Keratinozytenentwicklung zu beobachten, die eine verminderte Regenerationsfähigkeit nach sich zieht und auch Auswirkungen auf das Immunsystem haben kann. Der Verlust von Feuchtigkeit, vor allem durch die verminderte Produktion von Fetten im Alter, die zwischen den Keratinozyten eingelagert werden, führt durch eine Einschränkung der Barrierefunktion zu einer Irritation der Haut. Ekzeme und Infektionen der Haut werden aus diesem Grund im Alter vermehrt beobachtet.

In der Epidermis sind auch die pigmentbildenden Zellen, die Melanozyten, lokalisiert, die im Alter in geringerer Anzahl vorgefunden werden. Gleichzeitig vergrößern sich die verbleibenden Melanozyten, und es bilden sich durch ihre veränderte Funktion Pigmentflecken aus, die Lentigines seniles.

Die unter der Epidermis liegende benachbarte Hautschicht, die *Dermis*, ist die mittlere Schicht der Haut und besteht vor allem aus Fibroblasten. Die Dermis ist reich an Kollagenfasern, die der Haut Festigkeit verleihen, und Elastin, das für die Rückstellkraft der Haut verantwortlich ist. Deren altersbedingte qualitative und quantitative Verminderung führt zu strukturellen Einbußen. Bereits geringen Scherkräften hält die Altershaut nicht mehr ausreichend stand, weshalb kleinere Traumata zu Wunden oder sogar Ablederungen führen können. Gleichzeitig ist die Verminderung von Kollagen- und elastischen Fasern für eine verstärkte Faltenbildung verantwortlich.

In der Dermis liegen auch die Talgdrüsen, die maßgeblich für die Fettung der Epidermis zuständig sind und somit eine zentrale Rolle für den Erhalt der Barriere sowie für das mikrobielle Milieu spielen. Talgdrüsen produzieren im Alter ebenfalls deutlich weniger Fett und vermindern auf diese Weise die Barrierefunktion der Haut zusätzlich. Die Folge sind eine trockene, leicht irritable Haut und die häufige Entstehung von irritativen Ekzemen, verbunden mit zum Teil ausgeprägtem Pruritus. In der Dermis und darunter findet man zudem Schweißdrüsen, Blutgefäße und Haarfollikel. Die verminderte Funktion der Schweißdrüsen im Alter hat Auswirkungen auf die Thermoregulation und kann für eine schnellere Überhitzung des Organismus, insbesondere im Sommer, verantwortlich gemacht werden. Auch die Blutgefäße verlieren im Alter an Stabilität, und die erhöhte Fragilität führt zu kleinen punktförmigen Einblutungen (Purpura senilis).

Die darunterliegende tiefste Schicht, die *Subkutis*, besteht aus polsterndem Fettgewebe und ist für die Wärmeregulation des Organismus von Bedeutung. Mit dem Alter geht ihr Volumen zurück, wodurch sich das Hautbild verändert und einen etwas eingefalleneren Ausdruck annehmen kann.

5.2 Die biologischen Mechanismen des Hautalterns und ihre Auswirkungen

Unterschieden wird das intrinsische Altern vom extrinsischen Altern der Haut.

Das *intrinsische Altern*, oft auch als biologisches Altern bezeichnet, beruht auf den in Abschn. 5.1 genannten funktionellen und strukturellen Veränderungen der Haut, der verminderten Zellerneuerungsrate und z. B. dem Kollagenverlust. Demgemäß finden sich im Alter eine Atrophie der Haut und ein eingeschränktes Haarwachstum.

Auf zellulärer Ebene spielen Telomere eine entscheidende Rolle bei der intrinsischen Alterung, so auch im Falle der Zellen der Haut. Sie sind schützende Kappen am Ende der Chromosomen, bestehend aus wiederholten DNA-Sequenzen (DNA =Desoxyribonukleinsäure) und Proteinen. Ihre Hauptfunktion besteht darin, das Erbgut während der Zellteilung zu stabilisieren und zu schützen. Jedes Mal, wenn sich eine Zelle teilt, verkürzen sich die Telomere leicht. Dieser Prozess geschieht, weil das Enzym, das DNA kopiert (die DNA-Polymerase), das Ende eines Chromosoms nicht vollständig replizieren kann. Telomere verhindern, dass wichtige DNA-Abschnitte verloren gehen. Sie wirken wie Puffer, die die Chromosomen vor strukturellen Schäden schützen.

Mit zunehmendem Alter und nach zahlreichen Zellteilungen verkürzen sich die Telomere schließlich so stark, dass sie ihre Schutzfunktion verlieren. Dies führt dazu, dass Zellen entweder in den Zustand der Seneszenz (einem Ruhezustand) übergehen oder deren Apoptose (programmierter Zelltod) erfolgt. In der Haut bedeutet dies, dass weniger neue Zellen gebildet werden können, was zur Ausdünnung der Haut, zum Verlust von Elastizität und zur

Bildung von Falten beiträgt. Dieser Prozess ist ein zentraler Aspekt der intrinsischen Hautalterung, da er unabhängig von äußeren Faktoren abläuft und genetisch gesteuert ist.

Demgegenüber steht das *extrinsische Altern*, das durch äußere Faktoren verursacht wird. Ultraviolette (UV-)Strahlung, Luftverschmutzung, Rauchen und andere Lebensgewohnheiten beschleunigen den Alterungsprozess zusätzlich. Solche extrinsischen Faktoren können die Haut erheblich schädigen, indem sie den Abbau von Strukturproteinen fördern und die Zellfunktionen stören.

Die UV-Strahlung ist der Hauptverursacher von extrinsischer Hautalterung und führt zur Photoalterung, mittlerweile auch in der deutschen Literatur als „Photoaging" bezeichnet.

Die UV-Strahlung besteht aus verschiedenen Wellenlängen und wird demgemäß in UV-A- und UV-B-Strahlung eingeteilt, wobei hauptsächlich die kurzwelligere und somit höherenergetische UV-B-Strahlung der Epidermis schadet, während das langwelligere, weniger energetische UV-A-Licht tiefer bis in die Dermis vordringt. Die UV-Strahlung schädigt die DNA der Hautzellen und ist demgemäß für die Entstehung insbesondere von hellen Formen des Hautkrebses verantwortlich (z. B. Plattenepithel- und Basalzellkarzinome). Menschen, die sich im Laufe ihres Lebens viel ungeschützt der Sonne ausgesetzt haben, entwickeln in den lichtexponierten Hautarealen aktinische Keratosen, rötlich schuppende Hautveränderungen, wie wir sie z. B. auf dem unbehaarten Kopf, im Gesicht, an Armen und Beinen älterer Menschen häufig beobachten. Aus solchen Präkanzerosen können sich in der Folge ohne eine Behandlung Plattenepithelkarzinome entwickeln.

Die UV-bedingte Schädigung der Haut ist in der Bevölkerung im Vormarsch. Menschen mit hoher beruflicher Lichtexposition, z. B. Landwirte, Seeleute oder Dachdecker, sind besonders von aktinischen Schäden betroffen. Mit zunehmendem Wohlstand der westlichen Gesellschaft hat sich das Freizeitverhalten in den letzten Jahrzehnten dahingehend verändert, dass einem großen Teil der Bevölkerung deutlich mehr Freizeit zur Verfügung steht. Eine Folge davon ist, dass mehr Menschen bereits in jungen Jahren der Sonne exponiert sind, z. B. indem sie in südliche Regionen mit hoher Sonneneinstrahlung reisen. Insbesondere am Meer und in den Bergen als typische Urlaubsregionen sind sehr hohe UV-Einstrahlungen vorzufinden, und sportliche Aktivitäten wie Wassersport, Wandern, Bergsteigen oder Skifahren führen zusätzlich zu höheren kumulativen UV-Dosen im Laufe eines Lebens. So wundert es nicht, dass bereits jüngere Menschen multiple Lichtschäden sowie zunehmend großflächige Schäden, verbunden mit einer erhöhten Hautkrebsrate, aufweisen.

Es wird zudem vermutet, dass das UV-Licht auch an der Entstehung der harmlosen, dunkel pigmentierten seborrhoischen Keratosen („Alterswarzen") neben anderen Faktoren, z. B. einer veränderten Zellregulation, beteiligt ist. Die Bildung dieser seborrhoischen Keratosen erfolgt in unterschiedlichem Ausmaß bei älteren Menschen und kann zu einer kosmetischen Beeinträchtigung führen.

UV-Strahlung trägt darüber hinaus zur Bildung freier aggressiver Sauerstoffradikale bei, die wiederum den Abbau von Kollagen und Elastin beschleunigen und auf diese Weise die Faltenbildung der Haut vorantreiben. Während der Sauerstoff in der Umwelt vorwiegend in gebundener Form vorliegt, so kann durch einen Energieeintrag, z. B. durch UV-Strahlung, der Bildung von freien Sauerstoffradikalen Vorschub geleistet werden.

Sauerstoffradikale, oft als reaktive Sauerstoffspezies („reactive oxygen species", ROS) bezeichnet, sind instabile Moleküle, die ein ungepaartes Elektron besitzen. Diese freien Elektronen machen sie extrem reaktiv und führen dazu, dass sie leicht mit anderen Molekülen in ihrer Umgebung reagieren, was zu oxidativen Schäden an Zellstrukturen wie Lipiden, Proteinen und DNA führen kann. Arten von ROS sind z. B. Superoxidanion ($O_2 \cdot ^-$), Wasserstoffperoxid (H_2O_2) und das Hydroxylradikal ($HO\cdot$).

In niedrigen Konzentrationen werden ROS vom Organismus eingesetzt, z. B. von Immunzellen wie Makrophagen und neutrophilen Granulozyten, um pathogene Mikroorganismen zu zerstören. Liegen sie jedoch in hohen Konzentrationen vor, wird dieser „oxidative Stress" neben der UV-verursachten Hautalterung auch für die Entstehung von Hautkrebs und nicht kutanen Tumoren sowie mit anderen Krankheiten wie Alzheimer und Herz-Kreislauf-Erkrankungen in Verbindung gebracht.

Der Organismus wehrt sich gegen diesen oxidativen Stress mit einem antioxidativen Netzwerk in der Haut. Natürliche Antioxidanzien wie Vitamin C, Vitamin E und Karotinoide neutralisieren freie Radikale und verhindern so, dass sie die Hautzellen schädigen. Diese wichtigen Antioxidanzien können durch die Ernährung zugeführt werden. In den letzten Jahren wurden in großen Studien auch Demenzerkrankungen mit einer mangelnden Aufnahme von Antioxidanzien in Verbindung gebracht.

Während freie Radikale in der Haut schwer zu messen sind, kann der oxidative Stress indirekt über die Abnahme des antioxidativen Potenzials der Haut sekundenschnell mittels der Raman-Spektrometrie in der Haut gemessen werden. Bereits während des Rauchens kommt es zu einer deutlich messbaren Bildung freier Radikale in der Haut. Aber auch eine einseitige Ernährung ohne Gemüse führt zu einem Anstieg freier Radikale. Mithilfe solcher Messtechniken kann auf die Ernährungsgewohnheiten eines Menschen geschlossen werden.

Neben den oben genannten extrinsischen Faktoren der Hautalterung verdichten sich Hinweise, dass der Prozess der Glykation, auch Glykierung genannt, eine nicht unerhebliche Rolle spielen könnte. Dabei handelt es sich um einen biochemischen Vorgang, bei dem sich Zuckermoleküle an Proteine wie Kollagen und Elastin anlagern und es zur Entstehung von „advanced glycation end products" (AGEs) kommt. Diese machen die Haut aufgrund der Abnahme der Elastizität starrer. Die Bildung von AGEs ist zwar als ein intrinsischer Faktor der Hautalterung zu verstehen, jedoch scheint eine zuckerreiche Ernährung die Glykation zu beschleunigen.

5.3 Typische Hauterkrankungen des älteren Menschen

Neben den in Abschn. 5.1 beschriebenen funktionellen und strukturellen Veränderungen der Haut wird ihr Erscheinungsbild beim älteren Menschen durch typische Erkrankungen wie Artherosklerose, Diabetes mellitus, Herz-Kreislauf-Erkrankungen, Leber- und Nierenerkrankungen, Mangelernährung, Adipositas, Medikamentenunverträglichkeiten beeinflusst.

Die mit dem Älterwerden einhergehende Schwächung des Immunsystems führt zu einigen häufiger zu beobachtenden typischen Erkrankungen wie Herpes Zoster, häufig auch in schwerer Ausprägung. Vermehrt treten zudem Mykosen bei den Patienten auf, die wiederum eine Eintrittspforte für Bakterien darstellen und somit häufig Grund für die Entstehung von Erysipeln darstellen. Infestationen, z. B. durch die Skabiesmilbe, sind ebenfalls beim älteren Menschen häufig zu finden, bedingt durch die Art der gemeinsamen Unterbringung und die Möglichkeit der Übertragung durch Pflegekräfte.

Chronische Wunden, insbesondere im Bereich der Beine, bedingt durch chronisch venöse Insuffizienz und periphere arterielle Verschlusserkrankung sind in der älteren Bevölkerung ebenso deutlich häufiger vertreten. Aufgrund einer Vielzahl anderer Erkrankungen sind ältere Patienten häufiger als jüngere bettlägerig, weshalb auch die Entstehung des Dekubitalulkus entsprechend häufiger im fortgeschrittenen Lebensalter vorkommt.

Die Entwicklung von aktinischen Keratosen und Formen des Hautkrebses wurden bereits in Abschn. 5.2 angesprochen.

5.4 Präventionsstrategien gegen die Hautalterung und Hauterkrankungen des Alters

Basierend auf den oben genannten Veränderungen der Haut und den damit verbundenen Erkrankungen lassen sich einige Empfehlungen aussprechen, die das Risiko altersbedingter Hautschäden und -erkrankungen deutlich minimieren können.

Um der Entstehung von Hautkrebs vorzubeugen, ist die Anwendung von Lichtschutz bereits im jungen Lebensalter von großer Bedeutung. Auf diese Weise kann die Entwicklung der aktinischen Keratosen und in der Folge von Plattenepithelkarzinomen und anderen Formen des hellen Hautkrebses wie Basalzellkarzinomen deutlich minimiert werden. Auch können regelmäßige hautärztliche Kontrollen helfen, bereits die aktinischen Keratosen mit neuen nichtinvasiven Verfahren rechtzeitig zu behandeln und somit die Entstehung von Tumoren und deren Metastasierung zu unterbinden.

Impfungen gegen das Herpes-Zoster-Virus sind ebenfalls sinnvoll und ersparen den Patienten schwere Krankheitsverläufe der Gürtelrose, einschließlich der Beteiligung anderer Organe, vor allem des Gehirns, oder auch des Auftretens schwerer, langanhaltender Neuralgien.

Um den antioxidativen Stress zu reduzieren, erscheint es nicht nur aus Sicht des Dermatologen wichtig, das Rauchen zu unterlassen und eine gesunde gemüsehaltige und zuckerarme Diät einzuhalten.

Durch die generelle Pflege der Haut mit fettenden Pflegeprodukten kann der Entstehung von Juckreiz bei trockener Haut und dem daraus folgenden Austrocknungsekzem entgegengewirkt werden.

5.5 Fazit

Die natürliche intrinsische Hautalterung ist bislang nicht aufzuhalten und Teil des uns vertrauten Bildes älterer Menschen. Die Hautalterung, beeinflusst durch intrinsische und extrinsische Faktoren, stellt ein Abbild unseres Lebens und somit auch einen Teil der Persönlichkeit des Menschen dar. Nicht zuletzt sehen wir in der Kunst eine Vielzahl ästhetischer und viel bewunderter Darstellungen älterer Menschen. In jedem Fall wird es aufgrund des demografischen Wandels notwendig werden, die mit dem Alter verbundenen Hauterkrankungen mehr in den Mittelpunkt der Dermatologie zu stellen und auch die moderne Pflege den Bedürfnissen der Haut besser anzupassen.

Möchte man darüber hinaus der zivilisatorisch bedingten Beschleunigung der Hautalterung entgegentreten, so lassen sich extrinsische Faktoren modulieren, z. B. durch die Verwendung von Lichtschutz, der Vermeidung des Rauchens und einer Ernährung, die reich an Gemüse ist. Da dieser Lebensstil generell einer Vielzahl anderer Erkrankungen, unabhängig von der Hautalterung und der Entstehung von Hautkrebs, entgegenwirkt, sollten wir zu unserer sichtbaren Alterung zwar stehen, aber uns auch motiviert fühlen, eine gesündere Art des Lebens zu versuchen und unsere Umwelt entsprechend zu gestalten.

6

Die Moral der Alten – das Altern der Moral

Manfred Kanatschnig

6.1 Einführung – zum Begriff der Moral

Weil unter dem Begriff „Moral" Unterschiedliches verstanden wird, möchte ich zu Beginn erläutern, was in meiner Abhandlung damit gemeint ist. Das Thema impliziert bereits im Titel, dass Moral einem Veränderungsprozess unterliegt. Ist Moral nicht allgemeingültig? Ist sie also relativ? Aber ist dann jede Moral gleich gültig (oder gar „gleichgültig")? Jeder ist doch von seiner Moral als der richtigen überzeugt. Verändert sich also Moral mit der Zeit, d. h. altert sie? Oder erneuert sie sich, im Sinne von Fortschritt? Und verändert sich Moral im Individuum im Rahmen des persönlichen Alterungsprozesses? Sie bemerken, dass in meinem Beitrag häufig Fragen gestellt werden, d. h. in der Beschäftigung mit der Moral, also der Ethik bzw. Moralphilosophie, die Fragen oft wichtiger sind als die Antworten.

Abgeleitet ist das Wort „Moral" vom lateinischen Wort „mos", was so viel bedeutet wie „Brauch, Sitte". Ethik leitet sich von dem griechischen Wort „ethos", dem Ort des gemeinsamen Wohnens, ab. Hiermit klingt etwas an wie „Gewohnheit", das Eingebundensein in Brauch und Sitte. Die Ethik ist die philosophische Disziplin, die sich mit der Moral beschäftigt.

M. Kanatschnig (✉)
Innere Medizin mit Hämato-Onkologie, Klinikum Klagenfurt am Wörthersee, Klagenfurt am Wörthersee, Österreich

Die deutsche Philosophin Annemarie Piper führt angesichts des Relativismusvorwurfs gegenüber der Moral den Begriff der Moralität ein. Gibt es Prinzipien der Moral, die für alle vernünftigen Wesen gültig, also quasi universal sind und über der konkreten Moral stehen, etwas Unveränderliches im Veränderlichen darstellen. Ich nenne als Beispiel Prinzipien und Tugenden wie Gerechtigkeit und Toleranz. In diesem Zusammenhang sprach der deutsche Theologe Hans Küng von einem „Weltethos", also einer gemeinsamen moralischen Basis der meisten oder aller philosophischen und religiösen Traditionen.

Ethik bzw. Moralität stellen die *Frage nach dem Guten*, im Sinne einer *Idee der Vernunft*. Das Gute mag ein abstrakter Begriff sein. Dazu kommt noch, dass das Gute, sobald es sich im Konkreten manifestiert, immer einen Widerspruch erzeugt. Oder anders ausgedrückt: Das Gute gebiert sein Böses. Das liegt daran, dass der *Mensch ein Widerspruchswesen* ist.

„Bin kein ausgeklügelt Buch, sondern ein Mensch mit seinem Widerspruch" (C.F. Meyer). Oder humorvoll angeblich von Nestroy ausgedrückt: „Der Mensch ist gut, nur die Leut´ san a Gsindel." Die größten Verbrechen der Menschheit werden fast immer im Namen des Guten begangen. Und betrachten wir aktuelle Geschehnisse auf der Welt wie den Ukraine- oder den Gazakrieg, könnte einen leicht der Humor verlassen.

Sobald sich „das Gute" also manifestiert, prallen „Moralen" im Hier und Jetzt immer wieder aufeinander und geraten in Konflikt. Hier ist die *Tugend der Toleranz* gefragt: Erkennen wir den anderen ebenso als Person, mit all seiner Freiheit, seiner Würde, als moralisches Wesen an? Wir müssen aber auch fähig sein, unsere eigene Moral infrage zu stellen.

Zentraler damit verbundener Begriff ist die *Freiheit*. Alles, was ist, könnte auch anders sein. Ein Sein bedeutet also nie automatisch ein Sollen (Sein-Sollen-Differenz). Naturgemäß gibt es aber Grenzen der Freiheit: Einerseits natürliche Grenzen (es gibt z. B. keine Siebenmeilenstiefel wie im Märchen), aber auch Grenzen bedingt durch die Freiheit des anderen, ausgedrückt in der *goldenen Regel* und etwas diffiziler im berühmten *kategorischen Imperativ von Immanuel Kant*:

> Goldene Regel: „Was du nicht willst, das man dir tu´, das füg´ auch keinem andern zu."

> Kathegorischer Imperativ: „Handle nur nach der Maxime, durch die du zugleich wollen kannst, daß sie ein allgemeines Gesetz werde." (Kant 1785)

Der österreichische Philosoph Peter Heintel hat in seiner *Prozessethik* (Heintel und Krainer 2010) daraus eine wesentliche Konsequenz gezogen: Da das Gute bzw. die Moral nie etwas gleichbleibend Stabiles ist bzw. sein kann, handelt es sich dabei um einen Prozess, eine Entwicklung, einen Weg. Dies erinnert an die Diskursethik von Jürgen Habermas: Das Gute ergibt sich bei ihm in einem herrschaftsfreien Diskurs, ist also nichts bereits Feststehendes. Die Prozessethik greift diese Idee auf, stellt aber die Ermöglichung des Diskurses, den ethischen Prozess, in den Vordergrund. Wir müssen Orte und vor allem Zeit zur Verfügung stellen, damit ein Diskurs stattfinden kann. Dies klingt trivial, ist aber schwierig. Da sind einmal Institutionen, die ihre Moral gerne „auf Dauer" anlegen wollen und Veränderungen gegenüber einen starken Widerstand entgegensetzen – denken wir an Institutionen wie die Kirche, aber auch an das Gesundheitswesen oder Betriebe, die gerne in der *Systemimmanenz* verharren.

Prozesse mit einem demokratischen Diskurs brauchen aber Zeit und einen Ort, an dem die Frage nach dem Guten gestellt werden kann. Ethik kostet also Zeit für Reflexion und braucht zudem einen Ort für gemeinsames Bemühen, für *Systemtranszendenz*. Es ist nämlich einfacher, autoritär die Moral von „oben nach unten", also hierarchisch, anzuordnen und sie dann „unten" einfach zu akzeptieren. Einerseits gehen damit viele Beiträge zu einer besseren Welt verloren. Wir verzichten dann auch auf Freiheit bzw. darauf, selbst unseren Verstand zu gebrauchen, wie es Kant in seiner Aufklärungsschrift empfohlen hat, auch wenn man dazu durchaus Mut braucht:

> „Sapere aude! Habe Mut, dich deines Verstandes zu bedienen! ist also der Wahlspruch der Aufklärung" (Kant 1784).

Der ethische Prozess ermöglicht es den Menschen, die aktuelle Moral infrage zu stellen („Ist das gut so, wie es bei uns läuft? Was könnten wir besser gestalten?"). Im dialektischen Sinn geht es um die Aufhebung von Widersprüchen, und zwar in der dreifachen Bedeutung von „Aufheben":

- Aufheben im Sinne von Ungültigmachen (wie bei einem Gesetz)
- Aufheben im Sinne von Bewahren
- Aufheben im Sinne von Anheben auf eine höhere Ebene – Letzteres im Sinne einer Verbesserung, also einer Konsenslösung

Nach diesem allgemeinen Ausflug in die Ethik folgen nun die beiden in der Kapitelüberschrift angekündigten Fragestellungen, das Altern der Moral und die Moral der Alten.

6.2 Das Altern der Moral

Altert die Moral? Wird die Moral nicht immer moderner? Gibt es nicht eher einen Fortschritt in Bezug auf Vernunft und Moral? Schauen wir uns das anhand eines Beispiels aus der Medizin an – gehen wir zurück zum Beginn der Aufzeichnungen zur *Medizinethik* in Europa, zu dem *Hippokratischen Eid*. Dieser spiegelt sehr gut die Moral einer bestimmten Ärztevereinigung wider – im antiken Griechenland auf der Insel Kos, ca. 400 v. Chr.

Der Hippokratische Eid zeigt einige auch heute noch geltende Prinzipien der Medizinethik wie das Prinzip des Helfens und des Nichtschadens. Im Vergleich zur modernen Ethik findet das Prinzip der Autonomie noch keine gesonderte Erwähnung und war für die Menschen damals vielleicht auch nicht so bedeutend wie heute, wo Autonomie zu einem der wichtigsten Prinzipien geworden ist. Ob berechtigt oder nicht möge jeder selbst beurteilen.

Außerdem gibt der Hippokratische Eid einige klare Regeln zu bestimmten konkreten medizinischen Handlungen im Sinne eines Berufsethos vor, z. B. das Verbot von Sterbehilfe oder Schwangerschaftsabbruch. Diese beiden Beispiele, das eine am Anfang, das andere am Ende des menschlichen Lebens, verweisen auf das relative Element von Moral. Beginnen wir mit einem Konflikt am Anfang des Lebens, dem *Schwangerschaftsabbruch*:

> „Auch werde ich nie einer Frau ein Abtreibungsmittel geben." (Übersetzung des Hippokratischen Eids von Müri 2001, S. 9)

Die Stellung des Embryos wechselte ständig in der Medizin- und Rechtsgeschichte: nicht Mensch oder doch bereits Mensch? Dementsprechend unterschiedlich waren die moralischen und rechtlichen Folgen eines Schwangerschaftsabbruchs, von Straffreiheit bis Todesstrafe. Immer wieder wurden Zäsuren im Leben des Embryos als wissenschaftliche Begründungen angegeben – letztendlich muss man anerkennen, dass jede Zäsur mehr oder weniger willkürlich ist, dass es sich um menschliche Setzungen handelt. Gut an diesem Beispiel zu erkennen ist, dass wir aufgerufen sind, ein „Aufheben" des Widerspruchs zu finden, da wir in der Gesellschaft ja eine gesetzliche Regelung benötigen. Es gibt ein breites Spektrum des Umgangs mit Widersprüchen und Konflikten, von der evolutionär niedrigsten Stufe unter Verwendung von Gewalt („Vernichtung des Gegners") über die Delegation, z. B. an das Rechtssystem, bis zu den höchsten Formen der Konfliktlösung, und zwar Kompromiss und Konsens. Zugegebenermaßen ist ein Konsens nicht immer möglich, wie gerade in diesem Beispiel angesichts der Unterschiedlichkeit der Positionen und der emotionalen Beteiligung deutlich wird. So darf es zumindest als Kompromiss angesehen werden, dass es in Österreich seit dem Jahr 1975 die sogenannte Fristenlösung gibt. Diese beinhaltet, dass der Schwangerschaftsabbruch bis zur 12. Schwangerschaftswoche nach Beratung zwar weiterhin rechtswidrig ist, aber straffrei bleibt.

Als Kontrast bewegen wir uns ans andere Ende des Lebens, dem Lebensende. Auch diesbezüglich sei der Hippokratische Eid als „Moral der Alten" erwähnt:

> „Ich werde niemandem, auch nicht auf seine Bitte hin, ein tödliches Gift verabreichen oder auch nur dazu raten." (Müri 2001, S. 9)

Auch diese Moral hat Veränderungsprozesse durchgemacht, ist also selbst gealtert und hat sich an moderne Gesellschaften angepasst. Übersetzt in die moderne Medizinethik handelt es sich bei dieser Stelle im Hippokratischen Eid um das Verbot von *aktiver Sterbehilfe* und *assistiertem Suizid*.

Zu diesen Themen haben sich in verschiedenen Ländern verschiedene Sichtweisen entwickelt. Andere Länder, andere Sitten? Was sind die Gründe für diesen unterschiedlichen Zugang? Dies lässt sich benennen mit den Begriffen „Kultur", „Religion", „Freiheit" und „Autonomie". Das Spektrum der herrschenden Moral und des Rechtssystems reicht vom kompletten Verbot bis zur Erlaubnis von passiver Sterbehilfe und assistiertem Suizid, in manchen Ländern sogar aktiver Sterbehilfe.

Einflussfaktoren auf die Moral wie Religion, Kultur, Freiheit und Autonomie habe ich erwähnt. Zu Einflussfaktoren auf die Moral gehören aber auch geografische und sogar klimatische Kriterien. So gibt es Berichte, dass bei den Inuit in früheren Zeiten Alte und Schwache am Ende ihres Lebens in der eisigen Landschaft zum Sterben zurückgelassen wurden – zur Steigerung der Überlebenschance der Gruppe und mit Einverständnis der Alten. Dürfen wir aus heutiger Sicht, uns im Besitz einer besseren Moral wähnend, diesen Umgang „verteufeln"? Oder sollten wir nicht in Anbetracht des Umgangs mit Alten und chronisch Kranken in unserer Gesellschaft vorsichtig mit unseren Urteilen sein? (Siehe dazu auch die Diskussion bei Piper 2007.)

Somit komme ich zu meiner abschließenden These zum Altern der Moral: Die Gesellschaft verändert sich, damit altert auch die Moral oder verändert sich zumindest, wenn sie nicht mehr zweckmäßig ist. Die Ethik wurde entwickelt, um diese Veränderungsprozesse zu begleiten. Ethik und Moralität befragen die Moral angesichts verschiedener Prinzipien wie „dem Guten", Toleranz, Gerechtigkeit, Freiheit, Autonomie und Würde des Menschen. Ist das auch gut, wie es bei uns läuft? Welche Moral müssen wir infrage stellen? Wie werden Freiheit und Würde des Menschen im Sinne der Aufklärung am besten verwirklicht? Und wo und wann können diese Fragen gestellt werden, d. h., gibt es dafür Orte, Zeit, vielleicht sogar im Sinne eines *institutionalisierten Prozesses*?[1] Und erweitern wir unseren Blick von der Medizin in die Weltpolitik, so ist die Gründung der Vereinten Nationen (UN) im Jahr 1948 wohl auch Produkt eines ethischen Prozesses, mit allen Fehlern und Unzulänglichkeiten, aber dennoch ein Fortschritt.

6.3 Die Moral der Alten

Bevor wir zur Moral der Alten kommen beschäftigen wir uns kurz mit der Frage, wie es überhaupt zum ethischen Bewusstsein im Menschen kommt.

Der Erforschung der primären *Entwicklung der Moralfähigkeit* hat sich der Psychologe Lawrence Kohlberg bereits 1971 angenommen (Hutterer-Krisch 2007). Er zeigte den Weg von der heteronomen Moral, bei der im Kleinkindalter das Vermeiden von Strafe als Motiv vorherrscht, über die Begründung der Moral als extern angeordnete Regeln bzw. Erwartungen anderer Menschen bis zur sogenannten postkonventionellen bzw. prinzipiengeleiteten Moral. In dieser obersten Stufe sind selbst gewählte Prinzipien für das moralische Urteil bestimmend. In Kohlbergs Theorie ist diese Entwicklung durchaus individuell, nicht jede Person erreicht die oberste Stufe, die weitgehend der Kantschen universalistischen Ethik entspricht.

Aber ist der Prozess damit abgeschlossen? Gibt es eine Weiterentwicklung (oder vielleicht auch Rückentwicklung) bis hin zur „Moral der Alten"? Ich wage zu behaupten, dass der Mensch sich in der weiteren Entwicklung in verschiedene „Moralen" einlebt, häufig unbewusst durch „Gewöhnung", anfangs in Form von schnelleren und häufigeren Veränderungen, später im Alter vielleicht langsamer, wohl auch der Biologie im Sinne des Alterungsprozesses geschuldet. Negativ ausgedrückt wird diese Langsamkeit manchmal als „Altersstarrsinn" bezeichnet, positiv ausgedrückt und erklärt mit zunehmender Lebenserfahrung und Gelassenheit.

Unser Thema soll hier anhand von Beispielen besonders diesen letzten Lebensabschnitt, die Moral der Alten, beleuchten. Ich beginne mit einem

---

[1] Als Beispiel einer institutionalisierten Ethik möchte ich das im Klinikum Klagenfurt gegründete Ethikboard erwähnen. Es soll patientennahe ethische Diskurse in Form von Ethikberatung auf den Stationen ermöglichen, außerdem regelmäßige Treffen mit der Möglichkeit, Abläufe innerhalb des Klinikums zu hinterfragen.

gesellschaftlichen Grundwiderspruch, und zwar dem zwischen *alt und jung*. Was auf den ersten Blick einfach nach unterschiedlichen Interessen aussieht, ist durchaus auch ein moralisch-ethischer Konflikt. Diesen Konflikt normativ „ruhigstellen" will z. B. die ethische Norm „ehret das Alter", die nahezu in allen Kulturen vorkommt. Diese Norm ist schnell ausgesprochen, schwieriger aber ist die Begründung. Letztere fordert jedenfalls dazu auf, sich genauer mit dem Thema auseinanderzusetzen.

Hier gilt es, u. a. soziale und demografische Entwicklungen anhand einiger Zahlen zu berücksichtigen, die diesen sogenannten *Generationenkonflikt* beeinflussen: Die durchschnittliche Lebenserwartung von Frauen in Österreich betrug 2023 84,2 Jahre, jene der Männer 79,4 Jahre, mit jährlichem Anstieg. Das Regelpensionsalter in Österreich beträgt für Männer 65 Jahre, für Frauen 60 Jahre (mit einem jährlichen Anstieg von 6 Monaten). Das reale Alter bei Pensionsantritt lag 2023 in Österreich für Männer bei 62,1 Jahren, für Frauen bei 60,1 Jahren. Dies hat zur Folge, dass die Jahre, die Menschen in Pension verbringen, bei gleichbleibendem Pensionsalter immer mehr werden. Auf eine Person in Pension kommen derzeit etwa drei Personen im Erwerbsalter. Ab 2040 rechnet man mit einem Verhältnis von eins zu zwei (Statistik Austria 2024). Die Finanzierung dieses großen Anteils unseres Sozialsystems erfolgt also durch einen immer geringeren Anteil von im Erwerbsleben stehenden Personen.

Angesichts dieser demografischen Schieflage taucht die ethische Frage nach der *Gerechtigkeit* auf. Junge Menschen müssen immer mehr alte Menschen finanzieren. Sie fragen nach der intergenerationalen Gerechtigkeit. Die einfachste Form dieser Gerechtigkeit, die noch keine besonders moralischen Qualitäten erfordert, ist der Tausch: Du gibst mir etwas, dafür bekommst du etwas von mir. Die mittlere Generation hat in ihrer Kindheit und Jugend den Schutz und die Liebe der Familie erhalten und hoffentlich eine gute Ausbildung bekommen. Dafür zahlt sie aktuell ins Pensionssystem für die derzeitigen Pensionisten ein. Sie hofft zugleich, selbst im Alter eine ähnlich hohe Pension und eine gute Gesundheitsversorgung zu bekommen – im Sinne der *Tauschgerechtigkeit*. Fließt allerdings immer mehr Geld in die Pensionen zeichnet sich ein moralischer Konflikt in Bezug auf die intergenerationale Gerechtigkeit ab.

Es gibt allerdings noch andere Herausforderungen für die Moral der Alten: Da ist einmal ein bestimmtes Bild der alten Generation, das moralisch-ethisch zumindest zu hinterfragen ist. Die Werbung ist ja meistens sehr nahe am gesellschaftlichen Geschehen. Hier wird ständig ein Bild rekonstruiert – das Bild der „fitten Alten": gesund, sportlich, beim Skifahren im Winter, auf

Wanderurlaub in den Bergen, dazwischen Städtetourismus mit dem Flugzeug, eine Schiffsreise nach Barcelona oder Venedig etc. Dies wird als gerechtfertigt angesehen: „Wir haben es uns ja verdient, waren immer fleißig, haben viel gearbeitet – im Gegensatz zu vielen jungen Menschen, denen die Work-Life-Balance oft wichtiger geworden ist", so ein häufiger Vorwurf der älteren Generation.

Dieser Lebensstil mag zwar hart erarbeitet sein, aber er steht im Konflikt mit der zuvor genannten Tauschgerechtigkeit. Er steht allerdings auch im Konflikt mit einer Moral, die über den geschilderten aktuellen Generationenkonflikt hinausgeht und sogar auf das Überleben späterer Generationen verweist: Ich meine die *Umweltethik mit dem Klimawandel*. Dieser kennt im moralischen Sinne zwar keine Altersgrenze, betrifft aber allein aus Altersgründen mit seinen negativen Auswirkungen vermutlich mehr die junge Generation. Er wird hauptsächlich von den Industrienationen bzw. reichen Ländern verursacht. Wo zeigt sich eine Moral der Nachhaltigkeit, der Verantwortung für die nachfolgenden Generationen, aber auch anderen Lebewesen, vielleicht sogar der Erde gegenüber?

Aus der *Verantwortungsethik* von Hans Jonas stammt folgende Abwandlung des kathegorischen Imperativs:

> „Handle so, daß die Wirkungen deiner Handlung verträglich sind mit der Permanenz echten menschlichen Lebens auf Erden." (Jonas 1979)

Im Sinne von Ethik ist Moral zu hinterfragen. Das schlechte Gewissen sollte sich eigentlich melden, sobald mit der Moral etwas nicht in Ordnung ist. Kant nannte das Gewissen den „inneren Gerichtshof", vor dem der Mensch mit sich selbst ins Gericht geht. Der Motor der Moral gerät ins Stottern, hat einen Defekt – nur gibt es keinen Mechaniker, der alles richtet, sondern wir alle sind im Sinne der praktischen Vernunft dazu aufgerufen, uns auf die Suche nach dem Guten zu machen und nach Lösungen Ausschau zu halten.

Wären nicht gerade die „Alten" mit ihrer Lebenserfahrung aufgerufen, eine positive Entwicklung der Gesellschaft zu fördern? Die Realität schaut allerdings anders aus, wie oben zugegeben provokant ausgedrückt.

> *Blaise Pascal*, französischer Philosoph, drückte es folgendermaßen aus (zitiert nach Höffe 2002, S. 176):

> „Wenn ich es gelegentlich unternommen habe, die vielfältige Geschäftigkeit des Menschen zu betrachten, [...] habe ich entdeckt, dass alles Unglück der Menschen von einem einzigen herkommt: Sie verstehen es nicht, in Ruhe in einem Zimmer zu bleiben."

Ein Aufruf zur Entschleunigung, bereits im 17. Jahrhundert! Aber lasst uns kurz innehalten. Ist diese Kritik am Lebensstil nicht übertriebener Moralismus bzw. moralische Hypochondrie? Geht es uns nicht immer besser, was sich durch Zahlen zur Armut weltweit belegen lässt?

Naturgemäß strebt der Mensch nach *Glück*. Diese Position gibt es seit der Antike. Aber bedeutet dies, das Glück im Genuss zu suchen? Aristoteles entwickelte ein Gegenkonzept. Er nannte das Glück „Eudaimonie", was übersetzt in etwa „guter Dämon" bedeutet. Im Vordergrund dieses Konzepts steht nicht das Glück des Genusses – wobei ein gewisser Wohlstand sicher zu den glücksfördernden Bedingungen gehört. Den Vorwurf der Pleonexie, der Unersättlichkeit, gibt es allerdings schon seit der Antike. Das Wissen, dass ein Übermaß zum Kater führt, ist auch schon lange bekannt. Mit Glück im Sinne der *Eudaimonie* ist allerdings etwas anderes gemeint: Glück im Sinne eines guten, gelingenden Lebens. Und dazu gehört ein Leben in der Gemeinschaft, mit der Familie, mit Freunden, im Staat, in der Politik, in Vereinen etc. Dies alles sind Sinnquellen, die das Leben zu einem guten Leben machen – durch Sinn, aber vor allem auch durch Anerkennung.

Gleichzeitig findet die Moral der Alten mit der der Jungen zusammen, verliert ihren konfrontativen Charakter, mündet in einen Konsens, der, wie am Beispiel des Klimawandels verdeutlicht, auch einen globalen Charakter aufweist. Und plötzlich bietet ein nachhaltiges Leben keinen Verzicht, sondern wird zur Sinn- und damit zur Glücksquelle.

Es schließt sich der Kreis der *intergenerationalen Gerechtigkeit*: Die Alten sind dazu aufgerufen, Nützliches für das Funktionieren der Gesellschaft und für das Zusammenleben zu leisten, den Jungen mit Rat und Tat zur Verfügung zu stehen und ein Beispiel in Richtung Besonnenheit und maßvollem Leben zu geben. Die Jungen sind im Gegenzug dazu aufgerufen, die Alten nicht frühzeitig zu unterfordern und in Heime abzuschieben, aber auch nicht mit neuen Technologien zu überfordern und aus dem Fortschritt eine Religion zu machen.

Wie sagte Nestroy: „Der Fortschritt hat es an sich, dass er größer aussieht, als er ist." Diese Warnung vor Fortschrittseuphorie ist häufig eine Weisheit der Alten, ein Produkt der Tugend der Besonnenheit. Am Beispiel von IT und künstlicher Intelligenz: Es bleibt als Tatsache – die wirkliche Welt ist analog, nicht digital. Also sollten alte (oder noch besser eigentlich alle) Menschen ein Menschenrecht auf ein analoges Leben haben.

Dazu passt eine weitere alte Tugend: Das Bemühen um das rechte Maß. Dieses mag sich vielleicht in der Moral der Jungen und der der Alten nicht genau gleichen. Der eine strebt vielleicht mehr nach Dynamik, Veränderung, der andere mehr nach Bewahrung. Ethik bedeutet dann, dies zu akzeptieren, im Dialog zu bleiben, sich gegenseitig zu respektieren und vielleicht einen Konsens zu finden.

Aber kommen wir noch zu einem Lebensabschnitt, in dem wir auf *mehr Hilfe* angewiesen sind und zumindest einen Teil unserer *Autonomie verlieren*. Die Gebrechlichkeit nimmt zu, es treten sowohl körperliche als auch geistige chronische Krankheiten auf. Die vorherrschende Moral im Alter ist aktuell noch auf den fitten Alten fixiert, als Teil der konsum- und erlebnisorientierten Gesellschaft, wohl ein Akt der Verdrängung. Hier bedarf es wieder einer Korrektur durch die Ethik. Die Tugendethik nennt Tugenden wie Gelassenheit und, wie bereits erwähnt, das Finden und Bewahren des rechten Maßes. Die Weltgesundheitsorganisation (WHO) mit ihrer *Definition von Gesundheit* ist hier nicht gerade hilfreich: Gesundheit wird hier definiert als „ein Zustand völligen psychischen, physischen und sozialen Wohlbefindens und nicht nur das Freisein von Krankheit und Gebrechen". Dies ist vermutlich etwas zu anspruchsvoll, also kaum herstellbar und damit auch nicht maßvoll.

Meines Erachtens können und sollten wir uns mit weniger zufrieden geben und trotzdem versuchen, ein glückliches und sinnvolles Leben zu führen. Das könnte bedeuten, auch im Zustand von Krankheit realistische Ziele zu suchen: schmerzfrei sein, im Garten sitzen und die Natur beobachten, ein gutes Gespräch mit Freunden, Verwandten führen (das meiste gilt übrigens auch für Gesunde!).

Und wenn es dann wirklich an das Ende geht? Wie sieht es mit der *Moral des Sterbens* aus? Auch hier gibt es Widersprüche und viele Zugänge, die ich bereits im vorigen Abschnitt erwähnt habe. Der herrschende Zugang der Konfliktlösung ist leider häufig der der Flucht in die Verdrängung, die medizinische Technologie, die Hybris, die Ideologie der Machbarkeit. Aber auch die so gepriesene Autonomie am Ende des Lebens in Form von aktiver Sterbehilfe kann eine Flucht sein, ein Irrglaube, bis zuletzt alles bestimmen zu können.

Hier möchte ich bewusst nicht vorschnell eine Lösung versuchen. Die Auseinandersetzung mit dem eigenen Tod ist etwas sehr Persönliches – jeder stirbt seinen eigenen Tod. Darum kommt von mir auch kein Vorschlag zu einer Ars moriendi, also der Kunst des Sterbens, angelehnt an antike oder mittelalterliche Vorschläge. Dieser Anspruch wäre meiner Meinung nach vermessen. Vielleicht sollten wir es aber in der Moral der „Alten" das Sterben betreffend mit alten Tugenden probieren. Gelassenheit mag in diesem Zusammenhang nicht für jeden die geeignete Strategie zu sein. Wie wäre es aber mit Vertrauen? Oder wie sagte schon Paracelsus:

„Die beste Arznei für den Menschen ist der Mensch. Liebe ist der höchste Grad der Arznei."

Literatur

Heintel P, Krainer L (2010) Prozessethik
Höffe O (2002) Medizin ohne Ethik. Suhrkamp,
Hutterer-Krisch R (2007) Zur Theorie der moralischen Entwicklung nach L. Kohlberg. In: R Hutterer-Krisch (Hrsg), Grundriss der Psychotherapieethik. Springer, Wien, S 143–150
Jonas H (1979) Das Prinzip Verantwortung
Kant I (1784) „Aufsatz zur Beantwortung der Frage: Was ist Aufklärung"
Kant I (1785) Grundlegung zur Metaphysik der Sitten, BA 52
Müri W (2001) Der Arzt im Altertum. Griechische und lateinische Quellenstücke von Hippokrates bis Galen. Heimeran, München 1938. 6. Aufl. Artemis & Winkler, München/Zürich, S 8–11
Piper A (2007) Einführung in die Ethik. A. Francke, Tübingen/Basel, S 33 ff
Statistik Austria (2024) WKO. https://www.wko.at/oe/news/position-pensionen. Zugegriffen am 25.10.2024

7

Strukturen des Alterns – das Altern der Strukturen

Karl Cernic

> Durch die demografischedemographische Entwicklung der Bevölkerung und damit verbunden die Zunahme am Anteil der alten und hochaltrigen Menschen sind Strukturen und Konzepte entstanden um auf diese Bevölkerungsgruppe einzugehen um Ihren Bedürfnissen gerecht zu werden. Nunmehr zeigt sich, dass auch die in den letzten 100 Jahren aufgebauten Strukturen selbst ins Altern kommen und neue Konzepte notwendig sind, dieser Entwicklung gerecht zu werden.

Bestehende Einrichtungen zur Versorgung älterer Menschen, insbesondere medizinische Einrichtungen, sind dem Wandel der Zeit unterworfen und sollten sich an die Bedürfnisse älterer Menschen und die damit verbundenen Herausforderungen anpassen und ständig weiterentwickeln. Der Anspruch, dass nicht nur ausreichende Kapazitäten vorhanden sind, sondern auch eine Qualität in der notwendigen Verfügbarkeit in einem solidarischen Gesundheitswesen für ältere Menschen zur Verfügung steht und somit ein Idealbild der Versorgung über alle Versorgungsebenen vorhanden ist, ist aktuell einer Erosion unterworfen.

K. Cernic (✉)
Kärntner Gesundheitsfonds, Klagenfurt am Wörthersee, Österreich
e-mail: karl.cernic@kgf.at

Begründet wird dies einerseits durch ökonomische Zwänge, andererseits durch einen Mangel an verfügbaren Pflegekräften und Ärzten, um die notwendige Versorgung sicherzustellen. Große Überraschung resultiert vor allem aus der Wahrnehmung, wie aus dem Nichts in Pflegeeinrichtungen, Krankenhäusern und Arztpraxen massiv mit älteren Menschen, die eine Versorgung benötigen, konfrontiert zu sein. Diese Überraschung ist auf das Phänomen der „Lawinen in Zeitlupe" zurückzuführen, d. h. auf eine Entwicklung, die zunächst langsam mit schwachen Signalen vor sich geht, dann aber mit der Zeit und zunehmend an Kraft, Relevanz und vor allem Dynamik gewinnt. Diese disruptiven Konsequenzen äußern sich in Krisen und erwecken rückblickend den Eindruck, als wären diese Ereignisse über Nacht eingetreten. Diesem Trugschluss ist entgegenzusetzen, dass bereits vor über 40 Jahren auf das Kippen der Alterspyramide hingewiesen wurde. Auch der Mangel an Pflegekräften und der Ärztemangel sind nicht über Nacht entstanden, vielmehr wurden diese durch besondere Rahmenbedingungen eher verstärkt als abgedämpft. Die demografische Entwicklung kann man sicherlich als Megatrend interpretieren, und ein operatives Gegensteuern hat zur Konsequenz, dass nur ein reaktives Antworten und somit eine krisenhafte Intervention möglich sind (Kolland 2017; Likar et al. 2024).

Bedauerlicherweise ruft ein reaktives Entscheidungsmuster ein tradiertes Verhalten hervor, sodass sich Probleme zu Eskalationsszenarien verdichten und die Krise zur Norm wird. Auch wenn oftmals von der Gesundheitswirtschaft gesprochen wird, so ist der häufig in der Wirtschaft bzw. Industrie anzutreffende Leitsatz, dass jede Krise eine Chance darstellt, hier wenig zutreffend – im Gegenteil: Es ist eine irrtümliche Annahme. Wenn im Gesundheitswesen ganze Bereiche eskalieren oder noch viel schlimmer kollabieren und Menschen zu Schaden kommen, ist es zynisch, von einer Chance zu sprechen. In der Analyse zeigt sich bei krisenhafter Atemlosigkeit, dass diese zumeist selbst verursacht ist und die Problemlagen erfahrungsgemäß häufig durch immer wiederkehrende, erfolglos versuchte Lösungen aufrechterhalten werden.

Die Zunahme des Anteils älterer Menschen in der Bevölkerung erfordert daher keine Krisenszenarien, sondern vielmehr eine Gesundheitsversorgung, die auf die Bedürfnisse älterer Patienten eingeht, sodass eine gute Lebensqualität im Alter unter Berücksichtigung der besonderen Ansprüche dieser Klientel gewährleistet ist. In diesem Zusammenhang von „besonderen Ansprüchen" älterer Menschen zu sprechen, ist für sich genommen allerdings schon ein Systemfehler, denn diese besonderen Ansprüche sollten die Norm im Umgang mit älteren Menschen sein (Cernic 2019).

Die bestehenden Strukturen zeichnen jedoch ein anderes Bild, trotz einer signifikanten Zunahme von alten und hochaltrigen Patienten in den Notfallaufnahmen (Cernic und Pinter 2017; Cernic et al. 2013). Etliche Publikationen weisen darauf hin, dass ältere Patienten in Notfallaufnahmen schwere Relokaktionseffekte erleiden, d. h., ihr Zustand nach dem Aufsuchen einer Notfallaufnahme schlechter ist als davor (Kada und Janig 2012; Likar et al. 2017). Analysen des Patientenaufkommens im Schockraummanagement des Klinikums Klagenfurt am Wörthersee legen dar, dass bereits jetzt mehr als ein Drittel der Patienten zwischen 65 und 85 Jahre alt sind.

Strukturen der Altersmedizin sind mittlerweile schon seit Jahrzehnten die geriatrischen Abteilungen in Krankenanstalten. Im Laufe der Zeit haben sich diese zu Abteilungen für Akutgeriatrie und Remobilisation entwickelt und damit eine duale Ausrichtung. Hierdurch ergibt sich innerhalb der bestehenden Struktur fast schon ein konkurrierendes System, bei dem einerseits im Rahmen der Akutgeriatrie das Akutgeschehen im Vordergrund steht, d. h., es sind multimorbide Patienten zu versorgen, die vor allem ein medizinisch internistisches und/oder neurologisches Setting in Bezug auf die Mehrfacherkrankungen benötigen; hierbei steht insbesondere die ärztliche Leistung im Vordergrund. Andererseits zeichnet sich die Remobilisation dadurch aus, dass die Medizin behandlungsführend die Zielfestlegung vornimmt und nachfolgend der Schwerpunkt des therapeutischen Settings bei weiteren wichtigen Berufsgruppen (Physiotherapeuten, Ergotherapeuten, Logopäden, klinische Psychologen) liegt (Stichwort: geriatrisches Assessment; Frühwald und Gosch 2003).

Aus Erfahrung zeigen vor allem Falldaten über die Verweildauer in diesen Abteilungen, wie sich die Ausrichtung bzw. Notwendigkeit gestaltet. Konkret bedeutet dies, dass eine niedrige Verweildauer, z. B. von rund 12 Tagen, für einen starken medizinischen Schwerpunkt im Sinne der Akutgeriatrie und höhere Verweildauern von rund 24 Tagen für einen starken Schwerpunkt in der Remobilisation sprechen. Dies ist dadurch begründbar, dass eine Remobilisation bei einer Verweildauer von nur rund 12 Tagen schwierig ist. Die Ausprägungen, insbesondere bei einer stark akutgeriatrischen Ausrichtung, sind in vielen Fällen dadurch gekennzeichnet, dass keine internistischen oder neurologischen Kapazitäten im restlichen Krankenhaus bzw. in der Versorgungsregion vorhanden sind, sowohl hinsichtlich der Kapazität als auch durch den ständigen wettbewerbsbedingten ökonomischen Druck durch Verweildauerverkürzungsvorgaben aufgrund unterschiedlicher Finanzierungssysteme.

Neue, nahezu progressive Entwicklungen bestehen darin, Zentren für Altersmedizin zu etablieren. Diese bieten eine Fülle an Strukturen und Möglichkeiten, um ältere Menschen zu behandeln. Neben den in die Jahre gekommenen Strukturen der klassischen Abteilung für Akutgeriatrie/Remobilisation decken Zentren für Altersmedizin nicht allein diese Bereiche ab, sondern zusätzlich im Rahmen der Alterstraumatologie alle traumatischen/orthopädischen Patienten, gemeinsam mit der Psychiatrie die Betreuung gerontopsychiatrischer Patienten, eine geriatrische Tagesklinik und spezialisierte Demenzstationen.

Das klassische ärztliche Konsil ist in den meisten Fällen aufgrund der komplexen Fragestellungen nicht mehr ausreichend, vielmehr ist es notwendig, verstärkt geriatrisches Wissen in den gesamten Akutbereich einfließen zu lassen, sodass der medizinische Nihilismus klassischer medizinischer Akutabteilungen durchbrochen wird. Ansonsten droht die Gefahr, dass Patienten mehr Schaden als Nutzen durch medizinische Interventionen nehmen. Denn unsere Fast-Track-Medizin mit aller Hochtechnologie, die beispielsweise für 50-jährige Herzinfarktpatienten sensationell funktioniert, kann bei hochaltrigen multimorbiden Patienten durchaus zu Komplikationen führen. Hierbei sind neben den klassischen Know-how-Austausch auch ein verstärktes Einbinden der Geriater in Fall-/Morgenbesprechungen oder Visiten notwendig, auch hinsichtlich der ethischen Bewertung und Angemessenheit der Behandlung (Cernic und Pinter 2017). Auch die Anwendung von einfachen, aber effektiven Testmöglichkeiten des geriatrischen Assessments (Uhrentest, Mini-Cog etc.) ist flächenübergreifend in Krankenhäusern zu etablieren.

Eine wirksame Delirprophylaxe und sofortige effiziente, auf alte Menschen abgestimmte Schmerztherapie ab dem Eintreffen in der zentralen Notfallaufnahme über den weiteren Patientenweg führt bereits zu signifikanten Ergebnissen. Allein die Versorgung von hüftnahen Frakturen bei älteren multimorbiden Patienten mit einer abgestimmten standardisierten internen Leitlinie, unter Inanspruchnahme des Geriaters zur Delirprohylaxe und des Anästhesisten zur Schmerztherapie, kann die Mortalitätsrate für den Traumatologen deutlich senken. Im Rahmen des Projekts der Alterstraumatologie konnten durch einen derartigen Patientenpfad wesentliche Verbesserungen erzielt werden. Die Aussage eines Unfallchirurgen eines Bezirkskrankenhauses hat mich erschüttert, der erwähnte, dass seine schönsten Gamma-Nägel leider zumeist verstorben seien (Cernic et al. 2017).

Die Struktur des Alterns hat sich grundlegend verändert. Wir werden glücklicherweise nicht nur alle älter, sondern es ist auch die Aussicht gestiegen, im Alter mehr gesunde Lebensjahre bei somit höherer Lebensqualität zu verbringen. Mit einem gewissen Maß an Eigenverantwortung in Bezug auf den Lebensstil, um insbesondere die eigene Mobilität und Eigenbestimmtheit möglichst lange aufrechtzuerhalten, gelingt es durchaus, die durchschnittliche Lebenserwartung zu übertreffen. Daneben hat die Anzahl der älteren Menschen durch die demografische Entwicklung, die absehbar war, massiv zugenommen. Die „fitten Senioren" haben durchweg andere Ansprüche, welche erst in den letzten Jahren im größeren Ausmaß gegenüber früheren Einzelfällen bemerkbar wurden. So ist der Anspruch an eine neue Hüft- oder Knieendoprothethik, dass nach einer Rehabilitationsphase zumindest ein Skilaufen oder Golfspielen ohne Weiteres wieder möglich sein sollte. Mit höherer Betagtheit und Multimorbidität hingegen ist für viele hochaltrige Menschen eine Hüftfraktur ein Ereignis, von dem sich diese Patienten über Jahre nicht erholen, sondern auf Pflege und Unterstützung angewiesen sind. Heute wissen wir aus Befragungen, dass der größte Wunsch unserer älteren Bevölkerung darin besteht, dass sie die Möglichkeit haben, so lange wie möglich in ihrer eigenen Wohnung bzw. ihrem eigenen Haus zu bleiben und ein selbstbestimmtes Leben zu führen (Cernic et al. 2017; Kolland 2017).

Für die Zukunft wäre es wünschenswert, neben den medizinischen Einrichtungen der Akutgeriatrie und Remobilisation weitere Strukturen zu errichten, die miteinander im Austausch stehen und sich eng vernetzen. Ziel ist es, dass ältere Menschen, wenn sie Hilfe benötigen, in der für sie richtigen Institution temporär bzw. für den weiteren Lebensabend versorgt werden. Idealerweise sollten dabei die unterschiedlichen Versorgungsebenen ineinandergreifen, z. B. vom Krankenhaus in ein Pflegekrankenhaus mit ärztlicher Präsenz, nach dem Vorbild bestehender medikalisierter Pflegeheime, von der geriatrischen Remobilisation zu Hause zur geriatrischen Tagesklinik, vom Krankenhaus in eine temporäre Übergangspflegeeinrichtung oder auch in spezialisierte Einrichtungen wie Demenzpflegeheime. Nicht die einzelne Struktur macht zukünftig die Neuerung einer Versorgung für ältere Menschen aus, sondern die Vernetzung und Zusammenarbeit der unterschiedlichen Institutionen und deren koordiniertes Zusammenwirken.

Abschließend ist festzuhalten, dass bereits viele Initiativen bzw. Strukturen, die auf die Zukunft ausgerichtet sind, bestehen, es jedoch noch viel Potenzial gibt, um diese Strukturen besser aufeinander abzustimmen und ineinandergreifen zu lassen, sodass die beste Wirksamkeit für die ältere Bevölkerung erreicht wird. Dies ist insbesondere eine Herausforderung für die zukünftige Planung der Gesundheitslandschaft, daher sollten vor allem folgende Punkte in der Zukunft – je nach bestehender Versorgungslandschaft – Berücksichtigung finden.

In Bezug auf den Umgang mit dem schrittweisen Verlust der Funktionalität ist das Augenmerk auf eine niederschwellige, bedürfnisgerechte und damit möglichst frühe Kontaktaufnahme mit potenziellen Patienten zu legen. Wesentlich ist es, dass die Grenzen zwischen Gesundheitsversorgung, Langzeitpflege und sozialer Unterstützung aufgelöst werden. Zudem ist die Koordination von Versorgungsprozessen als Aufgaben zu definieren. Auch sind entsprechende soziale Strukturen im Wohnumfeld zu schaffen bzw. zu stärken mit dem Ziel, die Angehörigen zu entlasten, z. B. mit entsprechenden Angeboten zur Tagesbetreuung.

Bezogen auf die Gestaltung von kontinuierlichen Versorgungsprozessen besteht die Notwendigkeit der Stärkung von Kapazitäten kontinuierlich versorgender Strukturen. Der Umgang mit alten und hochaltrigen Menschen ist als eine zentrale Kompetenz in der Primärversorgung zu etablieren, d. h., der Hausarzt nimmt die Rolle des Geriaters als Erstkontakt ein. Angebote sind nach Möglichkeit örtlich mithilfe von multiprofessionellen Teams zu bündeln, die geschaffen werden müssen. Die Verbesserung der Kommunikation und des Informationsaustauschs ist hierbei unerlässlich, sodass auch aufsuchende (nicht ärztliche) Angebote gestärkt werden.

Auch wird es notwendig sein, eine Veränderung der Kapazitätsgewichtung zwischen den Fächern, z. B. neurologischen und traumatologisch-orthopädischen Angeboten, zu stärken, d. h., der Umgang mit alten und hochaltrigen Menschen gewinnt als zentrale Kompetenz in allen Fächern an Bedeutung. Damit einher geht die Nutzung von Kapazitäten der Akutgeriatrie/Remobilisation für eine frühzeitige Verlegung akutstationär versorgter Patienten.

Es ist eine Stärkung der Durchgängigkeit von akutstationären Strukturen und solchen der Kurz- und Langzeitpflege in Kombination mit einem koordinieren Entlassungsmanagement notwendig. In diesem Zusammenhang ist auch die Schaffung eines nachgehenden medizinischen und therapeutischen Versorgungsangebots unerlässlich (Habacher 2018).

Literatur

Cernic K (2019) Ethische Vereinbarkeit von Ökonomie und Medizin insbesondere für ältere Patienten. In: Likar et al (Hrsg) Ethische Herausforderung des Alterns. Kohlhammer, Stuttgart, S 114–119

Cernic K, Pinter G (2017) Was ist Akutgeriatrie. In: Pinter G, Likar R, Kada O, Janig H, Schippinger W, Cernic K (Hrsg) Der ältere Patient im klinischen Alltag. Kohlhammer, Stuttgart, S 49–55

Cernic K, Likar R, Pinter G (2013) Zentrale Notfallaufnahme (ZNA) und Zentrale Notfallaufnahme für ältere Menschen. In: Pinter et al (Hrsg) Geriatrische Notfallversorgung. Springer, Berlin/Heidelberg, S 94–116

Cernic K, Müller EJ, Kada O (2017) Gesundheitsökonomie im höheren Lebensalter am Beispiel der Hüftfraktur. In: Likar R et al (Hrsg) Lebensqualität im Alter. Springer, Berlin/Heidelberg, S 148–152

Frühwald T, Gosch M (2003) Geriatrisches Assessment. In: Böhmer F, Rohmberg HP, Weber E (Hrsg) Grundlagen der Geriatrie. Verlagshaus der Ärzte, Wien, S 75–86

Habacher W (2018) Versorgungsplanung für eine alternde Gesellschaft – Vortrag am 18.9.2018, EPIG – Medday in Klagenfurt, S 14–15

Kada O, Janig H (2012) Lebensqualität. In: Kada O, Janig H, Pinter G, Cernic K, Likar R (Hrsg) Gut versorgt im Pflegeheim? Studia, Innsbruck, S 109–120

Kolland F (2017) Demographische und sozio-ökonomische Aspekte des Alter(n)s in einer modernen Gesellschaft. In: Pinter G, Likar R, Kada O, Janig H, Schippinger W, Cernic K (Hrsg) Der ältere Patient im klinischen Alltag. Kohlhammer, Stuttgart, S 68–89

Likar R et al (2017) Das Management von geriatrischen Notfällen und hochbetagten Notfallpatienten – am Beispiel des Klinikums Klagenfurt am Wörthersee. In: Moecke H et al (Hrsg) Das ZNA-Buch. Medizinische Wissenschaftliche Verlagsgesellschaft, Berlin, S 638–645

Likar R et al (2024) Im kranken Land: So retten wir unser Gesundheitssystem. Edition Platin, Wien, S 9–18

8

Gefühle des Alters – das Altern der Gefühle

Andreas Kruse

8.1 Der Seele-Leib-Komplex: Polyphonie der Innenwelt

Die Vielstimmigkeit aus eigenständigen (gesanglichen oder instrumentalen) Stimmen wird in der Musik mit dem Begriff der Polyphonie umschrieben. Dieses Wort leitet sich vom altgriechischen „polý" für viel und „phoné" für Stimme ab. Ich spreche, hier inspiriert von dem Theologen und Philosophen Michael Welker und ihm folgend (Welker 2021), von einer Vielstimmigkeit von Seele-Geist. Was ist damit gemeint? Zunächst: Seele und Geist weisen unterschiedliche Ausdrucksformen auf. Die Seele zeigt sich in Emotionen (Gefühlen) und Affekten, zudem in Bedürfnissen und Motiven, schließlich im psychischen Antrieb. Der Geist zeigt sich im Denken bzw. Problemlösen, in den Werthaltungen, im Über-sich-hinaus-Sein (auch mit „Transzendenz" umschrieben), schließlich in den Glaubensinhalten, wobei Glaube nicht notwendigerweise Religiosität bedeutet. Ich spreche von Seele-Geist; damit betone ich die *Überschneidungen* von Seele und Geist. Diese zeigen sich zum

---

Feelings of old age, ageing feelings

A. Kruse (✉)
Institut für Gerontologie, Universität Heidelberg, Heidelberg, Deutschland
e-mail: andreas.kruse@gero.uni-heidelberg.de

einen darin, dass Gefühle, Bedürfnisse und Motive geistige Merkmale einschließen, sie zeigen sich zum anderen darin, dass in den Werten, den Glaubensinhalten und der Erfahrung des Über-sich-hinaus-Seins auch Emotionen, Affekte und Motive mitschwingen. Die Verschränkungen zwischen Seele und Geist sind alles andere als trivial. Denn sie zeigen uns die hohe Komplexität aller seelischen und geistigen Prozesse. Aus diesem Grund spreche ich von *seelisch-geistigen* Wachstums- und Reifeprozessen (Kruse 2017, 2023a) und trenne nicht (künstlich) zwischen Seele und Geist. Die Komplexität von Seele-Geist geht im Alter nicht zurück, sondern bleibt auch in dieser Lebensphase bestehen.

Der Seele-Geist-Komplex, seine Vielstimmigkeit und die Interaktion zwischen seinen unterschiedlichen Qualitäten sind ausdrücklich zu berücksichtigen, wenn das Thema „Die Gefühle des Alters – das Altern der Gefühle" im Zentrum der Analyse steht. Denn es geht zunächst darum, das Konstrukt des Gefühls genauer einzugrenzen, zu definieren. Vier inhaltliche Akzentuierungen erscheinen hier wichtig:

1. Gefühl in seiner Leib- versus seiner Seele-Geist-Nähe
2. Existenzielle Fühlungen
3. Offenheit für neue Erlebnisse und Erfahrungen
4. Personales Antriebsgeschehen (Motivation)

Diese Akzentuierungen seien im Folgenden ausgeführt.

8.1.1 Gefühl in seiner Leib- versus seiner Seele-Geist-Nähe

Gefühle beschreiben innere Erregungszustände, die sich mit Blick auf inhaltliche Qualität (Um welches Gefühl handelt es sich?) und auf Intensität (Wie stark ist das Gefühl ausgeprägt?) differenzieren lassen; dabei sind Qualität und Intensität der Gefühle nicht losgelöst von spezifischen psychophysiologischen Erregungsmustern zu verstehen. Diese leibliche Korrelation („Leibnähe") gibt Gefühlen (wie auch Affekten) etwas Unmittelbares; dieses Unmittelbare ist auch für den Eindruck mitverantwortlich zu machen, dass – zumindest in erster Reaktion auf einen Reiz hin – Gefühle nicht (vollumfänglich) kontrolliert werden können.

Doch sind unsere Gefühle nicht losgelöst von den in der Biografie entwickelten Modi des Gefühlsausdrucks (als seelischer Qualität) wie auch von den in der Biografie entwickelten Modi der geistigen Aktivität und ihres Ausdrucks (als geistiger Qualität) verstehbar. Die Individualität unserer Persönlichkeit zeigt sich in dem Spektrum der Gefühle, zu denen wir fähig sind, genauso aber in der Art und Weise, wie wir diese ausdrücken. Und gerade in deren Ausdruck fließen unsere Haltung gegenüber dem Leben, unser Lebenswissen, unsere Werte und Normen – so z. B. mit Blick auf den „rechten" Ausdruck von Gefühlen – ein.

Die hier von mir vorgeschlagene Differenzierung zwischen Leibnähe auf der einen, Seele-Geist-Nähe auf der anderen Seite weist Ähnlichkeit mit der begrifflichen Unterscheidung zwischen „Lebensmechanik" (im Sinne der physiologischen Korrelate) und „Lebenspragmatik" (im Sinne der Wissenskorpora, die diese Korrelate „rahmen", ihnen ein spezifisches psychologisches Muster verleihen) auf (Staudinger 2008). Ich spreche hier von „Leib", weil der Leib „dargelebter Körper" ist, d. h., in allen äußeren wie eben auch inneren körperlichen Prozessen spielt die Tatsache, dass unser Körper auch eine individuelle Geschichte (eine Biografie) hat, eine bedeutsame Rolle.

Ich spreche von Seele-Geist-Komplex, weil der psychologische Ausdruck unserer Gefühle (im Sinne von Seele) eine individuelle Geschichte hat, in die die individuelle Geschichte unserer geistigen Aktivitäten unmittelbar mit einfließt, wie Letztere auch von Ersterer tiefgehend beeinflusst ist (s. hierzu auch Labouvie-Vief 2003).

Was bedeuten diese Aussagen für unser Thema? Das individuelle (personale) Altern ist auch im Hinblick auf die formativen Kräfte in der Entwicklung emotionaler Vielfalt sowie im Ausdruck der Gefühle eine bedeutende Größe: Dieses Altern beschreibt dabei die individuelle Biografie mit ihren Einflussfaktoren. Gefühle im Alter verstehen zu wollen, ist zutiefst an das Studium der Biografie einer Person gebunden; neben den Eindrücken, Erlebnissen und Erfahrungen gilt hier auch der Art und Weise, wie sich die Person „gefühlsmäßig auszudrücken gelernt" hat, ja, mit welchen und in welcher Intensität ausgeprägten emotionalen Qualitäten sie in ihrer Biografie geantwortet hat, das besondere Interesse.

8.1.2 Existenzielle Fühlungen

Aus existenzpsychologischer Sicht besteht eine bedeutende Aufgabe im Lebenslauf darin, sich mit den grundlegenden („existenziellen") Fragen auseinanderzusetzen, die dem Menschen gestellt sind. Diese grundlegenden Fragen bilden den Teil der geistigen Welt, an dem wir als Menschen teilhaben. Die geistige Auseinandersetzung allein ist aus existenzpsychologischer Sicht noch nicht ausreichend, damit diese grundlegenden Fragen auch für die konkrete Lebensführung unmittelbare Bedeutung gewinnen (grundlegend dazu Frankl 1972; May 1983). Die geistige Auseinandersetzung muss sich auch in der seelischen (psychischen) Situation des Menschen widerspiegeln, sie muss das Erleben des Menschen erreichen und beeinflussen. Ich schlage den Begriff „existenzielle Fühlung" vor (Kruse 2023a), um die Widerspiegelung der großen existenziellen Themen im Erleben des Individuums zu umschreiben.

Wie versucht das Individuum, sich in der seelisch-geistigen Verarbeitung der „großen" Lebensthemen zu orientieren? Wie und mit welchem Ergebnis verarbeitet es diese Themen? – Der Lebensrückblick der Person, dem im hohen Alter eine bedeutende psychologische Funktion für deren gelingende Auseinandersetzung mit Verletzlichkeit, Vergänglichkeit und Endlichkeit zukommt (Butler 1980; Kruse 2023a), zeigt, inwieweit im Lebenslauf derartige existenzielle Fühlungen stattgefunden haben und welche grundlegenden existenziellen Fragen diese betreffen; zudem zeigt sich im Lebensrückblick das Ergebnis dieser Fühlungen: Erschütterung, Hoffnung, Vertiefung des Lebensgefühls, Getragenheit, Geborgenheit, Verlassenheit und Verzweiflung sind Beispiele für dieses Ergebnis.

Wenn man das – auf Viktor von von Weizsäcker (1950) zurückgehende – Konzept des „ungelebten Lebens" verwendet, so kann bei Einnehmen der Perspektive des persönlichen Lebensrückblicks gesagt werden: Das ungelebte Leben zeigt sich in diesem Rückblick vor allem in fehlenden existenziellen Fühlungen; diese Fühlungen wurden in Bezug auf bestimmte Lebensfragen nicht gewagt oder nicht tiefgreifend verwirklicht. Hier können sich Erlebenslücken zeigen, die auch im Sinne von existenziellen Lücken zu begreifen sind; und es sind diese existenziellen Lücken, die dazu beitragen können, dass Menschen in wirklichen Lebenskrisen zur Überzeugung gelangen, nun das Leben nicht mehr fortsetzen zu „können", weil dieses Leben als (in hohem Maße) „unvollständig", als nicht gelebt, gedeutet wird. Umgekehrt kann es Menschen, die in vielfacher Hinsicht existenzielle Fühlungen erlebt haben und diese auch im Lebensrückblick als sinnstiftend deuten, in solchen Lebenskrisen gelingen, „Ja zum Leben zu sagen". Die existenzielle Fühlung lässt sich in meinen Augen als Kern der Lebensbindung verstehen: Je mehr Fühlungen dieser Art in der Biografie verwirklicht wurden, desto stärker ist die Lebensbindung ausgeprägt.

Was bedeuten diese Aussagen für unser Thema? In einer thematischen Analyse (s. die Beiträge in Kruse und Schmitt 2022) der individuellen Seele-Geist-Entwicklung muss es auch darum gehen, solche Situationen zu erkunden, in denen existenzielle Fühlungen stattgefunden haben und die eben aufgrund der großen individuellen Bedeutung die weitere seelisch-geistige Entwicklung geprägt haben; dabei ist auch von Bedeutung, gezielt die Ausbildung, Differenzierung und Weiterentwicklung von Gefühlen vor dem Hintergrund solcher existenziell bedeutsamen Themen zu betrachten. Dabei wäre es unvollständig, würde man sich hier z. B. nur auf stark ausgeprägte psychische Belastungen im Lebenslauf konzentrieren, die im Erleben des Menschen die Qualität von Traumata angenommen haben. So wichtig diese Perspektive (Belastungen, Traumata, posttraumatische Reaktionen) für unser Verständnis der personalen Biografie ist, so sehr ist eine Perspektiveneinengung nur auf Belastungen und Traumata zu vermeiden. Es geht hier *umfassender* um alle existenziell bedeutsamen Erlebnisse und Erfahrungen, in denen sich das Individuum *in besonderer Weise* angesprochen sah, in denen also die Grunderfahrungen unserer Existenz persönlich intensiv vernehmbar wurden (s. auch Beiträge in Maercker und Forstmeier 2013). Wenn es gelingt, die Person auch im Lichte dieser existenziell bedeutsamen Themen und ihrer Antworten auf diese zu begreifen, dann sind wir in der Lage, deren seelisch-geistige Entwicklung (und mit dieser die Gefühlsentwicklung) deutlich besser einzuschätzen. Wie wirken diese Themen auch langfristig nach? Wie beeinflussen sie die seelisch-geistige Haltung zu Mensch und Welt? Inwiefern hatten sie eine formative Funktion im Hinblick auf die weitere Differenzierung des Wesens der Person?

8.1.3 Offenheit für neue Erlebnisse und Erfahrungen

Dieses Merkmal bildet in meinem Verständnis ein zentrales für die seelisch-geistige Entwicklung; es beschreibt die Bereitschaft und Fähigkeit der Person,

a. sich auf neue Erlebnisse und Erfahrungen, sich auf neue Begegnungen, sich auf „neue Welten" einzulassen;
b. diese auf sich einwirken zu lassen;
c. personale Entwicklungspotenziale in einer neuartigen Situation zu erkennen, aufzugreifen und zu verwirklichen;
d. zugleich die personale Identität und Kontinuität nicht unter dem Eindruck neuer Erlebnisse und Erfahrungen aufzugeben, sondern diese zu differenzieren und zu erweitern.

Offenheit wird in der persönlichkeitspsychologischen Literatur auch als ein relativ stabiles Persönlichkeitsmerkmal gedeutet (s. dazu schon Costa und McCrae 1980); es finden sich zugleich wichtige Beiträge, in denen Offenheit als eine *gefühlsmäßig-geistig-existenzielle Haltung* charakterisiert wird (Thomae

1966), die als ein „Movens" für die weitere seelisch-geistige Entwicklung in allen Phasen des menschlichen Lebenslaufs anzusehen ist.

Was bedeutet dies für unser Thema? Das Altern der Gefühle kann ohne eine biografische und Gegenwartsanalyse der Offenheit der Person nicht verstanden werden. Denn in der Offenheit liegen bedeutende emotionale Qualitäten; zugleich zeigt sich in dieser die enge Wechselwirkung zwischen Seele und Geist. Wenn eine Person „offen für Neues" ist, so kann sich in ihr ein weiter Fundus an Kreativitätspotenzialen zeigen – und dies bis ins hohe Alter –, dann erscheint sie uns – unabhängig vom Lebensalter – als in hohem Maße inspiriert und inspirierend, motiviert und motivierend. Von daher ist es nicht überraschend, dass die Kreativitätsforschung (auch mit Blick auf das hohe Alter) enge thematische Bezüge zur Offenheit und – vermittelt über diese – zur Gefühlswelt einer Person herstellt (Kruse 2017).

8.1.4 Personales Antriebsgeschehen (Motivation)

Das Antriebsgeschehen weist zweifelsohne eine bedeutende leibliche Komponente auf (es sei noch einmal auf die oben vorgenommene Differenzierung zwischen Leib und Körper hingewiesen); zugleich aber manifestieren sich in diesem Geschehen Seele und Geist, wie dies vor allem mit dem Motivationskonstrukt angedeutet wird. Ob ich einen „inneren Antrieb" spüre, mit welcher Intensität, auf welches Ziel gerichtet: Dies ist ja nicht nur von meiner aktuellen (oder überdauernden) leiblichen Konstitution abhängig, sondern auch von dem Anregungs- und Aufforderungscharakter einer Situation, mithin von seelisch-geistigen Qualitäten meiner Umwelt und meiner gegebenen Situation.

Doch über diese aktuellen seelisch-geistigen Qualitäten hinaus spielt auch die allgemeine, also zeitlich überdauernde Motivlage einer Person eine wichtige Rolle mit Blick auf ihr Antriebsgeschehen: Hat sie in ihrer Biografie (auch beeinflusst durch die biologisch-genetische Konstitution) eher eine intensive „Bezogenheit" zur Welt aufgebaut oder ist diese Bezogenheit eher gering? Hat sie eine Bezogenheit zu zahlreichen Ausschnitten der Welt entwickelt oder eher zu wenigen Ausschnitten? Und wie drückt sich dieses Antriebsgeschehen aus: In welchem Maße ist dieses personal geformt, gestaltet, kontrolliert?

Was bedeutet dies für unser Thema? Wenn über Gefühle und Alter oder alternde Gefühle gesprochen wird, so muss auch der Blick auf das Antriebsgeschehen der Person gerichtet sein. Mit dem Hinweis auf das Antriebsgeschehen ist ein weiteres Thema angesprochen: der Anregungs- und Aufforderungscharakter einer gegebenen Situation und Umwelt sowohl in ihren objektiven als auch in ihren subjektiv (erlebten) Aspekten. Wo Anregungen und Aufforderungen oder Aufgaben – persönlich bedeutsamer Art – fehlen, da kann sich auch das Antriebsgeschehen mehr und mehr zurückbilden; dies konnten wir auch in Studien zum hohen Lebensalter sehr deutlich zeigen (Kruse und Schmitt 2022). Die seelisch-geistige Situation eines alten Menschen, der sich zentraler Anregungen, Aufforderungen und Aufgaben beraubt sieht, mag prima facie als „Depression" imponieren; secunda facie, d. h. nach einer ausführlichen psychologischen Analyse, erkennen wir hier eine „Niedergeschlagenheit" aufgrund fehlenden Sinnerlebens und damit einhergehender Rückbildungen des personalen Antriebsgeschehens.

8.2 Emotionale Entwicklung im Alter

Mit Blick auf die emotionale Entwicklung im Alter wurden psychologische Studien durchgeführt, die sich unterschiedlichen Themenstellungen zuordnen lassen: Zum einen steht das Konstrukt der (Lebens-)*Zufriedenheit* im Zentrum; hier geht es um die Frage, inwieweit sich die Zufriedenheit (und das Wohlbefinden) im hohen Alter gegenüber Zufriedenheit und Wohlbefinden in früheren Lebensaltern zurückbildet, weiter zunimmt oder stabil bleibt. Eine weitere Themenstellung betrifft den *Verlauf einzelner, spezifischer Emotionen*: Inwieweit ändern sich diese oder bleibt ihre Ausprägung gleich? Und schließlich stehen *Bewältigung und Verarbeitung von psychischen Belastungen* im Zentrum: Lassen sich alterskorrelierte Veränderungen mit Blick auf den spezifischen Fokus der Belastungsbewältigung und -verarbeitung zeigen?

8.2.1 Zufriedenheit und Wohlbefinden

Die Studien zu Zufriedenheit und Wohlbefinden im Alter vermitteln ein übereinstimmendes Bild: (Lebens-)Zufriedenheit und Wohlbefinden bilden sich im Alter – verglichen mit den vorangehenden Lebensaltern – nicht (notwendigerweise) zurück. Im Vergleich zu jüngeren Menschen zeigen alte Menschen kein geringeres Ausmaß an Zufriedenheit mit der gegebenen Lebenssituation. Es finden sich sogar Hinweise darauf, dass die (Lebens-)Zufriedenheit im hohen Alter sogar leicht ansteigen kann (Carstensen et al. 2011). Ganz ähnliche Ergebnisse finden sich für subjektives Wohlbefinden, Affektbilanz und Kontrollüberzeugungen (im Sinne der Gewissheit, eine gegebene Situation gestalten oder kontrollieren zu können). Damit korrespondiert ex negativo der Befund, wonach im Alter keine allgemeine Zunahme der Depressivität erkennbar ist (Rothermund 2021).

Psycholog*innen sprechen in diesem Zusammenhang vom „Zufriedenheitsparadox" (Staudinger 2000): Gemeint ist damit, dass – aus einer objektiven Perspektive betrachtet – gesundheitliche, materielle und soziale Verluste zwar im hohen Alter signifikant zunehmen, sich diese Zunahme an Einschränkungen jedoch nicht in der allgemeinen persönlichen Lebensbewertung – die sich in der Zufriedenheit widerspiegelt – niederschlägt.

In der Gegenläufigkeit objektiver Lebensbedingungen und subjektiver Situationsdeutung werden seelisch-geistige Potenziale mit Blick auf den *schöpferischen Umgang* (Kruse 2023a) des alten Menschen mit der eingetretenen Lebenssituation erkannt: Zu diesen Potenzialen werden die Fähigkeit zur Anpassung der Ziele an die gegebenen Bedingungen, die Fähigkeit zur Regulation des personalen Anspruchsniveaus (im Sinne einer – in Teilen vorgenommenen – Neudefinition der Kriterien eines guten Lebens) sowie die Fähigkeit zur Selbstregulation (im Sinne der bewussten, kontrollierten Gestaltung von emotionalen Antworten auf eine gegebene Situation) gerechnet. In diesen Fähigkeiten zeigt sich eine – für unsere Themenstellung bedeutende – allgemeine Kompetenz der Person: nämlich die eigene Person und deren Entwicklung *bis ins hohe Alter* zu gestalten, worin sich ein bedeutendes Merkmal von Autonomie oder Selbstverantwortung zeigt (Kruse 2005).

8.2.2 Verlauf einzelner, spezifischer Emotionen

Die psychologische Forschung konzentriert sich nicht allein auf globale (Lebens-)Zufriedenheitsmaße. Diese globalen Indikatoren sind zwar wichtig für eine fachlich fundierte Einschätzung der inneren Situation eines alten Menschen. Genauso bedeutsam ist allerdings auch die differenzierte Erfassung spezifischer (positiver und negativer) Emotionen sowie deren Verlaufs in der Lebensspanne und mit Blick auf unsere Themenstellung: vor allem im hohen Alter (Kunzmann et al. 2014).

Folgen wir den zahlreichen Befunden, die zur Entwicklung einzelner Emotionen im Alter vorgelegt wurden, so können wir konstatieren: Bei der Emotion „Trauer" ist eine Alterszunahme erkennbar, bei der Emotion „Ärger" sind sowohl im Hinblick auf die Häufigkeit ihres Auftretens als auch im Hinblick auf ihre Intensität Altersrückgänge zu beobachten. Dieser Befund lässt sich zunächst damit erklären, dass wegen der zunehmenden Verluste im hohen Alter mehr und mehr Trauerreaktionen ausgelöst werden; mit Blick auf „Ärger" (Abnahme von Häufigkeit und Intensität im Alter) werden vor allem die reflektierten Erfahrungen (auch im Sinne von Lebenswissen) verantwortlich gemacht, die sich im Lebensverlauf ausbilden und zur Fähigkeit vermehrter, funktionaler Selbstdistanzierung führen (Rothermund 2021; Staudinger 2008).

Bedeutsam ist der Befund, wonach die Bewusstwerdung der begrenzten Lebenszeit (man könnte auch sagen: der eigenen Sterblichkeit) das Streben der Person nach positiven Erlebnissen einmal mehr verstärkt, wie dies von der Psychologin Laura Carstensen in der „sozioemotionalen Selektivitätstheorie" umschrieben wurde (Carstensen et al. 1999). Mit dem Begriff der „Selektivität" soll dabei ausgedrückt werden, dass alte Menschen vor allem auf den Erwerb solcher Informationen ausgerichtet sind, die einen positiven emotionalen Gehalt aufweisen; die emotionale Qualität spielt eine wichtigere Rolle als der bloße Informationsgehalt. Mit dem Begriff „sozioemotional" wird umschrieben, dass solche Informationen vor allem in der persönlich erfüllten Begegnung mit anderen Menschen gesucht werden. Dies lässt uns auch verstehen, warum viele alte Menschen in der Begegnung mit jungen Menschen, vor allem in der von ihnen ausgehenden Sorge um und Sorge für junge Menschen nicht nur Aufgabe, sondern auch Erfüllung sehen: In dieser Begegnung können sie ein hohes Maß an emotionaler Intimität und Bekräftigung erfahren (Kruse und Schmitt 2011, 2012, 2015).

8.2.3 Bewältigung und Verarbeitung von Belastungen

Der Hinweis auf das Zufriedenheitsparadox lässt sich auch als indirekter Hinweis auf die Widerstandsfähigkeit (oder „Resilienz") alter Menschen in der Auseinandersetzung mit Einschränkungen und Verlusten deuten. Dabei ist zu bedenken, dass sich Einschränkungen und Verluste gerade im hohen Alter oftmals als „endgültig" erweisen und im Kern nicht mehr rückgängig gemacht werden können.

Der Endgültigkeitscharakter – wir können uns hier auch an das von Karl Jaspers eingeführte existenzphilosophische Konstrukt der Grenzsituation (Jaspers 2008) erinnert fühlen – der gegebenen Situation erfordert eine spezifische Form der Auseinandersetzung, die zuerst von den Psychologen Jochen Brandtstädter (2007) und Hans Thomae (1981, 1987) als eine *kognitiv-emotional-motivationale* interpretiert wurde.

Was ist damit gemeint? Es geht darum, dass die Person zu einer veränderten Deutung der Situation gelangt, d. h., einzelne situative Aspekte neu gewichtet: Können bestimmte Dinge, die subjektiv als unerreichbar empfunden werden, in Bezug auf ihren persönlichen Wert relativiert werden? Können hingegen andere Dinge, die auch subjektiv als erreichbar und verwirklichbar empfunden werden, nun ein größeres persönliches Gewicht erlangen? Ist die Person fähig und bereit, bei der Bewertung ihrer Situation auch ihren umfassenderen Lebenskontext (z. B. das hohe Alter selbst, aber auch die positiven Erlebnisse und Begegnungen in ihrer Biografie sowie ihre Fähigkeit zur [weitgehend] autonomen oder selbstverantwortlichen Lebensführung) zu berücksichtigen? In diesem Bewertungsprozess ist nicht nur die kognitive (also Deutungs-) Komponente angesprochen. Vielmehr ist auch die Motivlage der Person in den Blick zu nehmen, weil es ja ausdrücklich auch um Verschiebungen in der Wertehierarchie geht; und personal bedeutsame Werte haben immer auch eine motivationale, Handlungen *anstoßende* oder *modifizierende* Bedeutung. Und schließlich handelt es sich hier um ein emotionales Geschehen: Denn in diesem Prozess der Neubewertung muss die Person in der Lage und bereit sein, den Ausdruck eigener Gefühle zu formen, zu gestalten und zu kontrollieren.

Diese innere (oder auch „nach innen gerichtete") Auseinandersetzung mit Belastungen stellt in meinen Augen eher eine „Verarbeitung" dar (manche würden mit Blick auf schwere Einschränkungen und Verluste vielleicht eher von einer „Bearbeitung" sprechen), während die äußere (auf instrumentelle Hilfen zielende) Auseinandersetzung in meinen Augen eher mit dem Begriff der „Bewältigung" umschrieben werden könnte.

8.3 Widerstandsfähigkeit (Resilienz) im Alter – das Beispiel COVID-19

Die Aussagen zur emotionalen Entwicklung im Alter weisen auch auf die Widerstandsfähigkeit oder Resilienz vieler alter Menschen hin, d. h. auf deren Fähigkeit, nach Eintritt schwerer Belastung (wenn nicht sogar eines Traumas) das frühere psychische Gleichgewicht wiederherzustellen. In dieser Fähigkeit spiegeln sich unterschiedliche Merkmale des bereits angesprochenen Seele-Geist-Komplexes wider.

Die Verarbeitung oder Bewältigung schwerer Belastungen (oder Traumata) ist nicht ein sich auf wenige emotionale Merkmale konzentrierendes, sondern vielmehr ein die ganze Person ergreifendes und forderndes Geschehen. Die Tatsache, dass viele alte Menschen eine ausgeprägte Resilienz zeigen, kann dann durchaus als das Ergebnis einer lebenslangen Entwicklung in unterschiedlichen Bereichen der Persönlichkeit verstanden werden; vor dem Hintergrund dieser Entwicklung sind alte Menschen in der Lage, sich in einer

Belastungs- oder traumatischen Situation nach und nach von sich selbst zu distanzieren, sich also selbst zum Gegenstand einer inneren (kognitiven, emotionalen, motivationalen) Auseinandersetzung zu machen; sie sind weiterhin in der Lage, die in der Biografie entwickelten, hoch funktionalen Verarbeitungs- und Bewältigungstechniken auf eine neue Situation anzuwenden, und schließlich können sie in den Verarbeitungs- und Bewältigungsprozess umfassendes Lebenswissen einbringen, das ihnen dabei hilft, immer auch mit Optimismus und Hoffnung auf schwere Belastungen zu antworten, wobei das Lebenswissen ein personal-empirisches Fundament für den Optimismus, für die Hoffnung bildet.

Als Beispiel für die Resilienz alter Menschen sei hier kurz auf die Zeit der Coronapandemie eingegangen. Diese erwies sich schon früh als eine besondere Gefährdung für Menschen aus den höchsten Altersgruppen: Sowohl die Inzidenz- als auch die Mortalitätsrate waren unter den Menschen jenseits des 80. Lebensjahres um ein Vielfaches höher als bei Menschen mittleren oder jüngeren Alters (ausführlich dazu Deutscher Ethikrat 2022a). Auch die von Regierungen verordneten Maßnahmen zum Schutz vor einer möglichen Infektion mit dem Coronavirus verstärkten einmal mehr die seelischen Anforderungen und Belastungen, die mit der Coronapandemie einhergingen: Für alte Menschen waren diese Maßnahmen mit einer deutlichen Verringerung, vielfach sogar mit einem Verlust der Kontakte zu An- und Zugehörigen verbunden. Nicht selten starben Menschen ganz ohne körperlich nahe Begleitung durch engste Verwandte. Zudem machte sich gerade in Pflegeheimen große Angst vor dem Eindringen des Coronavirus breit; denn den Bewohner*innen war klar, dass dieses Eindringen eine unmittelbare Lebensgefahr bedeuten würde (Deutscher Ethikrat 2020). Gerade in Pflegeheimen galt ein strenges „Kontaktverbot" zwischen Bewohner*innen, womit die Erfahrung der Zugehörigkeit zu anderen Menschen und des Gebrauchtwerdens durch diese mehr und mehr zurückging.

Wenn man bedenkt, dass Isolation und erlebte Einsamkeit Risikofaktoren sowohl für die seelische als auch für die körperliche Gesundheit darstellen, so wird deutlich, mit welchen Belastungen die Maßnahmen zum Schutz vor Infektion verbunden waren (Kruse 2021a, b). Daraus folgt, dass Aussagen zur seelischen Situation im hohen Alter aktuell nicht losgelöst von der Coronapandemie und ihren Konsequenzen getroffen werden können. Allerdings, und dies haben Studien auch gezeigt, wurde und wird in diesen Zeiten auch die seelische Widerstandsfähigkeit vieler alter Menschen offenbar. Im Falle günstiger materieller und sozialer Lebensbedingungen gelang und gelingt es diesen, die mit der Pandemie verbundenen seelischen Belastungen besser abzuwehren oder abzufedern. Wenn hingegen solche günstigen – dies heißt auch: gesundheitsförderlichen – Lebensbedingungen nicht gegeben sind, dann finden sich deutlich seltener Hinweise auf seelische Widerstandsfähigkeit. In einem solchen Fall können sich psychische Störungen, z. B. ausgeprägte Angstzustände oder Depressionen, einstellen.

Es ist auch mit Blick auf die Coronapandemie und ihre sozialen Folgen wichtig, die Frage nach praktizierter und gefühlter Solidarität alter Menschen zu stellen. In den frühen Phasen der Coronapandemie wurde die Frage nach Solidarität vor allem mit Blick auf alte Menschen *als „Empfangende" einer Solidarität*, die primär von jungen Menschen ausging, gestellt. Und es wurde auch betont, dass die Maßnahmen der Selbstisolierung, deren Einhaltung von der gesamten Bevölkerung erwartet wurde, primär dem Schutz alter Menschen dienen sollten. Nach und nach hat sich dann, auch vor dem Hintergrund der persönlich gewonnenen Erfahrungen innerhalb und außerhalb der Familie, der Blick deutlich erweitert: Alte Menschen wurden nicht mehr nur als Empfangende, sondern auch als „Gebende" von Solidarität wahrgenommen. Denn es zeigte sich deutlich, dass sich alte Menschen von dem Schicksal (sehr) junger Menschen beeindrucken ließen und nach Möglichkeiten suchten, junge Menschen gezielt praktisch zu unterstützen oder ihnen die Anteilnahme wenigstens symbolisch zuteilwerden zu lassen.

Auch hier erbrachten Interviews mit alten Menschen wichtige Hinweise auf den – ebenfalls – biografischen Rahmen, in den diese Solidarität eingefügt war: Es wurden Abschnitte des Lebenslaufs (vielfach Kindheit und Jugend) genannt, in denen das eigene Leben und das der Familie von Entbehrungen bestimmt waren und in denen Hilfe durch andere Menschen nicht selten eine lebensrettende oder -erhaltende Bedeutung gewann. Die Unterstützungs- und Hilfeinitiativen, die heute von einem selbst ausgehen, sind auch als symbolischer Dank und Ausdruck von Wechselseitigkeit zu verstehen. Abgesehen davon liegt in ihnen – dem Selbstverständnis alter Menschen nach – auch gefühlte und praktizierte Gemeinwohlverantwortung. Wir sehen hier eine Werteaktualisierung sowie schöpferische Kräfte des Alters als eine von mehreren möglichen Antworten auf gesellschaftliche Verunsicherung und Krise.

8.4 Grenzen der Verarbeitungs- und Bewältigungskapazität im Alter – Suizidalität

Suizidgedanken können auf ganz unterschiedliche Motive zurückgehen, die vielfach auf ein generelles Motiv verweisen: nämlich die Überzeugung der Person, das Leben in der Art und Weise, wie es sich aktuell darstellt und wie es sich – antizipiert – in Zukunft darstellen wird, nicht mehr ertragen zu können (Deutscher Ethikrat 2022b).

Dies heißt nun nicht, dass keinerlei Lebenswunsch mehr bestünde. Die Person kann den Wunsch äußern, „eigentlich" weiterleben zu wollen, aber sie kann sich nicht vorstellen, unter diesen konkreten Bedingungen weiterzuleben (hierzu grundlegend: Beiträge in Küchenhoff und Teising 2022). Diese Differenzierung ist wichtig: Der Selbsttötungswunsch muss nicht notwendigerweise auf den erloschenen Wunsch, zu leben, hindeuten; nicht wenige Personen, die sehr konkrete Selbsttötungsgedanken äußern, betonen, dass sie gerne weiterleben würden, wenn sich die Situation nicht in der Art und Weise darstellte, wie sie sich darstellt; wobei vielfach hinzugefügt wird, dass sich Gestaltungs- und Veränderungsperspektiven in keiner Weise böten. Der letzte „Freiheitsakt", wenn man diesen Begriff an dieser Stelle verwenden will, ist die verwirklichte Entscheidung, das Leben zu beenden (Amery 2021).

Bedeutsam für das Verständnis dieser Dynamik ist die subjektive Überzeugung, keine Gestaltungs- und Veränderungsmöglichkeiten mehr zu haben; die „Kontrolle" über das Leben bzw. über die weitere Entwicklung erscheint der Person als völlig entglitten bzw. entzogen: Damit ist eine zentrale Einflussgröße von Suizidalität angesprochen. Hier sei betont, wie wichtig es ist, gemeinsam mit dem suizidgefährdeten Menschen zu erörtern, inwieweit sich die aktuell gegebenen (und antizipierten) Lebensbedingungen sowohl durch Hilfe von An- und Zugehörigen als auch durch Unterstützung von Institutionen so weit verändern lassen, dass sich neue Zukunftsperspektiven einstellen können (Kruse 2021c).

Das generelle Motiv – und zwar unter den gegebenen Bedingungen nicht mehr weiterleben zu können – lässt sich in situationsspezifische Motive aufgliedern (Kruse 2023b). Der Analyse dieser situationsspezifischen Motive ist dabei größte Beachtung zu schenken: Diese verweisen nicht allein auf erlebte Grenzen des eigenen Handelns, sondern geben möglicherweise auch Hinweise darauf, wie durch tiefgreifende Veränderungen der Situation subjektiv unerträgliche Einengungen – auch der Gestaltungsfähigkeit – zumindest in Teilen aufgehoben werden können.

Die situationsspezifischen Motive sind im Kern so verschiedenartig, wie es Menschen sind. Diese interindividuelle Variabilität von Motiven kann nicht ernst genug genommen werden, wenn es darum geht, zu einem tieferen Verständnis der inneren und äußeren Situation einer Person zu gelangen, die Suizidgedanken zeigt bzw. die sich mehr und mehr einem konkreten Suizidversuch nähert.

Wichtig ist hier die Aussage, dass die „Überforderung" in einer gegebenen Situation nicht objektiv bestimmt werden kann – wie dies auch mit Blick auf die „Unerträglichkeit" von Schmerzen nicht möglich ist. Die Frage, ob eine Person in einer gegebenen Situation überfordert ist oder nicht, bestimmt sich immer auch von ihrem Erleben her – in das nicht nur objektive Situationsmerkmale (z. B. das objektiv bestimmbare Krankheits- und Funktionsgeschehen, die objektiv einschätzbare soziale Integration und Partizipation sowie die objektiv gegebenen ökonomischen Ressourcen) und messbare Persönlichkeitsmerkmale (die sich positiv oder negativ auf das Belastungserleben auswirken) eingehen, sondern auch individuell höchst bedeutsame Einflussgrößen der subjektiven Situationsdeutung, die sich in der Biografie ausgebildet haben (vor allem in den persönlich wichtigen Wendepunkten) und die die „erlebte und gedeutete Gegenwart" psychologisch mitbestimmen („strukturieren").

Das Auftreten von Todes- und Selbsttötungswünschen geschieht, wie deutlich gemacht werden sollte, meist in einem Prozess stark ausgeprägter gefühlsmäßiger Spannung und Ambivalenz. Eine der Herausforderungen bei der Begleitung von Menschen, die Todes- und Selbsttötungswünsche äußern, ist darin zu sehen, sich in diese hochkomplexe emotionale und affektive Situation hineinzuversetzen bzw. „einzuschwingen" (Kruse 2022), um diesen Menschen dabei zu helfen, ihre emotionale und existenzielle Situation besser zu verstehen und damit (zumindest in Ansätzen) jene innere Freiheit wiederzugewinnen, die notwendig ist, um zu einem verantwortlichen Umgang mit der gegebenen Situation zu gelangen. Es geht hier zunächst nicht darum, eine Person davon zu überzeugen, sich gegenüber dem Leben zu öffnen und diesem „eine Chance zu geben". Es stellt sich vielmehr in einem ersten Schritt die Aufgabe, die betreffende Person darin zu unterstützen, zur inneren Freiheit zu gelangen und vor diesem Hintergrund reflektiert auf ihre Situation – und dies heißt auch: auf die gegebenen Handlungsalternativen – zu blicken.

8.5 Fazit

Deute ich Entwicklung im Lebenslauf *seelisch-geistig*, dann erscheint mir auch das Leben im Alter als eine Lebensphase, in der bedeutende Entwicklungsschritte stattfinden können. Damit widerspricht auch die Tatsache, dass sich im Falle körperlicher Krankheiten und Beeinträchtigungen die Mobilität im hohen Alter deutlich verringert und damit die Erreichbarkeit vieler Orte in der räumlichen und sozialen Welt erschwert ist, *nicht* dem Erleben und der Erfahrung alter Menschen, sich in der seelischen und geistigen Welt immer weiter „vorzutasten". Die intensive Zuwendung zur eigenen Psyche (als seelischer Prozess) und zum eigenen Geist (als geistiger Prozess) habe ich mit „Introversion mit Introspektion" umschrieben – damit ausdrückend, dass ich im hohen Alter immer weiter *in mich eingehen* (Introversion) und dabei zu persönlich bedeutenden Einsichten und Erkenntnissen (Introspektion) gelangen kann (Kruse 2017). Ich mag also körperlich in meiner Beweglichkeit erkennbar eingeschränkt sein (was übrigens nicht notwendigerweise der Fall sein muss), kann aber seelisch-geistig ein hohes Maß an Freiheit und Beweglichkeit zeigen. Im Sinne dieser *inneren Freiheit und Beweglichkeit* lässt sich das Naturgedicht „Mondnacht" deuten, das der Schriftsteller Joseph von Eichendorff (1788–1857) im Jahre 1837 veröffentlicht hat.[1]

> **Mondnacht**
>
> Es war, als hätt der Himmel die Erde still geküsst, dass sie im Blütenschimmer von ihm nun träumen müsst.
>   Die Luft ging durch die Felder, die Ähren wogten sacht, es rauschten leis die Wälder, so sternklar war die Nacht.
>   Und meine Seele spannte weit ihre Flügel aus, flog durch die stillen Lande, als flöge sie nach Haus.

Die Seele, so legt es dieses Gedicht nahe, kann sich sozusagen vom Körper lösen und in diesem Freisein von irgendwelchen äußeren Hindernissen ganz zu sich selbst kommen („als flöge sie nach Haus"). In dieser Verschmelzung von Seele, Natur und Kosmos wird ein Lebens- oder Daseinsthema nicht weniger alter Menschen ausgedrückt.

---

[1] Erstmals veröffentlicht wurde das Gedicht „Mondnacht" 1837 in einer Gedichtsammlung von Eichendorffs bei Duncker und Humblot (Berlin). Aktuelle, zum Teil kommentierte Ausgaben finden sich u. a. bei Insel und Reclam.

Literatur

Amery J (2021) Hand an sich legen. Diskurs über den Freitod. Klett-Cotta, Stuttgart

Brandtstädter J (2007) Das flexible Selbst: Selbstentwicklung zwischen Zielbindung und Ablösung. Elsevier/Spektrum, Heidelberg

Butler RN (1980) The life review: an unrecognized bonanza. Int J Aging Hum Dev 12:35–38

Carstensen L, Isaacowitz DM, Charles ST (1999) Taking time seriously: a theory of socioemotional selectivity. Am Psychol 54:165–181

Carstensen LL, Turan B, Scheibe S, Ram N, Ersner-Hershfield H, Samanez-Larkin GR, Brooks KP, Nesselroade JR (2011) Emotional experience improves with age: evidence based on over 10 years of experience sampling. Psychol Aging 26:21–33

Costa PT Jr, McCrae RR (1980) Still stable after all these years: personality as a key to some issues in adulthood and old age. In: Baltes PB, Brim JOG (Hrsg) Life-span development and behavior, Bd 3. Academic Press, New York, S 66–102

Deutscher Ethikrat (2020) Ad-hoc-Empfehlung: Mindestmaß an sozialen Kontakten in der Langzeitpflege während der Covid-19-Pandemie. Deutscher Ethikrat, Berlin. https://www.ethikrat.org/fileadmin/Publikationen/Ad-hoc-Empfehlungen/deutsch/ad-hoc-empfehlung-langzeitpflege.pdf. Zugriff am 19. Juni 2024

Deutscher Ethikrat (2022a) Stellungnahme: Vulnerabilität und Resilienz in der Krise – Ethische Kriterien für Entscheidungen in einer Pandemie. Deutscher Ethikrat, Berlin. https://www.ethikrat.org/fileadmin/Publikationen/Stellungnahmen/deutsch/stellungnahme-vulnerabilitaet-und-resilienz-in-der-krise.pdf

Deutscher Ethikrat (2022b) Stellungnahme: Suizid – Verantwortung, Prävention und Freiverantwortlichkeit. Deutscher Ethikrat, Berlin. www.ethikrat.org

Frankl V (1972) Der Wille zum Sinn. Huber, Bern

Jaspers K (2008) Philosophie. Springer, Berlin Heidelberg. (Erstveröffentlichung 1932)

Kruse A (2005) Selbstständigkeit, bewusst angenommene Abhängigkeit, Selbstverantwortung und Mitverantwortung als zentrale Kategorien einer ethischen Betrachtung des Alters. Z Gerontol Geriatr 38:273–287

Kruse A (2017) Lebensphase spätes Alter – Verletzlichkeit und Reife. Springer, Heidelberg

Kruse A (2021a) Alter und COVID-19. Z Med Ethik 67(2):161–170

Kruse A (2021b) Auswirkungen der Covid-19-Pandemie auf ältere Menschen. In: Benoy C (Hrsg) Ein Virus nimmt Einfluss auf unsere Psyche. Einschätzungen und Maßnahmen aus psychologischer Perspektive. Kohlhammer, Stuttgart, S 143–153

Kruse A (2021c) Vom Leben und Sterben im Alter. Wie wir das Lebensende gestalten können. Kohlhammer, Stuttgart

Kruse A (2022) Sich in das Erleben schwer kranker und sterbender Menschen „einschwingen". Antworten auf das Todes- und Selbsttötungsverlangen. In: Küchenhoff J, Teising M (Hrsg) Sich selbst töten mit Hilfe Anderer: Kritische Perspektiven auf den assistierten Suizid. Psychosozial Verlag, Gießen, S 177–198

Kruse A (2023a) Suizidalität und Lebensbindung: Welche Faktoren beeinflussen den Wunsch nach einem Tod von eigener Hand? In: Bormann J (Hrsg) Tod und Sterben. De Gruyter, Berlin, S 453–473

Kruse A (2023b) Leben in wachsenden Ringen. Sinnerfülltes Alter. Kohlhammer, Stuttgart

Kruse A, Schmitt E (2011) Verantwortung für sich und für andere. Identität und Generativität als psychologische Kernelemente selbst- und mitverantwortlichen Lebens. Psychother Alter 8:381–394

Kruse A, Schmitt E (2012) Generativity as a route to active ageing. Curr Gerontol Geriatr Res. https://doi.org/10.1155/2012/647650

Kruse A, Schmitt E (2015) Shared responsibility and civic engagement in very old age. Res Hum Dev 12:133–148

Kruse A, Schmitt E (Hrsg) (2022) „… der Augenblick ist mein und nehm ich den in Acht." Daseinsthemen und Lebenskontexte alter Menschen. Heidelberg University Publishing, Heidelberg

Küchenhoff J, Teising M (Hrsg.) (2022) Sich selbst töten mit Hilfe Anderer. Kritische Perspektiven auf den assistierten Suizid. Gießen: Psychosozial Verlag

Kunzmann U, Kappes C, Wrosch C (2014) Emotional aging: a discrete emotions perspective. Front Psychol 2014(5):380. https://doi.org/10.3389/fpsyg.2014.00380

Labouvie-Vief G (2003) Dynamic integration of affect, cognition and the self in adulthood. Curr Dir Psychol Sci 12:201–206

Maercker A, Forstmeier S (Hrsg) (2013) Der Lebensrückblick in Therapie und Beratung. Springer, Heidelberg

May RR (1983) The discovery of being: Writings in existential psychology. Norton & Company, New York

Root-Bernstein R, Root-Bernstein M (2011) Life stages of creativity. In: Runco M, Pritzker S (Hrsg) Encyclopedia of creativity, Bd 2. Elsevier, London, S 47–55

Rothermund K (2021) Emotion und Emotionsregulation. In: Fuchs M (Hrsg) Handbuch Alter und Altern. Kultur – Anthropologie – Ethik. J.B. Metzler, Stuttgart, S 337–347

Staudinger U (2000) Viele Gründe sprechen dagegen, und trotzdem geht es vielen Menschen gut: Das Paradox des subjektiven Wohlbefindens. Psychol Rundsch 51:185–197

Staudinger UM (2008) Was ist das Alter(n) der Persönlichkeit? Eine Antwort aus verhaltenswissenschaftlicher Sicht. In: Staudinger UM, Häfner H (Hrsg) Was ist Alter(n)? Springer, Berlin/Heidelberg, S 83–94

Thomae H (1966) Persönlichkeit, eine dynamische Interpretation. Bouvier, Bonn

Thomae H (1996) Das Individuum und seine Welt, 3. Aufl. 1996. Hogrefe, Göttingen

Thomae H (1981) Future time perspective and the problem of cognition/motivation interaction. In: d'Ydewalle G, Lens W (Hrsg) Cognition in human motivation and learning. Leuven University Press, Leuven, S 261–274

Thomae H (1987) Conceptualizations of responses to stress. Eur J Pers 1:171–192

von Weizsäcker V (1950) Diesseits und jenseits der Medizin. Koehler, Stuttgart

Welker M (2021) God's image: an anthropology of the spirit. The 2019/2020 Gifford Lectures at the University of Edinburgh. Grand Rapids, MI: Eerdmans. (Deutsch: Welker, M. (2021). Zu Gottes Bild: Eine Anthropologie des Geistes. Evangelische Verlagsanstalt, Leipzig)

9

Der Verstand des Alters – das Altern des Verstands

Theresa Lahousen-Luxenberger

9.1 Einleitung

Der Verstand des Alters und das Altern des Verstands sind zwei eng miteinander verbundene Prozesse und beziehen sich wechselseitig auf die geistige Entwicklung und die Veränderungen im Laufe des Lebens.

Der Alterungsprozess des menschlichen Verstands umfasst die Veränderungen, die unser Geist im Laufe der Jahre durchläuft, die Erfahrungen, Freuden, aber auch traumatisierenden Erlebnisse, die unser geistiges Leben prägen, sowie die Herausforderungen und Chancen, die mit diesen Veränderungen einhergehen. Lernen und geistiges Wachstum sind ein lebenslanger Prozess.

> Die Neuroplastizität des Gehirns zeigt, dass es auch im Alter möglich ist, neue Fähigkeiten zu erlernen. Lernen ist also nicht nur möglich, sondern auch eine große Chance (Kaufmann et al. 2014; Sagi et al. 2012).

T. Lahousen-Luxenberger (✉)
Abteilung für Psychiatrie und Psychotherapeutische Medizin, Klinikum Klagenfurt am Wörthersee, Klagenfurt, Österreich
e-mail: Theresa.lahousen-luxenberger@kabeg.at

Wie unser Körper durchläuft auch unser Verstand verschiedene Phasen im Leben, jede mit ihren eigenen Herausforderungen, Möglichkeiten und Adaptierungen. Indem wir diese Phasen wertschätzen und die Veränderungen unseres Verstands akzeptieren, können wir das Beste aus jeder Lebensperiode herausholen und ein erfülltes Leben in Würde führen.

Der Philosoph Otfried Höffe schreibt in seiner Abhandlung *Die hohe Kunst des Alterns*, dass man im Alter natürlich weniger kräftig und reaktionsschnell sei, dafür jedoch über mehr Erfahrung, soziale Fertigkeiten und Alltagskompetenz verfüge. Man sollte also das vorherrschende Altersbild, das Defizitbild von Einbußen und Beeinträchtigungen, durch ein Kompetenzbild von Erfahrungen ablösen (Höffe 2018).

> „Was du als Kind nicht willst, das man dir tu', das füg' auch keinem Älteren zu!" (Höffe)

Mit dieser Regel formuliert Otfried Höffe eine ebenso einfache wie überzeugende Voraussetzung für die gesellschaftlichen Bedingungen eines guten Lebens. Er wendet sich gegen die Dominanz negativer Altersbilder und beantwortet diese mit der Perspektive der „gewonnenen Jahre" und gibt dazu praktische Ratschläge: Ihm zufolge arbeiten die „vier L" Laufen, Lernen, Lieben und Lachen der Altersschwäche entgegen und verhelfen nicht nur zu mehr Wohlbefinden, sondern auch zu einem beträchtlichen körperlichen, geistigen, sozialen und emotionalen Kapital (Höffe 2018).

Auch wenn der Körper schwächer und der Geist weniger agil werden, kann das Alter eine produktive Lebenszeit sein. Denn es tritt etwas anderes an deren Stelle: die Reflexion über das eigene Dasein. Wer nicht älter werden wolle, der habe schon verloren, denn das geschehe sowieso, so der Theologe Fulbert Steffensky. Man braucht nicht mehr danach streben, jemand zu sein, denn man ist schon jemand. Es besteht kein Zwang mehr, sich beweisen zu müssen. Im Alter muss einem nichts mehr gelingen. Eine Grundvoraussetzung, gut alt zu werden, sei Dankbarkeit; Dankbarkeit dafür, was man hat und hatte (Steffensky 2020).

9.2 Identität und Alter

Anhand des Persönlichkeitsmodells nach Petzold (1980) wird der Mensch als Ganzheit betrachtet, mit einer geistigen, seelischen und körperlichen Dimension. Die Identität ergibt sich aus dem Selbst- und dem Fremdbild:

- Selbstbild – von „innen her": Wie ich mich selbst erlebe und sehe (Identifikation).
- Fremdbild – von „außen her": Wie mich die Menschen in meiner Umwelt sehen und erleben (Identifizierung).

Stimmen Selbst- und Fremdbild überein, so entwickelt sich eine stabile Identität. Sind diese sehr unterschiedlich, kann es zu Konflikten und Störungen kommen. Gerade für alte Menschen ist dies sehr bedeutsam, da die Umwelt oft ein negatives Bild vom alten Menschen hat. Menschen, die lange und schwer erkrankt sind und fremde Hilfe benötigen, verlieren damit mehrere Säulen gleichzeitig. Nicht nur ihr Körper ist bedroht, auch ihre Arbeit ist gefährdet und damit ihre materielle Sicherheit. Wenn mehrere Säulen einstürzen, kann es zu Krisensituationen kommen.

Die 5 Säulen der Identität eines Menschen (Petzold 1980)
- *Säule der Leiblichkeit:* Wichtige Voraussetzung für ein gesundes Identitätsleben ist ein gesunder und leistungsfähiger Körper. Dieser kann bedroht sein durch Unfall, Verletzungen, Krankheit, oft auch Altern.
- *Säule des sozialen Umfelds:* Diese Identität wird durch Beziehungen zu anderen Menschen (Familie, Freunde, Bekannte, Arbeitskollegen) bestimmt.
- *Säule der Arbeit und Leistung:* In der Arbeit gestaltet der Mensch seine Umwelt, er verwirklicht sich sozusagen in seinem Tun. Mit Geschaffenem und Geleistetem bietet sich eine Möglichkeit der Identifikation.
- *Säule der materiellen Sicherheit:* Eine weitere Stütze der Identität ist die ökonomische Situation, gesicherte Nahrung, Kleidung, Wohnung, Kulturgüter. Der Verlust der materiellen Sicherheit kann die Identität angreifen. Ähnliches trifft auch für alte Menschen zu, denen die ersten drei Säulen nicht mehr zur Verfügung stehen. Der letzte Halt geht durch den Verlust der Wohnung mit vertrauten Möbeln verloren, wenn sie in ein Alters- oder Pflegeheim umziehen.
- *Säule der Werte:* Werte, die man im Laufe seines Lebens erlernt und angenommen hat, machen ebenfalls einen Teil der Identität aus (z. B. Religion, Wahrheit, Gerechtigkeit, Einstellung zu Umwelt und/oder Atomkraft). Diese Säule der Identität bleibt am längsten erhalten, sie wird oft zur wichtigsten Säule überhaupt, wenn die anderen schon durch Verlust von Gesundheit, Freunden, Arbeit und materieller Sicherheit verloren gegangen sind. So kann man bei sterbenden Menschen oft beobachten, dass sie auf ideelle Werte zurückkommen (Religion) und ihnen diese Werte Halt geben.

9.3 Entwicklung des Verstands im Laufe des Lebens

Der menschliche Verstand entwickelt sich stetig weiter, von der Kindheit über das Erwachsenenalter bis ins hohe Alter (Bethlehem et al. 2022).

In der Kindheit und Jugend ist das Gehirn äußerst plastisch, lernt schnell und ist offen für neue Erfahrungen. Diese Phase ist geprägt von einer hohen Lern- und bemerkenswerten Anpassungsfähigkeit. In der Kindheit ist der Verstand wie ein Schwamm, der schnell und neugierig Informationen aufnimmt. Kinder lernen spielerisch und erkunden die Welt mit einem offenen Geist. Ihr Denken ist flexibel und kreativ, und sie stellen viele Fragen, um die Welt um sie herum zu verstehen.

In der Jugend und im frühen Erwachsenenalter entwickelt sich der Verstand weiter, indem er komplexere Konzepte und abstraktes Denken erlernt. Diese Phase ist geprägt von einem starken Drang nach Wissen und Selbstentdeckung. Jugendliche und junge Erwachsene sind oft idealistisch und bereit, neue Ideen und Perspektiven zu erforschen.

Im mittleren Erwachsenenalter beginnt der Verstand, die angesammelten Erfahrungen und das Wissen zu festigen. In dieser Lebensphase nutzen Menschen ihre kognitiven Fähigkeiten, um fundierte Entscheidungen zu treffen und komplexe Probleme zu lösen. Diese Periode des Lebens ist häufig durch beruflichen Erfolg und persönliche Erfüllung gekennzeichnet. Das mittlere Erwachsenenalter bringt oft eine Phase der Konsolidierung und Anwendung des erworbenen Wissens. Menschen in dieser Lebensphase nutzen ihre Erfahrungen, um beruflich und persönlich fundierte Entscheidungen zu treffen. Der Verstand ist in dieser Phase oft darauf ausgerichtet, praktische Lösungen zu finden und langfristige Ziele zu verfolgen.

Im fortgeschrittenen Alter erreicht der Verstand eine tiefere Ebene der Weisheit. Ältere Menschen haben oft eine reiche Lebenserfahrung und die Fähigkeit, komplexe Zusammenhänge zu erkennen. Sie können Gelassenheit und Geduld entwickeln und verfügen oft über eine große emotionale Intelligenz. Trotz möglicher kognitiver Veränderungen wie einem verlangsamten Gedächtnis oder Schwierigkeiten beim Lernen neuer Informationen bleibt der Verstand ein wertvolles Reservoir an Weisheit und Einsicht.

9.4 Lichtseiten des alternden Verstands

9.4.1 Der Verstand des Alters

Der Verstand des Alters ist wie ein gutes Buch, das viele Geschichten und Weisheiten in sich trägt. Mit den Jahren sammelt ein Mensch nicht nur Erfahrungen und Wissen, sondern entwickelt auch ein tieferes Verständnis für das Leben.

> Ältere Menschen haben oft die Fähigkeit, komplexe Situationen mit Ruhe und Gelassenheit zu betrachten, weil sie schon sehr viel erlebt haben.

Mit dem Alter kommt oft auch eine gewisse Weisheit. Diese Weisheit zeigt sich darin, dass ältere Menschen oft bessere Entscheidungen treffen können, weil sie aus ihren eigenen Fehlern und Erfolgen gelernt haben. Sie wissen, dass manche Dinge Zeit brauchen und dass es wichtig ist, geduldig zu sein. Auch die Fähigkeit, Dinge loszulassen und sich auf das Wesentliche zu konzentrieren, wächst oft mit den Jahren.

Der Verstand des Alters ist auch geprägt von einer großen Fähigkeit zur Empathie. Ältere Menschen können sich oft gut in die Gefühle und Gedanken anderer hineinversetzen, weil sie selbst viele verschiedene Lebensphasen durchlaufen haben. Diese Empathie macht sie zu wertvollen Ratgeber*innen und liebevollen Begleiter*innen.

Mit zunehmendem Alter sammelt der Mensch eine Fülle an Erfahrungen und Einsichten. Der Verstand des Alters zeichnet sich durch eine tiefere Weisheit und ein besseres Urteilsvermögen aus. Ältere Menschen haben oft die Fähigkeit, komplexe Probleme aus verschiedenen Blickwinkeln zu betrachten und gelassener auf Herausforderungen zu reagieren. Diese Gelassenheit entsteht aus der Lebenserfahrung, die ihnen gezeigt hat, dass viele Probleme mit der Zeit gelöst werden können oder weniger bedeutend sind, als sie zunächst erscheinen.

Ein weiterer Vorteil des Verstands im Alter ist die emotionale Intelligenz. Ältere Menschen können oft besser mit ihren eigenen Emotionen und den Gefühlen anderer umgehen. Sie entwickeln eine größere Empathie und ein Verständnis für menschliche Beziehungen, was sie zu wertvollen Ratgeber*innen und Mentor*innen macht.

9.4.2 Vorteile des Alterungsprozesses

Folgende Übersicht veranschaulicht die Vorteile des Alterungsprozesses in Bezug auf den Verstand.

Vorteile des alternden Verstands
- *Weisheit, Erfahrung und Urteilsvermögen:* Mit den Jahren sammelt sich eine Fülle an Wissen und Erfahrungen an, die zu besseren Entscheidungen führen können. Mit dem Alter kommt Weisheit. Ältere Menschen haben oft eine reiche Lebenserfahrung und die Fähigkeit, komplexe Zusammenhänge zu erkennen. Sie können Situationen mit einer Tiefe und Einsicht betrachten, die jüngeren Menschen häufig noch fehlt. Diese Weisheit kann in schwierigen Zeiten Orientierung und Trost bieten.
- *Emotionale Intelligenz:* Ältere Menschen haben oft ein tieferes Verständnis für menschliche Emotionen und Beziehungen. Der Alterungsprozess kann auch zu einer Zunahme der emotionalen Intelligenz führen. Ältere Menschen sind oft besser in der Lage, ihre eigenen Gefühle und die Gefühle anderer zu verstehen und zu regulieren. Diese Fähigkeit kann zu harmonischeren Beziehungen und einem tieferen Verständnis für die Herausforderungen des Lebens führen.
- *Gelassenheit und Geduld:* Die Fähigkeit, Probleme ruhiger und gelassener anzugehen, wächst mit der Lebenserfahrung. Mit den Jahren entwickeln viele Menschen eine größere Gelassenheit und Geduld. Sie lernen, die Dinge, die sie nicht ändern können, zu akzeptieren und sich auf das Wesentliche zu konzentrieren. Diese innere Ruhe kann zu einem erfüllteren und zufriedenstellenderen Leben beitragen.

9.5 Schattenseiten des alternden Verstands

9.5.1 Das Alter des Verstands

Das Alter des Verstands beschreibt die physischen und kognitiven Veränderungen, die mit dem Altern einhergehen. Mit der Zeit können einige kognitive Fähigkeiten abnehmen. Beispielsweise kann das Kurzzeitgedächtnis schwächer werden, und das Lernen neuer Informationen kann länger dauern. Daneben kann sich die Verarbeitungsgeschwindigkeit des Gehirns verlangsamen, was bedeutet, dass ältere Menschen möglicherweise mehr Zeit benötigen, um Entscheidungen zu treffen oder komplexe Aufgaben zu bewältigen.

Diese Veränderungen können Herausforderungen mit sich bringen, aber es gibt auch viele Möglichkeiten, ihnen entgegenzuwirken. Geistig anregende Aktivitäten wie Lesen, das Lösen von Rätseln, das Erlernen neuer Fähigkeiten und soziale Interaktionen können dazu beitragen, den Verstand aktiv und gesund zu halten.

Allerdings kann das Alter auch Herausforderungen für den Verstand mit sich bringen. Manche Menschen erleben, dass ihr Gedächtnis nicht mehr so gut funktioniert wie früher oder dass sie länger brauchen, um neue Dinge zu lernen. Trotzdem bleibt der Verstand des Alters eine kostbare Quelle von Weisheit und Erfahrung, die uns daran erinnert, dass das Leben ein kontinuierlicher Lernprozess ist und dass jedes Alter seine eigenen Stärken und Schönheiten hat.

9.5.2 Nachteile des Alterungsprozesses

Der Alterungsprozess bringt in Bezug auf den Verstand einige Nachteile mit sich, wie folgende Übersicht zeigt.

> **Nachteile des alternden Verstands**
> - *Kognitive Veränderungen und kognitiver Abbau:* Ein Nachlassen des Kurzzeitgedächtnisses und der Verarbeitungsgeschwindigkeit können auftreten. Das Erlernen neuer Informationen und Fähigkeiten kann mehr Zeit in Anspruch nehmen. Diese Veränderungen können die Alltagsfähigkeit erheblich beeinträchtigen und zu einem Verlust der Selbstständigkeit und Lebensqualität führen.
> - *Soziale Isolation:* Mit dem Verlust von Freunden und Familienmitgliedern sowie möglichen Einschränkungen der Mobilität können sich ältere Menschen isoliert und einsam fühlen. Soziale Isolation kann negative Auswirkungen auf die geistige Gesundheit haben und das Risiko für Depressionen und Angstzustände erhöhen.

9.6 Förderung eines gesunden alternden Verstands

> „Verweile nicht in der Vergangenheit, träume nicht von der Zukunft. Konzentriere dich auf den gegenwärtigen Moment" (Siddhartha Gautama Buddha).

9.6.1 Strategien für ein „gutes Altern"

Es gibt verschiedene Strategien, um „gut" zu altern und den Verstand zu stärken.

> **Grundlegende Strategien für ein „gutes Altern"**
> - *Kognitive Stimulation:* Geistig stimulierende Aktivitäten wie Lesen, das Lösen von Rätseln oder das Erlernen neuer Fähigkeiten können dazu beitragen, den Verstand aktiv und gesund zu halten. Diese Aktivitäten fördern die kognitiven Reserven und können den Beginn kognitiver Veränderungen verzögern.
> - *Soziale Interaktion:* Soziale Aktivitäten und regelmäßige Kontakte mit Freunden und Familie sind entscheidend für die geistige Gesundheit. Soziale Interaktionen bieten emotionale Unterstützung und können das Risiko für Depressionen und kognitive Beeinträchtigungen reduzieren.
> - *Gesunde Lebensweise:* Eine ausgewogene Ernährung, regelmäßige körperliche Aktivität und ausreichend Schlaf sind ebenfalls wichtig für die kognitive Gesundheit älterer Menschen. Diese Lebensgewohnheiten fördern die allgemeine Gesundheit und können das Risiko für neurodegenerative Erkrankungen senken.
> - *Medizinische Versorgung:* Regelmäßige medizinische Untersuchungen und eine frühzeitige Diagnose und Behandlung von gesundheitlichen Problemen können dazu beitragen, die geistige Gesundheit im Alter zu erhalten. Medizinische Interventionen können den Verlauf von Krankheiten verlangsamen und die Lebensqualität verbessern.

9.6.2 Das Geheimnis weiser Menschen – Ressourcen für ein besseres Leben

Weise Menschen greifen auf folgende 5 Ressourcen für ein besseres Leben zurück.

> **Die 5 Ressourcen für ein besseres Leben (Glück 2016)**
> 1. *Offenheit:* offene Haltung gegenüber anderen Menschen, neuen Erfahrungen, Denkweisen und Veränderungen, Interesse an anderen Ansichten und die Bereitschaft, sich auf diese einzulassen
> 2. *Emotionsregulation – der gute Umgang mit Gefühlen:* das Wahrnehmen von Gefühlen und das situativ sinnvolle Reagieren; die Intensität von Gefühlen richtig einordnen, sich emotional abgrenzen, ruhig bleiben, um weiter klar denken zu können

3. *Einfühlungsvermögen:* sich in die Lage anderer Menschen versetzen, deren Gefühle wahrnehmen; erkennen, was jemand braucht
4. *Kritisches Reflektieren:* Bereitschaft, den eigenen Anteil an Schwierigkeiten und Konflikten verstehen zu wollen; sich selbst hinterfragen, gemeinsame Suche nach Lösungen
5. *Überwindung der Kontrollillusion:* realistische Einschätzung der eigenen Möglichkeiten und Grenzen

Um eine akzeptierende Sicht auf das eigene Älterwerden zu kultivieren, hilft es, eine positive Sichtweise zu bewahren. Neueste Erkenntnisse der Altersforschung belegen, dass es auch im fortgeschrittenen Lebensalter möglich ist, sich ständig weiterzuentwickeln und sich neue Kompetenzen anzueignen. Zumal eine positive Einstellung zum Leben und die Motivation und Begeisterung, auch im höheren Alter neue Vorhaben in die Tat umzusetzen, die Lebensqualität und -erwartung signifikant steigern. Denk- und Handlungsweisen haben einen höheren Einfluss auf die Lebenserwartung als die Genetik (Wahl 2024).

> Eine positive Sichtweise kann die Lebenszufriedenheit erhöhen, selbst wenn die Gesundheit nachlässt und die persönlichen Optionen schwinden.

So können ältere Menschen oft keine Fernreisen mehr unternehmen, entdecken dafür jedoch ihr näheres Umfeld neu. Oder sie pflegen weniger, dafür aber intensivere Beziehungen zu ihren Mitmenschen.

Alle Lebensphasen sind gleich wertvoll und bringen jeweils eigene Gewinne und Verluste mit sich. Für ein erfolgreiches Altern gilt es also, die Verluste möglichst gut zu kompensieren und die Gewinne schätzen zu lernen (Wahl 2024).

9.6.3 Mindset

Das Konzept des „Growth Mindset", im Deutschen auch als Wachstumsdenken oder -mentalität bezeichnet, wurde von der Psychologin Carol Dweck (Dweck und Yeager 2019) eingeführt und bezieht sich auf die Überzeugung, dass Fähigkeiten und Intelligenz durch Anstrengung, Lernen und Beharrlichkeit weiterentwickelt werden können. Menschen mit einem Growth Mindset sehen Herausforderungen als Chance zum Wachsen und sind eher bereit, sich neuen Aufgaben zu stellen, auch wenn sie anfänglich Schwierigkeiten damit haben. Im Zusammenhang mit dem Alter und dem Altern des Verstands kann ein Growth Mindset ebenfalls eine wichtige Rolle spielen, sodass sich die Berücksichtigung folgender Kriterien lohnt.

> **Kriterien eines Growth Mindset**
> - *Flexibilität und Anpassungsfähigkeit:* Menschen mit einem Growth Mindset neigen dazu, offener für Veränderungen und neues Lernen zu sein, auch wenn sie älter werden. Sie sehen das Altern nicht als unvermeidlichen Verlust von Fähigkeiten an, sondern als eine Zeit, in der sie weiterhin wachsen und sich entwickeln können.
> - *Bewältigung von Herausforderungen im Alter:* Ein Growth Mindset kann älteren Menschen helfen, Herausforderungen im Alter, sei es im kognitiven oder in anderen Lebensbereichen, positiver anzugehen. Die Überzeugung, dass man durch Anstrengung und Lernen seine geistigen Fähigkeiten verbessern kann, kann dazu beitragen, negativen Überzeugungen über das Altern entgegenzuwirken.
> - *Lernbereitschaft:* Menschen mit einem Growth Mindset bleiben auch im Alter lernbereit. Sie könnten sich für neue Technologien, Aktivitäten oder Interessen begeistern und sind offen dafür, ihre Denkweise und Fähigkeiten zu erweitern.
> - *Resilienz im Alter:* Ein Growth Mindset trägt zur Resilienz im Alter bei. Ältere Menschen, die Herausforderungen als Gelegenheiten zum Lernen betrachten und die Fähigkeit entwickelt haben, sich an verschiedene Lebensumstände anzupassen, können oft besser mit den Veränderungen und Herausforderungen des Alters umgehen.

Die Haltung gegenüber dem Altern und die Bereitschaft zum lebenslangen Lernen wird von verschiedenen Faktoren beeinflusst, darunter individuelle, persönliche Überzeugungen und Unterschiede, soziale und kulturelle Kontexte und Lebenserfahrungen. Menschen können jedoch lernen, ihre Denkmuster zu erkennen, und aktiv daran arbeiten, eine positive Einstellung zum Altern zu entwickeln, selbst wenn sie zuvor ein festes Denkmuster verinnerlicht hatten. Dieser Wechsel von einem Fixed zu einem Growth Mindset kann dabei helfen, die Anpassungsfähigkeit, Lernbereitschaft und Resilienz im Alter zu fördern und zu erleichtern.

9.7 Fazit

Der Alterungsprozess des Verstands bringt Schatten, aber auch Licht mit sich. Während Weisheit, emotionale Intelligenz und Gelassenheit wertvolle Gewinne sind, stellen kognitive Veränderungen und das Risiko für neurodegenerative Erkrankungen bedeutende Herausforderungen dar. Durch das bewusste Annehmen der Herausforderungen des geistigen Alterns und den frühzeitigen Einsatz präventiver Strategien wie kognitive Stimulation, soziale Interaktion und eine gesunde Lebensweise können die Lichtseiten maximiert und die Schattenseiten minimiert werden und ein potenziell zufriedenstellendes, geistig aktives Leben geführt werden, unabhängig vom Alter.

Literatur

Bethlehem RAI, Seidlitz J, White SR (2022) Brain charts for the human lifespan. Nature 604:525–533. https://doi.org/10.1038/s41586-022-04554-y

Dweck CS, Yeager DS (2019) Mindsets: a view from two eras. Perspect Psychol Sci 14(3):481–496. https://doi.org/10.1177/1745691618804166

Glück J (2016) Weisheit – Die 5 Prinzipien des gelingenden Lebens. Kösel, München. ISBN 3641188830

Höffe O (2018) Die hohe Kunst des Alterns. Kleine Philosophie des guten Lebens. C.H. Beck, München

Kaufmann, L, von Aster M, Lipka M (2014). Neuroplastizität und Lernen über die Lebensspanne. Lernen und Lernstörungen. https://doi.org/10.1024/2235-0977/a000079

Petzold HG (1980) Die Rolle des Therapeuten und die therapeutische Beziehung in der integrativen Therapie. Junfermann, Paderborn

Sagi Y, Tavor I, Hofstetter S, Tzur-Moryosef S, Blumenfeld-Katzir T, Assaf Y (2012) Learning in the fast lane: new insights into neuroplasticity. Neuron 73(6):1195–1203

Steffensky F (2020) Mut zur Endlichkeit. Kardinal König Haus. https://www.kardinal-koenig-haus

Wahl HW (2024) Positive Alternspsychologie, Die Stärken der zweiten Lebenshälfte, Juventa, Beltz Juventa Weinheim. ISBN 978-3-7799-8017-9

10

Altersdiskriminierung und Ageismus – die ungebetenen „Helfer" des Alters

Herbert Janig

10.1 Wann ist ein Mensch „alt"?

Wer gilt als „alt" und wer als „jung"? Die Grenzen sind fließend und die Vorstellungen darüber haben sich im Lauf der Zeit gewandelt. In seinem *Hauslexikon der Gesundheitslehre für Leib und Seele* aus dem Jahr 1865 schreibt z. B. der Arzt Dr. Klencke, dass das Greisenalter „mit dem männlichen 60. und dem weiblichen 50. Lebensjahre" beginne. Nun, wer würde sich heute als 50- oder 60-jähriger Mensch gerne als „Greis" bezeichnen lassen? Dazu besteht aus heutiger Sicht auch kein Anlass. Als Johann Wolfgang von Goethe das 50. Lebensjahr vollendet hatte, feierte man seinen Geburtstag u. a. mit einem Transparent, auf dem „Gratulation dem edlen Greis" geschrieben stand. Hätte sich Peter Handke zu seinem 50. im Jahr 1992 über eine derartige Gratulation gefreut?

Oder stellen Sie sich vor, Sie sind ein junger Mann mit 21 Jahren, haben eine Gesangsausbildung absolviert und stellen sich in einem Opernhaus vor, um in Mozarts Zauberflöte einen der drei Knaben zu singen. Sie werden wahrscheinlich die Auskunft erhalten, dass sie dafür zu alt seien. „Nun gut", meinen Sie, „dann singe ich eben den Sarastro!" Auch das wird man Ihnen möglicherweise mit der Bemerkung, dass Sie dafür noch zu jung seien, ver-

---

H. Janig (✉)
Alpen Adria Universität, Klagenfurt am Wörthersee, Österreich
e-mail: Herbert.janig@aau.at

wehren (Ob Ihnen da der Verweis auf Johann Nepomuk Nestroy, der mit 21 Jahren den Sarastro gesungen hat, hilft?).

Tatsache ist, dass das durchschnittliche Alter der Menschen kontinuierlich steigt und viele Menschen gesund alt werden. Chronologische Altersangaben geben nur unvollständig Auskunft über die gesundheitliche, kognitive, physische oder psychische Verfassung eines Menschen. Alte Menschen sind keine einheitliche gesellschaftliche Gruppe, da es „das" Alter nicht gibt. Der Bogen spannt sich von dynamischen 60-Jährigen bis hin zu palliativ zu versorgenden sterbenden 90-Jährigen, von multimorbiden 70-Jährigen bis zu geistig und körperlich aktiven 100-Jährigen. Sowohl die intraindividuellen Unterschiede im Verlauf des Alterungsprozesses als auch die interindividuellen Unterschiede können sehr groß sein.

So brüsk wie bei Wurzel in Ferdinand Raimunds „Der Bauer als Millionär" tritt das Alter selten in unser Leben: „Sie verzeihn, dass ich so frei bin, meine mühselige Aufwartung zu machen … ich bin das hohe Alter Ihnen miserablichst zu dienen." Vielfach wird das Ende des Erwerbslebens bzw. die Berentung als Beginn des Alters angesehen, unabhängig von der individuellen Verfasstheit der Betroffenen. Es gibt unterschiedliche Altersgrenzen. Im Erwerbsleben werden oft 50-Jährige oder sogar 40-Jährige als „zu alt" angesehen, durchschnittlich mit 63 Jahren ist die sogenannte gesellschaftliche Altersgrenze erreicht (Kessler und Warner 2023). Für freiberuflich Tätige, in der Freiwilligenarbeit gilt oft das 75. Lebensjahr als Grenze, innerfamiliär werden erst 70- oder 75-Jährige als alt angesehen.

Parallel zur absoluten und relativen Zunahme alter Menschen in der Gesamtbevölkerung ist in der Beurteilung des Alters und des Alterns eine Trendwende zu erkennen. Neue wissenschaftliche Studien werfen einen differenzierteren Blick auf das Alter. Sie betonen nicht mehr vorrangig die physischen und anderen Verluste, die das Altwerden mit sich bringt, sondern rücken die positiven Aspekte des Alterns in den Vordergrund. In seinem Buch *Die neue Psychologie des Alterns* hat Wahl (2017) 9 Prinzipien beschrieben: Altern wird als ein Prozess verstanden, der sowohl voneinander unterscheidbare als auch ineinander übergehende Gestalten annimmt: Im *3. Alter* bestehen viele Potenziale und Möglichkeitsräume, im *4. Alter* kommt es zu Einschränkungen durch Funktionsverluste oder schwere Erkrankungen, die viele gut handhaben können und dennoch erfolgreich altern. Im *5. Alter* bestimmt der näher rückende Tod die Entwicklung, die geistigen Leistungen und das emotionale Wohlbefinden.

10.2 „Helfer" des Alters und ihre Feinde

Auf Gesundheit und Krankheit bezogen gibt es viele „Helfer des Alters": Vornehmlich sind dies die Eigenverantwortung, Eigenwahrnehmung und Gesundheitskompetenz der alt werdenden Menschen selbst, auch Bewusstheit, Klugheit, Erfahrung und Spiritualität gehören dazu. Wichtige Hilfen sind pharmazeutische und andere Heilmittel, vielfältige medizinische Hilfsmittel bzw. Heilbehelfe, vom Gehstock angefangen bis zu KI-gesteuerten Pflegerobotern. Stabile Kranken- und Sozialversicherungen, aber auch finanzielle Unterstützungen, wie etwa Pflegegeld, ein gesichertes Pensionssystem, Maßnahmen im Sozialbereich und auf Altersmedizin spezialisierte Krankenhaus- und Pflegeeinrichtungen, sind weitere wichtige Helfer. Nicht vergessen werden soll, dass dies alles auf einem friedlich-demokratischem Fundament ruht.

Wesentlich aber sind jene Menschen, die Willens und in der Lage sind, alten Menschen Hilfestellung zu geben: Im privaten Bereich sind es nahe Angehörige und andere Verwandte, Nachbarn, Freundesgruppen, Freiwilligenorganisationen, Selbsthilfegruppen und -organisationen. Im professionellen Umfeld sollen uns Ärzte, Pfleger, Sozialarbeiter, Psychologen, Betreuer, Therapeuten und andere in der alltäglichen Lebensbewältigung sowie in körperlichen, sozialen oder psychischen Ausnahmesituationen unterstützen.

> Altersdiskriminierung wirkt als Filter, der die realistische Sichtweise auf alte Menschen verhindert.

Alle genannten Hilfestellungen und Leistungen der Helfer werden durch die individuelle oder gesellschaftliche Diskriminierung alter Menschen massiv negativ beeinträchtigt. Altersdiskriminierung oder Ageismus wirken in der unmittelbaren Begegnung wie Filter, die die Kommunikation und Interaktion erschweren, die gegenseitige Wahrnehmung einseitig ausrichten und eine realistische Sicht auf das Alter verhindern. Auf struktureller oder gesellschaftlicher Ebene kann Altersdiskriminierung dazu führen, dass die gerechtfertigten Anliegen und Bedürfnisse alter Menschen nicht erkannt, nicht berücksichtigt oder sogar abgewehrt werden.

10.3 Altersdiskriminierung – Ageismus

Diskriminierung kann in jedem Lebensalter erfahren werden. Gemeint ist hier die Diskriminierung von alten Menschen jenseits des 60. oder 70. Lebensjahrs. Im Folgenden wird der Begriff abwechselnd, mit dem aus dem Englischen übernommenen und durchaus eleganteren und treffenderen Begriff „Ageismus" verwendet. Die Arten der von alten Menschen erfahrenen Diskriminierung sind vielfältig und umfassen z. B. Ablehnung, Abweisung, Abwertung, Beleidigung, Beschimpfung, Bevormundung, Demütigung, Kränkung, Lächerlichmachung, Missachtung, Nichtbeachtung, Rücksichtslosigkeit, Vermeidung, Verurteilung sowie verbale und physische Angriffe.

Altersdiskriminierung ist ein Phänomen, bei dem sich drei Dimensionen unterscheiden lassen: die kognitive (z. B. Stereotype), die affektive (z. B. Vorurteile) und die verhaltensbezogene (z. B. körperliche Merkmale). Sie kann jemandem offen und direkt entgegenkommen (möglicherweise seltener) oder (eher häufiger) verdeckt, unbewusst, ungewollt und für die Betroffenen wohl auch kaum erkennbar sein – das alles auf der individuellen Ebene, im sozialen Umfeld und auf der gesellschaftlich-kulturellen Ebene. Diskriminierung kann außerdem gegen andere Menschen gerichtet oder gegen sich selbst gerichtet sein (Marques et al. 2020).

Auf dem Boden einer „Ideologie des Verfalls" zeigt das jahrhundertelang geläufige umgekehrt u-förmig verlaufende Treppenbild der menschlichen Entwicklung, dass sich der Mensch von der Unvollkommenheit des Kindes zu einem Leistungshöhepunkt im mittleren Lebensalter entwickle, um dann im höheren Lebensalter unweigerlich und umfassend zu verfallen. Wie alle Bilder gibt auch dieses nur einen Teil der Wahrheit wieder. Es beschreibt vor allem den Zustand und die Veränderung der physischen Entwicklung und lässt andere Entwicklungsbereiche außer Acht. Eine derartig generalisierte und einseitige Vorstellung von Aufstieg und Verfall schädigt die Betroffenen und behindert den Zugang zu einer den Tatsachen entsprechenden und damit förderlichen Wahrnehmung alter Menschen.

In der 4. Welle des European Social Survey (2008/2009, zitiert nach Kessler und Warner 2023) berichtete ein Viertel der Befragten im Alter ab 62 Jahren manchmal oder häufig Diskriminierung erfahren zu haben.

„Weibliche Geschlechtsidentität, geringere Bildung, geringeres Einkommen, Zugehörigkeit zu einer ethnischen Minderheit, geringe Lebenszufriedenheit, geringere subjektive Gesundheit, geringes Vertrauen in andere Menschen und wahrgenommene Schwere von Altersdiskriminierung gingen bei älteren Menschen mit höherer berichteter Altersdiskriminierung einher" (Kessler und Warner 2023, S. 34).

10.4 Ageismus – schon in der Antike bekannt

Marcus Tullius Cicero, Politiker, Philosoph und Schriftsteller im antiken Rom, hat als 62-jähriger vor über 2000 Jahren sein Plädoyer *Cato maior de senectute* gegen den diskriminierenden Umgang mit alten Menschen geschrieben. Er setzt sich der Altersdiskriminierung mit beherzten Argumenten zur Wehr und zeigt durch seinen Protagonisten Cato dem Älteren, dass dem Alter eigenständige und keiner anderen Generation zuzurechnende Aufgaben zukommen. Cato widerlegt vier bedeutsame Vorurteile gegenüber alten Menschen, die von den beiden jungen Heißspornen Scipio und Laelius vorgebracht werden:

– *Beklagenswert erscheine das Alter, weil es den Menschen von der Ausübung von Tätigkeiten abhalte, ihn zur Untätigkeit zwinge* – so ihr 1. Vorwurf. Es wäre laut Cato so, als ob man dem Steuermann, der ruhig auf dem Hinterdeck sitzt, vorwerfe, untätig zu sein gegenüber jenen, die auf die Masten klettern, um die Segel zu reffen. Das Alter hindere nicht am aktiv sein, denn große Dinge vollbringe man nicht durch körperliche Kraft, sondern durch Planung und Entscheidung. So gebe es für das Alter eine große Zahl von politischen, häuslichen, künstlerischen, erzieherischen und philosophischen Tätigkeiten.
– *Dem Vorwurf der im Alter schwindenden Körperkräfte* entgegnet Cato, dass man die körperlichen Kräfte gebrauchen solle, solange sie da sind; wenn sie aber nicht mehr da seien, dann solle man sie auch nicht mehr vermissen. Man solle gesundheitliche Rücksicht nehmen, sich maßvollen Übungen unterziehen und nur so viel essen und trinken, dass man damit seine Kräfte stärke und nicht belaste. Man soll seinen Geist, seinen Verstand üben, denn im Alter kommt den geistigen gegenüber den körperlichen Kräften eine steigende Bedeutung zu.
– *Im Alter* – so lautet der 3. Vorwurf – *komme es zum Verlust der Freuden der Lust und des Genusses*. Wenngleich im Alter kein besonderes Verlangen nach sexueller Lust und kulinarischen Genüssen bestehe, so werden die Freuden des Geistes, täglich etwas Neues lernen und sich des Ansehens früherer Leistungen erfreuen zu können, wichtiger.
– *Das Alter werde durch nahen Tod belastet*, lautet der 4. Vorwurf. Nun, der Tod kann Menschen in jedem Alter treffen, für Ältere im Gegensatz zu Jüngeren ist er ein natürliches und erwartbares Ende. Vorteilhaft sei es aber, dass ein Leben dann am besten ende, wenn man noch bei Verstand sei und seine Sinne beisammenhabe. So gleiche das Alter dem letzten Akt eines Theaterstücks, denn die Natur habe uns mit unserem Körper

eine Unterkunft zum vorübergehenden Verweilen und nicht zum dauerhaften Wohnen gegeben. Ein Tod, dem Unsterblichkeit folgt, sei nicht zu betrauern.

Cicero beweist sich hier wohl als ein früher Gegner des – heute so bezeichneten – Ageismus, der Stigmatisierung durch negative Altersstereotype, und plädiert für eine alternative Sichtweise (Cicero 2011).

10.5 Wo Ageismus erlebbar wird

In der Gegenwart sind Medien eine Fundgrube latenter oder sogar manifester Altersdiskriminierung. Einige Beispiele dazu: Vor kurzer Zeit hat der Moderator in einer Nachrichtensendung berichtet, dass eine Frau, 73 Jahre alt, eine „Wolfssichtung" gehabt habe, und er betonte dabei, dass sie *„nicht verwirrt"* war! Zum „granny dumping" ist es da nicht weit. Oder wir lesen in Berichten, dass ein 75-jähriger Mann, der seit vielen Jahrzehnten male, jetzt *„sogar noch"* eine Ausstellung mit seinen Bilder eröffnet habe; oder dass XY, der schon 70 Jahre alt sei, *„immer noch"* singe. Die 81-Jährige, meldet ein Reporter, ist *„heute noch"* für den Verein tätig. Er ist 80, aber *noch* gelenkig. In einem Hörfunk-Interview fragte die Reporterin den reiferen Studiogast, der sich für ein Abgeordnetenmandat im Europaparlament bewarb: *„Was ist das für ein Signal*, wenn alle bis auf die Grünen auf *ältere Herren* als Spitzenkandidaten setzen? Hurra, die EU ist so wichtig, signalisiert das ja wirklich nicht!" Der Studiogast musste kurz schlucken. Die angesprochenen „älteren Herren" sind im Durchschnitt 60 Jahre alt, liegen also noch deutlich unter dem gesetzlich definierten Pensionsalter.

> Diskriminierung alter Menschen zeigt sich in unterschiedlichen Lebensbereichen.

Die Diskriminierung des Alters und der alten Menschen zeigt sich offen oder kaum als solche bemerkbar in unserem Leben. Zu den unbedachten Altersdiskriminierungen gehören z. B. Klagen über die „Überalterung" unserer Gesellschaft. Die „*Überalterung*", stand in einem Zeitungsbericht zu lesen, *„bringt große Probleme"*. Die Frage, die sich dabei stellt: Wer bestimmt, wie viele wie alt werden dürfen und wie alt eine gesamte Bevölkerung werden darf? Die Vorstellung der Überalterung geht von einer pyramidenförmigen Verteilung der Altersgruppen in der Bevölkerung aus. Gleichzeitig wird damit insinuiert, dass alte Menschen ausschließlich als Kostenfaktor und gesellschaftliche Belastung anzusehen seien. Von „Überalterung" zu sprechen, ist eine Zumutung. Und allzu leicht wird damit ein Schuldthema verknüpft: Alte sollen sich schuldig fühlen, den Jüngeren zur Last zu fallen. Im Gegensatz dazu klingt „Unterjüngung" vielleicht charmant, erzeugt letztendlich aber die gleiche Wirkung.

Der diskriminierende Umgang mit alten Menschen offenbart sich in der alltagssprachlichen Konversation: „Er kann *noch* mit dem Auto fahren, aber bald geht das *nicht mehr*!" Oder: „*Noch* kann sie ihren kranken Mann versorgen, in Zukunft wird das *nicht mehr* möglich sein!" Das „*noch*" ist das Geschwister des „*nicht mehr*". Er oder sie kann nicht mehr das tun, was er oder sie ein Leben lang gerne getan hat oder tun musste, es geht einfach „*nicht mehr*"! Der Abstieg ist da, ja, der Verfall ist nicht mehr weit. Es verhält sich mit dem Alter so, wie Hermann Hesse meinte, dass es Beschwerden mit sich bringe, Gebrechen und Schmerzen zu Begleitern werden und die Organe erlahmen. Und dennoch, das Alter bringe auch, wenn es mit Sinn erfüllt sei, Trostquellen und Freuden und die ihm eigenen Aufgaben mit sich.

Zu den alltäglichen Altersdiskriminierungen gehören schwer zu öffnende Verpackungen von CD-Hüllen, kaum lesbare Bildschirme von Geldautomaten oder Zapfsäulen, zu kurze Ampelphasen für Fußgänger, Versicherungen, die man nur noch online abschließen und verwalten kann, zu klein geschriebene Preisauszeichnungen im Supermarkt, in Mikroschrift gedruckte und zu umfangreiche Beipackzettel von Medikamenten, ungünstige Relationen von Stufenhöhen und -tiefen, der heimliche Zwang zur Verwendung von Mobiltelefonen. Mancher sieht sich konfrontiert mit den Annahmen über die Wertlosigkeit des Alters, der „overestimation of cognitive impairment" – einer Vorstellung, dass man als alter Mensch unvermeidlich dement werden müsse –, der Überbetonung der Versorgungsbedürftigkeit oder der einseitigen Betrachtung alter Menschen als Patienten.

Apropos Senioren: Vielleicht erinnert sich mancher Leser gar schon zum 50. Geburtstag eine Einladung zum Seniorenklub bekommen zu haben. Wer kann darüber glücklich werden, wenn er weiß, was das lateinische Wort „senior" bedeutet? „Senior" ist der Komparativ zu „senex", also die Steigerungsform von „bejahrt, alt, greis". Da man den Begriff „senior" – eigentlich „bejahrter, älter, greiser" –, aber nicht gern mit „Greis" übersetzt, spricht man euphemistisch von „Best-Ager", was dennoch wie eine untergriffige Abwertung klingt. So betrachtet klingen Begriffe wie Seniorenkarte, Seniorenhandy, Seniorenheim, Seniorenteller und seniorentauglich gleich ganz anders; denn wer will schon mit einem „Greisenhandy" telefonieren oder im Restaurant einen „Greisenteller" bestellen?

10.6 Altersdiskriminierung in Gesundheitsberufen

FitzGerald und Hurst (2017) fanden in einem systematischen Review einschlägiger Studien, dass die Einstellungen, Diagnosen und Behandlungen von Angehörigen in Gesundheitsberufen von unterschwellig wirkender Voreingenommenheit beeinflusst werden. Das betrifft Angehörige von Minderheiten, Armutsgefährdete, Personen mit geringer Gesundheitskompetenz und auch ältere Menschen. Je stärker dieses unbewusste Vorurteil ist, desto mangelhafter kann auch die Behandlung ausfallen.

Die meisten Studien, die sich mit den Einstellungen von Angehörigen der Pflegeberufe befassen, attestieren ihnen positive Einstellungen gegenüber alten Menschen (Allué-Sierra et al. 2023; Fhon et al. 2024). Positive Einstellungen gegenüber alten Patienten, die Studierende der Medizin und Ärzte berichten, hängen eng zusammen mit der intrinsischen Motivation, Medizin zu studieren, der zunehmenden Vorliebe, mit alten Patienten zu arbeiten, und den vorausgehenden guten Beziehungen zu alten Menschen (Samra et al. 2017). Allerdings zeigen einige Studien, dass Altersdiskriminierung in Pflegeberufen durchaus ein zu berücksichtigender Faktor ist, der zu mangelnder Pflege führt (z. B. Venables et al. 2023).

> Positive Entstellungen von Angehörigen in Gesundheitsberufen gegenüber alten Menschen werden durch äußere Bedingungen konterkariert.

Vieles an berichteten negativen Einstellungen gegenüber alten Patienten ist nach Ansicht junger Ärzte auf Mängel der Ausbildung und des Gesundheitssystems bzw. den organisatorischen Kontext der Versorgung zurückzuführen. Dazu gehören die zu geringe Personalausstattung, Bettenmangel, Zeit- und Effizienzdruck. Negative Emotionen gegenüber alten Patienten seien demnach weniger durch die Patienten selbst verursacht oder Ausdruck eine generellen Altersdiskriminierung, sondern eher den geschilderten äußeren Umständen geschuldet (Samra et al. 2015).

Auch in der Studie von Jeyasingam et al. (2023) wird der Zusammenhang zwischen Ressourcenmangel und diskriminierenden Einstellungen und Verhaltensweisen bei Ärzten angesprochen. Negativen Altersstereotypen, schwierigen Verhaltensweisen alter Patienten, deren Funktionsdefiziten und Krankheiten stehen positive Sichtweisen über Alte gegenüber, die diese als dankbar, freundlich und wertvoll für die Gesellschaft einschätzen. Sofern die Arbeitsbedingungen, Zeitdruck, Personalmangel und andere systembedingte Umstände als belastend erlebt werden, zeigt sich, dass die Einstellungen gegenüber alten Menschen eine negative Tendenz haben und die Arbeit mit ihnen als „Zeitfresser" und ressourcenintensiv angesehen wird (Jeyasingam et al. 2023).

Rothermund und Mayer (2009) berichten von Untersuchungen über ärztliche Verhaltensweisen gegenüber alten Patienten. Sie belegen, dass Ärzte in Gesprächen mit alten Patienten höflicher, distanzierter, aber auch weniger engagiert und geduldig sind. Sie sprechen dabei mit einfachen, kurzen Sätzen, mit überdeutlicher Aussprache, oftmals mit Vermeidung von Blickkontakt sowie übertriebener Gestik und Mimik. Dieser „elderspeak" ist nicht unähnlich dem „baby talk" und hat seine Ursache in einer unausgesprochenen und wohl auch unbewussten Altersdiskriminierung (Henry et al. 2024).

Bei psychosozialen Themen gehen Ärzte weniger auf Patienten ein und scheuen sich, Fragen zur privaten Lebenssituation zu stellen. Insgesamt sind solche Gespräche weniger geeignet, eine adäquate und vor allem gemeinsame Behandlungsstrategie zu entwerfen. Dazu passt, dass knapp die Hälfte der älteren Patienten einen „biomedizinischen" Kommunikationsstil bevorzugt, bei dem der Arzt das Gespräch steuert und auf Informationen und medizinische Sachverhalte fokussiert ist. Etwas mehr als die Hälfte der älteren Patienten bevorzugt einen „patientenzentrierten" Gesprächsstil, bei dem detailliert auf Erwartungen, Gefühle und subjektive Krankheitstheorien eingegangen wird. Im Gegensatz dazu bevorzugen vier von fünf jungen Patienten einen patientenzentrierten und einer von fünf einen biomedizinisch orientierten Gesprächsstil (Rothermund und Mayer 2009).

Eine Untersuchung von US-amerikanischen gedruckten Quellen (Bücher, Zeitschriften …) hat ergeben, dass bis Ende des 19. Jahrhunderts positive Altersstereotype vorherrschend waren, um dann ab ca. 1880 zunehmend negativer zu werden. Als Erklärung geben die Autoren einerseits den steigenden relativen Anteil der über 65-Jährigen an der Bevölkerung an, andererseits aber sei das Alter mit Krankheit assoziiert, samt der Tendenz zur Medikalisierung. Ältere Menschen würden demnach eher als Patienten, denn als individuelle Persönlichkeiten mit interessanten Lebenserfahrungen gesehen werden (Ng et al. 2015).

10.7 Selbstdiskriminierung

Der Erhalt des Pensionsbescheids bescheinigt uns, dass uns die in Jahrzehnten Schulbesuch, Erwerbsleben und Kindererziehung erworbenen „ruhegenussfähigen Vordienstzeiten" zum „Ruhegenuss" berechtigen. Dieser insinuiert, dass ab nun die Zeit der Ruhe angebrochen ist. Wenn uns dann noch zum Pensionsantritt mit einem Billett gratuliert wird, das die Begriffe „Ruhestand, Entspannung, Erholung, Freizeit, Freude, Freunde, Garten, Gesundheit, Hobbys, Reisen, Ruhe, Zeit" enthält, dann fühlen wir uns fast verpflichtet, ab nun stillzuhalten. Der Zusammenhang von „Ruhestand" und „Ruhe in Frieden" drängt sich auf: Alter als Stillstandsverwaltung. Eine Dame im Wartezimmer eines Arztes drückte diese Erfahrung, minderwertig oder wertlos zu sein, zu ihrer Sitznachbarin sprechend so aus: „Wenn das Alter da ist, ist es aus!"

Sofern das Alter als Abgesang, als Nachklang eines mehr oder weniger erfolgreichen Lebens gesehen wird und nicht als neue Herausforderung, wird man auch in einer (negativen) Altersblase verharren. Stecken geblieben im engen Korsett der eigenen Generation, mit all den Vorurteilen, diskriminierenden Einstellungen, die damit verbunden sind und die man in das eigene Stereotyp übernommen hat.

Eine Änderung der Perspektive auf „schon" öffnet neue Horizonte für das Alter. Warum ist es so schwer, davon zu sprechen, dass man *schon* erkennt, wie wichtig es ist, sich um sein Innenleben zu kümmern, *schon* erkennt, wie wichtig gesunde Ernährung ist, sich *schon* mehr um das eigene und das Wohlergehen der Angehörigen oder des Partners kümmert usw.?

Sehr leicht kann man seine eigenen Voreinstellungen gegenüber alten Menschen überprüfen. Palmore (1977) hat dazu einen Fragebogen mit 36 Fragen über Voreinstellungen zum Alter entworfen. Einige Beispiele daraus finden sich in Tab. 10.1.

Je häufiger man die Beispielfragen mit „ja" beantwortet, desto stärker ist das eigene Altersstereotyp ausgeprägt. Stellt man diese Einschätzungen den besten aktuellen wissenschaftlichen Befunden gegenüber, so ergeben sich zumeist beträchtliche Diskrepanzen in Richtung einer negativen Beurteilung des Alters oder alter Menschen.

Aus unserer subjektiven Erfahrung können wir für uns recht genau bestimmen, wann wir „alt" werden. Dazu gibt es viele Hinweise: wenn wir älter sind als alle uns behandelnden Ärzte; wenn die Todesnachrichten über verstorbene Angehörige oder Freunde häufiger werden; wenn die Randsteine höher zu werden scheinen und sich die Teppichkanten aggressiv in den Weg stellen; wenn wir in der Stadt unterwegs sind und dabei im Auge behalten, wo sich die nächste öffentliche Toilette befindet; wenn sich ein Gewicht von 2 kg auf einmal so anfühlt, wie früher ein Gewicht von 10 kg; wenn allgemein nicht mehr alles wie selbstverständlich von der Hand geht. Freilich, Wissen oder eine theoretische Vorstellung vom Altwerden oder Altsein zu haben ist das eine, die selbst gemachte Erfahrung etwas völlig anderes.

Tab. 10.1 Beispielfragen aus dem Fragebogen zu Voreinstellungen zum Alter von Palmore (1977)

Beispiele	Ja	Nein
Depressionen werden im hohen Alter häufiger.	o	o
Der Alltag sehr alter Menschen besteht vorwiegend aus Inaktivität und Ausruhen.	o	o
Das Thema Sterben und Tod hat hohe Priorität.	o	o
Die meisten alten Menschen können nichts Neues mehr lernen.	o	o
Die Mehrheit der alten Menschen lebt in Institutionen.	o	o
Die meisten alten Menschen glauben, dass sie ihr Leben nicht mehr selbst bestimmen können.	o	o
Nur ganz wenige alte Menschen haben noch ausgeprägte Lebensziele.	o	o

Altern gleicht einer Reise ins Ungewisse. Man kann als junger Mensch nicht alles erfassen, was einem im Alter begegnen wird. So ergibt sich ein undifferenzierter Blick auf das Alter, erfolgt eine pauschale Betrachtung alter Menschen. Ein Kindergartenkind hat nur eine vage Vorstellung davon, was in der Schule vor sich geht; ein liebendes Paar nur wenig Vorstellung davon, wie ein Kind die Paarbeziehung verändert; genauso wie ein 50-Jähriger nur eine ungenaue Vorstellung davon hat, wie es einem multimorbiden 85-Jährigen geht. Edmund Sherman, ein Soziologe, der sich eingehend mit Altersfragen beschäftigt hat, schreibt dazu: „[…] many of the things my colleagues and I have written about later life, based on the ‚objective' findings of gerontological research and practice, feel different when experienced personally" (Sherman 2010, S. 5). So selbstverständlich heute – auch in der Wissenschaft – die Vorstellung lebenslanger Entwicklung von der Konzeption bis zum Tod ist, so wenig kreativ gestalten sich (noch) die Vorstellungen, wie Alter und Altern im konkreten Lebensentwurf aussehen könnten.

Henry et al. (2024) geben einen Überblick über die Ergebnisse von Studien zur Selbstdiskriminierung, die sich in Zweifeln über die eigenen Fähigkeiten, etwas zu erreichen, ausdrücken, in negativer Selbstwahrnehmung über das eigene Altern oder in der Sorge, für zu alt gehalten zu werden. Sowohl gesellschaftlich verankerte diskriminierende als auch eigene Vorstellungen über das Altern können zu sich selbst erfüllenden Prophezeiungen mutieren. Im kognitiven Modell der Selbstdiskriminierung (Henry et al. 2023) zeigt sich, dass wir uns mit dem Älterwerden immer stärker auf ein früher erworbenes Wissen verlassen. Das bedeutet auch, dass wir soziale Normen, die das Altwerden und das Alter marginalisieren oder abwerten, übernehmen. Gleichzeitig bekommen externe Hinweise, die das höhere Lebensalter abwerten, einen größeren Einfluss auf unser Denken, Fühlen und Handeln. Diese „ageist cues" sind alltäglich, und alte Menschen sind diesen Annahmen über ihren Wert und ihre Leistungsfähigkeit regelmäßig ausgesetzt.

Schopenhauer schreibt in seinen *Parerga und Paralipomena* dazu:

„Die Meisten freilich, […], werden im höheren Alter mehr und mehr zu Automaten: sie denken, sagen und thun immer dasselbe, und kein äußerer Eindruck vermag etwas daran zu ändern, oder etwas Neues aus ihnen hervorzurufen. Zu solchen Greisen zu reden, ist wie in den Sand zu schreiben: der Eindruck verlischt fast unmittelbar darauf" (Schopenhauer 1851, S. 468).

10.8 Gesundheitliche Folgen von Altersdiskriminierung

Dem subjektiven Erleben unseres Alters kommt entscheidende Bedeutung zu (s. dazu Kwak et al. 2018). Nicht die Veränderungen an sich sind es, sondern ihre Interpretation bestimmt, ob wir uns erfolgreich, zufrieden und glücklich fühlen oder ob wir uns der Verzweiflung und depressiven Verstimmung hingeben. So ist schon lange bewiesen, dass diejenigen, die ihr Altern positiv sehen können, eine deutlich höhere Lebenserwartung haben als jene, die an ihrem Altern nichts Gutes finden können. Zudem wirken „positive age beliefs" stressreduzierend und sind protektive Faktoren von Demenz (Levy et al. 2018): Wer sich jünger fühlt, als es seinem chronologischen Alter entspricht, erlebt höheres Wohlbefinden, eine bessere Gesundheit, kann sich möglicherweise an Langlebigkeit erfreuen (Levy et al. 2002) und weist zudem besser erhaltene und gesündere Gehirnstrukturen auf. Die positive Selbstwahrnehmung des eigenen Alternsvorgangs beeinflusst die Langlebigkeit. Personen mit positiver Selbstwahrnehmung des Alterns leben um 7,5 Jahre länger als jene mit weniger positiver Selbstwahrnehmung des Alterns (Levy et al. 2002). Die Übernahme von positiven Altersstereotypen führt zu einer Verbesserung der psychischen Gesundheit, und ein hohes Ausmaß an Selbstannahme fördert die Langlebigkeit und senkt das Mortalitätsrisiko (Ng et al. 2020).

Der bislang umfangreichsten und 15.000 Studien mit 7 Mio. Teilnehmenden umfassenden Übersichtsarbeit zu den gesundheitlichen Folgen von Ageismus zufolge zeigt sich ein eindeutiger genereller Zusammenhang: In mehr als 95 % der analysierten Studien führt Altersdiskriminierung zu negativem gesundheitlichem Outcome (Chang et al. 2020). Auf der strukturellen Ebene zeigen sich die Folgen von Altersdiskriminierung in der Verweigerung der Behandlung oder dem erschwerten Zugang zu allgemeinen Gesundheitsdienstleistungen aufgrund des hohen Alters. Ältere Personen werden in der medizinischen Forschung, etwa in kardiologischen, nephrologischen, neurologischen, internistischen, präventivmedizinischen oder anderen Disziplinen, zu wenig berücksichtigt oder sogar ausgeschlossen (Chang et al. 2020).

> Altersdiskriminierung hat massive negative Folgen für die Gesundheit.

Personen mit internalisierten negativen Altersstereotypen entwickeln häufiger chronische Schmerzen im Vergleich zu jenen ohne derartige internalisierte Konzepte. Das beweist nach Ansicht von Levy et al. (2023), dass chronische Schmerzen keineswegs ausschließlich oder unausweichlich als Folge des zunehmenden Alterns anzusehen sind.

Während positive Vorstellungen des Altseins mit höherer geistiger Leistungsfähigkeit verbunden sind, verringern negativ gefärbte Vorstellungen vom Altsein die kognitiven Leistungen und fördern die Entwicklung einer Demenz vom Alzheimer-Typ (Levy et al. 2017). Auch scheint es erwiesen zu sein, dass positive Altersvorstellungen bei Patienten mit leichten kognitiven Einschränkungen die Wiedererlangung der kognitiven Leistungsfähigkeit begünstigen (Levy und Slade 2023).

Ältere Menschen, die fortgesetzt negativen Vorurteilen über das Alter ausgesetzt sind, etwa dass es unvermeidlich mit Krankheit, mangelnder Aktivität und Produktivität, Abhängigkeit, Einsamkeit, physischem und geistigem Verfall, sozialer Ächtung usw. verbunden sei, und dieses als ihr eigenes Altersstereotyp auch internalisieren, erfahren chronischen Stress, der wiederum zur Verschlechterung des körperlichen Zustands und der kognitiven Leistungen führen kann (vgl. Chang et al. 2020; Levy et al. 2021).

Die mediale Vermittlung von negativen Altersstereotypen führt bei alten Menschen zu erhöhter Ängstlichkeit und beeinträchtigen die psychische Gesundheit (Levy et al. 2021).

Altersdiskriminierung ausgesetzt zu sein, führt auch zu chronischen und kardiovaskulären Erkrankungen, ungünstigerer Gehirnentwicklung, schnellerer Zellalterung und letztlich vorzeitiger Sterblichkeit (Allen 2016; Levy et al. 2017; Pietrzak et al. 2016). Wenn noch dazu das negative Vorurteil mit den tatsächlichen kognitiven Leistungen korrespondiert, dann hat dies einen zusätzlichen massiven verschlechternden Einfluss auf die Betreffenden im Sinne des „stereotype matching".

Nicht zuletzt ist auch beachtenswert, dass die Folgen von Altersdiskriminierung im Gesundheitssystem hohe Kosten verursachen. Levy et al. (2018) errechneten, dass in den USA dem Gesundheitssystem jährlich 63 Mrd. US-Dollar durch Ageismus – mehr als durch krankhaftes Übergewicht – erwachsen.

10.9 Gesundheitskompetenz gegen Altersdiskriminierung

Nach Sørensen et al. (2012) beruht Gesundheitskompetenz auf allgemeiner Literacy (Lese-, Schreib- und Rechenkompetenz) und umfasst Wissen, Motivation und Kompetenz, um gesundheitsbezogene Informationen finden, verstehen, beurteilen und anwenden zu können. Dies ist erforderlich, um im alltäglichen Leben Beurteilungen und darauf beruhende Entscheidungen über Krankheitsvorbeugung, Krankheitsbewältigung und Gesundheitsförderung treffen zu können. So kann Lebensstiländerung gelingen und die Lebensqualität während des gesamten Lebensverlaufs erhalten oder verbessert werden.

Der Erwerb von Gesundheitskompetenz ist eine notwendige Maßnahme, um in höherem Alter in Fragen von Gesundheit und Krankheit den äußeren Umständen nicht schutzlos ausgeliefert zu sein sowie wirksam gegen die Selbstdiskriminierung und den allgemeinen Ageismus vorgehen zu können. Der Erwerb von Gesundheitskompetenz stellt einen Akt von Empowerment dar, etwa um in der Arzt-Patient-Interaktion Entscheidungen über die eigene Gesundheit treffen und dem Arzt zumindest annähernd auf Augenhöhe begegnen zu können. Der Patient wird in der Regel das Wissens- und Informationsgefälle zum Arzt nicht ausgleichen können, er kann aber komplementär sein Erfahrungswissen und seine subjektive persönliche Sicht einbringen.

In einer vergleichenden europäischen Studie (Pelikan et al. 2013) zeigt sich, dass rund die Hälfte der erwachsenen Bevölkerung eine zu geringe oder problematische allgemeine Gesundheitskompetenz aufweist. Dies betrifft häufig über 65 Jahre alte Menschen. Sie haben Schwierigkeiten, ihre Medikamente einzunehmen und deren Vorteile und Risiken zu verstehen (Wali und Grindrod 2016), und sind auch gefährdet, den Zugang zur notwendigen Gesundheitsversorgung zu verlieren (Kobayashi et al. 2016).

Zur Erfahrung von Gesundheitskompetenz gehört das Bewusstsein, dass der Mensch mehr ist als sein Körper. Es gehört dazu, achtsam und wertschätzend mit sich umzugehen, im Bewusstsein zu halten, dass heute getroffene Entscheidungen schon morgen aufgrund veränderter Bedingungen obsolet sein können. Im Falle einer Krankheit ist es erforderlich, Genesungswillen sowie Dankbarkeit gegenüber den Behandlern zu zeigen. Wichtig ist die Einsicht, wann bin ich krank und wann gesund, wann benötige ich professionelle Hilfe. Zu bedenken ist auch, dass eine Diagnose existenzielle Fragen aufwerfen sowie Angst und ein Bedürfnis nach Trost auslösen kann und zudem Lebensstiländerung, Um- und Neuorientierung erfordern.

10.10 Gesundheitskompetente Patienten als Partner

Zwei Modelle zur Optimierung der Arzt-Patient-Beziehung setzen gesundheitskompetente und weitgehend bewusste und autonome Patienten voraus, das sogenannte „Shared Decision Making" (SDM) und das „Advance Care Planning" (ACP). Beide Beziehungsmuster können nur erfolgreich sein, wenn die Patienten sich nicht im Sinne mangelnder Autonomie selbst diskriminieren.

SDM gilt als Goldstandard in der unmittelbaren Arzt-Patienten-Interaktion: Zumindest zwei Beteiligte – Arzt und Patient – haben die gleiche Information über die Erkrankung und ihre Behandlungsmöglichkeiten. Aktiv und partnerschaftlich bilden sie einen Konsens über die bevorzugte Behandlung und deren Umsetzung, wobei rechtlich das Selbstbestimmungsrecht beim Patienten bleibt (Charles et al. 1997). Weder ist der Patient Objekt der Vorstellungen des Arztes (Paternalismus) noch der Arzt benutzbares Objekt des Patienten (Konsumismus; Eich 2009). Im optimalen Fall bringen Arzt und Patient in wechselseitiger Bezogenheit ihr Wissen und ihre Erfahrung ein, der Arzt sein diagnostisches und therapeutisches Wissen, der Patient seine subjektive Lebenserfahrung und persönlichen Ziele. Diese Verbindung sollte zu einer gemeinsam getragenen Entscheidung führen. Das klingt anspruchsvoll und ist es auch, es erfordert von beiden Seiten Einfühlungsvermögen, wechselseitigen Respekt, Selbstreflexion, Selbstkompetenz, Vertrauen und nicht zuletzt ein entsprechendes Zeitkontingent.

Nicht alle Patienten fühlen sich in der Lage oder sind bereit, sich dem erforderlichen Empowerment-Prozess zu stellen, um den Herausforderungen ihrer Erkrankung zu begegnen, zu ihrer Gesunderhaltung beizutragen, ihre Autonomie zu wahren und sich vor (Selbst-)Diskriminierung zu schützen. Nicht wenige überlassen gerne dem Arzt die gesamte Verantwortung für ihre Gesundwerdung.

Wie schwierig und teilweise inkongruent die Kommunikation zwischen Ärzten und geriatrischen Patienten sein kann, zeigt auch die Pilotstudie von Goldgruber et al. (2019). In einer geriatrischen Akutgeriatrie fand die Sprechstundenvisite in einem separaten Raum in ruhiger und persönlicher Atmosphäre statt, bei der Arzt und geriatrischer Patient ungestört miteinander kommunizieren. Unmittelbar nach dieser Visite wurden sechs dieser Paare zu den Inhalten des Gesprächs befragt. Das vereinbarte Therapieziel betreffend gab es nur bei zwei der sechs Interviewpaare eine übereinstimmende Beschreibung, die übrigen stimmten nur teilweise oder gar nicht überein. Auch über die Gesprächsinhalte – soziale Anamnese, Medikation, geplante Therapien –

stimmten die Aussagen nur bei zwei Paaren überein, bei den übrigen vier nur teilweise oder gar nicht.

ACP – ins Deutsche übersetzt die „Vorausplanung der gesundheitlichen Versorgung" – beschreibt den Planungsprozess der zukünftigen medizinischen Versorgung speziell für den Fall, dass der Patient nicht mehr in der Lage ist, eigene Entscheidungen zu treffen. Er sollte ein qualifizierter, schrittweise vorgenommener und wiederkehrender Gesprächsprozess zwischen dem Betroffenen, seinem Vertreter bzw. nahen Angehörigen, Gesundheitsfachpersonen und dem zuständigen Arzt sein (Coors et al. 2015).

Der Nutzen von ACP zeigt sich schon während der vorausschauenden Gespräche.

„Die gedankliche und emotionale Vorbereitung des Patienten, der Angehörigen und nicht zuletzt des behandelnden multiprofessionellen Teams auf mögliche Komplikationen und Verschlechterungen des gesundheitlichen Zustands kann dazu dienen, die Krankheitssituation besser anzunehmen, ein Gefühl der Selbstwirksamkeit zu bewahren und damit auch schon lange vor der vielleicht anstehenden Entscheidung Autonomie und Lebensqualität zu fördern" (Coors et al. 2015).

Nehmen die (zukünftigen) Patienten, ihre Behandler und Angehörigen die Herausforderung an, die ACP in sich birgt, führt dies zu realistischer Selbstwahrnehmung, verhindert (ungewollte) Diskriminierungen und hilft im Ernstfall, eine bessere Therapieentscheidung im Sinne des Patienten zu treffen (vgl. Bioethikkommission 2015; Sharp et al. 2013).

10.11 Was tun gegen Ageismus?

Ageismus ist eine der größten Beeinträchtigungen für aktives und gesundes Altern und wirkt auf unterschiedlichen Ebenen, der individuellen, strukturellen oder institutionellen ebenso wie auf der gesellschaftlichen Ebene. Maßnahmen zur Reduktion oder Vermeidung von Altersdiskriminierung werden in vielen Studien vorgeschlagen, es sind mehr oder weniger konkrete bzw. unmittelbar anwendungsbezogene oder auf ihre Wirkung geprüfte Maßnahmen (z. B. Allué-Sierra et al. 2023; Burnes et al. 2019; Fhon et al. 2024; Jeyasingam et al. 2023; Lytle und Levy 2019; Lytle et al. 2021; Martinez-Arnau et al. 2022; Ungar et al. 2024; Venables et al. 2023).

Mikton et al. (2022) beschreiben drei Strategien zur effektiven Reduktion von Ageismus: erstens in der Politik und Gesetzgebung die Benennung von Ungleichheit und Diskriminierung; zweitens Maßnahmen in Erziehung und Bildung, um falsche Vorstellungen über das Altern und das Alter durch sachlich korrekte Informationen zu ersetzen; und drittens die Förderung von positiven intergenerationalen Kontakten, um die Verbindung und das Verständnis zwischen den Generationen zu stärken (Mikton et al. 2022; s. auch Henry et al. 2024).

Kessler und Warner (2023) plädieren dafür, die Alterskomplexität zu erhöhen, um der einseitigen (negativen) Konnotation des Altseins und Alterns zu begegnen. Ihnen zufolge seien 6 Kompetenzen zu fördern (Kessler und Warner 2023, S. 7 f.):

- Die Anerkennung der Individualität alter und sehr alter Menschen
- Das Begreifen der Lebensphase „Alter" als kulturell formbare und wertvolle Lebensphase mit eigener Entwicklungsdynamik
- Das Zulassen positiver und negativer Gefühle bezogen auf das hohe Lebensalter, um dem Zwang einer einseitigen Kategorisierung zu entgehen
- Das Hinterfragen von Gesetzen und Regularien, die alte Menschen ungerechtfertigt benachteiligen
- Die Entwicklung von Sensibilität für eine ungerechtfertigte negative oder positive Behandlung von alten Menschen
- Der Erwerb von fundiertem Wissen und Kritikfähigkeit bezüglich gesellschaftlicher und politischer Entwicklungen und Problemlagen, die sich aufgrund des in der Bevölkerung stetig steigenden Lebensalters ergeben

Auch Ungar et al. (2024) stellen in ihrem Beitrag „Carta of Florence against ageism" eine Reihe von konkreten Maßnahmen zur Reduktion und Vermeidung von Ageismus im Gesundheitssystem vor:

- Etablierung von Bildungsmaßnahmen über das Altern und Ageismus für die Bevölkerung, um fehlerhafte Vorstellungen aufzudecken und gesunde Verhaltensweisen über den gesamten Lebenslauf hinweg zu fördern.
- Integration von Wissen über das Alter in alle Curricula von Sozial- und Gesundheitsberufen mit Gelegenheiten, an intergenerationalen Aktivitäten mit alten Menschen teilzunehmen.
- Förderung von Prävention und Public Health.

- Pflege- und medizinische Maßnahmen sollen in Zusammenarbeit und auf der Basis der spezifischen Anforderungen und Zielsetzungen mit alten Menschen erfolgen.
- Die Anwendung der Prinzipien des SDM soll integraler Bestandteil der medizinischen Ausbildung sein.
- Verbot der Rationierung von Maßnahmen der Gesundheitsversorgung.
- Verfügbarkeit von qualitativ hochwertigen und würdigen End-of-Life-Care im Bedarfsfall.
- Einbeziehung der alten Patienten in klinische Studien.
- Integration und Koordination der medizinischen, pflegerischen und sozialen Maßnahmen für alte Menschen, um umfassender wirksam sein zu können.
- Reduktion der Notaufnahmen in Spitälern bzw. Krankenhäusern, indem die Primärversorgung und ambulante Versorgung verbessert werden.
- Sicherstellung des Zugangs zur Gesundheitsversorgung speziell für Personen mit Behinderungen, Gebrechlichkeit, sozialer Isolation und geringem sozioökonomischem Status.
- Einbeziehung älterer Menschen in die Entwicklung und Anwendung von Technologien für die Gesundheitspflege.

Literatur

Allen JO (2016) Ageism as a risk factor for chronic disease. Gerontologist 56(4):610–614

Allué-Sierra L, Antón-Solanas I, Rodríguez-Roca B, Anguas-Gracia A, Echániz-Serrano E, Fernández-Rodrigo MT, Nava-Ferrer C, Subirón-Valera AB, Urcola-Pardo F, Satústegui-Dordá P (2023) Nurse Educ Today 122:105739

Bioethikkommission (2015) Sterben in Würde. Empfehlungen zur Begleitung und Betreuung von Menschen am Lebensende und damit verbundene Fragestellungen. Stellungnahme der Bioethikkommission. Geschäftsstelle der Bioethikkommission, Wien

Burnes D, Sheppard C, Henderson CR, Wassel M, Cope R, Barber C, Pillemer K (2019) Interventions to reduce ageism against older adults: a systematic review and meta-analysis. AJPH Open-themed Research. 109(8):e1–e9

Chang E-S, Kannoth S, Levy S, Wang S-Y, Lee JE, Levy BR (2020) Global reach of ageism on older persons' health: A systematic review. Plos ONE. https://doi.org/10.1371/journal.pone.0220857

Charles, C, Gafni, A, Whelan, T (1997) Shared decision-making in the medical encounter: what does it mean? (or it takes at least two to tango). Soc Sci Med 44(5):681–692

Cicero MT (2011) Cato der Ältere über das Alter. In: Bibliografisch ergänzte Ausgabe, übersetzt und herausgegeben von Harald Merklin. Reclam, Stuttgart

Coors M, Jox RJ, in der Schmitten, J. (2015) Advance care planning: eine Einführung. In: Coors M, Jox RJ, in der Schmitten, J. (Hrsg) Advance care planning. Kohlhammer, Stuttgart, S 11–22

Eich W (2009) Shared Decision Making in Medizin und Psychotherapie. Psychother Dialog 10(4):364–369

Fhon JRS, Alves N, Neto SAP, Dijnan ARFS, Laurenti AV, Lima EFC (2024) Attitudes and perceptions about ageism among nursing students: a scoping review. Rev Lation-Am Enfermagem 32:e4116. https://doi.org/10.1590/1518-8345.6851.4116

FitzGerald C, Hurst S (2017) Implicit bias in healthcare professionals: a systematic review. BMC Medical Ethics 18:19. https://doi.org/10.1186/s12910-0179-8

Goldgruber J, Janig H, Lesnik T, Urlesberger P, Uschnig A, Schippinger W (2019) Sprechende Medizin. Jahreskongress 2019 – Netzwerk Altersmedizin. Graz, 10.–12.10.2019

Henry JD, Coundouris SP, Craik FIM, von Hippel CM, Grainger SA (2023) The cognitive tenacity of self-directed ageism. Trends Cogn Sci Aug 27(8):713–725. https://doi.org/10.1016/j.tics.2023.03.010

Henry JD, Coundouris SP, Nangle MR (2024) Breaking the links between ageism and health: an integrated perspective. Aging Res Rev 95:102212. https://doi.org/10.1016/j.arr.2024.102212

Jeyasingam N, McLean L, Mitchell L, Wand APF (2023) Attitudes to ageing amongst healthcare professionals: a qualitative systematic review. Eur Geriatr Med 14:889–908. https://doi.org/10.1007/s41999-023-00841-7

Kessler E-M, Warner LM (2023) Ageismus. Altersbilder und Altersdiskriminierung in Deutschland. Antidiskriminierungsstelle des Bundes, Berlin

Kobayashi LC, Wardle J, Wolf MS, von Wagner C (2016) Aging and functional health literacy: a systematic review and meta-analysis. J Gerontol B Psychol Sci Soc Sci 71(3):445–457

Kwak S, Kim H, Chey J, Youm A (2018) Feeling how old I am: subjective age is associated with estimated brain age. Front Aging Neurosci 10:168. https://doi.org/10.3389/fnagi.2018.00168

Levy BR, Slade MD (2023) Role of positive age beliefs in recovery from mild cognitive impairment among older persons. JAMA Netw Open 6(4):e237707. https://doi.org/10.1001/jamanetworkopen.2023.7707

Levy BR, Slade MD, Kunkel SR, Kasl SV (2002) Longevity increased by positive self-perceptions of aging. J Pers Soc Psychol 83(2):261–270

Levy BR, Slade MD, Pietrzak RH, Ferrucci L (2017) Positive age beliefs protect against dementia even among elders with high-risk gene. Plos ONE 13(2):e0191004. https://doi.org/10.1371/journal.pone.0191004

Levy BR, Slade MD, Chang E-S, Kannoth S, Wang SY (2018) Ageism amplifies cost and prevalence of health conditions. Gerontologist 13. https://doi.org/10.1093/geront/guy131

Levy BR, Chang E-S, Lowe S, Provolo N, Slade MD (2021) Impact of media-based negative and positive age stereotypes on older individuals' mental health. J Gerontol B Psychol Sci Soc Sci 77(4):e70–e75. https://doi.org/10.1093/geronb/gbab085

Levy BR, Pietrzak RH, Slade MD (2023). Societal impact on older persons' chronic pain: role of age stereotypes, age attribution and age discrimination. Social Sci Med 323, April, 115772. https://doi.org/10.1016/j.socscimed.2023/115772

Lytle A, Levy BR (2019) Reducing ageism: education about aging and extended contact with older adults. Gerontologist 59(3):580–588. https://doi.org/10.1093/geront/gnx177

Lytle A, MacDonald J, Apriceno MB, Levy BR (2021) Reducing ageism with brief videos about aging education, ageism, and intergenerational contact. Gerontologist 61(7):1164–1168. https://doi.org/10.1093/geront/gnaa167

Marques S, Mariano J, Mendonca J, De Tavernier W, Hess M, Naegele L, Peixero F, Martins D (2020) Int J Environ Res Public Health 17:2560. https://doi.org/10.3390/ijerph17072560

Martinez-Arnau FM, López-Hernández L, Castellano-Rioja E, Botella-Navas M, Pérez-Ros P (2022) Nurse Educ Today 110:105269. https://doi.org/10.1016/j.nedt.2022.106269

Mikton C, Beaulieu M, Burnes D, Choo WY, Herbst JH, Pillemer K, Yon Y (2022) High time for an intervention accelerator to prevent abuse of older people. Nat Aging 2(11):973–975. https://doi.org/10.1038/s43587-022-00301-0

Ng R, Allore HG, Trentalange M, Monin JK, Levy BR (2015) Increasing negativity of age stereotypes across 200 years: evidence from a database of 400 million words. PLoS One 10(2):e0117086. https://doi.org/10.1371/journal.pone.0117086

Ng R, Allore HG, Levy BR (2020) Int J Environ Res Public Health 17(16):5980. https://doi.org/10.3390/ijerph17165980

Palmore E (1977) Facts on aging: a short quiz. Gerontologist 17(4):315–320

Pelikan JM, Röthlin F, Ganahl K (2013) Die Gesundheitskompetenz der österreichischen Bevölkerung – nach Bundesländern und im internationalen Vergleich. Abschlussbericht der Österreichischen Gesundheitskompetenz (Health Literacy) Bundesländer-Studie. LBIHPR Forschungsbericht, Wien

Pietrzak RH, Zhu Y, Slade MD, Qi Q, Krystal JH, Southwick SM, Levy BR (2016) Negative age stereotypes association with accelerated cellular aging: evidence from two cohorts of older adults. J Am Geriatr Soc 64(11):e228–e230

Rothermund K, Mayer AK (2009) Altersdiskriminierung. Erscheinungsformen, Erklärungen und Interventionsansätze. Kohlhammer, Stuttgart

Samra R, Griffiths A, Cox T, Conroy S, Gordon A, Gladman JRF (2015) Medical students' and doctors' attitudes towards older patients and their care in hospital settings: a conceptualisation. Age Ageing 44:776–783

Samra R, Cox T, Gordon AL, Conroy SP, Lucassen MFG, Griffiths A (2017) Factors related to medical students' and doctors' attitudes towards older patients: a systematic review. Age Ageing 46:911–919

Schopenhauer A (1851) Parerga und Paralipomena. Kleine philosophische Schriften, Bd 1. Hayn, Berlin, S 468

Sharp T, Moran E, Kuhn I, Barclay S (2013) Do the elderly have a voice? Advance care planning discussions with frail and older individuals: a systematic literature review and narrative synthesis. Br J Gen Pract. https://doi.org/10.3399/bjgp13X673667

Sherman E (2010) Contemplative aging. A way of being in later life. Gordian Knot Books, New York

Sørensen K, Van den Broucke S, Fullam J, Doyle G, Pelikan J, Slonska Z, Brand H (2012) Health literacy and public health: a systematic review and integration of definitions and models. BMC Public Health 12:80. http://www.biomedcentral.com/1471-2458/12/80. 9.12.2017

Ungar A, Cherubini A, Fratiglioni L, de la Fuente-Núnez V, Fried L, Krasovitsky MS, Tinetti M, Officer A, Vellas B, Ferrucci L (2024). Carta of Florence against ageism. No place for ageism in healthcare. Eur Geriatr Med 15:285-290. https://doi.org/10.1007/s41999-024-00938-7

Venables H, Wells Y, Fetherstonhaugh D, Wallace H (2023) Factors associated with nursing students' attitudes toward older people; A scoping review. Gerontol Geriatr Educ Ja-Mar 44(1):131–150

Wahl HW (2017) Die neue Psychologie des Alterns. Kösel, München

Wali H, Grindrod K (2016) Don't assume the patient understands: qualitative analysis of the challenges low health literate patients face in the pharmacy. Res Soc Adm Pharm 12(6):885–892. https://doi.org/10.1016/j.sapharm.2015.12.003. Epub 2016 Jan 5

11

Der Schmerz des Alters – das Altern des Schmerzes

Georg Pinter

11.1 Einleitung

Laut epidemiologischen Daten leiden über 14 % der Bevölkerung unter chronischen Schmerzen, und es dauert durchschnittlich 7 Jahre bis zur konkreten Diagnostik und Therapie, bei 20 % mehr als 20 Jahre. Zum Dauerschmerz und den Einschränkungen im Alltag gesellen sich oft Depressionen, Ängste und Schlafstörungen. Derartige Faktoren triggern die Schmerzen. Sie führen zu ängstlichem Schon- und Vermeidungsverhalten oder zu katastrophalen seelischen Szenarien. Es entsteht ein Teufelskreis aus Schmerz, Angst und Passivität (Luomajoki und Schesser 2018).

G. Pinter (✉)
Vorstand Zentrum für Altersmedizin (Abteilung für Akutgeriatrie/Remobilisation, geriatrische Tagesklinik, Abteilung für Chronisch Kranke, Spezialambulanz für Demenzerkrankungen und Geriatrischer Konsiliardienst), Klinikum Klagenfurt am Wörthersee, Klagenfurt am Wörthersee, Österreich
e-mail: georg.pinter@lkh-klu.at

11.2 Der Schmerz des Alters – Schmerz im Alter

11.2.1 Ausgangslage

Schmerzen führen zu körperlichen, funktionellen und kognitiven Einschränkungen und zum Verlust an Autonomie. Insgesamt tragen Schmerzen im Alter zu einer sozialen Verarmung und Isolierung bei (Pinter et al. 2020b). Ältere Patient*innen verschweigen oft ihre Symptome oder haben aufgrund von Kommunikationsstörungen Schwierigkeiten, diese mitzuteilen. Dies betrifft sowohl die Schmerzqualität als auch deren Intensität.

Schmerz wird von vielen Betroffenen immer noch als eine typische und unabwendbare Begleiterscheinung des Älterwerdens hingenommen und somit nicht immer berichtet. Die Sorge vor einer Unterbringung in der stationären Betreuung oder Pflege kann ein weiterer Grund dafür sein, dass ältere Menschen Schmerzen eher verschweigen (Bruckenthal 2008).

Zusätzlich wurden bei Ärzteschaft und Pflegepersonal Defizitbilder und Mythen über Schmerz im Alter nachgewiesen, die die Diagnostik und eine adäquate Therapieeinleitung verzögern können (Kada et al. 2017).

Der weiten Verbreitung schmerzhafter Beschwerden im Alter steht eine Reihe von Defiziten bei der Erfassung, Diagnose und Behandlung gegenüber. In besonderem Maß gilt dies für Patient*innen mit kognitiven Defiziten. Die Multimorbidität erschwert häufig nicht nur die Diagnose der Schmerzen, sondern schränkt auch die Palette der medikamentösen Therapieoptionen ein, weil auf weitere Krankheitsbilder sowie Medikamenteninteraktionen Rücksicht zu nehmen ist. Auch die Belastbarkeit der Patient*innen ist angesichts ihrer multiplen Beschwerden oft massiv eingeschränkt (Pinter et al. 2020b).

Im Alter kann die verbale Kommunikation eingeschränkt sein, etwa durch einen Sprachverlust nach einem Schlaganfall, in fortgeschrittenen Stadien einer Parkinson-Krankheit, durch höhergradige kognitive Beeinträchtigungen oder Sprachbarrieren (Pinter et al. 2016).

Zeigen Menschen mit Demenz ein auffälliges Verhalten, sollte immer an die Möglichkeit von Schmerzen gedacht und eine entsprechende therapeutische Intervention eingeleitet werden. Antipsychotika sind jedenfalls nicht die erste Wahl bei Verhaltensauffälligkeiten (Schippinger et al. 2018).

Um eine Unterdiagnostik zu vermeiden, sollte in stationären Therapie-, Pflege- oder Rehabilitationseinrichtungen ebenso wie in der häuslichen Betreuung bei älteren und betagten Menschen Schmerzen routinemäßig und systematisch erhoben werden (Schreier et al. 2015).

Für die vulnerable Gruppe älterer Schmerzpatient*innen ist ein gut abgestimmtes und umfassendes Management erforderlich, das die bestmögliche Schmerzlinderung bei möglichst weitgehender Vermeidung potenziell negativer Nebenwirkungen von Therapien sicherstellt. Das Schmerzmanagement sollte von wichtigen Grundsätzen wie Individualität, Multimodalität, Mechanismusbasierung, Prävention, Genderunterschieden oder Berücksichtigung der Chronobiologie geprägt sein.

Zur Einschätzung der funktionellen Ressourcen und Probleme der älteren Patient*innen eignet sich eine geriatrische Funktionsbeurteilung. Das Österreichische Geriatrische Basisassessment ist in den Strukturqualitätskriterien der Abteilungen für Akutgeriatrie/Remobilisation festgeschrieben und integraler Bestandteil der Arbeit mit geriatrischen Patient*innen (Pochobradsky et al. 2017). In einem multidimensionalen und multidisziplinären Prozess werden dabei Daten und Informationen gesammelt, die für die Therapie von entscheidender Bedeutung sind. Komplexkranke ältere Schmerzpatient*innen sollten bei speziellen geriatrischen Fragestellungen an eine entsprechende Einrichtung zugewiesen werden. In Österreich stehen mittlerweile 53 Abteilungen/Departments für Akutgeriatrie/Remobilisation zur Verfügung.

11.2.2 Schmerzdiagnose und Schmerzmessung im Alter

Unabhängig von der Frage, ob bei einem alten Menschen eine Demenz oder eine kommunikative Einschränkung vorliegt, gibt es im Alter generell eine Reihe von Besonderheiten und fehlenden Warnsignalen, die es schwieriger machen können, Schmerzen zu erkennen. Dazu gehören etwa Veränderungen bzw. Einschränkungen des Repertoires der Mimik und Gestik oder die Tatsache, dass Schmerzen von Betroffenen nicht oder nur indirekt angesprochen werden (Pinter et al. 2016).

Ein standardisiertes Vorgehen bei der Schmerzerfassung ist eine wichtige Voraussetzung für die bessere schmerztherapeutische Versorgung und führt nachweislich zu einer besseren Schmerzreduktion (Basler et al. 2006).

Mittel erster Wahl in der Schmerzerfassung sind Instrumente, die auf der Selbstauskunft der Patient*innen beruhen. Dies gilt auch für die geriatrische Schmerzmedizin (Booker und Herr 2016). Zur Messung von Schmerzen stehen zahlreiche validierte Instrumente und Scores zur Schmerzerhebung zur Verfügung (Bernatzky und Likar 2005). Verbreitet und als einfach anzuwendende Instrumente bewährt sind verbale Ratingskalen (VRS), numerische Ratingskalen (NRS) und visuelle Analogskalen (VAS). Für ältere Schmerzpatient*innen sind besonders VAS und VRS gut geeignet (Booker und Herr 2016).

> **Interventionsgrenzen für schmerztherapeutische Maßnahmen**
> Bei Vorliegen der folgenden Erhebungswerte sollte eine schmerztherapeutische Intervention erfolgen:
> - VAS: ≥3
> - VRS: ≥2
> - Doloplus-2: ≥5
> - BESD-Skala: ≥2
> - Doloplus-2-Short-Skala: ≥3

Im Zuge des Schmerzassessments sollten darüber hinaus die Lebensqualität und die Stimmung beurteilt werden. Besonders wichtig sind dabei ein interdisziplinärer Zugang und strukturierte Schmerzfortbildungen des gesamten multiprofessionellen Teams (Schofield 2018).

Eine einmalige Schmerzerhebung ist nicht ausreichend, sondern es sind wiederholte Messungen, auch im Sinne einer Evaluierung der therapeutischen Interventionen, des Therapieerfolgs und möglicher Nebenwirkungen, erforderlich. Bedeutsam für die weitere Therapieplanung ist zudem das Erfragen der Schmerzqualität, weil sich hieraus bereits Hinweise auf die Schmerzentstehung (z. B. neuropathisch, nozizeptiv, nozizeptiv/entzündlich oder dysfunktional) ergeben können.

11.2.3 Demenz und Schmerz

Chronische Schmerzen treten bei Menschen mit Demenz sehr häufig auf, wobei von einer Prävalenz von über 50 % bei zu Hause lebenden und von über 80 % bei Pflegeheimbewohner*innen ausgegangen werden muss (Achterberg et al. 2010).

Eine Querschnittserhebung bei 425 Bewohner*innen in 12 österreichischen Altenpflegeheimen ergab eine sehr hohe Schmerzprävalenz von 37,9 bis 73,1 %. 81 % gaben an, mindestens täglich Schmerzen zu haben und bereits über 1 Jahr davon betroffen zu sein (Schreier et al. 2015).

Auch die österreichische Studiengruppe des Projekts TransPro zur Vermeidung von unnötigen Transporten aus Pflegeheimen in das Krankenhaus beschreibt eine hohe Schmerzprävalenz in Pflegeheimen. Hier zeigten 26 % der befragten Bewohner*innen ausgeprägte Schmerzzustände, nur 22 % waren schmerzfrei, und Schmerz korrelierte mit der Anzahl an Diagnosen und der Medikamentenzahl (Kada et al. 2017).

Der Schmerz wird bei Menschen mit Demenz und Kommunikationsbeeinträchtigungen oft erst sehr spät oder gar nicht erkannt. Ein großer Anteil von

Personen mit Demenz und Nichttumorschmerzen erhält keine pharmakologische Behandlung gegen den Schmerz. Alte Menschen mit moderater, mittelstarker und starker Demenz sowie Personen mit Behinderungen haben das höchste Risiko, keine suffiziente Schmerztherapie zu erhalten (Shega et al. 2006).

Neben der Erfahrung der klinisch tätigen Personen, Schmerzen wahrzunehmen, zu beobachten und zu behandeln (Hutchinson et al. 2007; Wilder-Smith 2005), kommt der Zusammenarbeit mit Angehörigen und dem Pflegepersonal bei der Schmerzbeurteilung eine große Bedeutung zu.

Bei alten Menschen gibt es, insbesondere wenn eine Demenz oder eine kommunikative Einschränkung vorliegt, eine Reihe von Besonderheiten und fehlenden Warnsignalen, die es schwieriger machen kann, Schmerzen zu erkennen. So können die Mimik und Gestik verändert oder eingeschränkt sein, eine verminderte Schweißproduktion auf Stressoren vorliegen oder Schmerzen von Betroffenen nicht oder nur indirekt kommuniziert werden (Pinter et al. 2016).

Eine wesentliche Ursache für die Unterbehandlung älterer Patient*innen, ob mit oder ohne kognitive Beeinträchtigungen, ist die weitverbreitete unzureichende Schmerzerfassung (Bruckenthal 2008), obwohl zahlreiche validierte Instrumente und Scores zur Schmerzerhebung zur Verfügung stehen. Für alte Schmerzpatient*innen eignen sich besonders VAS, VRS und NRS. Für Menschen mit Hörproblemen kann die VAS, bei Sehproblemen die VRS bzw. NRS von Vorteil sein (Booker und Herr 2016). Bei kognitiv beeinträchtigten Menschen haben sich in der Praxis u. a. folgende 3 Instrumente bewährt: die BESD-Skala (BESD = Beurteilung von Schmerz bei Demenz; Basler et al. 2006), die Doloplus-2-Skala (Gatternig et al. 2013) sowie die Doloplus-2-Short-Skala (Likar et al. 2015b).

11.2.4 Schmerzerkennung und -messung bei kognitiv beeinträchtigten und nichtkommunikativen Patient*innen

Aufgrund der komplexen physischen und psychischen Veränderungen stellt die Schmerzmessung bei kognitiv beeinträchtigen Patient*innen eine besondere Herausforderung dar. Dies gilt auch für das Schmerzassessment bei Menschen, deren Kommunikationsfähigkeit eingeschränkt ist (Corbett et al. 2012). Die Kommunikationsfähigkeit kann auch bei kognitiv nicht beinträchtigten älteren Menschen aufgrund von Sprach- oder Sprechstörungen unterschiedlicher Ursache oder aufgrund von Sprachbarrieren eingeschränkt oder inadäquat sein.

Um eine schmerztherapeutische Unterversorgung kognitiv oder kommunikativ beeinträchtigter Patient*innen zu vermeiden, muss gerade in diesen vulnerablen Gruppen Schmerz konsequent gemessen werden, denn das Assessment ist die Basis für eine adäquate Schmerztherapie (Lautenbacher und Kunz 2019).

Grundsätzlich ist auch bei Schmerzpatient*innen mit kognitiven Beeinträchtigungen bei der Schmerzmessung, soweit möglich, einer Selbstbeurteilung der Vorzug gegenüber der Fremdbeurteilung zu geben. Allerdings verlieren die üblichen Schmerzskalen bei Menschen mit Demenz in Abhängigkeit vom Ausmaß der Erkrankung ihre Aussagekraft (Closs et al. 2004). Was den Einsatz von Selbstbeurteilungsskalen betrifft, so ist die VRS auch für Menschen mit milder Demenz zur Schmerzerfassung gut geeignet (Basler et al. 2004).

Bei Menschen mit fortgeschrittener Demenz und bei nicht oder eingeschränkt kommunikationsfähigen Personen muss auf Signale der nonverbalen Kommunikation zurückgegriffen werden. Wichtige Hinweise auf eine Schmerzsymptomatik können lautsprachliche Äußerungen (gequälte Lautäußerungen, Wimmern), mimische Hinweise (angespannter Gesichtsausdruck, Grimassieren, Stirnrunzeln oder eine starre Mimik), Verhaltensindikatoren (etwa Verhaltensänderungen, Appetitverlust, Verwirrtheit, ängstliche Abwehr von Berührung, keine Reaktion auf Trost oder Zuwendung) oder physische Indikatoren (veränderter Atemrhythmus, Tachykardien, Verschlechterung des Allgemeinzustands) sein (Herr et al. 2006; Horgas et al. 2009).

In der Schmerzerfassung kompetente Pflegepersonen, die Wahrnehmung von Angehörigen, eine personelle Konstanz der Betreuung sowie Teamarbeit sind zentrale Voraussetzungen für eine zuverlässige Schmerzeinschätzung (Davis und Srivastava 2003).

Für verbal und kognitiv eingeschränkte Personen gibt es geeignete Scores und Skalen der Fremdbeurteilung wie die ECPA-Schmerzskala (ECPA = L'échelle comportementale de la douleur chez la pesonne âgés) und deren deutschsprachige Adaptierung BISAD (Beobachtungsinstrument für das Schmerzassessment bei alten Menschen mit Demenz), die BESD-Skala, die deutsche Fassung der PAINAD Scale (Pain Assessment in Advanced Dementia Scale; Basler et al. 2006) oder die Doloplus-2-Skala (Sirsch und Gnass 2020).

Die BESD-Skala etwa beruht auf einem relativ kurzen, recht einfach durchzuführenden Test und ist vor allem für mobilere Patient*innen gut geeignet. Sowohl chronische als auch akute Schmerzen lassen sich damit sehr gut erfassen (Basler et al. 2006; Horgas et al. 2009).

Skala DOLOPLUS-2-Short		Untersucher		Untersucher	
		Datum/ Uhrzeit	Datum/ Uhrzeit	Datum/ Uhrzeit	Datum/ Uhrzeit
Name :		../../..	../../..	../../..	../../..
Vorname :		........h	........h	........h	........h
1. Verbaler Schmerz- ausdruck	• Keine Äußerungen • Äußerungen nur bei Patientenkontakt • Gelegentliche Äußerungen • Dauernde spontane Schmerzäußerungen	0 1 2 3	0 1 2 3	0 1 2 3	0 1 2 3
2. Schonhaltung in Ruhe	• Keine Schonhaltung • Vermeidet gelegentlich gewisse Haltungen • Ständige, wirksame Schonhaltung • Ständige, ungenügend wirksame Schonhaltung	0 1 2 3	0 1 2 3	0 1 2 3	0 1 2 3
3. Schutz von schmerzhaften Körperzonen	• Kein Schutz • Bei Patientenkontakt, ohne Hinderung von Pflege und Untersuchung • Bei Patientenkontakt, mit Hinderung jeglicher Handlungen • Schutz auch in Ruhe, ohne direkten Kontakt	0 1 2 3	0 1 2 3	0 1 2 3	0 1 2 3
4. Soziale Aktivitäten	• Teilnahme an gewohnten Aktivitäten (Essen, Ergotherapie, Anlässe) • Gewohnte Aktivitäten nur auf Anregung oder Drängen • Teilweise Ablehnung gewohnter Aktivitäten • Ablehnung jeglicher sozialer Aktivitäten	0 1 2 3	0 1 2 3	0 1 2 3	0 1 2 3
5. Verhaltens- störungen	• Gewohntes Verhalten • Wiederholte Verhaltensstörungen bei Patientenkontakt • Dauernde Verhaltensstörungen bei Patientenkontakt • Dauernde Verhaltensstörungen ohne äußeren Anlass	0 1 2 3	0 1 2 3	0 1 2 3	0 1 2 3
Total score :		../...	../...	../...	../...

Abb. 11.1 Die Doloplus-2-Short Skala

Bei hochgradig kommunikationsbeeinträchtigten Patient*innen ist die Doloplus-2-Short-Skala gut geeignet, weil alle Komponenten des Schmerzes (somatisch, psychomotorisch, psychosozial) erfragt werden (Likar et al. 2015a). Auch eine Verlaufsbeobachtung lässt sich gut dokumentieren (Abb. 11.1).

In einer Analyse von 28 verschiedenen Assessmenttools für die klinische Praxis der Schmerzerfassung von Menschen mit Demenz zeigte sich keine eindeutige Überlegenheit eines einzelnen Instruments (Lichtner et al. 2014). Neuere Untersuchungen zur Schmerzerkennung durch die Beobachtung des Gesichtsausdrucks (Lautenbacher et al. 2018) und der Vokalisierungs- charakteristik von Schmerz weisen auf Möglichkeiten der Erweiterung des diagnostischen Repertoires hin.

In der Praxis haben sich jedenfalls folgende 3 Instrumente bei Menschen mit Demenz bewährt:

- BESD-Skala (Basler et al. 2006): Dies ist die deutsche Fassung der PAINAD Scale.
- Doloplus-2-Skala: Diese wurde in der deutschsprachige Version evaluiert (Gatternig et al. 2013) und erfasst somatische, psychomotorische und psychosoziale Auswirkungen von Schmerzen in einer 30-punktigen Skala.
- Doloplus-2-Short-Skala: Diese stellt die Kurzform der Doloplus-2-Skala dar und wurde ebenfalls in deutscher Sprache evaluiert (Likar et al. 2015b).

11.2.5 Multimorbidität

Alte Menschen leiden häufig an einer Vielzahl chronischer Erkrankungen, die physische und psychische Funktionseinschränkungen bewirken sowie die Lebensqualität der Betroffenen beeinträchtigen können. Diese Multimorbidität, also das Vorhandensein von mehreren Erkrankungen zum gleichen Zeitpunkt, ist ein spezifisches Merkmal von geriatrischen Patient*innen. Typische Komorbiditäten bei älteren und betagten Menschen sind Demenz, Herz-Kreislauf-Erkrankungen, degenerative und entzündliche rheumatische Erkrankungen, Osteoporose, Bluthochdruck, Diabetes mellitus, Lungenerkrankungen, Morbus Parkinson oder onkologische Erkrankungen (Fortin et al. 2005).

Die Multimorbidität bedingt und ist gleichzeitig auch Folge eines in der Geriatrie sehr häufig vorkommenden Symptomkomplexes, der Frailty oder Gebrechlichkeit. Diese beschreibt das Bild des gebrechlichen alten Menschen, der schwach und energielos ist, sich nur langsam fortbewegen kann und jederzeit gefährdet ist, zu stürzen oder andere Komplikationen seiner bestehenden Erkrankungen zu erleiden. Die sich daraus ergebende biologische, psychische und auch soziale Vulnerabilität erfordert einen ganz speziellen Zugang zu diesen Menschen und birgt nicht nur die Gefahr der Über- und Fehl-, sondern auch der Unterversorgung.

Eine besonders häufig auftretende Komorbidität bei chronischen Schmerzen sind im Alter Depressionen. Die Kombination beider Erkrankungsbilder beeinflusst die Lebensqualität Betroffener besonders negativ. Depressionspatient*innen mit chronischen Schmerzen haben ein höheres Suizidrisiko, ein höheres Risiko für Persönlichkeitsstörungen und schlafen schlechter als Menschen, die an Depressionen ohne Schmerzsyndrom leiden. Depression und Schmerz können einander zudem verstärken. Patient*innen mit einer schweren Depression haben ein dreimal höheres Risiko als Menschen ohne Depression, chronische Schmerzzustände zu entwickeln. Umgekehrt besteht ein hohes Risiko für Patient*innen mit chronischen Schmerzen, eine depressive Symptomatik zu entwickeln (Zis et al. 2017).

Die Multimorbidität erschwert häufig nicht nur die Diagnose der Schmerzen, sondern schränkt auch die Therapieoptionen ein, da die Belastbarkeit der Patient*innen angesichts ihrer multiplen Beschwerden oft massiv eingeschränkt ist.

Multimorbidität verlangt nach Kompetenzzentren. In der Inneren Medizin beispielsweise gibt es einen massiven Spezialisierungsdrang, der in Österreich 2015 mit einer neuen Ausbildungsordnung nochmals weiter verstärkt wurde. In den großen Akutspitälern werden „monomorph" erkrankte Personen (also Patient*innen mit Einzelerkrankungen) problemlos an die entsprechenden Spezialdisziplinen weitergeleitet und dort hervorragend betreut. Ganz anders stellt sich die Situation für mehrfach erkrankte Patient*innen dar, die neben mehreren internistischen u. a. auch neurologische, psychiatrische, urologische und orthopädische Probleme aufweisen. Sehr oft sind diese Menschen alt, vulnerabel und gebrechlich.

> Multimorbidität macht besonders das Schmerzmanagement bei älteren und betagten Personen zu einer komplexen und herausfordernden Aufgabe.

Einen Teil dieser komplex kranken Schmerzpatient*innen kann in Abteilungen für Akutgeriatrie/Remobilisation betreut werden. In Hinblick auf die demografische Entwicklung und die damit zu erwartende Zunahme multimorbider Patient*innen – viele werden auch Schmerzpatient*innen sein – braucht es dringend ein Umdenken, auch in der ärztlichen Aus- und Weiterbildung. Eine breite internistische Grundausbildung mit besonderem Augenmerk auf Multimorbidität, Polypharmazie, Gebrechlichkeit, Sturzerkrankung, Inkontinenz, Delir und weiteren Inhalten aus dem geriatrischen Formenkreis sind ein Gebot der Stunde. Die Geriatrie benötigt einen fixen Platz in der Medizin und muss auch als eigenständiges Fach weiterentwickelt werden.

11.2.6 Besonderheiten bei der Schmerztherapie im Alter

Eine Reihe von funktionellen, physiologischen und psychischen Veränderungen im Alter beeinflussen Kompensationsmechanismen und die Schmerzwahrnehmung. Zusätzlich zu diesen Veränderungen kommt es mit zunehmendem Alter auch zu einem progredienten Verlust von Organfunktionen, die bei der Verabreichung von Analgetika zu bedenken sind.

Die mit dem Alter zunehmend eingeschränkte Nierenfunktion, eine verminderte Leberfunktion, Veränderungen im Gastrointestinaltrakt und im Nervensystem, die die Schmerzverarbeitung und das Schmerzerleben beeinflussen, müssen beachtet werden.

Kognitive Beeinträchtigungen, pathologische oder medikamentenbedingte Probleme mit dem Erinnerungsvermögen oder Hör- und Sehbeeinträchtigungen sind darüber hinaus altersbedingte Entwicklungen, die die Adhärenz bei älteren Menschen – auch in Bezug auf analgetische Therapien – negativ beeinflussen können (Pinter et al. 2016).

> Die Multimorbidität schränkt die Palette der medikamentösen, aber auch der nichtmedikamentösen Therapieoptionen ein und erfordert eine spezielle Expertise.

Bei der medikamentösen Behandlung älterer Schmerzpatient*innen haben Metamizol, Opioide und Antikonvulsiva einen besonderen Stellenwert. Aber auch Paracetamol, Antidepressiva und Cannabinoide können mit gutem Erfolg verwendet werden. Nichtsteroidale Antirheumatika (NSAR) sind gut wirksam, müssen aber unter besonderer Beachtung spezieller Vorsichtsmaßnahmen (Beachtung einer eingeschränkten Nierenfunktion, einer chronischen Herzinsuffizienz und einer vorbestehenden arteriellen Hypertonie) eingesetzt und in der Anwendungszeit begrenzt werden.

Die medikamentöse Schmerztherapie ist wichtig, hat aber durchaus auch Limitationen. In gepoolten Metaregressionsanalysen ergab sich beispielsweise bei Opioiden im Vergleich zu Placebo insgesamt nur ein geringer Effekt auf die Schmerzintensität. Bei über 60-jährigen Patient*innen mit muskuloskelettalen Schmerzen bessern sich Schmerzen und schmerzbedingte Funktionen durch Opioide nur geringfügig, die Nebenwirkungsrate ist dagegen im Vergleich zu Placebo erhöht. Der schlechtere Outcome bei den Senioren dürfte vor allem auf physiologischen Änderungen bei der Schmerzprozessierung, Pharmakodynamik und Pharmakokinetik beruhen (Megale et al. 2018).

> Im Sinne des multimodalen Ansatzes der Schmerztherapie sind daher nichtmedikamentöse Alternativen immer in das Therapiekonzept zu integrieren.

Der Einsatz von minimalinvasiven interventionellen Verfahren sollte bei entsprechenden Schmerzlokalisationen in Betracht gezogen werden. Hierzu kann der/die Patient*in an die nächstgelegene Schmerzambulanz zugewiesen werden.

Als topische Therapie kommen bei neuropathischen Schmerzen Lidocain-Pflaster, 8%ige Capsaicin-Pflaster und Botulinumtoxin zur Anwendung.

Verfahren der physikalischen Medizin stellen für ältere Patient*innen eine gut verträgliche Therapieoption dar. Die angewandten Verfahren sind Bewegungstherapie, Tai-Chi, progressive Muskelentspannung nach Jacobson, Elektrotherapie, neuromuskulären Elektrostimulation (NMES), Hochtontherapie bei peripherem neuropathischem Schmerz, Heilmassage, Ultraschall-, Laser- und Wärmetherapie.

Psychotherapeutische Interventionen beruhen meist auf kognitiver Verhaltenstherapie (KVT). Diese psychologischen Interventionen haben bei über 60-jährigen Patient*innen mit chronischen Schmerzen einen Effekt auf die Schmerzstärke, das Katastrophisieren sowie die Selbstwirksamkeit. Gruppensitzungen erwiesen sich dabei im Vergleich zu Einzeltherapien als erfolgreicher (Niknejad et al. 2018).

11.2.7 Ausgewählte medikamentöse Therapieoptionen

Nichtsteroidale Antirheumatika (NSAR)
Diese Substanzen haben eine gute analgetische, antipyretische und antiphlogistische Wirksamkeit. Bei geriatrischen Schmerzpatient*innen ist allerdings wegen möglicher gastrointestinaler, kardiovaskulärer und renaler Nebenwirkungen ein vorsichtiger Einsatz angezeigt (Abdulla et al. 2013). Zu beachten sind auch der Hydratationszustand, die Nierenfunktion und eine eventuelle Begleitmedikation (Angiotensinkonversionsenzym- bzw. ACE-Hemmer, Schleifendiuretika).

> Werden NSAR eingesetzt, ist eine engmaschige Kontrolle erforderlich. Eine streng indikationsbezogene und zeitlich begrenzte Verordnung ist ebenfalls erforderlich.

NSAR können das Risiko gastrointestinaler Blutungen erhöhen (Bjarnason et al. 2018). Weiter verstärkt wird dies bei gleichzeitiger Gabe von Antikoagulanzien, Kortikosteroiden oder selektiven Serotonin-Wiederaufnahme-Hemmern (SSRI). Zur Prävention gastrointestinaler Ereignisse bei NSAR-Gabe haben sich Protonenpumpenhemmer (PPI) etabliert (Pinter et al. 2020a).

> **Faktoren, die für eine PPI-Prophylaxe unter NSAR sprechen**
> – Alter über 65
> – Ttherapeutisch notwendige hohe NSAR-Dosierung
> – Llange Behandlungsdauer
> – Ggleichzeitige Gabe von Antikoagulanztien, Thrombozytenaggregationshemmern, Azetylsalizylsäure (ASS), Kortikosteroiden, SSRI
> – Ulkcus in der Anamnese
> – Helicobacter-pylori-Infektion in der Anamnese

Zusätzlich sind renale Nebenwirkungen sowie eine Beeinflussung der Thrombozytenaggregation zu beachten.

Verbreitet ist die Kombination von NSAR mit SSRI. Dabei ist zu beachten, dass das Risiko von Magenblutungen unter einer Kombination von SSRI mit NSAR deutlich höher ist als unter NSAR oder SSRI allein. Die Kombination sollte nur in Ausnahmefällen eingesetzt werden.

Ebenfalls zu beachten: Die Wirksamkeit von ASS und Ibuprofen kann bei gleichzeitiger Einnahme möglicherweise aufgehoben werden. Ibuprofen sollte daher mindestens 2 h später eingenommen werden. Möglicherweise lässt sich die Wechselwirkung mit ASS verhindern oder abschwächen, indem auch Naproxen oder Metamizol zeitlich versetzt nach der ASS-Gabe eingenommen werden. Bei Diclofenac, Paracetamol und Opioidanalgetika tritt diese Interaktion nicht auf.

Topische NSAR haben bei geriatrischen Patient*innen zur Behandlung lokalisierter leichter bis mäßiger Schmerzen ebenfalls einen Stellenwert (Derry et al. 2017).

Paracetamol
Bei älteren Patient*innen wird Paracetamol als First-Line-Therapie bei milden bis moderaten Schmerzen empfohlen. Das Mortalitätsrisiko erhöht sich bei langfristiger Einnahme hoher Dosierungen (Mccrae et al. 2018).

Die mögliche Lebertoxizität von Paracetamol ist zu beachten. Bei Leberinsuffizienz ist Paracetamol strikt kontraindiziert. Bei kachektischen Patient*innen ist Paracetamol nicht geeignet. Bei Niereninsuffizienz sollte eine Intervallverlängerung vorgenommen werden. In Kombination mit Cumarinen kann die Paracetamoltherapie zu einer signifikanten Verlängerung der International Normalized Ratio (INR) führen.

Metamizol
Metamizol hat eine stärkere analgetische Effektivität als Paracetamol und ist aufgrund seiner spasmolytischen Wirkung bei krampfartigen abdominellen Schmerzen das Mittel erster Wahl. Auch die antipyretische Wirksamkeit ist von Bedeutung. Nach der aktuellen Studienlage ist das Interaktions- und Nebenwirkungspotenzial von Metamizol als gering anzusehen.

Die durch Metamizol potenziell ausgelöste Agranulozytose ist in Mitteleuropa extrem selten und sollte daher keine Hürde für die Verwendung darstellen. Bei längerfristiger Anwendung sind jedoch Blutbildkontrollen zu empfehlen (Reist et al. 2018).

Bei Niereninsuffizienz und einer ausgeprägten Leberfunktionsstörung ist auch bei Metamizol eine Dosisreduktion erforderlich.

Opioide
Opioidanalgetika sind in der Behandlung von Tumorschmerzen und von chronischen, nicht tumorbedingten Schmerzen als Teil eines multimodalen Behandlungskonzepts etabliert (Busse et al. 2018). Sie zeigen für alte und betagte Patient*innen ein durchaus günstiges Wirkungsprofil. Dennoch müssen, um mögliche Risiken und unerwünschte Wirkungen einer Therapie mit Opioidanalgetika bestmöglich zu verhindern, die Wirksamkeit und Nebenwirkungen regelmäßig überprüft werden (Pinter et al. 2016).

Ein Vorteil von Opioiden im Vergleich zu Nichtopioidanalgetika ist eine fehlende Organtoxizität in Bezug auf Leber, Niere und Herz-Kreislauf-System (Galicia-Castillo 2016).

> Grundsätzlich ist zu beachten, dass alte Patient*innen auf Opioide stärker ansprechen als jüngere, sie sind daher besonders behutsam zu dosieren und individuell anzupassen.

Orale retardierte Opioide sind jenen mit kurzer Halbwertszeit vorzuziehen, bei Durchbruchschmerz sollten Letztere zusätzlich verwendet werden.

Bei Nichtrespondern sollte zunächst eine Opioidrotation erwogen werden, bevor die Therapie mit dieser Substanzgruppe ganz abgebrochen wird.

Bei eingeschränkter Leber- oder Nierenfunktion sind eine Dosisreduktion oder Intervalländerung oder die Verwendung von Opioiden mit inaktiver Metabolisierung wie Hydromorphon und Buprenorphin angezeigt.

Aufgrund der zentralnervösen Nebenwirkungen erhöht sich auch das Sturzrisiko, was bei älteren Patient*innen ein erhebliches Problem darstellen kann. Unterschiedliche Opioide weisen dabei ein unterschiedlich hohes sturzassoziiertes Frakturrisiko auf, wobei dieses Risiko für Buprenorphin nicht besteht (Vestergaard et al. 2006).

Nebenwirkungen können zu Beginn der Opioidtherapie Übelkeit und Erbrechen sowie Müdigkeit, Sedierung oder Schwindel sein. Eine antiemetische Behandlung sollte bereits zu Beginn der Opioidtherapie begleitend eingesetzt und nach 1–2 Wochen auf Zweckmäßigkeit überprüft werden. Eine präventive Behandlung der Obstipation ist zu Beginn jeder Opioidtherapie indiziert (Moore und Mcquay 2005).

Generell weisen Opioide eine pharmakodynamische Interaktion mit dämpfend-sedierend wirkenden Pharmaka wie Benzodiazepinen und analogen Schlafmitteln, sedierenden Neuroleptika und trizyklischen Antidepressiva oder Alkohol auf. Durch eine additive zentralnervöse Hemmung kann es zum Auftreten von Hypotension, psychomotorischer Hemmung, Atemdepression und Benommenheit kommen.

Die Kombination von Tramadol mit SSRI und Serotonin-Noradrenalin-Wiederaufnahme-Hemmern (SNRI) birgt das Risiko für ein Serotoninsyndrom, das gilt auch für die Behandlung von SSRI gleichzeitig mit Oxycodon und Pethidin.

Bei chronischem Nichttumorschmerz muss eine Langzeitanwendung von Opioidanalgetika über einen Zeitraum von 3 Monaten hinaus reevaluiert und die Risiken mit den Patient*innen besprochen werden (Häuser et al. 2020). Spätestens nach 6 Monaten sollte die Option einer Dosisreduktion oder eines Auslassversuchs besprochen und überprüft werden, ob weiterhin eine Behandlungsindikation vorliegt.

Antidepressiva
Trizyklische Antidepressiva führen bei geriatrischen Patient*innen oft zu Hypotonie, Rhythmusstörungen, Verwirrtheit, Müdigkeit, Obstipation und Harnverhalt (anticholinerges Syndrom). Dies betrifft besonders häufig Amitriptylin.

Duloxetin hingegen kann bei alten Menschen mit Schmerzen aufgrund diabetischer Polyneuropathie und Arthrose erfolgreich eingesetzt werden. Dosisanpassungen an die Nieren- und Leberfunktion sind allerdings erforderlich. Der SNRI Milnacipran kann zur antineuropathischen Behandlung angewendet werden.

Antikonvulsiva
Gabapentin und Pregabalin sollten als Medikamente der ersten Wahl zur Therapie chronischer neuropathischer Schmerzen zum Einsatz kommen (Finnerup et al. 2015).

Insbesondere zu Beginn der Therapie können zentralnervöse Nebenwirkungen wie Müdigkeit oder Schwindel auftreten. Generell empfiehlt sich eine niedrigere Startdosis und eine langsamere Dosissteigerung im Vergleich zu jüngeren Menschen.

Durch die altersbedingten Einschränkungen der Nierenfunktion werden die Elimination von Gabapentin und Pregabalin reduziert, daher sollten Dosisanpassungen bei eingeschränkter glomerulärer Filtrationsrate (GFR) vorgenommen werden.

Cannabinoide
Tetrahydrocannabinol (THC) kann bei neuropathischen Schmerzen als Drittlinientherapie und bei Krebspatient*innen, die nicht ausreichend auf eine Therapie mit Opioidanalgetika ansprechen, eingesetzt werden, wobei neben einer Reduktion des Opioidverbrauchs auch andere Symptome wie Übelkeit, Erbrechen oder Appetitlosigkeit positiv beeinflusst werden. Cannabidiol (CBD) kann in Kombination mit Opioiden und anderen Analgetika auch bei sonst therapieresistenten Schmerzsymptomen eingesetzt werden (Häuser et al. 2018).

11.2.8 Polypharmazie

Höheres Alter gilt generell als ein eigenständiges Risiko für Arzneimittelnebenwirkungen (Gurwitz et al. 2003). Ganz besonderer Aufmerksamkeit bedarf die Beobachtung von Nebenwirkungen unter Berücksichtigung von Kognition und Sturzgefahr bei kognitiv beeinträchtigten Patient*innen, da eine verbale Kommunikation über dieses Problem häufig nicht möglich ist.

In Österreich zeigte eine Untersuchung im Jahr 2010 folgendes Bild: 15 % der Altersgruppe der 60- bis 69-Jährigen erhielten 6–10 gleichzeitig verordnete Wirkstoffe, rund 3 % 11–15 Wirkstoffe und etwa 1 % mehr als 15 Wirkstoffe. In der Altersgruppe der 80- bis 89-Jährigen stieg das Vorhandensein der Polypharmazie sehr stark an: 28 % erhielten 6–10 verordnete Wirkstoffe, etwa 8 % 11–15 Wirkstoffe und 3 % mehr als 15 Wirkstoffe. In diese Auswertung sind Over-the-Counter-Präparate (OTC-Präparate), die direkt in der Apotheke ohne Rezept gekauft werden können, nicht miteinbezogen (Eisenmann et al. 2017).

Mit der Anzahl der verschriebenen Medikamente steigt das Risiko potenziell schwerwiegender Interaktionen deutlich an. Daher sind Veränderungen der Pharmakokinetik und -dynamik besonders zu beachten.

Allerdings kann auch die Sorge über ein erhöhtes Risiko von Interaktionen durch die Multimedikation zu einer insuffizienten Schmerztherapie führen. Generell sollten Arzneimittel bei alten Patient*innen, wenn möglich, über kurze Zeit und in niedriger Dosierung verabreicht werden. Als Grundprinzip für die Pharmakotherapie im Alter gilt „start low, go slow".

11.2.9 Fazit für die Praxis

Schmerz ist ein sehr verbreitetes Symptom, das bei älteren Menschen und insbesondere bei Menschen mit Demenz häufig erst nach Jahren adäquat diagnostiziert und therapiert wird. Dies kann für die betroffene Patient*innengruppe weitreichende Folgen für ihren funktionellen und kognitiven Status haben und bis zum Verlust der Autonomie führen.

Besonders bei älteren Patient*innen muss standardisiert und gezielt nach Schmerz (Qualität und Intensität) gefragt werden. Dazu gibt es sehr gute valide Tests, die auch bei Menschen mit Kommunikationsstörungen angewendet werden können. Bei nichtkommunikativen Menschen (Aphasie, hochgradige Demenz) muss auf ein Fremdbeobachtungsinstrument (z. B. die Doloplus-2-Short-Skala) zurückgegriffen werden.

Ein geriatrisches Assessment sollte bei Menschen mit Multimorbidität und Frailty durchgeführt werden, um die funktionellen Probleme und Ressourcen der Patient*innen adäquat zu erfassen. Dafür gibt es in Österreich schon viele ausgebildete Geriater*innen und Abteilungen für Akutgeriatrie/Remobilisation.

> Schmerztherapie ist bei älteren Menschen sehr effektiv, erfordert jedoch aufgrund der besonderen Vulnerabilität dieser Patient*innengruppe besondere Aufmerksamkeit. Besonders zu beachten ist das Interaktionspotenzial bei vorbestehender Polypharmazie. Die Therapie sollte immer multimodal ausgerichtet sein.

NSAR sollten bei gegebener Indikation zeitlich begrenzt und unter Einsatz eines Protonenpumpenhemmers verwendet werden. Auf eine Nierenfunktionsverschlechterung und Retentionsneigung ist unbedingt zu achten. Opioide erfordern engmaschige Kontrollen und spätestens alle 6 Monate eine Therapieevaluierung.

Nebenwirkungen sollten schon bei der Verordnung antizipiert werden (beispielsweise Übelkeit und Obstipation bei Opioiden) und entsprechend vorsorglich behandelt werden.

11.3 Schmerz im Alter – das Altern des Schmerzes

Dieser Abschnitt wurde anhand mehrerer Bücher, an denen der Autor dieses Kapitels beteiligt war, erstellt (Likar et al. 2021, 2017, 2019; Pinter et al. 2013, 2016).

11.3.1 Historische Entwicklung der Schmerzbehandlung

In der Antike und im Mittelalter wurde Schmerz sehr oft als göttliche Strafe oder Prüfung gesehen. Es gab Phytotherapeutika (Heilmittel auf pflanzlicher Basis) und auch kleine chirurgische Eingriffe, ansonsten waren die Therapieansätze eher religiöser oder spiritueller Natur.

Im Zeitalter der Aufklärung und der zunehmenden naturwissenschaftlichen Orientierung des Weltbildes nahmen die Kenntnisse der Menschheit über die physiologischen Grundlagen des Schmerzes dann deutlich zu, und es wurden – als eine der großen Errungenschaften der Medizin – Anästhesieverfahren zur Linderung der Schmerzen bei chirurgischen Eingriffen entwickelt, was wiederum die Chirurgie revolutionierte.

Mit der Entdeckung von Analgetika – zuerst ASS bis hin zu Morphin – und auch der Entwicklung der psychosomatischen Medizin gelang nach und nach der Durchbruch in der Behandlung von Schmerzen. Schmerzkliniken entstanden und führten zu einer multidisziplinären Sicht auf dieses komplexe Syndrom.

Natürlich haben auch die moderne Bildgebung, die Einführung von minimalinvasiven Techniken und die Entwicklung nichtinvasiver Behandlungsmethoden durch die physikalische Medizin zu einer deutlichen Verbesserung der Behandlungsqualität und zu einem umfangreichen Diagnose- und Therapieangebot geführt.

11.3.2 Betrachtungen von Alter, Krankheit, Behinderung und Tod

Die deutliche Zunahme von älteren und vor allem der hochaltrigen Menschen und ist mit großen sozialpolitischen und gesellschaftlichen Herausforderungen verbunden. Zwar ist diese Entwicklung seit vielen Jahren bekannt, allerdings geben sich viele Personen in Gesellschaft, Politik, aber auch in der Medizin immer wieder überrascht, wenn das eine oder andere Thema eine Tagesaktualität bekommt.

Es ist wie eine Lawine in Zeitlupe, einer Nassschneelawine im Frühjahr ähnlich, die sich nahezu unaufhaltsam bewegt. Und wenn dann auch noch die Argumente ausgehen und der Wille, gegenzusteuern, dann ist es natürlich einfach, schulterzuckend von einer Überalterung unserer Gesellschaft zu sprechen. Dies impliziert allerdings eine rein ökonomisch ausgerichtete und notwendigerweise zu vermeidende Belastung der Finanzierungssysteme, ohne dabei die individuellen und gesellschaftlichen Chancen zu berücksichtigen.

Die Versorgung und Betreuung geriatrischer Patient*innen erfordert aber dringlich neue und innovative Konzepte, wie sie in den letzten Jahren und Jahrzehnten beispielsweise im Bundesland Kärnten in Österreich vorangetrieben wurden (mobile geriatrische Remobilisation, geriatrischer Konsiliardienst in Pflegeheimen zur Verhinderung unnötiger Transporte in das Akutkrankenhaus, Polypharmazieboards, Ethikboards, Alterstraumatologie etc.).

Ein Paradigmenwechsel in der Behandlung, Betreuung und Versorgung komplexkranker alter Menschen wird nicht nur in der Medizin notwendig werden. Alter(n)sgerechte Krankenhäuser und Notfallaufnahmen sowie das Einbinden von Informationstechnologie und Telekommunikation (um nur einige wenige Punkte zu nennen) wären das Gebot der Stunde.

Aus der Perspektive junger Menschen scheinen „die Alten" eine mehr oder weniger homogene Gruppe zu sein. Dies trifft aber keinesfalls zu, denn „das" Alter gibt es nicht, weil die individuellen Lebensverläufe nicht linear verlaufen, Brüche aufweisen und verschieden sein können. Ausgrenzende und abwertende Haltungen gegenüber alten und beeinträchtigten Menschen, psychisch Kranken und „Andersartigen" sind leider häufig sichtbar. Beispielsweise gehören zu den subtilen, unbedachten Altersdiskriminierungen auch die Klagen über die Überalterung unserer Gesellschaft. Aber auch im Alltagsleben wird diese sichtbar: Zu nennen wären hier z. B. schwer zu öffnende Verpackungen oder schwer lesbare Bildschirme von Geldautomaten, Preisauszeichnungen im Supermarkt und Beipackzettel von Medikamenten.

Alte Menschen, die immer wieder mit negativen Vorurteilen konfrontiert werden und diese auch für sich selbst übernommen haben, erleben häufiger chronischen Stress, haben eine verminderte kognitive Leistungsfähigkeit und bemerken eine Verschlechterung ihres körperlichen Zustands.

Zu erklären ist dieses Phänomen u. a. auch mit der Schwierigkeit, die Perspektive der Betroffenen einzunehmen. Es besteht eine gesellschaftlich tabuisierte, gleichwohl vorhandene Aversion oder sogar Aggression gegenüber alten und behinderten Menschen und dies vor dem Hintergrund einer völlig unrealistischen Wahrnehmung der Lebenssituation dieser Bevölkerungsgruppen.

Im Zentrum von Klagenfurt am Wörthersee in Kärnten wurden Passanten die Frage gestellt: Wann bin ich „alt"? Es folgen einige der Antworten: Ich bin alt, …

- wenn ich erfahren bin.
- wenn ich aufgehört habe, zu denken.
- wenn ich keine Lust mehr habe, Neues kennenzulernen.
- wenn die körperliche Gebrechlichkeit beginnt.
- wenn ich nicht mehr auf die Berge gehen kann.
- wenn ich mich so fühle.
- wenn die Musik aus ist.

Hier zeigt sich eine starke Defizitorientiertheit in Verbindung mit dem Alter. Lütz beschrieb 2005 in einem Aufsatz zum Thema „Gesundheit und Anti-Aging" eine Gesundheitsgesellschaft, die sich im Gesundheitswahn befinde und die nunmehr einer Gesundheitsreligion verfalle. Grenzsituationen menschlicher Existenz würden ihm zufolge nur mehr defizitär gesehen. Eine Gesellschaft, die die Jugend und nicht das Alter ehre, sei seiner Meinung nach immer eine unglückliche Gesellschaft, die an einer schleichenden Veränderung des Menschenbildes arbeite (Lütz 2005).

Auch Ärzte und Ärztinnen verhalten sich anders gegenüber alten Menschen. In Gesprächen mit alten Patient*innen sind sie höflicher, distanzierter, aber auch weniger engagiert und geduldig. Sie sprechen dabei mit einfachen, kurzen Sätzen, mit überdeutlicher Aussprache, oftmals mit Vermeidung von Blickkontakt sowie übertriebener Gestik und Mimik. Sie sprechen mit Älteren wie mit Kindern, mit denen man sich nicht länger auseinandersetzen möchte. Bei psychosozialen Themen gehen sie weniger auf Patient*innen ein und scheuen sich, Fragen zur privaten Lebenssituation zu stellen. Kurzum sind solche Gespräche wenig dazu geeignet, eine sinnvolle Behandlungsstrategie zu entwerfen.

Durch die rasanten Entwicklungen in der Medizin und Technik haben sich enorme Möglichkeiten ergeben, und wir alle sind Teil dieses Fortschrittes und freuen uns, ihn auch genießen zu dürfen. Akute Erkrankungen können viel früher diagnostiziert und effektiver behandelt werden.

Anders gestaltet sich dies bei chronischen Erkrankungen, zu denen viele Zivilisationserkrankungen zählen. In den Industriestaaten sind dies vorwiegend kardiovaskuläre (z. B. Herzinfarkt, Schlaganfall), Stoffwechsel- (z. B. Zuckerkrankheit, Fettstoffwechselstörungen) und Krebserkrankungen. Aber auch in den ärmeren Staaten gibt es eine Unzahl an chronischen Erkrankungen, denen oft eine infektiöse Ursache zugrunde liegt, beispielsweise die Tuberkulose und die Bilharziose. Etwa ein Drittel der Weltbevölkerung ist mit Tuberkuloseerregern infiziert, und knapp 2 Mio. Menschen sterben pro Jahr daran. 250–300 Mio. Menschen sind von der Bilharziose befallen, 600 Mio. Menschen sind gefährdet.

Klaus Dörner beschrieb schon 2003 eine neu anbrechende problematische Ära in der Medizin. Diese beginne, zunehmend zwischen den heilbaren und unheilbaren Menschen zu differenzieren, und sehe die chronisch Kranken – die Chroniker – als Überlebende des Systems. Menschliche Seins-Wesen habe die moderne Medizin produziert: die Organtransplantierten, die Dialysepatient*innen, die Wachkomapatient*innen, die Frühstgeborenen, die Embryonen (Dörner 2003).

Hier finden auch die chronischen Schmerzpatient*innen einen Platz. Chronisch krank, oft verzweifelt, auf der Suche nach Linderung – viele der Betroffenen können ihre Bedürfnisse gar nicht mehr formulieren. Sie sind zu krank, zu schwach, zu betroffen. Gebrechlichkeit drängt sie an den Rand der Immobilität, Instabilität lässt sie stürzen, Inkontinenz beraubt sie ihrer Würde, intellektueller Abbau drängt sie in die Isolation.

Wünschen wir alle uns nicht ein würdevolles Leben und einen würdevollen Tod? Wünschen wir uns nicht ein Leben bis zum Tod ohne Schmerzen, ohne quälende Atemnot? Streben wir nicht ein Leben in Autonomie und Selbstbestimmung an? Wollen wir nicht bis zum Ende körperlich und geistig fit und aktiv im Sozialleben bleiben? Wenn die Lebensspanne abgelaufen ist, wäre es also doch nur fair, plötzlich zu sterben, einen Schlaganfall mit tödlichem Ausgang, einen plötzlichen Herztod oder irgendein anderes Ereignis zu erleiden, das uns möglichst schnell in das Reich des Todes hinüberführt.

Doch das Leben spricht eine andere Sprache: Es kommen Erkrankungen, Verluste, Abhängigkeiten, Schmerzen, Ängste und die Einsamkeit. Jegliche

Erkrankung oder Behinderung durchdringt den Menschen, kann von ihm gänzlich Besitz ergreifen, ihn verändern, beugen und letzlich seiner Autonomie berauben. Diese Erosion, dieser schleichende Verlust körperlicher, psychischer, geistiger, aber auch sozialer Integrität bergen den Auftrag und die Verpflichtung der Gemeinschaft, diese Menschen in ihren Autonomiebestrebungen zu unterstützen, zu fördern und zu achten.

Schwerkranke, die den Sterbewunsch äußern, wollen nicht nur ausschließlich unerträglichen Schmerzen und dem persönlichen Leid entfliehen. Sie haben Angst, Angst davor, alleingelassen zu werden, Angst, Bürde zu sein, Angst und Scham, Angst und Ohnmacht, Angst und Sprachlosigkeit, Angst, das Unaussprechliche in den Mund zu nehmen. Neben der Angst werden Sterbende von Appetitlosigkeit, Schlaflosigkeit, Depression und Einsamkeit geplagt, zunehmende Immobilität führt zum Autonomieverlust. Alleingelassen in der Hoffnungslosigkeit erleben sie eine Entwürdigung ihrer selbst.

Genau hier setzt die Palliative Care an und hat eine Vielzahl von Möglichkeiten entwickelt, um Menschen in dieser Lebensphase zur Seite zu stehen, um ihnen den Sterbeprozess zu erleichtern und letzlich auch, um den Tod wieder ins Leben zurückzubringen.

Soll nun nicht jeder Mensch den Anspruch haben, seinem Leben in Würde ein Ende zu setzen? Muss man sich noch einige Tage oder Wochen dahinquälen, wenn das Leben unerträglich, die Bürde der Krankheit kaum zu tragen ist? Wäre es da nicht eine Erlösung, um Sterbehilfe zu bitten und sie dann auch zu erhalten?

Ein Aufklärungsgespräch und eine eventuell nachfolgende Teambesprechung können bei der Entscheidungsfindung ebenso hilfreich sein, wie die Besprechung im Ethikboard. Eine gelungene Kommunikation mit und über die Patient*innen wird am ehesten zum Konsens und damit auch zu einer für die Patient*innen annehmbaren und ertragbaren Lösung führen. Das Vermitteln von einschneidenden Diagnosen erfordert das ehrliche, aber sehr oft auch das schwierige Gespräch – schwierig für die Ärzte und Ärztinnen, schwierig für die Patient*innen. Es erfordert eine entsprechende ernsthafte Vorbereitung, das „Abholen" der Patient*innen zum Gespräch, das Geben von Zeit, Mut und Hoffnung, aber auch das aktive Nachfragen. Wenn das schwer Aussprechliche und nahezu Unaussprechliche gesagt ist, brauchen schwerkranke Menschen laufend unseren Beistand (Lassen 2005).

In einer Rede, die Steve Jobs 2005 an der Universität Stanford vor Studenten hielt, gewährte er einen tiefen Einblick in sein Seelenleben. Es ist ein Appell, sich treu zu bleiben und das zu tun, was man liebt.

> „Die Überlegung, dass ich bald tot sein werde, ist für mich die wichtigste Hilfe bei den wirklich großen Entscheidungen im Leben. Denn fast alles – anderer Leute Erwartungen, Stolz, Versagensangst – wird im Angesicht des Todes unwichtig, es bleibt nur, was wirklich wichtig ist. Wer bedenkt, dass er sterben wird, fällt nicht der Illusion anheim, er habe etwas zu verlieren. Man ist sowieso nackt. Es gibt keinen Grund, nicht der Stimme des Herzens zu folgen. [...] Niemand stirbt gern. Selbst diejenigen, die in den Himmel wollen, möchten deswegen nicht sterben. Und doch ist der Tod unser aller Schicksal. Niemand entkommt ihm. Und so soll es auch sein, denn der Tod ist vermutlich die beste Erfindung des Lebens. Er ist der Motor des Wandels. Er räumt mit Altem auf, um Platz zu schaffen für Neues. Heute sind Sie das Neue, aber irgendwann werden Sie die Alten sein und abtreten. Entschuldigen Sie diese drastische Formulierung, aber so ist es nun einmal" (Jobs 2011).

11.3.3 Ethische Betrachtungen

In der Schmerztherapie geht es auch darum, einen Sinn zu suchen. Die Rückwärtssuche steht im Dienst der Vorwärtssuche. Das heißt, man sucht einen Sinn, um auch den Schmerz leichter zu bewältigen. Der Schmerz ist zwar da, aber es gibt daneben einen neuen Lebenssinn, eine Vorwärtssuche, auch im Sinn der Spiritualität. Die Beschäftigung mit dem Thema Schmerz ist ohne psychologische, spirituelle, philosophische und humanistische Aspekte nicht möglich.

Schmerztherapie im Alter ist neben der geforderten medizinischen Kompetenz auch eine ethische Herausforderung. In der Medizinethik gehen wir heute vorwiegend vom 4-Prinzipien-Modell aus (Childress und Beauchamp 2001):

- Prinzip der Autonomie
- Prinzip des Nichtschadens
- Prinzip der Fürsorge
- Prinzip der Gerechtigkeit

E. H. Loewy sah den Ethiker als Reisebegleiter der Patient*innen. Dabei muss immer die Überlegung: „Wer wird hier behandelt?" an erster Stelle unseres Denkens und Handelns stehen (Loewy 2013). In weiterer Folge gilt es dann folgende Fragen zu beantworten:

- Wo sind wir? (Wo fängt die Reise an?)
- Wo wollen wir hin? (Quo vadis?)
- Wie kommen wir zum gewünschten Ziel?

Immanuel Kant (1900) hat im Zeitalter der Aufklärung folgende Grundfragen formuliert:

- Was kann ich wissen? (Die Erkenntnisfrage)
- Was soll ich tun? (Die Handelnsfrage)
- Was darf ich hoffen? (Die Glaubensfrage)
- Diese 3 Grundfragen münden letztlich in die 4. Frage:
- Was ist der Mensch? (Die Existenzfrage)

Die Kant'schen Fragen und auch der prinzipienethische Zugang können in der täglichen Arbeit dabei behilflich sein, folgende wichtige Themenbereiche zu beachten:

- Wesentliche Informationen müssen schon zu Behandlungsbeginn strukturiert erhoben, gesammelt und besprochen werden.
- Bei nicht kommunikativen und nicht entscheidungsbefugten Patient*innen muss dessen Umfeld in alle diagnostischen und therapeutischen Überlegungen miteinbezogen werden.
- Entscheidung darf nicht von Verantwortung getrennt werden.
- Entscheidungsfindungen in schwierigen Situationen erfordern oftmals einen Teamzugang.
- Ethikboards sind in größeren Kliniken zwingend zu fordern. Hier werden einerseits die Ergebnisse der vor Ort durchgeführten Ethikkonsile besprochen, gesammelt, aufbereitet und in weiterer Folge in einer Konferenz präsentiert. Dadurch lernt nicht nur der einzelne Beteiligte, sondern die gesamte Organisation.
- Ärzte und Ärztinnen sowie Jurist*innen benötigen ein Forum, in dem der interdisziplinäre Dialog zu wesentlichen ethischen Themen diskutiert wird.

Ärzte bzw. Ärztinnen und Betreuende können sich durch ein Ethikkonsil (wie dies am Klinikum Klagenfurt im Rahmen des Ethikboards seit einigen Jahren eingerichtet wurde) beraten lassen.

Ein ethisches Assessment umfasst eine Vielzahl von Fragen, auf die es nach reiflichem Überlegen und Erwägen Antworten zu finden gilt. Diese betreffen folgende Aspekte:

- Einschätzung zur Einwilligungsfähigkeit der Patient*innen
- Vorliegende Willensäußerungen
- Begründung für die Unterlassung von Maßnahmen
- Nicht mehr indizierte oder gewollte Maßnahmen
- Erwartungen der Patient*innen

Wesentliche Behandlungsziele sind in der Geriatrie im Allgemeinen, aber natürlich auch bei schmerztherapeutischen Interventionen im Speziellen die Verbesserung der Lebensqualität, Erhalt und Wiederherstellung der Mobilität und Funktionalität sowie informierte aktive Patient*innen bzw. Angehörige.

Die Immobilität, die häufig mit Schmerzen im Alter einhergeht, fördert den Verlust von Muskelmasse, wodurch sich das Risiko von Stürzen und weiterer Immobilität erhöht. Schmerzen führen zu körperlichen, funktionellen und kognitiven Einschränkungen, beeinträchtigen die Aktivitäten des täglichen Lebens, führen aber auch zu Appetitverlust, Schlafstörungen, Depression, Angst bis hin zum Verlust an Autonomie. Insgesamt tragen Schmerzen im Alter zu einer sozialen Verarmung und Isolierung bei.

Schmerz ist nur ein Teil des komplexen somatischen, psychologischen, sozialen und spirituellen Phänomens Leid. Ausschließlich die physiologischen Aspekte des Schmerzes zu berücksichtigen, ist daher nicht ausreichend.

> Bei der Entscheidungsfindung für eine optimale Diagnose und Therapie müssen ältere oder hochbetagte Patient*innen eingebunden und ihre Wünsche und Vorstellungen berücksichtigt werden.

Die informierte Zustimmung des Patienten oder der Patientin zu einer bestimmten schmerztherapeutischen Strategie kann an ihre Grenzen stoßen, wenn bei älteren oder betagten Menschen die Einwilligungsfähigkeit nur teilweise oder eingeschränkt gegeben ist. Aus ethischer Sicht muss eine der Situation angepasste Aufklärung der Patient*innen jedenfalls auch bei eingeschränkt entscheidungsfähigen Patient*innen erfolgen. Fehlt die Entscheidungsfähigkeit bzw. kognitive Kompetenz bei dem Patienten bzw. der Patientin im Einzelfall völlig, so ist die Frage nach dessen/deren mutmaßlichen Willen entscheidend. Hinweise können eine allfällige Vorsorgevollmacht, die Angehörigen oder die Erwachsenenvertretung liefern.

Alte Menschen leiden häufig an einer Vielzahl chronischer Erkrankungen, die physische und psychische Funktionseinschränkungen bewirken sowie die Lebensqualität der Betroffenen beeinträchtigen können. Im Rahmen der geriatrietypischen Multimorbidität (Abschn. 11.2.5) sind Erkrankungen des Herz-Kreislauf-Systems und abnutzungsbedingte Gelenksveränderungen besonders häufig. Dennoch vermag die Beschreibung der Beschwerden dieser im Alter sehr häufig vorkommenden Erkrankungen ein bestimmtes Symptombild, das wir bei hochaltrigen Menschen so oft beobachten, nicht ausreichend zu erklären: Es ist das Bild des gebrechlichen alten Menschen, der schwach und energielos wirkt, sich nur langsam fortbewegen kann und jederzeit gefährdet zu sein scheint, zu stürzen, oder andere Komplikationen seiner bestehenden Erkrankungen zu erleiden.

Die sich daraus ergebende biologische, psychische und auch soziale Verletzlichkeit erfordert einen ganz speziellen Zugang zu diesen Menschen und birgt nicht nur die Gefahr der Über- und Fehl-, sondern auch der Unterversorgung. Deshalb braucht es für die Versorgung und Betreuung geriatrischer Patient*innen gut belastbare Strukturen und auch neue und innovative Konzepte.

So hat sich die Akutgeriatrie in den letzten Jahrzehnten zu einer wichtigen Spezialdisziplin in der Medizin entwickelt. Sie umfasst die präventive, kurative, rehabilitative und palliative Betreuung älterer Patient*innen unter besonderer Berücksichtigung des biopsychosozialen Modells.

Irrtümlicherweise wird die Geriatrie immer noch mit Institutionen der geriatrischen Langzeitpflege und Pflegeheimen assoziiert. Die moderne Akutgeriatrie, die auch am Akutversorgungssektor des Gesundheitssystems ihren fixen Platz hat, bietet jedoch die Möglichkeit, entsprechend auf die Altersentwicklung in der Bevölkerung zu antworten und den älteren Menschen eine hohe Lebensqualität im Alter zu ermöglichen.

Das bestehende Phänomen der Über- bzw. Unterversorgung von alten Menschen ist einerseits in der Verfügbarkeit von Strukturen begründet, andererseits fehlen oftmals zu wichtigen medizinischen Fragen die wissenschaftlichen Grundlagen, da alte und gebrechliche Menschen leider häufig von der medizinischen Forschung ausgeschlossen werden.

11.3.4 Exkurs

Aus der Infotafel der Gedenkstätte am Zentrum für Altersmedizin, Klinikum Klagenfurt:

> „Für eine Wahrheit, die im Einklang mit Zeit, Raum und Geschichte steht, also zu Ende gedacht ist, gibt es keinen Ersatz. Der Weg des Erinnerns ist ein Weg der Besinnung. Er führt von innen nach außen, zugleich leitet er aber von außen nach innen. […] Unser Weg mahnt zum Wachsein – zum Begreifen von Unrecht und kompromisslosem Aufzeigen desselben. Denn von der Sprache zur Tat ist es nur ein kleiner Schritt. Widerstand gegenüber Hunger, Ausgrenzung, Gewalt, Folter, Tod, Krieg und Völkermord wäre also das Ziel – Widerstand gegenüber schamloser Profitgier und die damit verbundene Zerstörung unseres Lebensraumes. Wir sind gefordert, Verantwortung zu übernehmen für unser Tun und Nicht-Tun, für Mitmenschen, für unsere Kinder und ihre Nachkommen, für unsere Welt! Das ‚Niemals wieder' muss gelebt werden, damit es Realität wird."

Die Zeilen sollen anregen zur Reflexion, zu einem Innehalten und einer Gedankenfokussierung – nicht nur auf das Hier und Jetzt. „Wenn man etwas aus der Geschichte lernen kann, dann ist es die Tatsache, dass die Menschheit aus der Geschichte nichts lernt", so hat es Hellwig Valentin, ein profunder Kenner der jüngsten Geschichte in Kärnten und weit darüber hinaus, einmal treffend formuliert. Auf dem Weg aus dem Vergangenen über das Jetzt in die Zukunft liegt dennoch eine große Chance für uns selbst. Rückwärts schauen und vorwärts denken! Das wäre ein Ansatz. Für jeden Einzelnen von uns.

Die Qualität unserer Beziehung hängt sehr stark von unserer Haltung und Einstellung den Mitmenschen – dem Du – gegenüber ab. Im Menschen den Menschen zu sehen und das ständige Bemühen und Arbeiten an dieser Wertehaltung hat für unser Menschsein gewaltige Konsequenzen. Indem wir zum Wohl anderer beitragen, schreiten wir auch in unserer eigenen Weiterentwicklung voran.

Der Geist der Humanität drückt sich nicht nur in Menschenliebe, Toleranz, Brüderlichkeit und Schwesterlichkeit aus. Toleranz ist wichtig, hat aber durchaus Grenzen. Nämlich dort, wo das Wohl und die Würde anderer verletzt und missachtet werden. Es ist vielmehr der Respekt voreinander, ja vor allen Lebewesen, der uns zu wahren Menschen macht. Anfangen müssen wir bei uns selbst. Es gilt, der Unwissenheit, dem Fanatismus und dem Ehrgeiz als wesentliche menschliche Schwächen entschieden entgegenzutreten und damit Polaritäten zu überwinden: Helligkeit und Dunkelheit, Licht und Schatten, Eintracht und Hader, Tag und Nacht, Leben und Tod! Es gilt, die Brücke des Starrsinns zu überschreiten. Gegensätze zu verstehen, zu analysieren, die Schattierungen dazwischen zu erkennen und danach zu handeln, nur das führt zu unserer persönlichen Weiterentwicklung und beeinflusst auch unser Umfeld.

Immer wieder in der Menschheitsgeschichte wurden und werden Schwächere, Andersdenkende, Leidende und Andersartige ausgegrenzt, geschmäht, gefoltert und ermordet. Es muss uns Auftrag sein, sich diesen Menschen ganz besonders hinzugeben, in Ehrfurcht vor dem Leben. Wir sind alle voneinander abhängig. Jeder von uns hängt vom Wohlergehen des Ganzen ab. Alle unsere Entscheidungen, Handlungen und Unterlassungen haben Konsequenzen!

„Mensch sein heißt, das gegenüber seiende Wesen sein" (M. Buber).

Auch können wir Menschen aus Kontemplation und Spiritualität Kraft schöpfen. Vielen hilft dabei der Glaube an ein höheres Wesen, wie folgendes Zitat aus *Es lebe der Tod* verdeutlicht (Likar et al. 2021, S. 143 f.):

„Glaube heißt vieles. Vertrauen, Zuversicht, auch das Zutrauen an mich als Mensch. Richard David Precht hat gesagt: ‚Man muss sich selbst mögen, um die die Welt zu mögen.' Unterschreiben wir sofort. Wer an etwas glaubt, beweist soziale Kompetenz und hat die Kraft, auf andere zuzugehen.

Durch das Beten werden Hirnregionen angeregt, die sonst brachliegen. Meditation setzt weniger Entzündungsstoffe frei, Interleukine. Endorphin, Dopamin, Cannabinoid – Substanzen, die in der Placeboantwort eine große Rolle spielen und auch im Glücksstatus eine Rolle spielen. Der körpereigene Chemiebaukasten schüttet Leckerli aus, damit es dem Menschen besser geht.

Der sogenannte Vagusnerv wird gestärkt. Das wiederum bewirkt einen geringeren Blutdruck und in weiterer Folge ein geringeres Risiko, einen Herzinfarkt zu erleiden oder einen Schlaganfall, es vermeidet Schlafstörungen, Magengeschwüre und chronische Schmerzerkrankungen. Es ist der Placeboeffekt, der wirkt.

Beim Beten ist man im Dialog mit Geist, Seele, Körper.

Der Glaube kann heilen."

11.3.5 Eine Kasuistik

Eine Kasuistik aus Es lebe der Tod (Likar et al. 2021, S. 56 ff.)

Ulla liegt im Spital. Ihr Freund, der Anästhesist, steht in der Tür. Sprungartig steigt ihre Laune.
  „Na, wie geht es? Gut geschlafen?"
  „Danke! Schlaf ist für mich kein Problem. Schlafen konnte ich immer, zu jeder Tageszeit, in jeder Situation. Ich musste nur wollen. So auch in diesen Tagen."
  „Wichtig! – Und Schmerzen?"
  „Sind zu ertragen. Noch. Aber ich habe Angst. Nicht vor dieser tückischen Krankheit, nicht vor dem Tod. Ich habe Angst vor den Schmerzen. Vor allem, dass der Zeitpunkt kommen könnte, an dem sie unerträglich werden. So unerträglich, dass ich mich nicht mehr in der Hand habe. Schmerz auf Dauer muss tödlich sein, für jeden Willen zur Gesundung, für jede Hoffnung. Siehst du das nicht so?"
  „Das war einmal. Ich kann dich beruhigen: Heute sind wir in der Lage, den Patienten schmerzfrei zu halten."

„Mit Hilfe der stärksten Medikamente, wahrscheinlich? Mit dem Preis, dass er davon abhängig wird, süchtig."

„Nein, Ulla. Wir können gut dosieren. Wir können dich auf einen Zustand einstellen, der gerade genügt, um dich schmerzfrei zu machen. Und was deine Bedenken betrifft: Wenn du wirklich Schmerzen hast, wirst du von den Mitteln nicht süchtig."

Ungläubig starrte sie ihn an. Ihr war, wie wenn man unter großer Hitze einen Mantel auszieht und plötzlich gewaltige Erleichterung verspürt. Selbst in diesem Augenblick der Spannung schien der Schmerz gewichen zu sein. Doch da war er wieder. Wie zu fast jeder Stunde. Von der Wirbelsäule ausgehend, auf beiden Seiten und nach unten ausstrahlend. Stechend, bohrend. Ulla versuchte, sich flach auszustrecken und zu entspannen.

„So sieht er aus, mein Antischmerzmann. Vertrauen erweckend und Vertrauen erhaltend." Sie war froh über diese Begegnung. Schon am Abend erhielt sie Tropfen und Tabletten gegen ihre Schmerzen, mit dem Hinweis, dass eine Medikament müsse seine Wirksamkeit im Körper erst aufbauen. Das würde zwei Tage dauern. Und doch schien der Schmerz wie weggewischt.

Schmerz hat verschiedenste Ursachen. Im psychischen und physischen Bereich ist seine Entstehung zu suchen. Ebenso scheint er nicht nur auf Medikamente zu reagieren. Es mag Ärzte geben, die dem Schmerz und seiner Verhütung zu wenig Augenmerk zuwenden. Schmerz kann anhand von Skalen gemessen werden. Leiden dagegen nicht.

Schmerz ist ein individuelles Empfinden, man kann ihn unterdrücken, verstärken. Man wird ihn aber immer nur subjektiv stärker oder schwächer empfinden. Es ist erstaunlich, dass unsere so fortschrittliche Medizin noch nicht in der Lage ist, Schmerz objektiv zu messen. Wie Blutdruck oder den Puls.

Schmerztherapie beruht auf Wissen und Erfahrung.

Ulla wusste, dass ihr Arzt ihre Situation ständig beobachten würde. Aber was sie nicht wissen konnte, war, dass sie in den folgenden Monaten ständig versucht sein würde, die Dosierung zu verringern, die Schmerzen auszuloten. Mit dem Kleinerwerden der Metastasen sollten sich auch die Schmerzgrenzen verschieben.

Sechs Monate nach jenem Tag, an dem ihr noch ein halbes Jahr Lebenszeit prognostiziert worden war, hatte sie die Dosierung ein gutes Stück unter die Hälfte der ursprünglichen zurückgeschraubt. „Mein Ablaufdatum ist längst überschritten", sagt sie, „aber nie habe ich den vergangenen Wochen Schmerz erdulden müssen. Tausende schmerzfreie Stunden machen Kraft frei." Jede Sekunde war ein Geschenk.

Literatur

Abdulla A, Adams N, Bone M, Elliott AM, Gaffin J, Jones D, Knaggs R, Martin D, Sampson L, Schofield P (2013) Guidance on the management of pain in older people. Age Ageing 42:i1–i57

Achterberg WP, Gambassi G, Finne-Soveri H, Liperoti R, Noro A, Frijters DH, Cherubini A, Dell'aquila G, Ribbe MW (2010) Pain in European long-term care facilities: cross-national study in Finland, Italy and the Netherlands. Pain 148:70–74

Basler HD, Hesselbarth S, Schuler M (2004) Pain assessment in the geriatric patient. Part I: pain diagnostics. Schmerz 18:317–326

Basler HD, Hüger D, Kunz R, Luckmann J, Lukas A, Nikolaus T, Schuler MS (2006) Beurteilung von Schmerz bei Demenz (BESD). Schmerz 20:519–526

Bernatzky G, Likar R (2005) Schmerzphysiologie und Schmerz-Epidemiologie unter besonderer Berücksichtigung des Alters. In: Lebensqualität im Alter: Therapie und Prophylaxe von Altersleiden, Springer-Verlag/Wien, S 167–170

Bjarnason I, Scarpignato C, Holmgren E, Olszewski M, Rainsford KD, Lanas A (2018) Mechanisms of damage to the gastrointestinal tract from nonsteroidal anti-inflammatory drugs. Gastroenterology 154:500–514

Booker SQ, Herr KA (2016) Assessment and measurement of pain in adults in later life. Clin Geriatr Med 32:677–692

Bruckenthal P (2008) Assessment of pain in the elderly adult. Clin Geriatr Med 24(213–36):v–vi

Busse JW, Wang L, Kamaleldin M, Craigie S, Riva JJ, Montoya L, Mulla SM, Lopes LC, Vogel N, Chen E (2018) Opioids for chronic noncancer pain: a systematic review and meta-analysis. JAMA 320:2448–2460

Childress JF, Beauchamp TL (2001) Principles of biomedical ethics. Oxford University Press, New York

Closs SJ, Barr B, Briggs M (2004) Cognitive status and analgesic provision in nursing home residents. Br J Gen Pract 54:919–921

Corbett A, Husebo B, Malcangio M, Staniland A, Cohen-Mansfield J, Aarsland D, Ballard C (2012) Assessment and treatment of pain in people with dementia. Nat Rev Neurol 8:264–274

Davis MP, Srivastava M (2003) Demographics, assessment and management of pain in the elderly. Drugs Aging 20:23–57

Derry S, Wiffen PJ, Kalso EA, Bell RF, Aldington D, Phillips T, Gaskell H, Moore RA (2017) Topical analgesics for acute and chronic pain in adults-an overview of Cochrane Reviews. Cochrane Database of Systematic Reviews 2017, Issue 5. Art. No.: CD008609. https://doi.org/10.1002/14651858.CD008609.pub2

Dörner K (2003) Die Gesundheitsfalle: Woran unsere Medizin krankt: zwölf Thesen zu ihrer Heilung. Econ, München

Eisenmann A, Antony K, Brunner-Ziegler S, Pertl D (2017) Wirksamkeit von Maßnahmen zur Reduktion unerwünschter Folgen der Polypharmazie.

Finnerup NB, Attal N, Haroutounian S, Mcnicol E, Baron R, Dworkin RH, Gilron I, Haanpää M, Hansson P, Jensen TS (2015) Pharmacotherapy for neuropathic pain in adults: a systematic review and meta-analysis. The Lancet Neurol 14:162–173

Fortin M, Bravo G, Hudon C, Vanasse A, Lapointe L (2005) Prevalence of multimorbidity among adults seen in family practice. Ann Family Med 3:223–228

Galicia-Castillo M (2016) Opioids for persistent pain in older adults. Cleve Clin J Med 83:443–451

Gatternig K, Hammerschlag A, Kager I, Likar R, Pipam W, Sittl R, Stampfer-Lackner W, Pinter G (2013) Schmerzmessung bei kognitiv beeinträchtigten Patienten mit der Doloplus-2-Skala. Springer, Geriatrische Notfallversorgung, München

Gurwitz JH, Field TS, Harrold LR, Rothschild J, Debellis K, Seger AC, Cadoret C, Fish LS, Garber L, Kelleher M (2003) Incidence and preventability of adverse drug events among older persons in the ambulatory setting. JAMA 289:1107–1116

Häuser W, Finn DP, Kalso E, Krcevski-Skvarc N, Kress HG, Morlion B, Perrot S, Schäfer M, Wells C, Brill S (2018) European Pain Federation (EFIC) position paper on appropriate use of cannabis-based medicines and medical cannabis for chronic pain management. Eur J Pain 22:1547–1564

Häuser W, Bock F, Hueppe M, Nothacker M, Norda H, Radbruch L, Schiltenwolf M, Schuler M, Toelle T, Viniol A (2020) Recommendations of the second update of the LONTS guidelines: long-term opioid therapy for chronic noncancer pain. Schmerz (Berlin, Germany) 34:204–244

Herr K, Bjoro K, Decker S (2006) Tools for assessment of pain in nonverbal older adults with dementia: a state-of-the-science review. J Pain Symptom Manag 31:170–192

Horgas AL, Elliott AF, Marsiske M (2009) Pain assessment in persons with dementia: relationship between self-report and behavioral observation. J Am Geriatr Soc 57:126–132

Hutchinson K, Moreland AM, Williams ACDC, Weinman J, Horne R (2007) Exploring beliefs and practice of opioid prescribing for persistent non-cancer pain by general practitioners. Eur J Pain 11:93–98

Jobs S (2011) Steve Jobs' Stanford-Rede. „Bleiben Sie hungrig. Bleiben Sie verrückt". Wirtschaftwoche 6:5332774–5332774. Wurde abgedruckt in der Neuen Züricher Zeitung am 9.10.2011. https://www.nzz.ch/steve_jobs_erfolg_ist_ein_sieg_ueber_die_buchhalter-ld.674513

Kada O, Janig H, likar, R., Cernic, K. & Pinter, G. (2017) Reducing avoidable hospital transfers from nursing homes in Austria: project outline and baseline results. Gerontol Geriatr Med 3:2333721417696671

Kant I (1900) Kant-Ausgabe der Preußischen Akademie der Wissenschaften. Kant Edition, Berlin

Lassen EB (2005) Das schwere Gespräch. Einschneidende Diagnosen menschlich vermitteln. Deutscher Ärzte-Verlag, Köln

Lautenbacher S, Kunz M (2019) Schmerzerfassung bei Patienten mit Demenz. Schmerz 33:563–575

Lautenbacher S, Walz AL, Kunz M (2018) Using observational facial descriptors to infer pain in persons with and without dementia. BMC Geriatr 18:88

Lichtner V, Dowding D, Esterhuizen P, Closs SJ, Long AF, Corbett A, Briggs M (2014) Pain assessment for people with dementia: a systematic review of systematic reviews of pain assessment tools. BMC Geriatr 14:138

Likar R, Pipam W, Neuwersch S, Köstenberger M, Pinter G, Gatternig C, Marksteiner J (2015a) Pain measurement in cognitively impaired patients with the Doloshort scale. Schmerz 29:440–444

Likar R, Pipam W, Neuwersch S, Köstenberger M, Pinter G, Gatternig C, Marksteiner J (2015b) Schmerzmessung bei kognitiv beeinträchtigten Patienten mit der Doloshort-Skala. Schmerz 29:440–444

Likar R, Bernatzky G, Pinter G, Pipam W, Janig H, Sadjak A (2017) Lebensqualität im Alter. Springer, München

Likar R, Murko G, Pinter G (2019) 42 Ethische Entscheidungen am Lebensende – ein interdisziplinärer medizinrechtlicher Dialog. Ethische Herausforderungen des Alters: Ein interdisziplinäres, fallorientiertes Praxisbuch für Medizin, Pflege und Gesundheitsberufe, 451.

Likar R, Janig H, Pinter G, Frühwald T, Cernic K (2021) Es lebe der Tod: Tabuthema Sterben. Carl Ueberreuter Verlag GmbH, München

Loewy EH (2013) Ethische Fragen in der Medizin. Springer, München

Luomajoki H, Schesser R (2018) Gemeinsam gegen den Schmerz. Der Schmerzpatient 1:1–1

Lütz M (2005) Gesundheit und Anti-aging. DMW-Dtsch Med Wochenschr 130:2952–2955

Mccrae J, Morrison E, Macintyre I, Dear J, webb, D. (2018) Long-term adverse effects of paracetamol – a review. British J Clin Pharmacol 84:2218–2230

Megale RZ, Deveza LA, Blyth FM, Naganathan V, Ferreira PH, Mclachlan AJ, Ferreira ML (2018) Efficacy and safety of oral and transdermal opioid analgesics for musculoskeletal pain in older adults: a systematic review of randomized, placebo-controlled trials. J Pain 19:475.e1–475. e24

Moore RA, Mcquay HJ (2005) Prevalence of opioid adverse events in chronic non-malignant pain: systematic review of randomised trials of oral opioids. Arthritis Res Ther 7:1–6

Niknejad B, Bolier R, Henderson CR, Delgado D, Kozlov E, Löckenhoff CE, Reid MC (2018) Association between psychological interventions and chronic pain outcomes in older adults: a systematic review and meta-analysis. JAMA Int Med 178:830–839

Pinter G, Likar R, Schippinger W, Janig H, Kada O, Cernic K (2013) Geriatrische Notfallversorgung: Strategien und Konzepte. Springer, München

Pinter G, Likar R, Kada O, Janig H, Schippinger W, Cernic K (2016) Der ältere Patient im klinischen Alltag: ein Praxislehrbuch der Akutgeriatrie. Kohlhammer, München

Pinter G, Stromer W, Donnerer J, Geyrhofer S, Leeb B, Mitrovic N, Pils K, Likar R (2020a) Pain and pain management in old age: special features and recommendations. Z Gerontol Geriatr, Seite 4

Pinter G, Stromer W, Donnerer J, Geyrhofer S, Leeb B, Mitrovic N, Pils K, Likar R (2020b) Schmerzen und Schmerzerfassung im Alter: Besonderheiten und Empfehlungen. Z Gerontol Geriatr 54(5):1–6

Pochobradsky E, Neruda T, Nemeth C (2017) Prozesshandbuch Akutgeriatrie/Remobilisation. Gesundheit Österreich GmbH

Reist L, Erlenwein J, Meissner W, Stammschulte T, Stüber F, Stamer U (2018) Dipyrone is the preferred nonopioid analgesic for the treatment of acute and chronic pain. A survey of clinical practice in German-speaking countries. Eur J Pain 22:1103–1112

Schippinger W, Glechner A, Horvath K, Sommeregger U, Frühwald T, Dovjak P, Pinter G, Iglseder B, Mrak P, Müller W, Ohrenberger G, Mann E, Böhmdorfer B, Roller-Wirnsberger R. Optimizing medical care for geriatric patients in Austria: defining a top five list of „Choosing Wisely" recommendations using the Delphi technique. Eur Geriatr Med. 2018;9(6):783–793. https://doi.org/10.1007/s41999-018-0105-8. Epub 2018 Sep 27. PMID: 30546795; PMCID: PMC6267644

Schofield P (2018) The assessment of pain in older people: UK national guidelines. Age Ageing 47:i1–i22

Schreier MM, Stering U, Pitzer S, Iglseder B, Osterbrink J (2015) Pain and painassessment in nursing homes: Results of the OSiA study. Schmerz 29:203–210

Shega JW, Hougham GW, Stocking CB, Cox-Hayley D, Sachs GA (2006) Management of noncancer pain in community-dwelling persons with dementia. J Am Geriatr Soc 54:1892–1897

Sirsch E, Gnass I (2020) Schmerzerfassung bei älteren Menschen – eine multiprofessionelle Leitlinie. Kompendium Schmerz: Für Schmerzexperten in Pflege-und Gesundheitsberufen, 154

Vestergaard P, Rejnmark L, Mosekilde L (2006) Fracture risk associated with the use of morphine and opiates. J Intern Med 260:76–87

Wilder-Smith OH (2005) Opioid use in the elderly. Eur J Pain 9:137–140

Zis P, Daskalaki A, Bountouni I, Sykioti P, Varrassi G, Paladini A (2017) Depression and chronic pain in the elderly: links and management challenges. Clin Interv Aging 54(5):709–720

12

Diversität im Alter/n: eine sozialanthropologische Perspektive

Tatjana Thelen

12.1 Einleitung

Alter ist eine omnipräsente Kategorie gesellschaftlichen Lebens und wirkt als solches selbstverständlich, ja geradezu als biologisch gegeben. Daher eröffnet eine Reflexion dominanter Vorstellungen die Möglichkeit, über Diversität und Alternativen von Prozessen des Älterwerdens in globalen Zusammenhängen nachzudenken.

Besonders prägend für das gegenwärtige Denken ist eine historische Fortschrittserzählung. Diese geht von einer Entwicklung sogenannter traditioneller hin zu modernen Praktiken und Normen im Umgang mit dem Alter aus. In diesem Narrativ spielen Vorstellungen der Bewertung und des Respekts gegenüber dem hohen Alter ebenso eine Rolle wie die Versorgung im Alter. Solche Überzeugungen äußern sich etwa in Sätzen wie: „So gehen *wir* mit unseren Senior*innen um" oder „Die Menschen *dort* lassen die alten Menschen nicht allein." In solchen Aussagen deutet sich an, dass insbesondere die Sorge für Senior*innen der Repräsentation des Eigenen gegenüber einem Fremden dient.

Im Alltag fallen solche Ordnungsvorstellungen und daran geknüpfte Praktiken erst dann auf, wenn etwas „nicht passt", d. h., wenn sich Menschen

T. Thelen (✉)
Universität Wien, Institut für Kultur- und Sozialanthropologie, Wien, Österreich
e-mail: tatjana.thelen@univie.ac.at

nicht erwartungsgemäß verhalten. Das kann z. B. in Begegnungen mit Menschen aus einem anderen kulturellen Umfeld der Fall sein. Oft werden die wahrgenommenen Unterschiede als entweder „traditionell" oder „modern" bewertet. Solche Eigen- und Fremddefinitionen finden Eingang in Formen der politischen Zugehörigkeit und des Zugangs zu ökonomischen Ressourcen.

Diese beiden Achsen, die Diversität von Ordnungsvorstellungen rund um das höhere Lebensalter sowie deren politische Bedeutung bilden das Kernstück der folgenden Ausführungen. In einem ersten Schritt werden unterschiedliche Formen, hohes Lebensalter zu erfassen und zu erleben, thematisiert. In einem zweiten Schritt wird dem Zusammenhang von Alter und Status sowie dessen Wandel nachgegangen. Unter den Bedingungen einer verlängerten Lebensspanne gewinnen diesbezüglich sowohl private und staatliche Sorgeleistungen als auch transnationale Pflegemigration in den Verhandlungen politischer Zugehörigkeit an Bedeutung.

12.2 Alterszählungen: Wann ist eine Person „alt"?

In Westeuropa ist das Geburtsjahr von großer kultureller Bedeutung für die Bestimmung verschiedener Lebensabschnitte. In vielen Ländern wird der Geburtstag jedes Jahr gefeiert und später vor allem die sogenannten „runden" Geburtstage feierlich begangen. Die Jahreszählung begleitet auch wichtige Statusübergänge im Lebensverlauf. So bestimmt das *chronologische Alter* etwa den Eintritt ins Schulalter und die Volljährigkeit ebenso wie den Renteneintritt als Übergang in das höhere Alter. Obwohl vielfach als selbstverständlich betrachtet, ist eine solche Einteilung eine eher rezente historische Entwicklung und keineswegs weltweit gegeben.

> Das Alter wurde und wird in unterschiedlichen Gesellschaften und Zeiten auf andere Arten gemessen, gelebt, und erfahren.

Anhand einer Hochzeit in Gujarat (Westindien) beschreibt etwa Randeria (1990), dass das chronologische Alter zu diesem Anlass in den 1980er-Jahren nur von bürokratischem Interesse war. Die Polizei, die die Volljährigkeit und damit Heiratsfähigkeit der Braut prüfen wollte, gab sich mit einer Geburtsurkunde zufrieden, der zufolge die Frau an einem *30. Februar* vor 20 Jahren geboren sein sollte. In diesem Kontext zählte das *relative Alter* entlang der Geburtenfolge (älteste Tochter) mehr als das absolute chronologische Alter. Ähnlich beschreibt auch Spittler (1990) eine Gleichgültigkeit gegenüber den Lebensjahren bei Kel Ewey Tuareg in der Sahara. Obwohl manche Zeitabstände sehr genau gezählt wurden, hatte das chronologische Lebensalter wenig kulturelle Bedeutung. Unterschiedliche Lebensalter werden daher anders erzählt und erlebt. Spittler führt die Lebenserzählung eines damals ca. 81 Jahre alten Mannes an. Diese enthält keine Jahresangaben. Stattdessen zeigen Wiederholungen von Tätigkeiten („ich ging auf die Karawane, ich ging auf die Karawane, ich ging auf die Karawane") die Dauer von Lebensabschnitten an. Ähnlich wird in vielen Gesellschaften das Lebensalter eines Menschen nicht in Jahren, sondern entsprechend deren Position im Lebenslauf gemessen. Randeria (1990) nennt dies das *Positionsalter*. Seit der Einführung durch die Kolonialmächte haben sich Daten zur Bestimmung des Lebensalters beinahe weltweit verwaltungstechnisch durchgesetzt. Dennoch wird dem Geburtstag, -monat oder -jahr oft wenig oder keine kulturelle Bedeutung beigemessen.

Ohne einen solchen Jahresmaßstab machen viele der in Europa geläufigen Vergleiche wenig Sinn. Dementsprechend fehlen vergleichende Aussagen wie eine „frühe" oder „späte" Entwicklung etwa in der Kindheit. Ebenso wenig kann man „frühzeitig altern" oder „für sein Alter noch rüstig sein". Letztlich tritt der Übergang irgendwann ein. Somit erlaubt diese Sichtweise deutlich größere individuelle Abweichungen als eine chronologische Alterszählung. Mit der *Chronologisierung* des Alters erlebten Gesellschaften des Globalen Nordens in den letzten 200 Jahren hingegen eine Standardisierung des Lebensverlaufs. Der Eintritt in das höhere Lebensalter orientierte sich zunehmend an einer beruflichen Abfolge von Ausbildung, Arbeitsleben und Rente. Im Gegensatz zu der häufig vertretenen Auffassung hat also die *Standardisierung von Lebensaltern*.

Diese Standardisierung hat verschiedene Ursachen. Demografisch verlängert sich die individuell erwartbare Lebensspanne und ist durch den medizinischen Fortschritt planbarer geworden. Während der Tod einen Menschen in früheren Zeiten praktisch jederzeit ereilen konnte, konzentriert sich die Sterblichkeit spätestens seit Mitte des 20. Jahrhunderts zunehmend auf die höheren Lebensjahre. Die überwiegende Mehrheit der Bevölkerungen Europas erreicht derzeit nicht nur das Rentenalter, sondern erlebt dieses auch über einen längeren Zeitraum. An diesem „Normalfall" richtet sich auch die Erfahrung eines „frühzeitigen" Todes aus. Ein solcher kann entsprechend als besonders schmerzhaft empfunden werden. Gleichzeitig entstehen durch die Verlängerung der Lebensphase des Alters auch neue Differenzierungen, etwa diejenige der „jungen Alten", die der „alten Alten" und die der „Hochbetagten". Diese Kategorien sind vielfach mit Signalen eines *erfolgreichen Alterns* verbunden.

Innovative Lebensgemeinschaften und -formen im Alter stehen hingegen weniger im Vordergrund des gesellschaftlichen Diskurses. Dennoch ergeben sich durch die steigende Lebenszeit auch neue Lebensarrangements, beispielsweise von Senior*innen mit ihren hochbetagten Eltern. In einem Forschungsprojekt in Deutschland begegneten wir beispielsweise einer Mutter (85 Jahre) und ihrer Tochter (63 Jahre). Die Mutter hatte die Deutsche Demokratische Republik (DDR) 1961 zusammen mit ihrem Mann und ihrem Sohn verlassen, während die damals 20-jährige Tochter im Haus der Familie verblieb. Mehr als 40 Jahre später, im Jahr 2002, kehrte die Mutter zurück und lebt seitdem mit ihrer geschiedenen Tochter zusammen. Sie erledigen ihre Einkäufe gemeinsam, und gemeinhin kocht die Mutter die Mahlzeiten. Auffällig an diesem Beispiel ist die späte Gründung des gemeinsamen Haushaltes nach fast 40 Jahren getrennter Lebensführung (Thelen 2010).

Sowohl solche langfristigen intergenerationellen Verbindungen als auch die historische Entwicklung der Standardisierung von Lebensverläufen widerspricht dem Selbstbild westlicher Gesellschaften. Während diese sich gemeinhin einen Prozess der Auslösung verwandtschaftlicher Bindungen und Individualisierung attestieren, wird sogenannten traditionellen Gesellschaften in der Vergangenheit oder auch im Globalen Süden gerne mehr Zusammenhalt und Konformität unterstellt. In beinahe paralleler Art hat sich auch die Sichtweise auf „den alten Menschen" als normkonform entwickelt.

12.3 Figuren des Alters: Wie ist der alte Mensch?

Einen Fokus früher sozialanthropologischer Forschung zum Alter bildeten kulturelle Repräsentationen der Devianz, etwa „der gerissene alte Mann", „die alte Hexe" oder „der zurückgezogene Griesgram in den Bergen" (Myerhoff 1984, S. 308). Das Interesse an solchen geheimnis-, aber auch machtvollen Figuren hat in jüngerer Zeit nachgelassen. Stattdessen ist eine Perspektive auf das individuelle Erleben des Alters sowie alte Menschen als hilfsbedürftig und konservativ in den Vordergrund gerückt. Dem liegt zumindest implizit eine kulturelle Imagination zugrunde, die ältere Personen als eher passiv und normkonform – im Gegensatz zur rebellischen Jugend – ansieht (Hareven 1995, S. 123; Myerhoff 1984, S. 311; s. auch Thelen und Coe 2019).

Einzig in Diskussionen um Demenz lässt die schwierige, konflikthafte ältere Person wieder von sich hören. Allerdings sind diese Studien – ähnlich wie sozialanthropologische Forschungen zu anderen Phänomenen, die kulturell als Verfall im höheren Alter gedeutet werden (z. B. Menopause) – eher im Bereich der Medizinanthropologie angesiedelt und medikalisieren Devianz (Leibing und Cohen 2006; Lock 1993). Man kann vermuten, dass dies gemeinsam mit dem attribuierten Konservatismus auch der Grund ist, warum innovative Lebensmodelle wie das im vorigen Abschnitt dargestellte seltener thematisiert werden. Zudem hängen rezente Repräsentationen älterer Menschen, die deren Vulnerabilität und Sorgebedarfe betonen, mit Vorstellungen nachlassender Macht im Alter zusammen.

Der nächste Abschnitt befasst sich daher zunächst mit der Verknüpfung von gesellschaftlichem Status und Alter, bevor die Narrationen und Praktiken der Sorge für alte Menschen in Bezug auf politische Zugehörigkeit und Stabilität thematisiert werden.

12.4 Macht: gesellschaftlicher Status im Alter

Da sich die Kultur- und Sozialanthropologie lange für das Alter als strukturierendes Ordnungsprinzip interessierte, erregten die sogenannten *Altersklassengesellschaften* besondere Aufmerksamkeit (Keith und Kertzer 1984, S. 21). In diesen Gesellschaften, die sich vor allem in Ostafrika, aber auch in Japan und anderen asiatischen Ländern finden lassen, bewegen sich all diejenigen, die in einer bestimmten Zeitperiode geboren werden, im Verlauf ihres Lebens gemeinsam durch verschiedene rituell markierte Altersstufen. Diese Übergänge wirken auf gegenseitige Rechte und Pflichten sowie über die Vergabe politischer Ämter auch auf Hierarchien entlang des Lebensalters ein.

Obwohl ein solches Ordnungsprinzip auf den ersten Blick exotisch erscheinen mag, kennen Gesellschaften des Globalen Nordens das Prinzip, dass bestimmte *Alterskohorten* (manchmal begleitet durch öffentliche Rituale) in einen neuen gesellschaftlichen Status überführt werden. Solche Vorgänge lassen sich beispielsweise beobachten, wenn ganze Geburtenjahrgänge zur Landesverteidigung herangezogen werden und dieser Statuswechsel durch eine öffentliche Angelobung markiert wird. Ähnlich werden auch ganze Kohorten älterer Menschen plötzlich zu Rentner*innen und damit Senior*innen. Dieser Übertritt ist meist von einem eklatanten Macht- und Ressourcenverlust begleitet und wird eher in kleineren Kolleg*innenkreisen begangen. Daran zeigt sich, dass bis auf Ausnahmen wie etwa Politiker*innen, die auch im hohen Alter noch einen Machtzuwachs erleben können, das höhere Alter gesellschaftlich wenig geschätzt wird.

In diesem Kontext wird ein „erfolgreiches Altern" zur individuellen Aufgabe. Durch diverse Aktivitäten soll ein jugendliches Äußeres, kognitive „Fitness" und persönliche Autonomie im Alltag bewahrt werden.

Im Gegensatz zu diesem Streben nach Attributen der Jugend beschreibt McIntosh (2017) das hohe Alter in Kenia als einen grundsätzlich erstrebenswerten Status. Dementsprechend ist auch „alt aussehen" kein unbedingt zu vermeidender Zustand. Ihre Interaktionspartner*innen blicken daher nostalgisch auf die als *Gerontokratie* beschriebene Vergangenheit zurück. Sie erleben Veränderungen seit der Kolonialzeit als Verlust politischer Autorität und sozialer Sicherung alter Menschen. Den Kolonialherren war die Macht der älteren Menschen suspekt, weswegen sie deren Funktionen in der Rechtsprechung und Politik beschränkten. Zudem wurde durch die Steuerpolitik und wirtschaftliche Reformen der wirtschaftliche Einfluss der Älteren geringer. Da die Kolonialherren auch die Ideologie eines männlichen Brotverdieners mit sich brachten und vorzugsweise Männer in Ämter einsetzten bzw. Bildung an sie vermittelten, waren insbesondere ältere Frauen negativ von diesen Entwicklungen betroffen.

In jüngster Zeit tun die schon erwähnten globalisierten Ideale des erfolgreichen Alters ihr Übriges, um politische Macht vom steigenden Alter zu entkoppeln. Statt der Interdependenz, auf der die frühere Macht der Ältesten beruhte, stärken internationale Verträge und Nichtregierungsorganisationen (NGOs) individuelle Autonomie und die Aufrechterhaltung körperlicher Funktionen. Obwohl diese Ideale (noch) nicht als erstrebenswert erachtet werden, existiert die Gerontokratie nur noch als metaphorisches Bild politischer Legitimation (McIntosh 2017, S. 193).

Entwicklungen wie in diesem Beispiel dominierten lange die Diskurse in den Sozialwissenschaften. Es wurde angenommen, dass hohes Alter in sogenannten traditionellen Gesellschaften grundsätzlich höher geschätzt würde als in Industriegesellschaften. Diese Vorstellung wird durch die Narration einer gleichermaßen unausweichlichen wie gradlinigen gesellschaftlichen „Modernisierung" unterstützt. Demnach würden alte Menschen in der Moderne die Macht verlieren, die sie angeblich in traditionellen Gesellschaften innehatten (Foner 1984). Diese Annahme lässt sich jedoch nicht universell bestätigen. Tatsächlich weist der Zusammenhang von Alter und gesellschaftlichem Status eine große Spannbreite auf. Diese reicht von höchster Achtung der älteren Menschen und deren politischer Dominanz (Gerontokratie) bis hin zu ihrer Vernachlässigung und kann selbst ihre Tötung oder erzwungenen Selbstmord beinhalten. Sogar in Gesellschaften, in denen Alter prinzipiell mit hohem Status verbunden ist, wurden alte Menschen in manchen Fällen bei Eintreten des physischen oder geistigen Verfalls vernachlässigt oder sogar getötet (Keith und Kertzer 1984, S. 24).

Spittler (1990) etwa beschreibt für die Kel Ewey Tuareg, dass dem Alter großer Respekt entgegengebracht wird. Faktisch hängt jedoch deren Macht und Versorgung an ihrem materiellen Besitz. Kinder versagen ihren Eltern zwar nicht den Respekt, aber im Notfall – z. B. bei einer Dürre oder Hungerkrise – versorgen sie zuerst ihren eigenen Haushalt. Oft versuchen alte Menschen daher, die Unterhaltsverpflichtung ihrer Kinder vor islamischen Richtern einzuklagen (Spittler 1990, S. 114). Zudem wird das hohe Alter mit körperlichem und geistigem Verfall in Verbindung gebracht und nicht als erstrebenswerter Zustand verstanden. Alte Menschen werden deshalb verschiedentlich auch mit Spott belegt. Frauen trifft dies früher als Männer (Spittler 1990, S. 113).

Eine Romantisierung der Vergangenheit oder anderer Gesellschaften ist in Hinsicht auf Respekt und Versorgung im Alter also unangebracht. Zudem deuten sich in den Beispielen bereits Unterschiede im Blick auf Geschlecht und Alter an, die im nächsten Abschnitt in den Fokus rücken.

12.5 Alter, Status und Gender

Oben wurde bereits das Beispiel des relativen Alters im ländlichen Gujarat (Indien) angeführt. Randeria (1990) stellte fest, dass die soziale Position von Frauen weniger vom chronologischen Alter als von Familienstand und Mutterschaft abhängt. Eine Frau akkumuliert demnach nicht automatisch mit fortschreitendem Alter Ansehen und Autorität, sondern durch das Erlangen bestimmter familiärer Positionen, etwa als Ehefrau, Mutter oder Großmutter. Weibliche Lebenserzählungen werden also weniger entlang einer Abfolge von Altersstufen als nach Veränderungen im Familienstand strukturiert. Während verheiratete Frauen verschiedenen Restriktionen unterliegen, nimmt mit zunehmendem Alter die Freiheit wieder zu.

Sozialanthropologische Studien haben ähnliche Vergrößerungen des Handlungsspielraums von Frauen im höheren Alter auch Kompensation genannt und in vielen Gegenden der Welt belegt. Wie im westindischen Gujarat können sie ihnen vormals verbotene Praktiken an den Tag legen, z. B. offen Alkohol trinken, fluchen oder sich insgesamt aggressiver verhalten.

Es gibt aber auch Gesellschaften, in denen die Grenzen zwischen den Geschlechtern im Alter deutlicher ausgeprägt sind und gleichzeitig mit neuen symbolischen Signalen verbunden werden. In wiederum anderen Gesellschaften gleichen sich die Aktivitäten von Männern und Frauen im Alter an. Keine der Varianten lässt sich also universell, geschweige denn als biologisch gegeben, deuten. Dies trifft auch auf die Versorgung im Alter zu.

12.6 Reziprozität im Alter: Wer bekommt was von wem?

Das oben angeführte Zusammenleben von Mutter und Tochter nach 40 Jahren der Trennung, erschien der Mutter durchaus begründungsbedürftig. Sie betonte im Gespräch verschiedentlich ihren finanziellen Beitrag zu dem neuen Zusammenleben mit der Tochter und es war ihr zudem wichtig, auf die während der langen Trennung weiter bestehenden Versorgungsleistungen an die Tochter hinzuweisen. So stellte sie die Übernahme der täglichen Nahrungszubereitung ausdrücklich als eine Hilfe an ihre Tochter dar. Zudem betonte sie ihre mütterliche Fürsorge durch monatliche Pakete während der langen räumlichen Trennung. Zumindest im Nachhinein machte sie damit deutlich, dass sie ihre Tochter nicht etwa im Stich gelassen, sondern weiterhin für sie gesorgt hatte. Sie begründete damit auch ihren Anspruch auf zukünftige Versorgungsleistungen durch die Tochter (Thelen 2010). Wie hier wird in vielen Fällen die Versorgung im Alter durch Vorstellungen der *verzögerten Reziprozität* im Lebensverlauf legitimiert.

Der Anspruch auf reziproke Versorgung im Alter bezieht sich dabei nicht nur auf Angehörige, sondern zeigt sich auch in marktförmigen und staatlichen Formen. So werden Renten- und Versicherungsleistungen im Alter üblicherweise als direkte Rückgabe der eingezahlten Arbeitsleistung über den Lebensverlauf interpretiert. Erfüllen sich die Erwartungen, signalisieren sie nicht nur den Empfänger*innen ihre Zugehörigkeit, sondern sind von immenser Bedeutung für die politische Stabilität insgesamt.

Dieser Zusammenhang erschließt sich mit einem Blick auf die historische Einführung des staatlich organisierten Rentensystems rund um die Jahrhundertwende. Das Ziel derartiger Provisionen im Alter war die Sicherung politischer Legitimität durch Einbezug der Arbeiter*innen in eine nationale Gemeinschaft (Petersen und Petersen 2009; Szikra und Tomka 2009). In jüngerer Zeit haben Länder in Lateinamerika, Südostasien und im südlichen Afrika ähnliche Wege beschritten, um ihre politische Legitimität durch eine Ausweitung bestehender Rentensysteme zu verstärken (Ansell 2011; Ferguson 2013; Hujo und Cook 2012).

Über die Zeit hinweg sind solche staatlichen Leistungen im Alter zu Schlüsselsymbolen politischer Zugehörigkeit geworden (Coe 2016; Hareven 1982). Deren Zentralität für gesellschaftliche Stabilität zeigt sich immer wieder bei Reformversuchen. So haben beispielsweise wiederholt Rentenreformen in Frankreich (in den 1990er-Jahren, während der Finanzkrise 2008 und schließlich unter der Regierung Macron) zu erheblichen landesweiten Protesten geführt. Hier zeigt sich, dass Provisionen im Alter als fundamentale Rechte angesehen werden und Ausdruck grundlegender Ideen von Gerechtigkeit sind. Versuche der Veränderungen dieses Systems werden so nicht nur für Politiker*innen in Frankreich kostenintensiv (Petersen und Petersen 2009).

Die Bereitstellung staatlicher Ressourcen für ältere Menschen wirkt sich aber auch auf deren Status im sozialen Nahbereich aus (Da Roit und Le Bihan 2010). So zeigen Studien in Bangladesch, Namibia, Südafrika und Tansania, dass ältere Menschen bereits durch nur kleine staatliche Zuwendungen mehr Anerkennung von ihren Angehörigen erfahren und einen höheren Staus in lokalen Gemeinschaften genießen (Begum und Wesumperuma 2012; Ferguson 2013; HelpAge International et al. 2014; Neves und Du Toit 2013). Ältere Menschen verwenden solche staatlichen Ressourcen oft für den Gabentausch mit ihren Verwandten und Nachbar*innen (Freidenberg 2000; Klocke-Daffa 2014). Eine derartige Teilhabe an lokalen Netzwerken ist wichtig, denn wie De Jong (2005) anhand einer Studie im urbanen Kerala (Indien) zeigt, kann der Mangel an solchen Ressourcen schnell zur vollständigen Exklusion älterer Personen aus ihrem sozialen Gefüge und der nachbarschaftlichen Versorgung führen.

> In den Verhandlungen solcher privaten und öffentlichen Sorgeleistungen im Alter sind weltweit Vorstellungen über Moderne und Tradition einflussreich.

Der nächste Abschnitt befasst sich mit diesen Zusammenhängen.

12.7 Sorge im Alter: Migration, Staat und Zugehörigkeit

Modernisierungsnarrative gehen von einem Übergang von traditioneller intergenerationeller Sorge hin zu moderner Sorge in Institutionen aus. Demnach fand Sorge für ältere Menschen in der Vergangenheit im Kreis der Großfamilie statt, während diese heutzutage vernachlässigt oder in Heimen „abgestellt" würden. Obwohl diese Annahme eines solchen Übergangs von Sozialhistoriker*innen mehrfach widerlegt wurde (Finch 1989; Laslett 1995), bleibt sie eine öffentlich wirksame Erzählung, und zwar sowohl als Selbstbeschreibung wie auch als Selbstkritik (Thelen und Alber 2018). Während in vielen anderen Bereichen des sozialen Lebens Diskurse über traditionelle Gesellschaften zu deren Entwertung herangezogen werden (Chakrabarty 2007), ergibt sich also auf dem Gebiet der Sorge für ältere Menschen ein ambivalentes Bild. Die Vorstellung, dass Sorge im Alter in anderen Gesellschaften „noch" geleistet wird, ist nicht nur in politischen Diskussionen präsent, sondern wird auch in der Praxis umgesetzt.

Diese Idealisierung traditioneller Bindungen im Hinblick auf Sorge im Alter hat sich inzwischen durchaus globalisiert, d. h., sie hat weltweit Eingang in die Selbstbeschreibungen gefunden. Sie findet sich etwa in Äußerungen wie: „*Ihr* im Westen seid vielleicht reich und entwickelt, aber *wir* haben Familien. Wir geben unsere Alten nicht in Institutionen."

Unter den Bedingungen weltweiter Alterung von Gesellschaften ändern sich solche Zuschreibungen allerdings manchmal rasant. So stellt Cohen (1998) in den 1980er-Jahren noch eine hegemoniale Betonung der intergenerationellen Versorgung in „guten" Familien in Indien fest. Bereits 15 Jahre später aber zeigt Lamb (2009) eine größere Offenheit für andere Formen der Versorgung im Alter auf.

Auch meine Gesprächspartner*innen im Rumänien der frühen 2000er-Jahre waren noch überzeugt, dass alte Menschen in Deutschland „weggegeben werden", während sie in Rumänien durch ihre Familien versorgt würden. Zehn Jahre später hatte sich das Bild buchstäblich auf den Kopf gestellt; nun sagte man mir: „Ihr macht es richtig, ihr behaltet eure Alten zu Hause." Dieser Diskursverschiebung waren ein steigender Anteil an Pflegemigration ins westliche Ausland und die Eröffnung eines Pflegeheims vor Ort vorausgegangen. Durch diese Erfahrungen wurde die vorher bestehende Überzeugung von „guten" Familien in einer „guten" Dorfgemeinschaft, die sich um alte Menschen kümmert, deutlich in Zweifel gezogen (Thelen 2015).

Hingegen führte die Einführung von staatlichen Haushaltshilfen für Senior*innen im ländlichen Serbien paradoxerweise zu einer Reproduktion bestehender Bilder der „guten" serbischen Familie und eines „schlechten" Staates. Dem Bild eines gleichgültigen Staates, der sich nicht um seine Bürger*innen kümmert, widersprach das Programm zwar, aber in gelingenden Beziehungen wurde diese überbrückt, indem die staatlichen Haushaltshilfen zu Familienmitgliedern gemacht wurden. Durch dieses „Verwandt-Machen" des Staates lag die Sorge am Ende doch bei der Familie und der staatliche Anteil an den Beziehungen wurde ausgeblendet (Thelen et al. 2018).

Zum Ideal der familiären Sorge im Alter gehört die Ausblendung materieller Aspekte. Die normative Ambivalenz rund um bezahlte Sorge innerhalb der Familie ist einer der Gründe, warum „Geld-für-Pflege"-Programme gesellschaftlich häufig heftig umstritten sind und nur zögerlich umgesetzt werden (Colombo et al. 2011; Ungerson 2000). Daher können zwar Erfahrungen wie diejenigen der rumänischen Pflegekräfte im Ausland zu einer Umwertung der familiären Sorge im Heimatland beitragen, oft jedoch reproduzieren solche Begegnungen bestehende Narrative der Modernisierung.

So wird die Qualität der Pflegekräfte häufig nach ihrem nationalen Hintergrund beurteilt. Dabei dienen Annahmen über den Status älterer Menschen im jeweiligen Land als Grundlage. Aus diesem Grund werden auch Begegnungen mit migrantischen Pflegekräften zentral für die Aushandlung von Zugehörigkeit. Muehlebach (2012) beschreibt etwa, wie italienische ehrenamtliche Helfer*innen ihre Sorge für ältere Menschen in Italien moralisch aufwerten, indem sie die Arbeit der ausländischen Pflegekräfte als „nur" körperlich abwerten. In extremen Fällen sprechen Entwertungen den Migrant*innen selbst die Menschlichkeit ab. Grundsätzlich lässt sich aber sagen, dass sie die Grenzen der nationalen Zugehörigkeit verengen und bestehende soziale Ungleichheiten verstärken (Buch 2018; Coe 2022; Thelen und Coe 2019).

Ähnlich wie bei der oben erwähnten Studie von McIntosh (2017) in Kenia und in meiner eigenen Forschung in Rumänien werden Repräsentationen einer idealisierten Vergangenheit auch verwendet, um eine Kritik an den jüngeren Generationen oder dem Wertewandel zu äußern. Es sind daher nicht zwangsläufig Beschreibungen der realen Situation, sondern rhetorische Strategien, um etwa Verwandte zu Sorgepraktiken zu animieren. Dennoch beziehen sie ihre Überzeugungskraft aus dem historischen Narrativ der Modernisierung.

Das Narrativ findet aber auch Eingang in die Selbstrepräsentation der Pflegekräfte selbst. So beschreibt etwa de la Luz Ibarra (2013), wie mexikanische Pflegekräfte in den USA die Angehörigen ihrer betagten Klient*innen als kalt und geldgierig empfinden. Es kann in solchen Arbeitsverhältnissen jedoch ebenso zur Konstruktion neuer Gemeinsamkeiten kommen. So stellt etwa Liebelt (2011) dar, wie philippinische Migrant*innen in Israel ihre Praktiken in der Altenpflege als „Sorge für das Heilige Land" begründen und als Ausdruck der Zugehörigkeit zu einer universellen Gemeinschaft interpretieren.

Repräsentationen „guter Sorge" oder „guter bzw. schlechter Familien" beeinflussen weltweit auch politische Maßnahmen gegenüber älteren Menschen und ihren Angehörigen. All das ist kein neues Phänomen. Historisch haben viele Wissenschafter*innen, Sozialarbeiter*innen und Entwicklungsbehörden die traditionelle Familie wegen der breiten Sorgeverpflichtungen als Hindernis für ökonomische Entwicklung angesehen. Sie förderten daher sowohl innerhalb der europäischen Arbeiter*innenklassen als auch in den ländlichen Bevölkerungen im Globalen Süden kernfamiliäre Strukturen.

Unter den heutigen Bedingungen weltweiten gesellschaftlichen Alterns finden wir eher die umgekehrte Tendenz, nämlich eine Aufwertung sogenannter traditioneller Familien. So verwenden etwa Regierungen in China, Ghana und Indien Repräsentationen „traditioneller Sorge" für alte Menschen in Verwandtschaftsverbänden, um Forderungen nach staatlichen Intvestitionenzu umgehen (De Jong 2005; Van der Geest 2016).

Aber auch Regierungen im Globalen Norden versuchen spätestens seit den 1980er-Jahren verstärkt, ihre Bürger*innen in Richtung der idealisierten imaginierten Vergangenheit zu „erziehen" (Aronson und Neysmith 1996; Buhler-Wilkerson 2001). Zudem romantisieren zivilgesellschaftliche Initiativen dörfliche Gemeinschaften und setzen sich basierend auf der hegemonialen Vorstellung, dass gute Sorge im Alter am besten in einem familiären Umfeld stattfindet, für ein Altwerden zu Hause ein (Greenfield et al. 2015).

In ähnlicher Weise beruhte das in den 1990er-Jahren eingeführte Programm der „Mehrgenerationenhäuser" in Deutschland auf der Idee einer verloren geglaubten intergenerationellen Unterstützung. Die Programmbeschreibung erklärte, dass Normen und Werte gegenseitiger Unterstützung aufgrund des Fehlens verlässlicher Beziehungen in den Familien *neu* eingeübt werden sollten. In unserer Forschung in einem solchen Mehrgenerationenhaus in Berlin wurden etwa ein Familienfrühstück und ein offener Mittagstisch eingeführt. Zu einer Durchmischung der Altersgruppen kam es in diesem Zusammenhang allerdings nicht, sondern eher zu Konflikten (Thelen 2010; Thelen und Baerwolf 2008).

Das bedeutet dennoch nicht, dass solche Einrichtungen keine positiven Effekte hätten. Im Gegenteil zeigten unsere Beobachtungen, dass sie für Senior*innen für eine Strukturierung des Alltags mit Gleichaltrigen sehr bedeutsam sind. Statt einer „neuen Großfamilie" entwickeln sich in der Praxis teilweise innovative Kombinationen staatlicher und verwandtschaftlicher Sorge. Ähnlich wie schon im erwähnten Beispiel der betagten Mutter und ihrer Tochter begegnete uns am Mittagstisch ein fast 70-jähriger Vater, der mit seinem Sohn einen neuen gemeinsamen Alltag entwickelte. Beide verfügten über eine eigene, aber nahgelegene Wohnung im gleichen Stadtteil, und der Mittagstisch ermöglichte ihnen täglich gemeinsame Mahlzeiten (Thelen 2010).

Schließlich finden sich Ideen traditioneller Sorge im Alter auch im Umgang mit internen anderen wie ethnischen Minderheiten oder Migrant*innen. Als ich um 2014 ein Projekt zu kulturell angepasster Unterstützung im Alter in Wien plante, sagten mir etwa städtische Stellen, solche Projekte seien nicht nötig, da ältere Migrant*innen „immer noch" genug Hilfe in der Familie bekämen. In einem weiteren Interview bei einem der größeren Dienstleister auf dem Gebiet der Altenpflege sagte mir eine Mitarbeiterin mit Leitungsfunktion allerdings, dass einige Migrant*innen diese familiäre Unterstützung „schon" verloren hätten. Sie interpretierte dies als positives Zeichen der Integration in die österreichische Gesellschaft.

Im selben Gespräch erzählte sie mir auch, dass beispielsweise Roma lieber mit vielen Verwandten auf engem Raum leben würden, als Wohnungsbeihilfen zu beantragen, auf die sie eigentlich einen Anspruch hätten. So könnten Großväter beispielsweise auf die Enkel aufpassen (und umgekehrt). Diese Vorstellung fand sich auch in einem Forschungsprojekt zu einer neu eingeführten Unterstützung für Senior*innen in einem ungarischen Dorf. Die verantwortliche Sozialarbeiterin erklärte, dass alte Roma diese Hilfe nicht benötigen würden, da sie genug Hilfe in ihren Familien erfahren würden. Allerdings lebten einige alte Roma vor Ort völlig ohne familiäre Unterstützung. Mit anderen Worten:

> Annahmen über Praktiken der Sorge im Alter signalisieren nicht nur politische Zugehörigkeit, sondern sind auch wichtig für den Zugang zu entsprechenden staatlichen Ressourcen.

Die differenzielle Zurverfügungstellung beruht in den genannten Fällen auf einer Zuschreibung ethnischer Identität und trägt so zur Reproduktion von Marginalisierung bei.

12.8 Fazit

Bei der Betrachtung der späten Lebensphasen lässt sich eine breite Diversität und Wandelbarkeit von Normen und Praktiken rund um „das" Alter ausmachen. Während uns Normverschiebungen, beispielsweise hin zu einem „erfolgreichen Alter", häufig selbstverständlich erscheinen, erlaubt der Vergleich, solche Naturalisierungen zu hinterfragen. Wenig an dem, wie Menschen im höheren Lebensalter leben, ist „natürlich" oder „war schon immer so". Diese Diversität erlaubt es, das Zusammenwirken von familialen mit anderen Solidaritätsformen immer wieder neu zu denken.

> Ob nun ältere Personen von ihren Kindern versorgt werden oder Renten für ihre frühere Erwerbsarbeit, Mutterschaft oder den Militärdienst erhalten: Sorge im Alter wird oft als Form des reziproken Austauschs verstanden.

Die Investition in reziproken Austausch – sei es in der Familie oder zwischen dem Staat und seinen Bürger*innen – ist mit einem Gefühl des Anspruchs auf Sorgeleistungen und Zugehörigkeit verbunden. Nur in wenigen historischen Phasen erreicht dieser Austausch eine fragile Stabilität.

Zusammengefasst lässt sich sagen, dass soziale Privilegien, Differenz und Hierarchien durch staatliche Formen der Unterstützung für ältere Menschen geschaffen und aufrechterhalten werden. Dies gilt für persönliche Beziehungen, aber auch darüber hinaus, wenn ältere Personen durch Wohlfahrtsrechte politisch als eine spezifische Gruppe von Bürger*innen anerkannt werden. Die Inklusion in die Nation kann durch Rentenansprüche oder andere staatliche Unterstützung signalisiert oder in privaten Begegnungen von migrantischen Pflegekräften und ihren Klient*innen ausgehandelt werden. Sorge im Alter beinhaltet Prozesse der sozialen Organisation, und ihr Wandel zeigt Verengungen wie Erweiterungen der Zugehörigkeit an.

Die in den letzten Jahrzehnten verlängerte Lebensspanne führt global zu Veränderungen in intergenerationellen Gefügen und manchmal zu innovativen neuen Lebensformen. Vorstellungen über das Alter(n) in der Vergangenheit und in anderen Gesellschaften bilden dabei die Grundlage für die Imaginationen der „modernen Familie", die zu persönlicher Freiheit und wirtschaftlichem Fortschritt führen soll, aber gleichzeitig die Sorge im Alter zu bedrohen scheint. Die „traditionelle Familie" bildet den Gegenpol und gemeinsam wird diese ambivalente Konstruktion weltweit in politischen Programmen und deren Umsetzung wirksam.

In der Betrachtung des Alters dienen Modernisierungsdiskurse einerseits der Selbstkritik – indem vermutet wird, Menschen im höheren Alter würden in traditionellen Gesellschaften mehr Achtung und mehr Fürsorge genießen; andererseits fungieren diese Einschätzungen auch als Mittel zur sozialen Ausgrenzung von Personengruppen, die als „anders" empfunden werden.

Solche Konstruktionen werden sichtbar in Diskursen über unterschiedlich sorgefähige Migrant*innen oder in Regierungsprogrammen, die einer staatlichen Verantwortung für die alternde Gesellschaft durch den Rückbezug auf die traditionelle Familie ausweichen. In beiden Fällen – in Bezug auf staatliche Politik und zwischenmenschliche Begegnungen – spielen Repräsentationen der Moderne eine zentrale Rolle für die Bestimmung, was als „gute Sorge" für Menschen im Alter gilt. Dies wiederum hat Auswirkungen auf verschiedene Formen der Zugehörigkeit.

Literatur

Ansell A (2011) Brazil's social safety net under Lula. NACLA report on the Americas, March/April 23–26. https://nacla.org/article/brazil%E2%80%99s-social-safety-net-under-lula. Zugriff am 09.03.2025

Aronson J, Neysmith SM (1996) „You're not just in there to do the work": depersonalizing policies and the exploitation of home care workers' labour. Gend Soc 10(1):59–77. https://doi.org/10.1177/089124396010001005

Begum S, Wesumperuma D (2012) Overview of the old age allowance in Bangladesh. In: Handayani SW, Babajanian B (Hrsg) Social protection for older persons: social pensions in Asia. Asian Development Bank, Mandaluyong City, S 187–213

Buch ED (2018) Inequalities of aging paradoxes of independence in American home care. New York University Press, New York

Buhler-Wilkerson K (2001) No place like home: a history of nursing and home care in the United States. The Johns Hopkins University Press, Baltimore

Chakrabarty D (2007) Provincializing Europe: postcolonial thought and historical difference. Princeton University Press, Princeton

Coe C (2016) Orchestrating care in time: Ghanaian migrant women, family, and reciprocity. Am Anthropol 118:37–48. https://doi.org/10.1111/aman.12446

Coe C (2022) Changes in Care: Aging, Migration, and Social Class in West Africa. New Brunswick, NJ, Rutgers, University Press

Cohen L (1998) No aging in India: Alzheimer's, the bad family, and other modern things. University of California Press, Berkeley

Colombo F et al (2011) Policies to help family caregivers. In: Help wanted? Providing and paying for long-term care. OECD Publishing, Paris. https://doi.org/10.1787/9789264097759-en

Da Roit B, Le Bihan B (2010) Similar and yet so different: cash-for-care in six European long-term care policies. Millbank Q 88(3):286–309. https://doi.org/10.1111/j.1468-0009.2010.00601.x

De Jong W (2005) On the verge of insecurity: the poor elderly in urban Kerala. In: De Jong W, Roth C, Badini-Kinda F, Bhagyanath S (Hrsg) Ageing in insecurity: case studies on social security and gender in India and Burkina Faso. Lit, Münster, S 41–71

Ferguson J (2013) Declarations of dependence: labour, personhood and welfare in Southern Africa. J R Anthropol Inst 19:223–242. https://doi.org/10.1111/1467-9655.12023

Finch J (1989) Family obligations and social change. Polity Press, Cambridge

Foner N (1984) Age and social change. In: Kertzer DI, Keith J (Hrsg) Age & anthropological theory. Cornell University Press, Ithaca, S 195–216

Freidenberg JN (2000) Growing old in El Barrio. New York University Press, New York

Greenfield EA, Oberlink M, Scharlach AE, Neal MB, Stafford PB (2015) Age-friendly community initiatives: conceptual issues and key questions. Gerontologist 55(2):191–198. https://doi.org/10.1093/geront/gnv005

Hareven TK (1982) Family time and industrial time: the relationship between the family and work in a New England industrial community. Cambridge University Press, Cambridge

Hareven TK (1995) Changing images of aging and the social construction of the life course. In: Featherstone M, Wernick A (Hrsg) Images of aging: cultural representations of later life. Routledge, London/New York, S 119–134

HelpAge International, HelpAge Deutschland, & Kwa Wazee Switzerland (2014) Towards universal pensions in Tanzania: evidence on opportunities and challenges from a remote area, Ngenge ward, Kagera. HelpAge International, London

Hujo K, Cook S (2012) The political economy of social pension reform in Asia. In: Handayani SW, Babajanian B (Hrsg) Social protection for older persons: social pensions in Asia. Asian Development Bank, Mandaluyong City, S 11–59

Keith J, Kertzer DI (1984) Introduction. In: Kertzer DI, Keith J (Hrsg) Age & anthropological theory. Cornell University Press, Ithaca, S 19–61

Klocke-Daffa S (2014) Contested claims to social welfare: basic income grants in Namibia. In: International workshop: social policy and regimes of social welfare in Africa. University of Fribourg, Fribourg

Lamb S (2009) Aging and the Indian diaspora: cosmopolitan families in India and abroad. Indiana University Press, Bloomington

Laslett P (1995) Necessary knowledge: age and aging in the societies of the past. In: Kertzer DI, Laslett P (Hrsg) Aging in the past: demography, society and old age. University of California Press, Berkeley, S 3–80

Leibing A, Cohen L (Hrsg) (2006) Thinking about dementia: culture, loss, and the anthropology of senility. Rutgers University Press, New Brunswick

Liebelt C (2011) Caring for the „holy land": filipina domestic workers in Israel. Berghahn, New York

Lock M (1993) Encounters with aging: mythologies of menopause in Japan and North America. University of California Press, Berkeley/Los Angeles

de la Luz Ibarra M (2013) Frontline activists: Mexicana care workers, subjectivity, and the defense of the elderly. Med Anthropol Q 27(3):434–452. https://doi.org/10.1111/maq.12051

McIntosh J (2017) Depreciating age, disintegrating ties: on being old in a century of declining elderhood in Kenya. In: Lamb S (Hrsg) Successful aging as a contemporary obsession: global perspectives. Rutgers University Press, New Brunswick, S 185–199

Muehlebach A (2012) The moral neoliberal: welfare and citizenship in Italy. The University of Chicago Press, Chicago

Myerhoff B (1984) Rites and signs of ripening: the intertwining of ritual, time, and growing older. In: Kertzer DI, Keith J (Hrsg) Age & anthropological theory. Cornell University Press, Ithaca, S 305–330

Neves D, Du Toit A (2013) Rural livelihoods in South Africa: complexity, vulnerability, and differentiation. J Agrar Chang 13(1):93–115. https://doi.org/10.1111/joac.12009

Petersen JH, Petersen K (2009) The politics of age: basic pension systems in comparative and historical perspective. Peter Lang, Frankfurt am Main

Randeria S (1990) Ehe, Scheidung und Witwenstand: Lebensläufe ‚unberührbarer' Frauen im westlichen Indien. In Elwert G, Kohli M, Müller H (Hrsg) Im Lauf der Zeit. Ethnographische Studien zur gesellschaftlichen Konstruktion von Lebensaltern (169–186). Saarbrücken: Breitenbach Publishers

Spittler G (1990) Lebensalter und Lebenslauf bei den Tuareg. In: Elwert G, Kohli M, Müller H (Hrsg) Im Lauf der Zeit. Ethnographische Studien zur gesellschaftlichen Konstruktion von Lebensaltern. Breitenbach Publishers, Saarbrücken, S 107–123

Szikra D, Tomka B (2009) Social policy in East Central Europe: major trends in the twentieth century. In: Ceranmi A, Vanhuysse P (Hrsg) Post-communist welfare pathways: theorizing social policy transformations in Central and Eastern Europe. Palgrave Macmillan, New York, S 17–34

Thelen T (2010) Kinning im Alter: Verbundenheit und Sorgebeziehungen ostdeutscher Senior/Innen. In: Alber E, Beer B, Pauli J, Schnegg M (Hrsg) Verwandtschaft heute. Dietrich Reimer, Berlin, S 225–248

Thelen T (2015) Care of the elderly, migration, community: explorations from rural Romania. In: Alber E, Drotbohm H (Hrsg) Anthropological perspectives on care: work, kinship, and the life-course. Palgrave Macmillan, New York, S 137–155

Thelen T, Alber E (2018) Reconnecting state and kinship: temporalities, scales, classifications. In: Thelen T, Alber E (Hrsg) Reconnecting state and kinship. University of Pennsylvania Press, Philadelphia, S 1–35

Thelen T, Baerwolf A (2008) Traditionalisierung in der Flexibilisierung: Familiäre Arbeitsteilung in Ostdeutschland. In: Szydlik M (Hrsg) Flexibilisierung. Folgen für Arbeit und Familie. VS Verlag für Sozialwissenschaften, Wiesbaden, S 275–294

Thelen T, Coe C (2019) Political belonging through elder care: temporalities, representations and mutuality. Anthropol Theory 19(2):279–299. https://doi.org/10.1177/1463499617742833

Thelen T, Thiemann A, Roth D (2018) State kinning and kinning the state in Serbian elder care programs. In: Thelen T, Vetters L, von Benda-Beckmann K (Hrsg) Stategraphy: toward a relational anthropology of the state. Berghahn, New York/Oxford, S 107–123

Ungerson C (2000) The commodification of care: current policies and future politics. In: Hobson B (Hrsg) Gender and citizenship in transition. Routledge, New York, S 173–200

Van der Geest S (2016) Will families in Ghana continue to care for older people? Logic and contradiction in policy. In: Hoffman J, Pype K (Hrsg) Ageing in Sub-Saharan Africa: spaces and practices of care. Policy Press, Bristol, S 21–41

13

Die alten Frauen – das Altern der Frauen

Heike Hartung

13.1 Zur kulturellen Doppelmoral des Alterns

> Das Alter(n) ist nicht allein ein biologischer Prozess, wir altern auch kulturell – oder vielmehr: Wir werden „kulturell gealtert" (Gullette 2004). Das Alter(n) ist zudem ein Prozess, der von Frauen und Männern unterschiedlich erfahren wird.

Frauen werden auch im 21. Jahrhundert stärker an einem körperlichen Schönheitsideal gemessen, wobei das Älterwerden häufig mit Verlustangst – dem Verlust körperlicher Schönheit – assoziiert wird. Männer dagegen können auf eine größere Vielfalt von Alterskonzepten zugreifen, was jedoch nicht bedeuten muss, dass ihnen das Älterwerden leichter fällt.

Die unterschiedlichen Maßstäbe beim Älterwerden beziehen sich in erster Linie auf das mittlere Alter, nicht auf das hohe Alter. Es wird geschlechtsspezifisch mit zweierlei Maß gemessen – ein Umstand, auf den Susan Sontag (1972) in einem viel zitierten Essay „The double standard of aging", in deutscher Übersetzung als „Zweierlei Maß – Altern ist nicht gleich Altern" vorliegend, in den 1970er-Jahren hingewiesen hat. Sontag unterscheidet hier zwi-

---

H. Hartung (✉)
Universität Potsdam, Institut für Anglistik und Amerikanistik,
Potsdam, Deutschland
e-mail: hhartung@uni-potsdam.de

schen dem hohen Alter, das unbestreitbar eine Prüfung sei, die häufig mit stoischer Ruhe ertragen werde. Sie stellt gar den objektiven „heiligen" Schmerz des hohen Alters dem subjektiv erfahrenen „profanen" Schmerz des Älterwerdens gegenüber. Älter werden wird – im Gegensatz zur Realität des hohen Alters – in erster Linie dem Bereich der Imagination zugeordnet.

Dabei kommt eine Doppelmoral des Alterns zum Tragen, der Frauen bereits sehr früh ausgesetzt sind – bereits ab ihren 20er und 30er Jahren können sie kulturell „gealtert" werden. Im Rahmen des Lebenslaufs werden Frauen mit 40 Jahren als „alt" wahrgenommen, wobei das Eintreten der Wechseljahre weibliches Alter auf den Zeitpunkt der Reproduktionsfähigkeit festlegt. Männer dagegen werden erst 20 Jahre später, ab ihren 60er Jahren, gesellschaftlich als alt oder älter wahrgenommen.

Diese Doppelmoral des Alterns scheint aus historischer Perspektive eine nahezu universelle Gültigkeit zu besitzen. In der westlichen kulturellen Tradition ist die Vorstellung von Alter als Reife oder Last eine zumeist geschlechterdifferenzierte, die das Stereotyp des „weisen alten Manns" dem der „lüsternen alten Frau" entgegensetzt. Während die weibliche jugendliche Schönheit seit der Antike einen hohen Stellenwert für positive Frauenfiguren in der Literatur aufweist, erscheinen alte Frauen oft in wenig schmeichelhaften realistischen Abbildungen des körperlichen Verfalls, stellen Allegorien der Vergänglichkeit, Ikonografien des Neids und des Mitleids oder Symbole des Bösen, der Lust und des Todes dar.

Bereits 200 Jahre vor Susan Sontag hat die englische Feministin Mary Wollstonecraft auf die kulturelle Doppelmoral des Alterns hingewiesen und gegen die Einschränkungen der weiblichen Erziehung protestiert, die Frauen in einem Zustand ewiger Kindheit festschrieben. Sie beobachtete in den Wissenschaftsdiskursen der Aufklärung den Versuch, die Zweiteilung der Geschlechter auf vermeintlich biologische Tatsachen zu gründen, die Entwicklungsmöglichkeiten von Frauen zeitlich sehr viel enger als diejenigen von Männern fassten. Dabei werde zudem weibliche Schönheit auf das Sichtbare des Körpers beschränkt, während der männlichen Schönheit eine über das Körperliche hinausweisende Beziehung zum Geist zugebilligt werde.

13.2 Differenzierungen des Alters in der Literaturgerontologie

Doch die Doppelmoral des Alterns ist glücklicherweise nicht die vollständige Geschichte von Alter und Geschlecht. Die in der Literaturgeschichte entstandenen Stereotype, spezifische Literaturgattungen wie Altersklage und

Alterslob oder literarische Konfigurationen wie die Altersstufen, das Lebensrad oder die Lebensreise haben zu differenzierten Betrachtungen des Alters geführt, die auch gesellschaftliche und kulturelle Veränderungen abbilden. In der zweiten Hälfte des 20. Jahrhunderts setzt mit den demografischen Veränderungen hin zu älter werdenden Gesellschaften im Globalen Westen eine stärkere Thematisierung des Alterns im öffentlichen Diskurs sowie in der Literatur ein.

Simone de Beauvoir hat bereits 1970 ihre umfangreiche Studie *Das Alter* vorgelegt, die jedoch weniger und spätere Beachtung als ihr Werk *Das andere Geschlecht* (1948) fand. Auch wenn ihr Buch von der Frauenbewegung zunächst wegen de Beauvoirs zutiefst pessimistischer Sicht des Alters als etwas dem Ich Entfremdetes und der eigenen Identität Entgegengesetztes kritisiert wurde, erweist es sich doch als eine Pionierleistung. De Beauvoir widmete sich dem Thema „Alter" zu einem Zeitpunkt, zu dem es noch wenig im öffentlichen Bewusstsein angelangt war. Ihre Studie enthält viele interessante Beobachtungen, die auch das Verhältnis von Alter und Geschlecht sowie das von Alter und Literatur betreffen. So weist sie darauf hin, dass viele Männer unter dem Alternsprozess besonders leiden würden, weil dieser sie den Frauen ähnlicher hinsichtlich ihrer gesellschaftlichen Stellung mache: (Auch) sie können zu Objekten werden, deren Handlungsfähigkeit eingeschränkt wird. Daneben macht sie die interessante Beobachtung, dass sich Schriftsteller*innen im Alter häufig von fiktionalen Erzählungen wie dem Roman ab- und dem autobiografischen Schreiben zuwenden – eine Gattungsverschiebung, die insofern folgerichtig ist, als der Erfahrungsschatz zunimmt.

An diese Beobachtung knüpft auch eine Studie an, die sich Altersautobiografien von amerikanischen Autoren wie Philip Roth und Audre Lorde zuwendet und dabei zeigt, dass dieser Literaturtrend es vermag, negativen kulturellen Haltungen zum Alter etwas entgegenzusetzen, und dabei das Altersbild er- und aufhellt (Waxman 1997). Ein Beispiel aus der deutschsprachigen Literatur ist *Älter werden* von Silvia Bovenschen (2006, S. 104), in dem sie der Möglichkeit, das Alter als „Horrorgeschichte" zu erzählen, bewusst das Leben als „helle Erzählung" mit Momenten „des Glücks, der Liebe und der freudigen Erregung" entgegensetzt. Auch Elke Heidenreich (2024) stellt in ihrem Buch *Altern* die zwei gegensätzlichen Altersnarrative Klage und Lob einander gegenüber, um anschließend auf die Frage, was das Alter mit ihr mache, mit einem Exkurs in die Literaturgeschichte zu antworten – eine Strategie, die das Alter in seiner Vielfalt präsentiert, ohne es verleugnen zu wollen.

In der Literaturgerontologie, die sich seit den 1990er-Jahren etabliert und ausdifferenziert hat, werden die Zusammenhänge von Literatur, Alter und Geschlecht auf verschiedene Weise betrachtet. Dazu gehören die Betrachtung literarischer Haltungen gegenüber dem Alter(n); literaturwissenschaftliche Ansätze zur Altersthematik und die psychoanalytische Betrachtung des Lebenslaufs einzelner Autor*innen; die Anwendung gerontologischer Konzepte der Autobiografie, des Lebensrückblicks und der Lebensphasen auf die Interpretation literarischer Texte; Interpretationen des kreativen Prozesses sowie Analysen des künstlerischen Spätstils (Wyatt-Brown 1990).

> Die besondere Vielfalt von Entwürfen des Alters und Alterns lässt sich am besten am Beispiel von literarischen Texten vorführen.

13.3 Literarische Vielfalt weiblichen Alter(n)s: Ein Grund für Optimismus

In ihrem 1929 zuerst erschienen Essay *Ein Zimmer für sich allein* beklagt Virginia Woolf, wie wenig interessante Frauenfiguren es in der Literatur gäbe, und gibt als Grund dafür an, dass es im überwiegenden Teil der Geschichte Männer waren, die Biografien, Romane und Historien schrieben und in deren Zentrum standen. In ihrem Essay stellt sie sich eine „sehr alte Dame am Arm einer Frau mittleren Alters, vielleicht ihre Tochter" vor, die gemeinsam die Straße überqueren. Woolf nimmt die imaginierte Szene zum Anlass, dafür zu plädieren, dass „diese unendlich obskuren Leben" von Frauen jenseits ihrer Jugend „noch aufzuzeichnen" seien (Woolf 1986, S. 102). Sie selbst hat mit ihren Romanen und Essays dazu beigetragen.

Die Gegenwartsliteratur weist inzwischen eine Vielfalt von weiblichen Positionen des Alter(n)s auf: Hochaltrige Autorinnen schreiben über ihre Alternserfahrungen. Ein Beispiel ist die deutsche Schriftstellerin Helga Schubert, die 2020 im 80. Lebensjahr den Ingeborg-Bachmann-Preis erhielt und deren Leben Gegenstand des Dokumentarfilms „Sonntagskind" ist (2023). In ihrem Buch *Der heutige Tag – Ein Stundenbuch der Liebe* (Schubert 2023) erzählt sie von der Pflege ihres an Demenz erkrankten langjährigen Partners und stellt den Schilderungen des harten Pflegealltags Momente des Glücks ihrer Zweisamkeit gegenüber.

Während Helga Schubert als junge Frau mit dem Schreiben angefangen hat, wurde Jane Campbells erste Erzählung weitaus später publiziert: *Cat Brushing* (Campbell 2022), deutscher Titel *Kleine Kratzer* (Campbell 2023), erschien, als die britische Autorin bereits 80 Jahre alt war. Das Buch enthält eine Reihe ironischer Erzählungen, in deren Zentrum alte Frauen stehen, die ihre Umgebung genau beobachten und mitunter kratzbürstig kommentieren.

Ältere Frauen können Gegenstand des öffentlichen Interesses werden, wie beispielsweise die britische Schriftstellerin und Philosophin Iris Murdoch, über deren fortschreitende Altersdemenz ihr Ehemann John Bayley (1999), ein Literaturwissenschaftler, das Buch *Elegy for Iris* schrieb, das 2001 verfilmt wurde. Buch und Film erzählen zugleich die gesamte Lebensgeschichte der Schriftstellerin.

Auch Frauen mittleren Alters setzen sich mit dem hohen Alter auseinander, beispielsweise aus der Perspektive einer Tochter. In ihrem Roman *Die Unruhigen* nimmt die norwegische Schriftstellerin Linn Ullmann (2018) ein nicht mehr realisiertes gemeinsames Buchprojekt mit ihrem Vater, dem Regisseur Ingmar Bergmann, als Ausgangspunkt. In Gesprächen mit dem „Vater", der ebenso wie die „Tochter" strategisch namenlos bleibt, werden die Erfahrungen mit dem hohen Alter humorvoll aufgezeichnet. In einem Beispiel stellt der Vater eine Liste seiner Gebrechen auf und erzählt der Tochter, „wenn er auf acht oder weniger komme, stehe er auf. Wenn er auf mehr als acht komme, bleibe er im Bett. Das sei jedoch fast nie der Fall". Auf die Frage der Tochter nach der Zahl acht antwortet er: „Nun, weil ich über achtzig bin. Ich gestatte mir ein Gebrechen pro Jahrzehnt" (Ullmann 2018, S. 62).

> Diese Beispiele zeigen, dass Frauen mittleren und hohen Alters in der Gegenwartsliteratur nicht nur sichtbar sind, sondern auch viel zu sagen haben.

Wenn es um das hohe Alter geht, ist Demenz ebenfalls ein Thema, das uns in der Literatur häufig begegnet. Alter, Krankheit und Gebrechlichkeit betrifft beide Geschlechter.

> Jenseits von Altersstereotypen ermöglicht die Literatur Einblicke in die ambivalenten Erfahrungen des Älterwerdens.

Ohne die durchaus auch negativen Aspekte des Alters leugnen zu wollen, ist die Vielfalt literarischer Entwürfe von Frauen über das Alter(n) sowohl in autobiografischen als auch fiktiven Texten ein Grund für Optimismus.

Literatur

Bayley J (1999) Elegy for Iris: a memoir. St. Martin's Press, New York

de Beauvoir, S (1951) Das andere Geschlecht. Sitte und Sexus der Frau. Übers. E Rechel-Mertens (Bd. 1), F Montfort (Bd. 2). Hamburg, Rowohlt

de Beauvoir S (1977) Das Alter. Übers. A Aigner-Dünnwald, R Henry. 15. Aufl. Rowohlt, Reinbek bei Hamburg

Bovenschen S (2006) Älter werden. Fischer, Frankfurt am Main

Campbell J (2023) Kleine Kratzer. Übers. B Abarbanell. Kjona, München

Campbell J (2022) Cat brushing. Quercus/riverrun, London

Gullette MM (2004) Aged by culture. Chicago University Press, Chicago

Heidenreich E (2024) Altern. Hanser, München

Schubert H (2023) Der heutige Tag – Ein Stundenbuch der Liebe. dtv, München

Sontag S (1972) The double standard of aging. The Saturday Rev 23(9):1972. https://www.unz.com/print/SaturdayRev-1972sep23-00029/

Ullmann L (2018) Die Unruhigen. Übers. P Berf. Luchterhand, München

Waxman B (1997) To live in the center of the moment: literary autobiographies of aging. University Press of Virginia, Charlottesville

Woolf V (1986) Ein Zimmer für sich allein. Übers. R Gerhardt. Fischer, Frankfurt am Main.

Wyatt-Brown AM (1990) The coming of age of literary gerontology. J Aging Stud 4(3):299–315

14

Die Gesellschaft der Alten – das Altern der Gesellschaft

Franz Kolland

14.1 Einleitung

Das Altern in europäischen und vielen Gesellschaften weltweit ist offensichtlich, wenngleich sowohl in der wissenschaftlichen als auch der öffentlichen Debatte weniger der durch die Langlebigkeit hervorgerufene demografische Wandel als das Migrationsthema diskursbestimmend sind. Das Altern ist als wesentliche Größe im soziodemografischen Wandel deshalb brisant, weil es mit multiplen Risikolagen in einen Zusammenhang gebracht wird. Mit Sorge werden diese multiplen Risikolagen als Lücken in der ökonomischen und gesundheitlich-pflegerischen Sicherheit beobachtet und festgestellt. Das Ruhestandsmodell hat als Handlungsfolie über weite Strecken ausgedient. Die Mehrheit alter Menschen will und ist in der nachberuflichen Lebensphase in vielfältige Aktivitäten des kulturellen und sozialen Lebens sowie der Freiwilligentätigkeit integriert.

F. Kolland (✉)
Kompetenzzentrum für Gerontologie und Gesundheitsforschung (Leitung), Karl Landsteiner Privatuniversität für Gesundheitswissenschaften, Krems, Österreich
e-mail: franz.kolland@kl.ac.at

14.2 Strukturwandel des Alters – der lange Weg zu sozialer Sicherheit

Grenzziehungen, wann das höhere Lebensalter beginnt, und Überlegungen darüber, wie seine Stellung im ganzen Lebenslauf zu verstehen ist, haben sich im Verlauf der Jahrhunderte stark verändert. Klare Abgrenzungen im Lebenslauf, die zur Herausbildung der sozialen Gruppe der Kinder und Jugendlichen auf der einen sowie der Alten und Hochaltrigen auf der anderen Seite führten, wurden erst im Verlauf des 19. Jahrhunderts geschaffen. Am Lebensbeginn geschah dies durch die Einführung der allgemeinen Schulpflicht und im späteren Leben durch die Einführung der Rente bzw. der Pension. Das Alter als soziale Kategorie ist ein Produkt des späten 19. Jahrhunderts (Ehmer 1990). Vorher gab es keine kalendarische Altersgrenze, keinen Ruhestand. Entscheidend war das Nachlassen der körperlichen und/oder geistigen Leistungsfähigkeit.

Bestimmt wird der Verlauf des Alterns von sozialen und kulturellen Elementen, die auf die verschiedenen Lebensphasen einwirken und sie überformen. Die sozialen Lebensbedingungen haben über viele Jahrhunderte hinweg nur eine kleine Minderheit – rund 5–7 % – das Altwerden (60 Jahre und älter) erleben lassen (Kohler-Gehrig 2022). Sozial benachteiligt waren lange Zeit Menschen, die in der Stadt lebten – bezeichnet als „urban penalty" (Ehmer 1990), Menschen aus den sogenannten niederen Ständen sowie Frauen. Für sie alle war das Älterwerden sehr oft mit Mühsal, bitterer Armut und Ausgrenzung verknüpft. Der Tod wurde als Erlösung und nicht als Feind betrachtet. Geehrt und wertgeschätzt wurden Menschen im Alter nur dann, wenn sie arbeiten und ihr Brot selbst erwirtschaften konnten. Ruhestand war ein Fremdwort, selbst dann, wenn körperliche Gebrechen vorlagen.

> Eine Betrachtung der Geschichte der letzten 500 Jahre in Mitteleuropa zeigt, dass kaum von einer verloren gegangenen trauten Übereinstimmung der Generationen gesprochen werden kann.

Vor allem in der frühen Neuzeit waren die Alten Ziel gesellschaftlichen Spotts. Ein hohes Lebensalter zu erreichen, galt nicht als erstrebenswert (Kohler-Gehrig 2022). Von der frühen Neuzeit bis ins 17. Jahrhundert ist der alte Mensch für die Zeitgenossen kein vollwertiges Mitglied der Gesellschaft. Das Alter wurde gleichgesetzt mit Zerfall, Abstieg und mit einer Rückbildung aller früheren Fähigkeiten. Der alte Mensch des 16. und 17. Jahrhunderts war der

14 Die Gesellschaft der Alten – das Altern der Gesellschaft

Verachtung durch seine Mitmenschen preisgegeben (Borscheid 1987). Der durch Seuchen, Kriege und Hunger allgegenwärtige Tod wurde als ekelhaftes, scheußliches Monster und Verbündeter des Teufels vor- und dargestellt. Kriege, Pestwellen und die vielfältigsten Notlagen der Zeit hielten die allgemeine Lebenserwartung niedrig.

Das Bild des Alters war in der vorindustriellen Gesellschaft sehr stark vom körperlichen Erscheinungsbild geprägt. Dabei gibt es einen deutlichen Zusammenhang zwischen Alters- und Geschlechterrollenstereotypen, d. h. alte Frauen vereinigen die Stereotype Frau- und Altsein. Sie werden fast ausschließlich auf ihre familiäre Rolle reduziert oder gar als unorientiert und als am Rande der Gesellschaft lebend geschildert. Die ärmsten Mitglieder der Gesellschaft waren alleinstehende Frauen, vor allem wenn in höherem Alter. Anfang des 16. Jahrhunderts betrug z. B. in Straßburg der Anteil der Frauen unter den bedürftigen Personen 69 % (Kohler-Gehrig 2022). Positiver und weitaus differenzierter werden dagegen ältere Männer gesehen. Damit entsprachen die Altersbilder dem patriarchal organisierten Haushaltsverband. Nicht mehr leistungsfähige Alte – besonders Frauen – wurden ausgegrenzt.

Im 18. Jahrhundert kommt es dann zu gesellschaftlichen Umbrüchen, die auch das Alter(n) beeinflussen. Gerd Göckenjan (2000) kommt in seiner historischen Untersuchung des Alters zu dem Schluss, dass dieses zu keiner Zeit früher oder später eine solche Verehrung genossen hat wie nach der Mitte des 18. Jahrhunderts. Das hohe Alter darf und soll Autorität sein – so wie vorher nicht und danach auch nicht. Seinen Hintergrund hatte dieses positive Altenbild in der Aufklärung und den agrarischen Lebensverhältnissen. Die Aufklärung schafft die Figur des weisen Alters. Die agrarischen Lebensverhältnisse statten das Alter mit Macht aus. Es erlangten jene alten Personen im ländlichen Milieu eine starke soziale Stellung und hohes Prestige, die sich im Besitz von Land und Hof befanden. Besitz war gleichzeitig die Voraussetzung für die Gründung einer eigenen Familie, die eine gewisse Unabhängigkeit eröffnete und größere Sicherheit bei Krankheit und Not gewährte.

Im 19. Jahrhundert erfuhren die Älteren zwar weiterhin Wertschätzung, jedoch kam es durch die Aufwertung des Status der Jugend in städtischen Lebensräumen langsam zu einem Wandel des Altenbildes und der Beziehungen zwischen den Generationen. Zunächst war es Schonung, die das Verhältnis der jungen Generation zur älteren bestimmte. Doch schon bald kam es zu einer deutlichen Konfliktbeziehung. Dies beruhte darauf, dass gegen Ende des Jahrhunderts die alten Menschen fühlbar an Einflussmöglichkeiten und Macht einbüßten (Borscheid 1987).

Ab der Mitte des 20. Jahrhunderts zeigt sich dann eine neuerliche Veränderung im sozialen Status des Alters in der Gesellschaft. Die Älteren werden aufgrund ihrer stark angewachsenen Zahl als „Last" für die Gesellschaft interpretiert. Die Vereinten Nationen sprechen von „the burden of population aging" (Walker 2006, S. 63) und der deutsche Bundeskanzler Konrad Adenauer drohte in der großen Regierungserklärung von 1953, dass die Älteren es sein würden, die von der Abnahme der Zahl Erwerbstätiger, bedingt durch den Geburtenrückgang, in der Bevölkerung betroffen sein würden (Amann 2004, S. 21). Die wesentlichen sozialpolitischen Ziele jener Zeit waren die effiziente Ausgliederung älterer Arbeitskräfte aus dem Arbeitsmarkt und die Schaffung einer relativen Einkommenssicherheit im Alter.

In modernen Wohlfahrtsstaaten gewinnen die staatlichen Transferleistungen für die Gestaltung der individuellen Lebensbedingungen zunehmend an Gewicht.

> In wohlfahrtsstaatlichen Systemen ist die Lebenslage nicht mehr allein durch Besitz und Erwerbseinkommen bestimmt, sondern von den öffentlichen Versorgungschancen beeinflusst. Dieses System ist mit ein Grund dafür, dass die längere Lebenserwartung für viele Menschen auch subjektiv zu einem sicheren längeren Leben geworden ist.

Dies gilt für die materielle Lebenssituation, die mehr Unabhängigkeit und Selbstständigkeit gewährleistet. Dies gilt aber auch für Phasen der Pflegebedürftigkeit, für die staatlich geförderte Hilfen und Stützung angeboten werden. Hochaltrigkeit ist also auch eine Konsequenz der Entwicklung des Sozial- und Wohlfahrtsstaates, der soziale Betreuung bis hin zur Pflege ermöglicht.

Nach dem Zweiten Weltkrieg setzte also, von heute zurückblickend, ein dramatischer Umbau der alten Systemordnung (Dux 2008) ein, bei dem das Alter entschieden transformiert wurde. Der Kern des gesamten Prozesses findet sich in der Logik, nach der in den fortgeschrittenen kapitalistischen Gesellschaften die Lebensbedingungen der älter werdenden Bevölkerungen durch soziale und ökonomische Institutionen im Zusammenhang mit dem Wohlfahrtsstaat, sinkendem Pensionierungsalter, sich wandelnden intergenerationellen Beziehungen und einem massiven Ausbau der altersbezogenen Sozial- und Gesundheitsdienste umgestaltet wurden. Diese Veränderungen schlugen sich nicht nur im ökonomischen und rechtlichen System nieder, sie wurden auch auf der kulturellen Ebene wirksam, indem sich der Diskurs über das Alter entschieden veränderte (Amann 2012). War der Diskurs der frühen Nachkriegszeit noch von der Vorstellung geprägt, den Ungerechtigkeiten und Benachteiligungen zu entgehen, wie sie in der Folge der Depression der

1930er-Jahre und durch den Krieg hervorgebracht worden waren, so stellte der Diskurs der 1980er-Jahre (und später) für die älter werdenden Menschen, deren Status und deren Identität eine neue und ganz andere Herausforderung dar (Phillipson und Powell 2004, S. 19). Der Sinn des späteren Lebens bestand darin, in der Pensionierung und Pflegeversorgung die soziokulturellen und normativen Endpunkte des menschlichen Lebenszyklus zu finden (Phillipson und Powell 2004, S. 19).

Im Wechsel vom 20. zum 21. Jahrhundert kommt es dann zu einer Ernüchterung hinsichtlich der Erwartungen an zentralstaatliche Gestaltungschancen sozialer Wohlfahrt. Denn – so die Einschätzung – dieser habe es nicht geschafft, Armut abzuschaffen (Butterwege et al. 2012). Die Verschiebung des Risikos vom Staat zurück zum Individuum wird sehr unterschiedlich begründet, wenn auch das Ziel dasselbe ist. Das Ziel ist Kompetenz und Bereitschaft zur eigenverantwortlichen Lebensführung im Lebenslauf. Die Hervorhebung einer kompetenten Selbstsorge im Alter steht auch im Zusammenhang mit dem Ziel, die Aufhebung eines defizitären Altersbildes herzustellen (Deutscher Bundestag 2010). Gefordert wird u. a. eine stärkere finanzielle Eigenvorsorge für das Alter bzw. ein Rückbau staatlicher Sicherung.

Im ersten Viertel des 21. Jahrhunderts verliert in Europa der Strukturwandel des Alter(n)s in der öffentlichen Diskussion vor dem Hintergrund der Migrationsbewegungen an Aufmerksamkeit. Dabei sind Altern und Migration da und dort eng verquickt. Vor allem das Altern der deutschen Gesellschaft, hervorgerufen durch den Wandel des Alters, aber auch durch den Rückgang der Fertilität, hat die Bereitschaft stark erhöht, Schieflagen im Bevölkerungsaufbau durch Zuzug aufzufangen. Diese Veränderungen haben sowohl Auswirkungen auf die wohlfahrtsstaatlichen Sicherungssysteme, die mit neuen Verteilungsfragen konfrontiert sind, als auch auf das Altern selbst, das sich nicht mehr nur als in sich heterogen zeigt, sondern sich – erweitert um die Dimension Ethnizität – zusätzlich differenziert.

14.3 Kulturwandel und Altern – Disengagement, Aktivität, Selbstbestimmung

Begleitet wird der Strukturwandel des Alters über einen Kulturwandel. Über lange Perioden hatten die Menschen dabei in Europa die Vorstellung, die Welt sei einer metaphysischen Ordnung unterworfen, in der sich Mensch, Gesellschaft und Natur im Einklang befinden. In einer Welt, in der Zeit als ereignishaftes, zyklisches Geschehen verstanden wurde, gab es für die Vorstellung von Entwicklung sowohl individuell als auch gesellschaftlich wenig Raum. Erst mit der neuzeitlichen Erfahrung des sich beschleunigenden gesellschaftlichen Wandels im Gegensatz zu den relativ statischen Gesellschaften des Mittelalters vollzog sich ein Perspektivenwechsel in der Betrachtung gesellschaftlichen Handelns. Die Sicht einer von theologischen bzw. metaphysischen Prinzipien bestimmten Gesellschaft wurde abgelöst von der Erkenntnis, dass Gesellschaften einer ständigen Veränderung unterworfen sind (Spencer 1967).

Die Vorstellung von Veränderung bzw. Entwicklung ist also eine neuzeitliche Denkfigur. Eng verknüpft mit dieser neuzeitlichen Denkfigur sind veränderte Vorstellungen von Zeit, wobei diese Vorstellungen in Hinsicht auf das Altern mit dem langen Leben zu tun haben. Die deutliche Erhöhung der Lebenserwartung geht sozialpolitisch einerseits mit einer Institutionalisierung bzw. Verzeitlichung des Lebenslaufs (Kohli 1985), d. h. mit klaren zeitlichen Markierungen über Schuleintrittsalter und Pensionsantrittsalter, und andererseits mit einer Biografisierung des Lebenslaufs einher. Das eigene Leben wird ständig sowohl vorwärts als auch rückwärts individuell thematisiert. Neben der allgemeinen Beschleunigung des Lebenstempos wird durch die Zunahme an Lebensjahren und dem damit verbundenen spürbaren imaginierten Ende, Zeit mehr als je zuvor zu einer Ressource, die als knapp und teuer eingeschätzt wird. Angetrieben wird diese Biografisierung von gesellschaftlicher Individualisierung und Ökonomisierung. Zeit ist kostbar und wird deshalb im Lebenslauf immer wieder neu thematisiert. Es haben alle – nicht nur die Älteren, diese aber besonders – das Gefühl, dass ihnen die Zeit davonläuft und dass es darum geht, diese Zeit zu nutzen.

Fallen nach der Pensionierung die vorgegebenen Regulierungen des Alltags, der Wechsel von Arbeitszeit und frei verfügbarer Zeit, der Rhythmus von Arbeitswoche und Wochenende weg, dann steht das Individuum vor der Tatsache, dass mehr oder minder eindeutige Strukturen, Rollen und Normen für die Gestaltung des Lebens fehlen. Trotzdem zeigen Zeitverwendungsstudien, dass nach dem Wegfall der Erwerbsarbeit feste Zeit- und Tagesstrukturierungen beibehalten werden. Die Wochenstruktur von Werktagen und Wochenenden wird weitgehend aufrechterhalten (Engstler et al. 2004). Mit zunehmendem Alter nimmt das Maß an frei verfügbarer Zeit zu und die Zahl der Aktivitäten ab, d. h., es werden die bestehenden Aktivitäten gedehnt und/oder es kommt zu „Leerräumen" (Kolland 1996).

> Der Zukunftsbezug ändert sich mit fortschreitendem Alter. Die Perspektive geht von einem imaginierten Ende aus. Das Zeiterleben wird vom Ende her bestimmt.

Es erfolgt eine Auseinandersetzung mit dem Leben an sich und der Endlichkeit im Besonderen (Baars 2012). Die Vergangenheit wird über akkumulierte und im Gedächtnis fest verwurzelte Erlebnisse und Erfahrungen wirkmächtiger. Die Zukunftspraktiken können dabei, wie das Rebekka Rohner (2024) in ihrer empirischen Studie über hochaltrige Menschen belegt, durch Zukunftsvergessenheit gekennzeichnet sein. Diese ergibt sich aus einer intensivierten Gegenwartsorientierung, wodurch sich die Praktiken auf die „nahe Zukunft" oder die Gegenwart fokussieren, die gerade noch beeinflussbar erscheint.

Während bis in die 1980er-Jahre ein großes Maß an freier Zeit, die nicht durch Aktivitäten angefüllt war, hohe Wertschätzung genoss, ist in der Gegenwart genau das Gegenteil der Fall. Ab Mitte des 20. Jahrhunderts kam es zu einer deutlichen Kompression der Erwerbsarbeit, d. h. die Orientierung auf eine möglichst frühzeitige Entberuflichung bzw. lange nachberufliche Lebensphase. Diese wurde einerseits durch zum Teil großzügige Pensionierungsprogramme gesellschaftspolitisch gefördert, andererseits von den Erwerbstätigen selbst genutzt und akzeptiert, um in den Ruhestand gehen zu können. Der Ruhestand als Zeit des Ausruhens, als Zeit des Disengagements wurde durch das Konzept des „aktiven Alterns" abgelöst. In den 1980er-Jahren wurden gesellschaftspolitische Programme für das 3. Lebensalter entwickelt und postuliert, die zu einer Art Geschäftigkeitsethik geführt haben. Merkmale und Ausdruck für diese „busy ethic" wurden volle Terminkalender, geplanter Alltag, geplante Freizeit und die Erwartung, an Bildungsprozessen teilzunehmen (Ekerdt 1986). Ein neuer Zeitzwang wird u. a. dort sichtbar, wo Hyperaktivität die Älteren in Zeitbedrängnis führt. Die Älteren bekommen ein anderes Verhältnis zur „Zeit". Das Zeitbudget wird sehr kostbar. So weisen Gruppen von Älteren – obwohl ausgeschieden aus dem Berufsleben – volle Terminkalender als Bestätigung für ihre Vitalität auf. Und selbst dann, wenn der Terminkalender eher leer ist, wird volle „Auslastung" angegeben, weil die soziale Umgebung es so erwartet und durch sie soziale Anerkennung sichergestellt ist.

> Die kulturelle Orientierung des Alters in Richtung Aktivität hat mit der allgemeinen Herauslösung der Individuen aus traditionellen Sozialbeziehungen und Milieus im Zuge der gesellschaftlichen Modernisierung zu tun.

Der Zwang zur selbstverantworteten bzw. selbstbestimmten Lebensplanung konfrontiert die Einzelnen mit neuen Entscheidungszwängen und Wahlmöglichkeiten im Hinblick auf die Lebensführung (Ehrenberg 2004). Standardisierende Konzepte sozialer Sicherung verlieren an Plausibilität und geraten unter den Druck konkurrierender Konzepte und Strategien, die für mehr Wahlfreiheit und Selbstbestimmung plädieren. Diese Entwicklung bedeutet, dass Lebensentwürfe nicht nur gestaltet werden können, sondern gestaltet werden müssen (Schweppe 1996). Sie müssen deshalb entwickelt werden, weil das Verharren in Lebensentwürfen, die an traditionellen Leitbildern orientiert sind, oft konfliktreich, risikoreich, krisenhaft und häufig gar nicht mehr realisierbar sind.

Diese Bedingungen haben insgesamt ein neues Altern in der Gesellschaft hervorgebracht, und zwar eines von der unsicheren zur sicheren Lebenszeit (Imhof 1984). Das hohe Alter wurde für die Mehrheit der Bevölkerung zu einer erwartbaren Norm. Die gestiegene Vitalität wird allerdings noch immer unzureichend gesellschaftlich angesprochen, sodass Gertrud Backes (1997) von einem Altersparadox spricht und Sylvia Kade (2009) von einer Vergesellschaftungslücke. Ältere Menschen leben zwar länger, haben eine bessere Lebensqualität und mehr Ressourcen, jedoch hat die Gesellschaft (weiterhin) – mit Ausnahme der Freiwilligentätigkeit (Abschn. 14.6) – kaum Verwendung für sie (Backes 1997, S. 28). Die Vorstellung vom Alter als „Ruhestand" und „Rückzug" ist primär in den sozial privilegierten Gruppen der Alten verschwunden.

14.4 Neue Kultur des Alter(n)s

Neue Leitbilder oder verlässliche Entwürfe als Gegenmodell zu traditionellen Leitbildern, an denen sich alte Menschen orientieren können, stehen also kaum bereit. Die sich auflösenden alten Orientierungen werden erst in Ansätzen durch neue ersetzt. Es lassen sich vorerst noch wenige Anzeichen erkennen, dass sich die „ergrauende Gesellschaft" insgesamt auf eine Wertestruktur zubewegt, die die Vorbereitung, Gestaltung und Meisterung des höheren Lebensalters erleichtert und die vorhandenen „Alterspotenziale" individuell und gesellschaftlich erschließt.

Ein Grund für die Schwierigkeiten der Entstehung von deutlich akzentuierten spezifischen Wertemustern in der Gesellschaft der Alten liegt darin, dass die individuellen Unterschiede und Divergenzen von Interessen und Orientierungen, ja auch in der Ausformung der Persönlichkeiten, mit dem Alter stark zunehmen, wie viele Forschungen bestätigen. Die älteren Generationen bieten ein inhomogenes Bild. Sie zeigen auch sehr verschiedene Motivationsprofile. Die agilen Spätlebensjahre sind eine gesellschaftliche Neuerwerbung. Die „Lebenssubstanz" konnte gegenüber der Kulturmöglichkeit rascher wachsen und sich stärker ausbreiten.

14 Die Gesellschaft der Alten – das Altern der Gesellschaft

Die Heterogenität des Alters und die Suche nach einer neuen (eigenen) Kultur des Alter(n)s lässt sich in der rezenten kreativen Literatur feststellen. Elke Heidenreich (2024) stellt die positiven Aspekte des Alterns heraus. Sie schreibt: „Und Altern heißt nicht: noch nicht tot sein. Es ist ein ganz normaler Teil des ganz normalen Lebens" (Heidenreich 2024, S. 20). In Peter Handkes *Zwiegespräch* unterhalten sich zwei alte Freunde über ihr Leben. Sie reflektieren ihre Vergangenheit und Gegenwart. Dabei kommt es zu folgender Einschätzung: „Dass wir zwei doch keine Ruhe geben! Wir haben kein Recht auf Ruhe. Unsereiner hat auf Ruhe kein Recht" (Handke 2022, S. 67). Hier wird einerseits die Kultur des aktiven Alterns akzeptiert, aber andererseits auch der Zwang, der aus dieser normativen Vorgabe entsteht, infrage gestellt.

Während in diesen beiden Büchern stärker auf das gesunde Alter(n) Bezug genommen wird, wobei es nicht um „junge Alte" geht, befassen sich drei Werke stärker mit Krankheit, Pflege und der Spätlebensphase als solcher. Der Blick auf die Spätlebensphase geschieht optimistisch, selbstironisierend und revoltierend. Peter Turrini beschreibt in *Gemeinsam ist Alzheimer schöner* eine alltägliche Situation, die auf Hilfe und Gemeinsamkeit gerichtet ist, indem eine der Protagonistinnen sagt und dabei um Hilfe bittet: „Ich schaffe das Zähneputzen nicht mehr. Es ist einfach zu viel auf einmal. Ich lege die Zahnbürste bereit, mache den Verschluss der Zahnpasta auf, schütte ein paar Tropfen Mundwasser ins Glas und plötzlich weiß ich nicht mehr, wo ich die Zahnbürste hingegeben habe" (Turrini 2020, S. 58). Der französische Autor Didier Eribon schildert in seiner Erzählung über seine Mutter im Pflegeheim, wie sich diese gegen Deindividualisierung und Regelhaftigkeit zur Wehr setzt: „Meine Mutter rief häufig bei mir an, vor allem abends und nachts. Sie erzählte, man habe ihr verboten aufzustehen, sie dürfe nicht mehr duschen, niemand käme, wenn sie klingelt ... Sie nahm all ihre Kraft zusammen, um sich bei mir zu beschweren, um zu protestieren" (Eribon 2024, S. 93). Schließlich geht es in *Das späte Leben* von Bernhard Schlink (2023) um das Abschiednehmen vom Leben und von seiner Familie. Die Phase wird nicht primär als eine der Abhängigkeit und des Rückzugs geschildert, sondern vielmehr als eine der Reflexion – oder wie es Thomas Rentsch (1992) formuliert hat, als ein „Werden zu sich selbst".

Infrage gestellt werden in den letzten Jahren in Romanen, Theaterstücken, Erzählungen sowohl die Ruhestandsorientierung als Modell für die nachberufliche Lebensphase als auch das seit den 1980er-Jahren lancierte neue Altersbild des „aktiven Alterns", das Menschen mehr Möglichkeiten zu längerer Berufstätigkeit gibt und die Aussicht beinhaltet, länger gesund zu bleiben (Pichler 2011). Die kritische Einschätzung des Aktivierungsmodells hat damit zu tun, dass dieses weniger zu einer Entstigmatisierung des Alters beigetragen als vielmehr Spaltung erzeugt hat. Gemeint ist damit, dass es zu einer Spaltung kommt zwischen jenen Menschen im Alter, die sich entsprechend der normativen Vorgabe gesellschaftlich aktiv zeigen, und jenen, die der normativen Vorgabe nicht entsprechen (können), weil sie Pflege und Betreuung brauchen. Letztere Gruppen werden durch das neue Leitbild von den aktiven und unternehmerischen Alten als defizitär stigmatisiert und gesellschaftlich unsichtbar gemacht (Pichler 2011; Stückler 2024).

Was braucht es also? Für eine neue Kultur des Alterns gilt es, die Vielzahl von Prozessen der Kultivierung darzustellen, die zu Strukturen selbstbestimmten Verhaltens und zu einer Anerkennung der älteren Generation in der Gesellschaft führen. Gefragt und gefordert ist „Lebenskunst" (Grebe 2013). Die Lebenskunst erweckt deshalb gegenwärtig ein großes Interesse, weil durch sie eine Antwort auf gesellschaftliche Individualisierung und Pluralisierung erwartet wird. Entlassen aus der bequemen Lage gewährleisteter Integration und Identität über den Status des Ruhestands, müssen Individuen wählen, aushandeln, koordinieren. Welche Bilder, Formen, Stile, Rollen des Alterns will das Individuum für sich akzeptieren und welche nicht? Es will jedenfalls nicht in Schubladen gesteckt oder über kategoriale Zuordnungen bestimmt werden. „Active Ager", „Third Ager", „Silver Traveller" sind stets die anderen und werden in einer Kultur des Individualismus als inakzeptabel zurückgewiesen.

Im Zentrum für eine gelingende neue Kultur des Alterns stehen die Fähigkeit zur Selbstorganisation, zur Verknüpfung von Ansprüchen auf ein gutes und authentisches Leben – letztlich die innere Selbstschöpfung von Lebenssinn. Und ich greife dabei auf Leopold Rosenmayr (2013, S. 249) zurück: „Das Ich muss im späten Leben mehr und mehr selber zur Selbsterneuerung beitragen. Dazu muss man das Ich ausdrücklich stärken. Sonst bleibt das Ich, leider auch das ‚aufgeklärte', in einem Gefängnis von ‚Wiederholungszwängen' stecken." Das alles sollte in einem förderlichen soziokulturellen Rahmen stattfinden, der auf soziale Teilhabe aller ausgerichtet ist.

14.5 Die Gesellschaft der Alten – eine homogene Alterskultur?

Seit den 1960er-Jahren lassen sich zwei Strömungen in Hinsicht auf die soziokulturelle Organisation des Alters beobachten, die grob als Disengagement- und Aktivitätsorientierung bezeichnet werden können. Zunächst war die Debatte in der Gerontologie sehr stark von Forschungsergebnissen dominiert, die programmatisch unter dem Titel „Rückzug/Ruhestand/Disengagement" zusammengefasst werden können (Cumming und Henry 1961). Diese Forschungen sind im Zusammenhang mit Tendenzen der Entberuflichung des Alters zu dieser Zeit in den USA zu verstehen.

Gleichsam parallel zu dieser wissenschaftlichen Debatte und den gesellschaftlichen Veränderungen entstand 1960 mit der Sun City im US-amerikanischen Bundesstaat Arizona eine Art Realexperiment. Dieses Realexperiment besteht nach knapp 65 Jahren weiterhin und umfasst eine Stadt, in der mehr als 55.000 Menschen im Alter von 55 Jahren und älter leben. Bei einem Besuch im Frühjahr 2024 zeigte sich diese Stadt als „Gesellschaft der Alten", die nach wie vor keinen längeren Aufenthalt von Kindern in der Stadt duldet und sich in einer Vielzahl von sozialen, kulturellen und Sportclubs manifestiert. Nach wie vor fällt auf, dass das Leben auf die jungen Alten abgestellt wird, in dem das pflegebedürftige Alter kaum einen Platz hat, dass das Wohnen in eingeschossigen Eigentumshäusern stattfindet und eine Gleichzeitigkeit von Disengagement und Aktivität gegeben ist. Einerseits leben die alten Menschen auf der Suche nach guten klimatischen Bedingungen und Sicherheit unter sich, andererseits besteht eine hohe Aktivitätsorientierung. Bewundert wird, wer kreativ oder sportlich oder handwerklich besondere Leistungen hervorbringt. Heute sehen wir in den USA eine erhebliche Zahl solcher „retirement communities", die sich zum Teil noch in bedeutend größerer Dimension zeigen, z. B. in „The Villages" in Florida mit rund 150.000 alten Menschen (Schoch 2022).

In Europa findet sich dieser Siedlungstyp, der auf eine Homogenität der Bewohner in Hinsicht auf das Lebensalter abstellt, in stark verkleinerter Form bzw. in einer spezifischen Zuspitzung. Zu nennen sind hier die „Retirement Villages" in Großbritannien. Bei einem entsprechenden Besuch in Castle Village, Berkhamsted, nahe London, hat sich mit rund 150 Liegenschaften eine deutlich kleinere Siedlungsgröße gezeigt. Diese gehören vorwiegend alten Menschen aus privilegierten sozialen Milieus. Eine andere Lebensform findet sich in den Niederlanden: Im Demenzdorf de Hogeweyk ist eine spezifische Form des altershomogenen Wohnens realisiert, und zwar eine Lebensform, die nach den Regeln von Demenzkranken funktioniert.

Was zeichnen nun diese hier kurz skizzierten „Gesellschaften des Alters" aus? Sie zeigen eine Vielzahl von Prozessen der Kultivierung und sind sowohl Orte des „Rückzugs" als auch Orte der Aktivierung. Diese Lebensformen können zu Strukturen des selbstbestimmten Verhaltens der älteren Generationen und zu ihrer verstärkten Anerkennung in der Gesellschaft führen.

> Alterskultur würde in diesem Sinn bedeuten, dass Erwartungen, Werte und Normen in alltäglichen sozialen Praktiken entwickelt und gelebt werden, durch die späte Lebensabschnitte gestaltet werden können.

Alterskultur könnte vor dem Hintergrund dieser Lebensformen verstanden werden als Herausforderung zur individuellen Selbstgestaltung und zur Organisation von sozialen Beziehungen und sozialen Aktivitäten. Auch wenn sich diese Wohn- und Lebensformen in den letzten Jahrzehnten verstetigt haben und da und dort durch neue Ansätze gewachsenen sind, so sind sie insgesamt betrachtet weiterhin ein starkes Minoritätenprogramm geblieben, und zwar eher für privilegierte soziale Gruppen in westlichen Gesellschaften.

Als breiter verankert ist eine neuere Entwicklung einzuschätzen, die sich altersmäßig als weniger abgeschlossen zeigt und sozial deutlich breiter äußert. Gemeint ist damit eine Bewegung, die von der Weltgesundheitsorganisation (WHO), politischen Akteuren und der Wissenschaft unterstützt wird, nämlich „Age-friendly Cities and Communities" (WHO 2007). Die Entwicklung der Bewegung für altersfreundliche soziale Umgebungen ist heute eine wichtige Dimension der öffentlichen Politik, die sich in der Arbeit zahlreicher Organisationen auf lokaler, regionaler, nationaler und internationaler Ebene widerspiegelt (Phillipson und Buffel 2020). Die Bewegung konnte in relativ kurzer Zeit bedeutende Fortschritte erzielen. Es ist ihr gelungen, eine umfassende globale politische Antwort auf die mit der Urbanisierung und dem Altern verbundenen Kräfte zu entwickeln, die Städte und Gemeinden weltweit ermutigt und in die Lage versetzt, altersfreundliche Programme in ihren Wohnvierteln zu entwickeln und anzupassen.

Erfolgsfaktoren für diese Entwicklung sind die große und wachsende Konzentration älterer Menschen, ein starkes Netzwerk sozialer und zivilgesellschaftlicher Organisationen, die Verfügbarkeit von Gesundheits- und Sozialdiensten, ein umfangreiches Verkehrsnetz, eine Vielzahl von Wohnmöglichkeiten und der Zugang zu Grün- und Freiflächen. Mit dieser Initiative sollte die Gruppe der alten Menschen in ihrem Handeln „sichtbar" gemacht und in einer Politik der Chancengleichheit verankert werden. Ziel der Initiative (WHO 2018) ist der gleichberechtigte Zugang zu den grundlegenden Dingen des täglichen Lebens und zu den Entscheidungsprozessen, die dem städtischen Leben zugrunde liegen.

Als ein besonderer Bezugspunkt in einer Gesellschaft der Alten soll nachfolgend die Freiwilligentätigkeit als Ermöglichung von Vergesellschaftung im Alter angesprochen werden.

14.6 Vergesellschaftung im Alter über Freiwilligentätigkeit

Freiwilligentätigkeit ist mehr als nur eine zeitgemäße Form der Altersaktivität. Sie ist das Kernelement einer neuen Kultur des Alterns und Alters. Diese betont die Ressourcen und Handlungspotenziale des Menschen und geht damit weit über das Leitbild des verdienten Ruhestands hinaus. Freiwilligentätigkeit im Alter ist für viele eine Möglichkeit, etwas zurückzugeben und etwas für andere zu tun. Es steckt in ihr die Frage nach Sinn, Wert und Selbstbestätigung. Es wird nicht nur instrumentell etwas getan, sondern auch einer Tätigkeit nachgegangen, um Sinn zu erzeugen und das Gefühl zu haben, „gebraucht und anerkannt zu werden". Wer freiwillig tätig ist, bekommt in jedem Fall positive Wertschätzung. Das Thema „Produktivität im Alter" hat sich neben Untersuchungen zum „erfolgreichen Altern" als zentraler Bereich der gerontologischen Forschung etabliert (Kimberly et al. 2018). Gerade bezüglich des ehrenamtlichen Engagements älterer Menschen hat sich der Erkenntnisstand erheblich erweitert.

Kultur-, Freizeit-, politische, soziale und andere Assoziationen bringen auf mikrosozialer Ebene Vergemeinschaftung und geben dem Individuum Gestaltungsmöglichkeiten. Neben physischen Aktivitäten gelten Kontakte zu außerfamiliären Gruppen zu den wichtigsten Prädiktoren erfolgreichen Alterns (Willigen 2000). Wenn auch einer so generalisierenden Aussage entgegenzuhalten ist, dass Intensität und Qualität sozialer Rollen, ihre Auswahl und die Häufigkeit ihrer Ausübung einer ganzen Reihe von Bedingungsfaktoren unterliegen, ist doch unbestritten, dass sie der Tendenz nach stimmt.

> Bei älteren Menschen können Aktivitäten in sozialen Gruppen dazu beitragen, neue Impulse für die selbstständige Auseinandersetzung mit einer sich stets verändernden Umwelt zu liefern, sie können Anerkennung und Wertschätzung erbringen, sie können die kognitive Leistungsfähigkeit stimulieren und das Gefühl von Zugehörigkeit und Mitgliedschaft in der Gesellschaft vermitteln.

Unterschieden werden sollte zwischen verschiedenen Typen von Aktivitäten. Eine solche Typologie beruht auf der Unterscheidung zwischen formalen und informellen Tätigkeiten. Im deutschsprachigen Raum bewegt sich die Diskussion entlang zweier Begriffe, der „ehrenamtlichen Tätigkeit" und der „Freiwilligenarbeit", wobei in der wissenschaftlichen Diskussion abgekürzt auch von „altem" und „neuen" Ehrenamt gesprochen wird.

Das (alte) Ehrenamt lässt sich als öffentlich, unentgeltlich ausgeübtes Amt in Verbänden oder Selbstverwaltungskörperschaften bezeichnen. Es handelt sich also um eine Arbeitsleistung, der an sich kein monetärer Gegenfluss gegenübersteht und deren Ergebnis Empfangenden außerhalb des eigenen Haushalts zufließt. Da die Tätigkeiten des (alten) Ehrenamts erwerbsähnlichen Charakter haben, ist es weitverbreitet, dass Aufwandsentschädigungen gezahlt und auch bestimmte Versicherungsleistungen angeboten werden (z. B. Unfallversicherung bei der Rettung). Gemeint sind damit Tätigkeiten in Sport- und Kulturvereinen, Kirchen sowie politischen und gewerkschaftlichen bzw. Wohlfahrtsorganisationen (z. B. Rotes Kreuz).

Sprechen wir dagegen von Freiwilligentätigkeit, dann ist damit ein Signal gesetzt, dass Entscheidungsfreiheit ein tragendes Element in der Gesellschaft ist. Dieser Begriff will ein modernes, schwach institutionalisiertes, kaum wertgebundenes und eher milieuunabhängiges Engagement individualisierter, freier, spontaner Menschen zum Ausdruck bringen. Freiwilligentätigkeit wird dabei zumeist in informellen Sozialnetzen geleistet, kann aber auch in mehr organisierter Form im Rahmen von Selbsthilfegruppen und freien Initiativen geleistet werden. Gemeint sind hier Tätigkeiten in der Nachbarschaftshilfe, Betreuung von älteren Menschen, Hilfe bei der Sicherung von Schulwegen oder der Aufsicht in Grünanlagen.

Nachgewiesen wird für ältere Menschen, die sich freiwillig/ehrenamtlich engagieren, dass sie eine höhere Lebenszufriedenheit (Kolland 2002; Stathi et al. 2022), eine höhere Selbstwertschätzung, höhere kognitive Leistungsfähigkeit, Gefühle des Gebrauchtwerdens und ein positives Gesundheitsempfinden (Huo et al. 2021) aufweisen. Nachgewiesen werden konnte zudem, dass ehrenamtliche Tätigkeiten Kommunikationsbedürfnisse erfüllen, Einsamkeit neutralisieren und angstreduzierend wirken (Musick et al. 1999). Das freiwillige Engagement gilt als eine Chance, den Lebensabschnitt des 3. Lebensalters mit neuem biografischem Sinn zu versehen und zugleich individuelle Fähigkeiten und Fertigkeiten nutzbringend einzusetzen und zu erweitern sowie soziale Anerkennung und damit neue soziale Einbindungen zu gewinnen (vgl. Olk 2002).

Freiwilligentätigkeit wird allerdings überbewertet, wenn sie nur als gemeinwohlorientierte Tätigkeit gesehen wird. Denn vieles folgt dem Eigennutzen des Einzelnen und der jeweiligen Organisation. Die jeweiligen Aktivitäten sind nicht notwendigerweise gesellschaftlich nützlich. Heiner Keupp (2000) hat es so formuliert: „Engagement muss den Menschen etwas bringen." Der Mensch der Gegenwart ist nicht egoistisch, er möchte lediglich Subjekt des eigenen Handelns sein und will sich mit dem identifizieren, wofür er Verantwortung übernimmt. Menschen sind nur dann bereit, etwas zu tun, wenn sie das Gefühl haben, dass sie etwas davon haben. Es wird eher nur das gemacht, was sich im eigenen Lebensbereich befindet und in das bestehende Lebenskonzept integriert werden kann. Das bedeutet umgekehrt, dass es schwer ist, jemanden in Bereichen zu mobilisieren, in denen Lebensqualität nur schwer vermittelbar ist. Von jener Freiwilligenarbeit, die auf einer Bedeutungssteigerung des Wertes der Selbstentfaltung basiert, wird erwartet, dass sich durch sie neue Identitätsmuster im Alter entwickeln. Aktivitäten im Freiwilligensektor könnten jene „Selbstvergewisserung" und soziale Anerkennung bringen, die die Arbeitswelt versagt. Letzteres bedeutet, dass an diese Tätigkeit ein emanzipativer Anspruch gerichtet wird. Wenn schon die Erwerbsarbeit vorwiegend fremdbestimmt erfolgt und Zwängen unterliegt, soll wenigstens in der Freiwilligenarbeit eine autonome Lebensgestaltung im Vordergrund stehen.

Die entscheidenden Merkmale der neuen Beziehungsmuster sind ihre strukturelle Offenheit, die lockere Verknüpfung und die Wahlfreiheit. Für diesen Gesellschaftstypus wird der Begriff der befreiten Gemeinschaft verwendet (Keupp 1996). Es handelt sich nicht um Gemeinschaften, die „schon immer da waren", sondern um neuartige Formen der sozialen Vernetzung. Sie sind eine spezifische Leistung, in die Bedürfnisse und Wünsche der Einzelnen eingehen. Es handelt sich nicht um Gemeinschaften, in die sich die einzelnen Subjekte integrieren müssen, sondern hier wird vielmehr Gemeinschaft nach eigenen Vorstellungen neu geschaffen. Gemeinsinn ist somit kein abstraktes kulturell-moralisch definiertes Projekt, sondern realisiert sich in dem Gebrauchswert für den Einzelnen.

14.7 Potenzielle Konfliktkonstellationen und Risiken in den Beziehungen zwischen Alt und Jung

Da jede Altersgruppe ihre lebensphasenspezifisch eigenen Bedürfnisse und Interessen hat, die nicht selten mit jenen der anderen Altersgruppen unverträglich sind, kann der rasante Wandel in der Bevölkerungsstruktur nicht ohne Folgen für die Begegnungsformen der Generationen, für ihre Selbst- und Fremdbilder, für die Solidaritäts- und Konfliktfelder bleiben. Konfliktpotenzial steckt vor allem im notwendigerweise steigenden Anspruch der älteren Generation auf ihren Anteil am Sozialprodukt: Das heutige Pensionsversicherungssystem beruht auf dem sogenannten fiktiven Generationenvertrag, wonach im Umlageverfahren die jüngere erwerbstätige Bevölkerung durch ihre Beiträge die Einkommen der Älteren finanziert. Man kann nun mit gutem Grund befürchten, dass gerade um die Finanzierungsproblematik der Pensionen in den nächsten Jahren eine Konkurrenz zwischen Alt und Jung aufflammen wird, die einen bisher nicht gekannten Generationenkonflikt zur Folge haben könnte.

Eine zweite problematische Entwicklung hat mit dem Zusammenhang von Alter, Krankheit und Pflegepotenzial zu tun. Innerhalb der „Alten" (ab 65 Jahren) wird es zu starken demografischen Umschichtungen kommen – derart nämlich, dass der Zuwachs bei den „alten Alten" (über 80-Jährigen) noch viel größer sein wird als bei den älteren Menschen schlechthin. Es gibt gute Gründe, anzunehmen, dass sich das Morbiditäts- und Pflegerisiko in den nächsten Jahrzehnten nicht wesentlich ändern wird. Viele medizinische Fortschritte haben beispielsweise den Effekt, zwar lebensrettend bzw. lebensverlängernd zu wirken, aber gerade dadurch lange Pflegephasen zu erzeugen. Ausgedehnte Regenerationsphasen, bleibende Mobilitätseinschränkungen und nicht selten auch Siechtum bewirken nicht nur einen Autonomieverlust alter Menschen, sondern sie führen auch dazu, dass sich in zunehmendem Maße auch die Akutkrankenhäuser mit Pflegebedürftigen füllen.

In der epidemiologischen Forschung sind viele der Ansicht, dass nach der „Kompression der Mortalität", d. h. der Verschiebung des Todes in die späte Lebensphase, auch eine „Kompression der Morbidität" gegeben sei (erstmals James Fries 2005). Was ist damit gemeint?

> Unter „Kompression der Mortalität" ist der Umstand zu verstehen, dass sich das Sterben zunehmend auf die ältesten Jahrgänge konzentriert, während früher sozusagen in allen Lebensphasen fast gleich wahrscheinlich gestorben wurde.

Die These der Kompression der Morbidität besagt, dass es durch medizinischen und sozialen Fortschritt, nicht zuletzt auch infolge besserer Bildung der Bevölkerung, gelingen sollte, auch die Manifestationskurve insbesondere der chronischen Erkrankungen zu verschieben. Daraus resultiert eine noch stärkere Kompression der Morbidität als der Mortalität, da es durch die erfolgreiche Bekämpfung der Risikofaktoren (Prävention!) günstigstenfalls gelingen sollte, die klinische Manifestation der Erkrankung zeitlich hinter den „Alterstod" zurückzudrängen (Fries 2005). Das hätte natürlich eine Verkürzung der terminalen Phase von Pflege- und Behandlungsbedürftigkeit zur Folge.

Auf der anderen Seite findet sich die „Medikalisierungsthese". Sie besagt, dass es bei gleichbleibendem Erkrankungsrisiko, vor allem in Bezug auf chronisch-degenerative Erkrankungen und Leiden, zu einer längeren Phase von Hilfs- und Pflegebedürftigkeit kommt (vgl. Pellegrini et al. 2022).

Ob wir in weiterer Zukunft eher in Richtung Ausweitung oder Kompression der Morbidität gehen, darüber herrscht keine Einigkeit. Jedenfalls ist es realistisch – allein aufgrund des demografischen Wandels –, auch für die nächsten Jahrzehnte von einer erheblichen Zunahme der absoluten Zahl hochbetagter Pflegefälle auszugehen. Dabei ist die problematische Entwicklung im Zusammenhang mit Demenzerkrankungen noch gar nicht berücksichtigt.

Die Pflegeproblematik wird sich in Zukunft darüber hinaus auch dadurch außerordentlich verschärfen, dass nicht nur die Zahl der Pflegefälle ansteigen wird, sondern die Familie als die primäre Betreuungsinstanz zunehmend ausfallen wird, weil das familiale Netzwerk von einer starken „Ausdünnungstendenz" gekennzeichnet ist. Bisher werden etwa 60–70 % aller Pflegefälle vom Ehepartner oder der Kindergeneration im Privathaushalt versorgt (Kolland et al. 2019).

Damit sind die beiden wichtigsten Entwicklungen genannt, die die Altersproblematik verschärfen werden: (1) Die stark steigende Zahl alleinlebender alter Menschen und damit der Pflegefälle einerseits und (2) weitreichende Ausfälle der Familie bzw. Kindergeneration für die dadurch erwachsenden Betreuungsaufgaben andererseits werden das Altersproblem in naher Zukunft mindestens so stark belasten wie die heute im Vergleich dazu überwertig diskutierte Frage der Pensionsfinanzierung.

14.8 Fazit

Was die Situation der alternden Bevölkerungen in der nachberuflichen Lebensphase kennzeichnet und zugleich einer ihren Fähigkeiten und Möglichkeiten entsprechenden Teilhabe am Leben oft im Wege steht, ist die lapidare Tatsache, dass die Gegenwartsgesellschaft in ihrer Selbstwahrnehmung und Selbstgestaltung schlichtweg noch nicht realisiert hat, dass sie eine entschieden alternde Gesellschaft ist, und unverdrossen alte Ordnungen reproduziert (Amann 2022, S. 48). Der Code hinter der Teilhabe heißt nicht jung/alt, sondern privilegiert/benachteiligt.

Bislang setzten gut gemeinte Aktivierungsprogramme bei individueller Kompetenzerhaltung und Kompetenzförderung an. Die Wirksamkeit solcher Interventionen ist heute nicht mehr unbestritten. Es bestehen Zweifel, dass mehr Aktivität zu stärkerer sozialer Interaktion führt. Denn Aktivierungsprogramme können Abhängigkeit und Marginalisierung erzeugen und verstärken, zu deren Aufhebung sie begonnen worden waren. Aktivierung in Altenwohn- und Pflegeheimen zielt oftmals auf die Befriedigung punktueller

Bedürfnisse und weniger auf die strukturelle Veränderung von Umweltbedingungen ab. Sie findet teilweise in einem Rückzugsraum belangloser, sozial und gesellschaftlich irrelevanter Tätigkeiten und Rollen statt (Kolland 2000). Auch Freiwilligentätigkeit muss, soll sie individuell und sozial erfolgreich werden, über Aktivismus hinausgehen. Es geht in besonderer Weise um Handlungsmöglichkeiten, die in ihrem Bezug auf andere Menschen, auf die Gemeinschaft wirken und die Selbstwertschätzung erhöhen.

Professionelles und ehrenamtliches Handeln mit alten Menschen sollte – auch angesichts der Heterogenität der älteren Menschen – Situationen schaffen, Gelegenheiten eröffnen und Kontakte ermöglichen, ohne sich des älteren Menschen zu bemächtigen. Dabei wäre an den Potenzialen des Alters anzusetzen. Die Bedeutung einer solchen Altenarbeit besteht aber nicht in der Reduktion der Älteren auf eine unentgeltliche, instrumentalisierbare Nützlichkeit. Sie müsste vielmehr zum Wiederentdecken, Wiederaufgreifen und späten Weiterentwickeln von nicht unmittelbar nützlich erscheinenden Aspirationen beitragen. Dabei haben Sozial- und Bildungseinrichtungen eine wichtige Funktion, die es auszubauen gilt. Eine Alterspolitik der Zukunft wird in verstärktem Maße nicht einfach eine Politik für die Alten, sondern eine kooperative Politik mit den älteren Generationen sein müssen, wenn sie den gewandelten gesellschaftlichen Bedingungen Rechnung tragen will.

Fassen wir zusammen: Nicht demografische Entwicklung und Altersstrukturwandel ergeben – wie in der öffentlichen Diskussion häufig unterstellt wird – ursächlich die bislang ungelöste Herausforderung in modernen Gesellschaften. Erst im Zusammenhang mit den Prozessen der Veränderung in Ökonomie, Politik und Kultur, am Arbeitsmarkt und bezüglich der Sozialpolitik und der Familie tragen auch demografische Entwicklung und Altersstrukturwandel dazu bei, dass die bisherige institutionalisierte Vergesellschaftung des Alterns zunehmend problematisch wird. Die bisherige Vergesellschaftung des Alters ist nicht dynamisch und flexibel genug, um mit der gesellschaftlichen Entwicklung Schritt zu halten. Es stehen z. B. institutionalisierte Interessen (z. B. die „zwangsweise" Ausgliederung aus dem Erwerbsleben; bestimmte Sicherungsformen für das Alter) einer konfliktfreien Entwicklung neuer Vergesellschaftungsformen des Alterns entgegen. Der Ausstieg aus dem Erwerbsleben und der Umstieg in das System sozialer Sicherung ist die weithin praktizierte Altersnorm. Der Sozial- und Wohlfahrtsstaat hat mit den Mitteln Recht, Geld und kulturellen Werten ein System geschaffen, das nur begrenzt an veränderte Bedingungen anpassungsfähig ist. Gemeint ist mit Recht das Recht auf Pensionierung, mit Geld die materielle Absicherung über den Generationenvertrag und mit kulturellen Werten das Bild vom „wohlverdienten Ruhestand".

Die „ungesellige Geselligkeit" der Menschen verlangt Institutionen, die die Dispositionsspielräume fruchtbar machen, indem sie diese in geordnete Bahnen lenken. Notwendig sind in diesem Zusammenhang Konflikte, so Immanuel Kant (1784), sonst würden die Menschen ein arkadisches Schäferleben bei vollkommener Eintracht leben und alle ihre Talente verborgen bleiben. Problematisch und kritisch zu bewerten ist dabei das unablässige Ringen um Optimismus, Glück und heitere Gemütsverfassung. Damit werden die gegenteiligen Erlebnisqualitäten diskreditiert, Krankheiten werden dämonisiert und diabolisiert.

Literatur

Amann A (2004) Die großen Alterslügen. Generationenkrieg, Pflegechaos, Fortschrittsbremse? Böhlau, Wien

Amann A (2012) Konstruktionen des Alters. Soziale, politische und ökonomische Strategien. In: Röder B, de Jong W, Alt K (Hrsg) Alter(n) anders denken. Kulturelle und biologische Perspektiven. Böhlau, Wien, S 209–225

Amann A (2022) Soziale Teilhabe und Bildung in der nachberuflichen Lebensphase. In: Kolland F, Brünner A, Müllegger J, Gallistl V (Hrsg) Bildung in der nachberuflichen Lebensphase. Kohlhammer, Stuttgart, S 37–49

Baars J (2012) Aging and the art of living. John Hopkins University Press, Baltimore

Backes GM (1997) Alter(n) als ‚Gesellschaftliches Problem'? Zur Vergesellschaftung des Alter(n)s im Kontext der Modernisierung. Westdeutscher Verlag, Opladen

Borscheid P (1987) Geschichte des Alters. 16.–18. Jahrhundert. Coppenrath, Münster

Butterwege C, Bosbach G, Birkwald MW (2012) Armut im Alter. Campus, Frankfurt am Main

Cumming E, Henry WE (1961) Growing old: the process of disengagement. Basic Books, New York

Deutscher Bundestag (2010) Sechster Bericht zur Lage der älteren Generation in der Bundesrepublik Deutschland: Altersbilder in der Gesellschaft. https://www.bmfsfj.de/resource/blob/77898/a96affa352d60790033ff9bbeb5b0e24/bt-drucksache-sechster-altenbericht-data.pdf. Zugriffsdatum am 15.9.2024

Dux G (2008) Warum denn Gerechtigkeit. Die Logik des Kapitals. Velbrück Wissenschaft, Weilerswist

Ehmer J (1990) Sozialgeschichte des Alters. Suhrkamp, Frankfurt am Main

Ehrenberg A (2004) Das erschöpfte Selbst. In: Depression und Gesellschaft in der Gegenwart. Campus, Frankfurt am Main

Ekerdt DJ (1986) The busy ethic: moral continuity between work and retirement. Gerontologist 26/3:239–244

Engstler H, Menning S, Hoffmann E, Tesch-Römer C (2004) Die Zeitverwendung älterer Menschen. In: Statistisches Bundesamt (Hrsg) Alltag in Deutschland. Analysen zur Zeitverwendung. Statistisches Bundesamt, Wiesbaden, S 216–247
Eribon D (2024) Eine Arbeiterin. Suhrkamp, Frankfurt am Main
Fries JE (2005) The compression of morbidity. Milbank Mem Fund Q 83(4):801–823
Göckenjan G (2000) Das Alter würdigen. Suhrkamp, Frankfurt am Main
Grebe H (2013) Selbstsorge im Angesicht von Verletzlichkeit und Endlichkeit: Facetten einer Lebenskunst des hohen Alters. In: Rentsch T, Zimmermann H-P, Kruse A (Hrsg) Altern in unserer Zeit. Campus, Frankfurt am Main, S 136–159
Handke P (2022) Zwiegespräch. Suhrkamp, Frankfurt am Main
Heidenreich E (2024) Altern. Hanser, Berlin
Huo M, Miller S, Lisa M, Kyungmin K, Liu S (2021) Volunteering, self-perceptions of aging, and mental health in later life. Gerontologist 61/7:1131–1140
Imhof A (1984) Von der unsicheren zur sicheren Lebenszeit. Vierteljahresz Soz Wirtsch 71:175–198
Kade S (2009) Altern und Bildung. Bertelsmann, Bielefeld
Kant I (1784) Idee zu einer allgemeinen Geschichte in weltbürgerlicher Absicht. https://archive.org/details/kantsgesammeltes08imma/page/14/mode/2up. Zugegriffen am 31.05.2024
Keupp H (1996) Wer erzählt mir, wer ich bin? Identitätsofferten auf dem Markt der Narrationen. Psychologie und Gesellschaftskritik, 20(4):39–64. https://nbn-resolving.org/urn:nbn:de:0168-ssoar-290808. Zugegriffen am 15.9.2024
Keupp H (2000) Eine Gesellschaft der Ichlinge? München: Eigenverlag
Kimberly JJ, Latham-Mintus K, Poey JL (2018) Productive aging via volunteering: does social cohesion influence level of engagement? J Gerontol Soc Work 61/8:817–833
Kohler-Gehrig E (2022) Leben im Alter vom 16. bis 19. Jahrhundert. Kohlhammer, Stuttgart
Kohli M (1985) Die Institutionalisierung des Lebenslaufs. Historische Befunde und theoretische Argumente. Köln Z Soziol Sozialpsych 3:1–29
Kolland F (1996) Kulturstile älterer Menschen. Jenseits von Pflicht und Alltag. Böhlau, Wien
Kolland F (2000) Kultur des Alters und Altersbilder. In: Bundesministerium für soziale Sicherheit und Generationen (Hrsg) Ältere Menschen – Neue Perspektiven. Seniorenbericht 2000: Zur Lebenssituation älterer Menschen in Österreich. Bundesministerium für soziale Sicherheit und Generationen, Wien, S 537–585
Kolland F (2002) Ehrenamtliche Tätigkeit im Lebensverlauf. In: Karl, F., Zank, S. (Hrsg.). Zum Profil der Gerontologie. Kasseler Gerontologische Schriften Bd. 30. Kassel: Universitätsbibliothek Kassel, 79–87
Kolland F, Richter L, Bischof C (2019) Altersalmanach 2018. Kompetenzzentrum für Gerontologie und Gesundheitsforschung, Krems
Musick MA, Herzog R, House JS (1999) Volunteering and mortality among older adults: findings from a national sample. J Gerontol 54B/3:S173–S180

Olk T (2002) Bürgerschaftliches Engagement ermutigen und fördern. Psychosozial 88:69–84

Pellegrini S, Dutoit L, Pahud O, Dorn M (2022) Bedarf an Alters- und Langzeitpflege in der Schweiz: Prognose bis 2040, OBSAN Bericht 03/2022. Schweizerisches Gesundheitsobservatorium, Neuchâtel

Phillipson C, Buffel T (2020) Developing age-friendly cities: policy opportunities and challenges. J Elder Policy 1/1:137–154

Phillipson C, Powell JL (2004) Risk, social welfare and old age. In: Tulle E (Hrsg) Old age and agency. Nova Publ, New York, S 17–26

Pichler B (2011) Revoltierendes Anerkennen des Alter(n)s. Magazin erwachsenenbildung.at. S 04-1–04-9

Rentsch T (1992) Philosophische Anthropologie und Ethik der späten Lebenszeit. In: Balthes PB, Mittelstrass J (Hrsg) Zukunft des Alterns und gesellschaftliche Entwicklung. Springer, Berlin/New York, S 283–304

Rohner R (2024) Altern ohne Zukunft: Zur sozio-kulturellen Konstruktion des vierten Alters. Dissertation, Wien

Rosenmayr L (2013) Schritte zu einer Welt-Alternskultur. In: Ehalt HC (Hrsg) Herausforderung Alter(n). Verlag Bibliothek der Provinz, Wien

Schlink B (2023) Das späte Leben. Diogenes, Zürich

Schoch D (2022) Kleinstadt für Rentner – The Villages: Wo Junge draussen bleiben müssen. https://www.srf.ch/sendungen/dok/kleinstadt-fuer-rentner-the-villages-wo-junge-draussen-bleiben-muessen. Zugegriffen am 10.02.2025

Schweppe C (Hrsg) (1996) Soziale Altenarbeit. Beltz, Weinheim/München

Spencer H (1967) Die Evolutionstheorie. In: Dreitzel HP (Hrsg) Sozialer Wandel. Zivilisation und Fortschritt als Kategorien der soziologischen Theorie. Luchterhand, Neuwied, S 121–141

Stathi A, Withall J, Fox K (2022) Mobilising people as assets for community-base active ageing promotion. Eur J Pub Health 32(Supplement 2) Online: https://doi.org/10.1093/eurpub/ckac094.013. Zugriff am 15.9.2024

Stückler A (2024) Kritische Theorie des Alter(n)s. Mandelbaum, Wien

Turrini P (2020) Gemeinsam ist Alzheimer schöner. Haymon, Innsbruck

Walker A (2006) Reexamining the political economy of aging: understanding the structure/agency tension. In: Baars J, Dannefer D, Phillipson C, Alan W (Hrsg) Aging, globalization and inequality. The new critical gerontology. Bay-wood Publishing Company, Amityville, S 59–80

WHO (2007, 2018) The global network for age-friendly cities and communities. https://www.who.int/publications/i/item/WHO-FWC-ALC-18.4. Zugegriffen am 30.05.2024

Willigen M v (2000) Differential benefits of volunteering across the life course. J Gerontol 55B(5):S308–S318

15

Das Sterben des Alters – das Altern des Sterbens

Rudolf Likar und Bernhard Svejda

Statistisch gesehen, ist der Tod ein bisschen faul geworden. Er lässt sich mehr Zeit für seine Arbeit. Nicht weil die Sense stumpf geworden wäre oder der Tod auf Teilzeit und Homeoffice umgesattelt hätte. Erfreulicherweise haben wir in Österreich eine *hohe Lebenserwartung*. Die Menschen leben länger, und das Schicksal zeigt sich generös: Im Vergleich zu 2005 haben Frauen heute zwei und Männer drei Lebensjahre als Bonus geschenkt bekommen.

Die Zahlen sprechen für sich. Frauen sterben im Schnitt mit 84,2 und Männer mit 79,5 Jahren. Die Kinder unserer Zeit haben sogar die Möglichkeit, 100 Jahre und älter zu werden. Normalerweise wäre das ein Grund zum Feiern, ein Hoch auf die Langlebigkeit. Allerdings sind Lebensjahre nicht bloß eine Frage der Quantität, sondern auch der Qualität. Es ist ein Unterschied, ob man mit 80 Jahren noch wandern geht oder mit 60 Jahren im Pflegeheim liegt. Alt zu werden, ist keine Leistung. Gesund zu altern, sehr wohl. Oder ist *Altern eine Krankheit* wie Sinclair (2020) in seinem Buch schreibt?

R. Likar (✉)
Vorstand Abteilung für Anästhesiologie, allgemeine Intensivmedizin, Notfallmedizin, interdisziplinäre Schmerztherapie und Palliativmedizin, Klinikum Klagenfurt am WS, Klagenfurt, Österreich
e-mail: Rudolf.Likar@kabeg.at

B. Svejda
Facharzt für Frauenheilkunde, Klagenfurt, Österreich

Jede Sekunde feiern zwei Menschen irgendwo auf der Welt ihren 60. Geburtstag. Nie zuvor in der Geschichte der Menschheit erreichten so viele Menschen dieses Alter und nie zuvor wurden so viele Menschen gleichzeitig alt. Bereits jetzt sind weltweit mehr als 1 Mrd. Menschen 60 Jahre oder älter – bis zum Jahr 2050 werden es voraussichtlich doppelt so viele sein. Nicht zufällig eröffneten die Vereinten Nationen im Jahr 2021 die Dekade des gesunden Älterwerdens.

> Die 80-Jährigen sind die am stärksten wachsende Altersgruppe.

Das Problem ist aber, dass knapp 66 % der Bevölkerung ab 15 Jahren an einer chronischen Erkrankung oder an *Gesundheitsproblemen* leiden. Fast 7 von 10 Menschen ist die rosige Zukunft verwehrt. Die Probleme kommen nicht von ungefähr, sie sind keine biblische Plage, sondern größtenteils auf einen ungesunden Lebensstil zurückzuführen: auf unzureichende Bewegung, unausgewogene Ernährung, Alkohol und Rauchen. Zu den häufigsten Erkrankungen zählen chronische Rückenschmerzen, Arthrose, Allergien, Nacken- und Kopfschmerzen, Diabetes mellitus und Depressionen (Statistik Austria 2022).

Diese überwiegend selbst herbeigeführten *Zivilisationskrankheiten* kosten immenses Geld. In Österreich haben wir einen öffentlichen Anteil an Gesundheitsausgaben von rund 40 Mrd. €. Seit 2005 stiegen die privaten Gesundheitsausgaben von 6,3 auf 11,2 Mrd. €. Doch der Staat schaut weg, wenn es ums Vorbeugen geht. Nur 2 % des Gesundheitsbudgets werden für Prävention ausgegeben. Was die gesunde Lebenserwartung betrifft, liegen wir unter dem Durchschnitt in der Europäischen Union (EU).

Dazu kommt, dass viele Menschen früher in Pension gehen wollen. Wenn die Jugend weniger arbeitet und Begriffe wie „New Work" und eine 32-Stunden-Woche ausgerufen werden, fragt sich jeder wirtschaftlich gebildete Mensch, wie sich das ausgehen soll. Es geht sich nicht aus. Wer zahlt später die Pensionen? Wer zahlt überhaupt noch etwas in den Sozialstaat mit seinen die Errungenschaften ein?

Für die Gesundheitsmedizin bedeutet das düstere Aussichten: Wenn wir aktuell nur 2 % für die *Prävention* ausgeben, werden die Menschen ungesund alt. Dabei ist Demenz eine der größten Herausforderungen der Zukunft.

> In Österreich leben derzeit 115.000–130.000 Menschen mit irgendeiner Form der Demenz. Aufgrund des kontinuierlichen Altersanstieg der Bevölkerung wird sich diese Zahl bis 2050 verdoppeln.

Und was ist dann der Sinn des Alters – zu vergessen, wie schön es früher einmal war?

Die gestiegene Lebenserwartung und die Leistungen der Medizin beeinflussen unsere Vorstellungen vom Altwerden. Es wird sich nicht so ereignen, wie wir uns das in jüngeren Jahren vorgestellt haben. Wir haben zwar als Ältere prinzipiell die Chance, uns in das Erleben von jüngeren Menschen einzufühlen – unabhängig davon, ob wir es tun –, aber wir haben kaum die Möglichkeit, uns in Menschen, die älter sind als wir, hineinzudenken. Altern gleicht einer Reise ins Ungewisse. Wir wissen für gewöhnlich nicht, ob wir gesund bleiben oder krank werden, und schon gar nicht, wie wir sterben werden (Wright et al. 2019).

Der Wunsch, alt zu werden und dabei gesund, aktiv und irgendwie trotzdem jung zu bleiben, ist die Hoffnung vieler Menschen. Genährt wird sie durch die steigende Lebenserwartung der Bevölkerung, manche fürchten sogar einen „aging tsunami". Die Weltgesundheitsorganisation (WHO) spricht davon, dass die Überalterung der Bevölkerung ein menschheitsgeschichtlich beispielloses und umfassendes Phänomen mit vielfältigen Auswirkungen auf das individuelle gesellschaftliche Leben sei (Wright et al. 2019).

Allzu leicht vergisst man, dass die Lebenserwartung einen Durchschnittswert angibt – die Hälfte der Menschen ist schon vor diesem Durchschnittsalter verstorben. Dem Tod ist die Statistik egal. Er verfolgt seine eigene Strategie.

Die gestiegene Lebenserwartung hat vielfältige Folgen mit sich gebracht: Betrachtet man das Altern im Hinblick auf die gesundheitliche Situation, erkennt man, dass die Bandbreite dessen, wie sich das Alter gestalten kann, sehr groß ist: Sie reicht von aktiven und gesunden 60-Jährigen bis zu *palliativ* zu versorgenden 50-Jährigen, von multimorbiden 70-Jährigen bis zu geistig und körperlichen aktiven 100-Jährigen. Von Gesunden, die bis ins hohe Alter keinen Arzt oder Therapeuten in Anspruch nehmen müssen, von Patienten, die mit chronischen Erkrankungen gut leben, bis hin zu Menschen, denen eine Akutversorgung das Leben rettet, die aber einer Langzeitpflege oder Palliativversorgung bedürfen (Kellehear und Garrido 2023).

Hermann Hesse schrieb 1952 (https://irp-cdn.multiscreensite.com/4e6816a7/files/uploaded/hermann_hesse.pdf) in seiner Betrachtung „Über das Alter":

„Jeder weiß, daß das Greisenalter Beschwerden bringt und daß an seinem Ende der Tod steht. […] Man muß seinen Sinnen und Kräften misstrauen lernen. […] Die körperlichen Freuden und Genüsse werden seltener und müssen immer teurer bezahlt werden. Und dann alle die Gebrechen und Krankheiten, das Schwachwerden der Sinne, das Erlahmen der Organe, die Schmerzen zumal in den langen Nächten – all das ist nicht wegzuleugnen, es ist bittere Wirklichkeit. Aber, ärmlich und traurig wäre es, sich einzig diesem Prozeß des Verfalls hinzugeben und nicht zu sehen, daß auch das Greisenalter sein Gutes, seine Vorzüge, seine Trostquellen und Freuden hat."

15.1 Die Diskriminierung alter Menschen

Viele möchten alt und immer älter werden, aber keiner will sterben. In manchen Regionen auf der Erde, den sogenannten *Blauen Zonen*, werden Menschen 100 Jahre und älter (Santacroce et al. 2024). Wissenschaftler meinen, man könne schon in naher Zukunft ohne Weiteres 120 Jahre alt werden – und dabei fit bleiben und aktiv und produktiv das Leben genießen –, wäre da nicht die dunkle Wolke der Altersdiskriminierung, die sich durch verbale Herabwürdigung, Unterlassung von Hilfeleistungen, physische Attacken, Kontaktvermeidung oder Unterschiede von Lebensbedingungen zum Nachteil alter Menschen im Vergleich zu jungen Menschen äußern kann.

Die *Diskriminierung* des Alters und der alten Menschen zeigt sich offen oder schleicht kaum merkbar in unser Leben. Zu den subtilen, unbedachten Altersdiskriminierungen gehören Klagen über die Überalterung unserer Gesellschaft: Wer bestimmt, wie viele alt werden dürfen, wie alt eine Bevölkerung werden darf? Auch im konkreten Alltagsleben begegnen uns jede Menge, oft nicht als solche erkannte Diskriminierungen, etwa schwer zu öffnende Verpackungen, schwer lesbare Bildschirme im öffentlichen Raum, zu klein geschriebene Preise im Supermarkt, Beipackzettel von Medikamenten in winziger Schrift oder ungünstige Relationen von Stufenhöhen und -tiefen. Wer kennt sich ab 80 Jahren mit Streaming, Downloaden und Onlinebanking aus?

Warum sind *alte weiße Männer* auf einmal ein Synonym für die Verbohrtheit einer längst vergangenen Zeit? Alte weiße Männer sollen besser schweigen, sich schämen, für ihre Hautfarbe und überhaupt. Interessanterweise gibt es das Narrativ der *alten weißen Frauen* nicht; das wäre verletzend.

Ab wann gehört man zum alten Eisen? Vielleicht erinnert sich mancher Leser, schon zum 50. Geburtstag eine Einladung zum Seniorenclub bekommen zu haben. Das ist, als würde man einem Maturanten dritte Zähne schenken. Wer kann darüber glücklich werden, wenn er weiß, was das lateinische Wort „senior" bedeutet? Senior ist der Komparativ zu „senex", also die Steigerungsform von bejahrt, alt, *greis*. Da man den Begriff aber nicht gern mit „Greis" übersetzt, spricht man euphemistisch von „Best-Ager". Die Werbung sieht alte Menschen nicht so gerne. Best-Ager dürfen noch mitspielen, zumindest Golf. Sie dürfen auf Kreuzfahrtschiffen Canasta oder Bridge spielen. Sie dürfen in Apotheken gehen und Tabletten kaufen, um sich pharmakologisch zu wappnen. Und der Titel „Senior" wirkt irgendwie weise. So gesehen klingen Begriffe wie Seniorenkarte, Seniorenhandy, Seniorenheim, Seniorenteller und seniorentauglich gleich ganz anders (Lu et al. 2023).

Wissenschaftler haben herausgefunden, dass sich sogar Ärzte anders gegenüber alten Menschen verhalten. Die Untersuchungen belegen, dass Mediziner in Gesprächen mit alten Patienten höflicher, distanzierter, aber auch weniger engagiert und geduldig sind. Ärzte sprechen mit einfachen, kurzen Sätzen, mit überdeutlicher Aussprache, oftmals mit Vermeidung von Blickkontakt sowie übertriebener Gestik und Mimik (Krishnamoorthy et al. 2022). Sie sprechen mit alten Patienten wie mit einem Kind, mit dem man sich nicht länger auseinandersetzen möchte. Bei psychosozialen Themen gehen sie weniger auf ältere Patienten ein und scheuen sich, Fragen zur privaten Lebenssituation zu stellen. Kurzum sind solche Gespräche weniger geeignet, eine sinnvolle Behandlungsstrategie zu entwerfen. Dazu passt, dass knapp die Hälfte der älteren Patienten einen „biomedizinischen" *Kommunikationsstil* bevorzugt, bei dem der Arzt das Gespräch steuert und ausschließlich auf Informationen und medizinische Sachverhalte fokussiert ist. Etwas mehr als die Hälfte der älteren Patienten bevorzugt einen „patientenzentrierten" Gesprächsstil, bei dem detailliert auf Erwartungen, Gefühle und subjektive Krankheitstheorien eingegangen wird. Nennen wir es den Wunsch nach ein bisschen Verständnis. Und ein Wort will man am besten ausgeblendet haben: Tod.

> Dabei ist eines viel wichtiger: Wir sollten lernen, ein endliches Leben zu führen.

Der Kopf entscheidet, nicht die porösen Knochen. Wer sein Alter nicht besiegen kann, soll sich wenigstens mit ihm anfreunden. Angst ist der schlechteste Begleiter, den man sich am Lebensabend aussuchen kann.

Wer sein Altern positiv sehen kann, hat eine deutlich höhere Lebenserwartung als jene, die sich vor dem Endspurt schrecken. Wer sich jünger fühlt, als es seinem Alter entspricht, erlebt höheres Wohlbefinden, bessere Gesundheit und weist auch gesündere Gehirnstrukturen auf. Das empfundene Alter liegt im Durchschnitt zumindest um 15 Jahre, bei sehr alten Menschen oft gar um 30 Jahre niedriger als das tatsächliche. Männer wünschen sich lange Zeit, Anfang 50 zu sein, Frauen sind da etwas realistischer und wünschen sich durchschnittlich Anfang 60 zu sein.

Der amerikanische Chirurg Atul Gawande machte sich viele Gedanken über den Umgang mit dem Tod (Gawande und Goozner 2014). Auch die beste Medizin, die herausragendsten Leistungen der Ärzte können den Tod nicht in die Knie zwingen.

> „Der Irrtum betrifft unsere Aufgabe in der Medizin. Wir glauben, es sei unsere Aufgabe, für Gesundheit und Überleben zu sorgen. Allerdings ist die Aufgabe größer. Wir sollen für Wohlbefinden sorgen. Und beim Wohlbefinden geht es um die Gründe, warum jemand am Leben sein will. Diese Gründe fallen nicht erst am Lebensende ins Gewicht, sondern während des ganzen Lebens. Immer wenn Körper und Geist aufhören, wie gewohnt zu funktionieren, stellen sich die wesentlichen Fragen: Wie versteht man seine Situation und ihre möglichen Folgen? Wovor hat man Angst und was erhofft man sich? Was ist man bereit, zu opfern, und was nicht? Was tut man, damit es so weitergeht, wie es den eigenen Wünschen am ehesten entspricht?" (Gawande und Goozner 2014; Übersetzung der Autoren).

15.2 Theorien zur Bewältigung der Angst vor dem Tod

Zwei Theorien geben einen Hinweis, welche Möglichkeiten bestehen, mit der Angst vor dem Sterben umzugehen: einerseits die eher defensiv basierte Terror-Management-Theorie (Havens und Greenberg 1992), andererseits die offensive, sinnbasierte Meaning-Management-Theorie (Svet et al. 2023).

Die *Terror-Management-Theorie* wurde von experimentellen Sozialpsychologen entwickelt und durch viele Studien belegt. Sie besagt Folgendes: Sobald sich der Mensch einer Bedrohung, etwa der Unausweichlichkeit seines Todes, bewusst wird, ruft das in ihm eine lähmende Angst, eben Terror, hervor. Jeder Mensch versucht dann, Mittel und Wege zu finden, um diesen Umstand mit symbolischen Mitteln, eben Terror-Management, abzuwehren. Als Abwehrmechanismen oder Angstpuffer dienen ein eigenes Weltbild, ein Glaubenssystem, mit dessen Hilfe die Welt als geordnet, sinnvoll und beständig erscheint, oder ein anderes Schema, das ein Gefühl von Sicherheit gibt; dazu gehören Religionen und Weltanschauungen. Angesichts der Endlichkeit neigen Menschen dazu, die Werte der Gruppe, der man angehört, stärker zu betonen und zugleich die Werte anderer abzulehnen oder sogar zu unterdrücken. Die Terror-Management-Theorie ist der bekannteste Zugang zu der Frage, wie wir uns mit der Angst vor dem Tod auseinandersetzen. Sie nimmt an, dass Menschen eine Tendenz zur Selbsterhaltung haben, die dazu führt, unser kulturelles Umfeld, unser *Wertesystem* und unseren Selbstwert zu aktivieren. Dazu kommt ein entsprechendes Verhalten. Das Bewusstwerden der Sterblichkeit regt den Wunsch an, ein sinnvolles und erfülltes Leben geführt zu haben. Die größte Angst ist nicht die vor dem Tod, sondern jene an der Schwelle zum Tod – mit der möglichen Erkenntnis, dass wir nicht wirklich gelebt und unser wertvolles, einziges Leben vertan haben.

Dieses Thema ist Gegenstand der zweiten Theorie zum Lebensende, der *Meaning-Management-Theorie*. Sie zeigt ein psychologisches Modell, das genau diejenigen Mechanismen definiert, die es Menschen erlauben, den Tod zu akzeptieren, indem sie Sinn in ihr Leben einfließen lassen. Menschen sind nie frei von Todesangst, und die Beziehung zwischen dieser Angst und der Akzeptanz der Endlichkeit ist vielschichtig. Das heißt, wir sind aufgerufen, uns gegen die schreckliche Angst vor dem Sterben und dem Tod zu schützen und mit der Todesangst umzugehen, indem wir ein gutes, sinnvolles Leben führen.

Der Soziologe Paul Wong definiert drei Typen, die sich in Bezug auf den Umgang mit der Angst vor dem Tod unterscheiden (Jansen et al. 2019):

– Der Neutrale: Er akzeptiert, dass der Tod das unausweichliche Ende darstellt.
– Der Zugängliche: Er glaubt an ein Leben nach dem Tod.
– Der Verweigerer: Er erachtet das Leben als sinnlos und sieht im Tod die bessere Alternative.

> Meaning Management bedeutet, unser Leben sinnvoll zu leben, alle Gefühle, Wünsche, Hoffnungen, Wahrnehmungen, Gedanken zuzulassen und unserer inneren Stimme zu folgen.

Es geht darum, Glück, Erfüllung und Gelassenheit inmitten von Rückschlägen, Leiden und Tod zu erfahren. Diese Entwicklung innerer Stärke wird immer wichtiger angesichts zunehmender Unsicherheit, Mehrdeutigkeiten sowie dem raschen sozialen Wandel, in dem sich Wertvorstellungen, *Rituale* und Traditionen auflösen. Meaning-Management aktiviert die Fähigkeiten zu Bewusstheit, Reflexion, Imagination, Symbolisierung, Selbsttranszendenz, Kreativität sowie zum Geschichtenerzählen und ignoriert dabei nicht die äußeren Bedingungen. Wenn Menschen darauf fokussiert sind, wer sie sind und was sie wirklich in ihrem Leben wollen, können sie ihr Handeln besser auf ihre Lebensziele hin ausrichten. Im Sinn der Meaning-Management-Theorie sollen wir die Angst vor dem Tod nicht überbetonen, aber auch seine Existenz nicht leugnen. Leben und Tod sind die beiden Seiten einer Münze, die sich immer dreht. Positiv orientierte Menschen können sich der Krise stellen und Gelegenheiten für persönliches Wachstum erschaffen. Der beste Weg, um sich vor Todesangst zu schützen, ist es, seinen Fokus auf ein sinnvolles und lebendiges Leben zu legen.

> „Pax veniet" – Frieden wird kommen. So oder so.

Das Sterben des Alters – oder besser gesagt: das Hinauszögern des Todes – wird heute durch den positiven Begriff der Langlebigkeit ersetzt. „Longevity" ist das Synonym für den guten alten Jungbrunnen.

Im von Google gegründeten Biotech-Unternehmen Calico wurden die Zahlen und Fakten sortiert. Graham Ruby leitete die Untersuchung und veröffentlichte sie in der Fachmedizin *Genetics Society of America*. Das Ergebnis: Nur 4–7 % unseres genetischen Codes beeinflussen die Lebenserwartung. Wenn sie fast nicht von den Genen abhängt, wovon dann? Von unserem Lebensstil: 93–96 % der Lebenserwartung sind durch unseren Lebensstil beeinflussbar und unterliegen der epigentischen Prägung.

Der Mensch kann viel dazu beitragen. Die Lebensweise entscheidet darüber, wie schnell der Mensch altert (Wright et al. 2019).

> Smartes Altern bedeutet, länger als der Durchschnitt zu leben und dabei gesund zu bleiben.

Folgende 8 Maßnahmen können dabei entscheidend helfen:

1. Körperlich aktiv sein.
2. Nicht rauchen.
3. Gut mit Stress umgehen.
4. Sich gesund ernähren.
5. Maßvoll Alkohol trinken.
6. Regelmäßig und ausreichend schlafen.
7. Positive soziale Beziehungen pflegen.
8. Keine Abhängigkeit von Schmerzmitteln, vor allem Opioiden, entwickeln.

15.3 Ist Altern eine „Krankheit"?

Studien zeigen, dass ein gesunder Lebensstil („lifestyle") die Lebenserwartung um bis zu zwei Jahrzehnte verlängern kann, insbesondere bei jüngeren Menschen. Die Medizin versteht heute das Altern als behandelbare Krankheit (Sinclair 2020).

Anstatt das Altern als einen unausweichlichen, natürlichen Prozess zu akzeptieren, der mit dem fortschreitenden Verfall von körperlichen und geistigen Fähigkeiten einhergeht, schlägt Harvard-Professor David A. Sinclair, ein Spezialist auf dem Gebiet des Anti-Agings und der Gesundheitsprävention, gemeinsam mit anderen vor, das Altern als eine „Krankheit" zu betrachten, die mit modernen biomedizinischen Technologien und wissenschaftlichen Erkenntnissen behandelt und möglicherweise umgekehrt werden kann. Diese Perspektive unterstreicht eine revolutionäre Neubewertung des Alternsprozesses.

Indem wir das Altern nicht als hinzunehmende Tatsache, sondern als eine behandelbare Krankheit betrachten, eröffnen sich neue Möglichkeiten für präventive Maßnahmen und Therapien, die darauf abzielen, die Lebensspanne zu verlängern und die Lebensqualität im Alter zu verbessern. Diese Perspektive bietet auch einen optimistischen Blick auf die Zukunft der Medizin und der menschlichen Gesundheit.

Weltweit wird dadurch eine neue Ära der „präventiven Gerontologie" eingeleitet, in der das Ziel nicht nur die Behandlung von Alterskrankheiten ist, sondern die Erhaltung der jugendlichen Vitalität und Funktion über einen viel längeren Zeitraum des Lebens im Fokus stehen.

> „Langlebigkeit ist nur erstrebenswert, wenn sie das Jungsein verlängert, nicht aber das Altsein hinauszieht", sagte Alexis Carrel, Nobelpreisträger für Medizin.

Das Thema des gesunden Alterns betrifft uns alle. Jeder wünscht sich ein langes und gesundes Leben. Im Mittelpunkt der modernen Langlebigkeitsforschung steht das *Epigenom*, dessen chemische Modifikationen der Desoxyribonukleinsäure (DNA) und Histone die Genexpression in unseren Zellen steuern, ohne die DNA-Sequenz selbst zu verändern.

Faktoren wie Umwelt, Ernährung und Stress können zu Veränderungen des Epigenoms führen und es im Laufe der Zeit schädigen, was zu fehlerhaften *Genablesungen* und typischen Anzeichen des Alterns führt. Es hat sich jedoch gezeigt, dass es möglich ist, diese epigenetischen Schäden zu reparieren oder abzumildern, wodurch sich die Zell- und Organfunktion verbessern lässt. Durch gezielte biomedizinische Interventionen, die auf die grundlegenden Mechanismen des Alterns abzielen, könnten wir die Prozesse, die zu physischem und kognitivem Verfall führen, verlangsamen oder sogar umkehren. Dies bietet eine optimistische Aussicht auf die Zukunft der menschlichen Gesundheit (Mkrtchyan et al. 2020).

Es gibt Medikamente und auch Nahrungsergänzungsmittel, die diese Effekte verstärken können. Es ist wichtig zu betonen, dass die medikamentöse Behandlung nur ein Teil des Gesamtkonzepts der gesunden Alterung ist. Eine ganzheitliche Herangehensweise, die auch *Lebensstiländerungen* und Präventionsmaßnahmen umfasst, ist entscheidend, um die Gesundheit und

Lebensqualität im Alter zu erhalten. Altern ist veränderbar, je früher man eine Lebensstilveränderung anpackt, desto besser sind die Effekte später im Leben. Jeder, auch in höherem Alter, kann etwas gegen das Altern tun. Es ist nie zu spät.

Man könnte z. B. damit beginnen, sich jeden Tag zu bewegen und weniger oft zu essen. Regelmäßige medizinische Untersuchungen und präventive Maßnahmen können dazu beitragen, Krankheiten frühzeitig zu erkennen und zu behandeln. Das ist besonders wichtig bei Krebs, Herz-Kreislauf-Erkrankungen und anderen altersbedingten Krankheiten (Krishnamoorthy et al. 2022).

„Longevity" bezieht sich demnach auf die Wissenschaft und Praxis zur Verlängerung der menschlichen Lebensspanne und zur Verbesserung der Lebensqualität im Alter. Das Lebensstilkonzept umfasst eine Vielzahl von Ansätzen, einschließlich medizinischer Interventionen, gesunder Lebensweise, genetischer Forschung und Technologie. Ziel ist es, das Altern zu verzögern, Krankheiten vorzubeugen und die Lebenserwartung zu erhöhen. Dabei geht es nicht nur um ein langes Leben, sondern auch um die Förderung von Vitalität, Mobilität und geistiger Gesundheit im Alter.

Die steigende Lebenserwartung ist ein bemerkenswertes Phänomen unserer Zeit. Verbesserte Lebensbedingungen, sauberes Trinkwasser, bessere Ernährung, ein allgemeiner Zugang zu Bildung und Information sowie eine verbesserte Hygiene spielen dabei eine Rolle. Der Rückgang von Risikofaktoren wie Rauchen und eine steigende Gesundheitsaufklärung tragen ebenfalls dazu bei, dass Menschen länger und gesünder leben können (Likar et al. 2023).

Das Sterben des Alterns, die ersehnte *Langlebigkeit*, ist das Ergebnis eines komplexen Zusammenspiels verschiedener Faktoren, die von individuellen Entscheidungen bis hin zu Umweltbedingungen reichen. In der aktuellen Langlebigkeitsforschung richtet sich das Augenmerk zunehmend auf natürliche Inhaltsstoffe, die einen positiven Einfluss auf die *Zellen* und damit möglicherweise auch auf den Alterungsprozess haben können (Hashimoto et al. 2019).

Zellen spielen eine zentrale Rolle im Alterungsprozess. Durch gezielte Eingriffe in die Zellbiologie und -funktion, insbesondere durch die Beeinflussung des Epigenoms, könnten wir die Gesundheit im Alter signifikant verbessern und die Lebensspanne verlängern. Eine ganzheitliche Herangehensweise, die auf die Verbesserung der Zellfunktion abzielt, wird somit zu einem Schlüsselelement in der zukünftigen Medizin und Gesundheitsförderung (Stekovic und Madeo 2013; Stekovic et al. 2019).

15.4 Die Kraft gesunder Zellen

Eine optimale Zellgesundheit gewährleistet eine effiziente Funktion des Organismus. Geschädigte oder nicht funktionierende Zellen stehen im Zusammenhang mit verschiedenen altersbedingten Krankheiten. Die Forschung zu Langlebigkeit hat in den letzten Jahren viele Erkenntnisse hervorgebracht, wie folgende Übersicht zeigt:

- *Genetik versus Lebensstil:* Es wird immer deutlicher, dass, obwohl genetische Faktoren eine Rolle spielen, der Lebensstil den größten Einfluss auf die Langlebigkeit hat. Studien zeigen, dass eine gesunde Ernährung, regelmäßige körperliche Aktivität, ausreichend Schlaf und Stressmanagement entscheidend sind, um gesund zu altern.
- *Ernährung:* Die Forschung unterstreicht weiterhin die Bedeutung einer überwiegend pflanzenbasierten Kost, die reich an Vollkornprodukten, gesunden Fetten und einer Vielzahl von Obst und Gemüse ist und wenig rotes Fleisch enthält. Kostformen wie die mediterrane Ernährung werden häufig mit einer erhöhten Lebensdauer in Verbindung gebracht (Lu et al. 2023).
- *Metabolische Gesundheit:* Die Kontrolle metabolischer Faktoren wie Blutzucker, Blutfette und Blutdruck durch gesunde und ausgewogene Kost, Bewegung und gegebenenfalls Medikamente kann entscheidend sein, um chronische Krankheiten zu verhindern, die das Leben verkürzen können (Hashimoto et al. 2019).
- *Bewegung:* Regelmäßige körperliche Aktivität, in Form von sowohl Ausdauer- als auch Krafttraining, sind entscheidend. Bewegung ist nicht nur wichtig für das Gewichtsmanagement und die muskuläre Gesundheit, sondern auch für die kognitive Funktion und die Prävention von Krankheiten wie Alzheimer- und Herzkrankheiten. Übungen zur Balance und Koordination sind sinnvoll und reduzieren das Sturzrisiko (Braun et al. 2024).
- *Kalorienrestriktion und Fasten:* Studien deuten darauf hin, dass eine Kalorienrestriktion und intermittierendes Fasten positive Effekte auf die Gesundheit und Langlebigkeit haben können. Sie können zur Verbesserung der metabolischen Gesundheit beitragen und den Alterungsprozess verlangsamen (Stekovic et al. 2019).
- *Mikrobiom:* Das Verständnis der Rolle des Darmmikrobioms für Gesundheit und Krankheit hat zugenommen. Eine gesunde Darmflora, beeinflusst

durch Ernährung und Lebensweise, kann das Immunsystem stärken, Entzündungen reduzieren und sogar die Gehirngesundheit positiv beeinflussen.
- *Prävention und Früherkennung:* Regelmäßige medizinische Untersuchungen und präventive Maßnahmen können dazu beitragen, Krankheiten frühzeitig zu erkennen und zu behandeln. Dies ist besonders wichtig bei Krebs, Herz-Kreislauf-Erkrankungen und anderen altersbedingten Krankheiten.
- *Psychosoziale Faktoren:* Die Bedeutung von sozialen Kontakten, einem Sinn im Leben und einer positiven Einstellung wird zunehmend erkannt. Diese Faktoren können stressmindernd wirken und haben große Auswirkung auf die Gesundheit und Lebensdauer. Menschen, die starke soziale Netzwerke haben, neigen dazu, gesünder zu altern.
- *Gehirntraining:* Kognitive Aktivitäten wie Lesen und soziale Interaktionen können das Risiko von Demenzerkrankungen verringern.
- *Schlaf:* Schlafqualität und -dauer spielen eine wichtige Rolle für den Prozess des gesunden Alters. Sowohl zu wenig als auch zu viel Schlaf sind ungünstig. Optimal sind 7–8 h, mindestens jedoch 6 h. Bei Schlafstörungen kann CBD (Cannabidiol), Hanfsamenöl oder Melatonin eingesetzt werden (D'Angelo und Steardo 2024).
- *Management von Stress und emotionale Gesundheit:* Stressmanagement durch Techniken wie Meditation, Achtsamkeit und Yoga wurde mit einer Verringerung von Entzündungen, verbesserter Herzgesundheit und einer Verlängerung der Lebensdauer in Verbindung gebracht.
- *Genetik und Biotechnologie:* Wissenschaftliche Erkenntnisse führen zu neuen Möglichkeiten, die Mechanismen des Alterns zu verstehen und zu beeinflussen. Weltweit wird die Rolle von Telomeren und Enzymen für die Zellalterung erforscht.

15.5 Was ist im Alter zu beachten?

Diese Punkte sind im Alter zu beachten:

- *Regelmäßige ärztliche Kontrollen:* Sind wichtig, um sicherzustellen, dass die verordneten Medikamente weiterhin angemessen sind und keine unerwünschten Nebenwirkungen oder Wechselwirkungen verursachen.
- *Präventive Medikamente:* Einige Medikamente können dazu beitragen, häufige altersbedingte Erkrankungen wie Bluthochdruck, Osteoporose und hohe Cholesterinwerte zu verhindern oder zu behandeln.

- *Schmerzmanagement:* Viele ältere Menschen leiden unter chronischen Schmerzen. Daher ist eine angemessene Schmerzbehandlung wichtig, um die Lebensqualität zu erhalten. Dabei können Nichtopioidanalgetika, Physiotherapie und alternative Therapien wie Akupunktur oder Entspannungstechniken hilfreich sein.
- *Psychopharmaka:* Ältere Menschen können ebenfalls unter psychischen Problemen wie Depressionen und Angststörungen leiden. Antidepressiva, Angstlöser und Stimmungsstabilisatoren können bei Bedarf verschrieben werden, wobei jedoch Vorsicht geboten ist, insbesondere bei Medikamenten, die die kognitive Funktion beeinträchtigen können.
- *Nahrungsergänzungsmittel:* Auch wenn sie streng genommen keine Medikamente sind, werden Nahrungsergänzungsmittel oft von älteren Menschen verwendet, um Mängel auszugleichen oder die Gesundheit zu unterstützen. Häufige Nahrungsergänzungsmittel sind *Vitamin D*, Kalzium, B-Vitamine und Omega-3-Fettsäuren (Saeidlou et al. 2024). Es ist jedoch wichtig, die Verwendung von Nahrungsergänzungsmitteln mit einem Arzt zu besprechen, um sicherzustellen, dass ihr Einsatz sicher und angemessen ist.
- *Individueller Ansatz:* Die medikamentöse Behandlung für eine gesunde Alterung variiert von Person zu Person und hängt von ihrem Gesundheitszustand, ihrer Krankengeschichte und ihren individuellen Bedürfnissen ab. Ein personalisierter Ansatz, der den Gesundheitszustand und die Ziele einer Person berücksichtigt, ist entscheidend für eine optimale medikamentöse Behandlung im Alter.

15.6 Präparate für ein langes Leben

Gesundes Altern ist ein komplexer Prozess, der in erster Linie durch einen gesunden Lebensstil beeinflusst wird. Daneben gibt es einige innovative Medikamente, die unterstützend wirken können. Hier folgt die Vorstellung einiger wichtiger neuer Präparate/Medikamente und Therapien, die zur Förderung eines gesunden Alterns entwickelt werden:

1. *Nicotinamidmononukleotid (NMN):* NMN ist ein Vorläufer von NAD$^+$ (Nicotinamidadenindinukleotid), dass eine Schlüsselrolle bei der DNA-Reparatur und der Aufrechterhaltung der zellulären Energie spielt. Die Ergänzung von NMN könnte die Energieproduktion und die Zellgesundheit unterstützen.

2. *Resveratrol:* Dieses Molekül aktiviert Sirtuine, eine Gruppe von Proteinen, die die Langlebigkeit und die Gesundheit der Zellen reguliert. Resveratrol findet sich in Trauben und Beeren und hat entzündungshemmende und antioxidative Eigenschaften (Saeidlou et al. 2024).
3. *Omega-3-Fettsäuren:* Diese Fettsäuren schützen die Telomere, die Enden der Chromosomen, die bei jeder Zellteilung kürzer werden. Omega-3-Fettsäuren können entzündliche Prozesse im Körper bekämpfen und so den Alterungsprozess verlangsamen.
4. *Spermidin:* Spermidin ist ein körpereigener Naturstoff, der die Zellen zur Autophagie, einer Form der „Selbstreinigung", anregt. Die Konzentration von Spermidin nimmt im Laufe des Lebens ab, daher gilt eine ergänzende Zufuhr als vielversprechende Strategie für gesundes Altern. Es konnte in Untersuchungen gezeigt werden, dass Gedächtnisdefizite im Alter durch Spermidin gemindert werden. Die Einnahme von Spermidin verbesserte die Gehirn- und Herzleistung sowie die Lebenserwartung (Pekar et al. 2024).
5. *Senolytika:* Diese Medikamente zielen darauf ab, seneszente Zellen zu eliminieren, die nicht mehr teilungsfähig sind und chronische Entzündungen sowie altersbedingte Krankheiten fördern. Beispiele für Senolytika sind Dasatinib und Quercetin.
6. *Metformin:* Ursprünglich als Diabetesmedikament entwickelt, wird Metformin auf seine potenziellen lebensverlängernden und altershemmenden Eigenschaften untersucht. Es hat entzündungshemmende Effekte und kann den Stoffwechsel positiv beeinflussen (Rossmann et al. 2023).
7. *Rapamycin und Rapalogs:* Diese Medikamente hemmen das mTOR-Protein (mTOR = „mechanistic target of rapamycin"), das eine Schlüsselrolle im Zellwachstum und Stoffwechsel spielt. Die Hemmung von mTOR hat in Tierstudien gezeigt, dass sie die Lebensspanne verlängern und altersbedingte Krankheiten reduzieren kann.
8. *Regenerative Medizin:* Therapien mit Stammzellen und regenerative Medizinansätze wie Gewebezüchtung und Organoide zielen darauf ab, beschädigtes Gewebe zu reparieren und die Funktion von Organen wiederherzustellen.
9. *Antikörpertherapien:* Monoklonale Antikörper werden zur Behandlung verschiedener altersbedingter Krankheiten entwickelt, einschließlich chronischer Entzündungen und neurodegenerativer Erkrankungen wie Alzheimer-Krankheit. Aducanumab ist ein Beispiel für einen monoklonalen Antikörper, der auf Beta-Amyloid-Plaques bei Alzheimer abzielt.

10. *Gene Editing:* Technologien wie CRISPR/Cas9 (CRISPR = „clustered regularly interspaced short palindromic repeats") bieten das Potenzial, genetische Mutationen zu korrigieren, die zu altersbedingten Krankheiten führen. Obwohl diese Technologien noch in den Anfängen stehen, könnten sie in Zukunft eine bedeutende Rolle bei der Behandlung genetisch bedingter Erkrankungen spielen (Bao-Xia et al. 2024).

Diese Präparate/Medikamente und Therapien sind Teil eines sich schnell entwickelnden Feldes der Altersforschung und könnten dazu beitragen, gesundes Altern zu fördern und altersbedingte Krankheiten zu behandeln oder zu verhindern.

Es ist wichtig, dass derartige Behandlungen unter ärztlicher Aufsicht und im Kontext eines umfassenden Gesundheitsmanagements verwendet werden. Noch wichtiger aber ist die Eigenverantwortung dem Leben gegenüber. Früher glaubten wir, dass die DNA unser Schicksal sei, aber das ist falsch. Wenn es darum geht, ein gesundes, langes Leben zu führen, ist der größte Einfluss bei Weitem, wie man sein Leben lebt.

Wie aber gehen unsere *Gesellschaft* und auch die Medizin mit der zunehmenden Zahl an alten und pflegebedürftigen Menschen um? Warten wir ab, bis das halbe Land senil ist? Und was bitte schön ist gutes *Sterben*? Ethische Fragen am Lebensende sollte man nicht auf die klassischen medizinethischen Fragen beschränken. Die Dilemmata am Lebensende zwischen Lebensverlängerung, Leidensverlängerung, Sterbenlassen und die Diskussion pro und contra assistierten Suizid können nur in einer interdisziplinären Sichtweise von Palliative Care als Nahtstelle zwischen Medizin, Pflege, Ethik, Soziologie, Gesundheitswissenschaften und Zivilgesellschaft betrachtet werden.

Palliative Betreuung ist unbedingt erforderlich, was aber nicht dazu führen darf, den Tod weiterhin in Pflegeheimen und Krankenhäusern zu institutionalisieren. Vielmehr muss man den Tod wieder in unseren Lebensalltag miteinbeziehen. Solange es Krankheiten, Abnützungserscheinungen wie Osteoporose, Arthrose und Gefäßerkrankungen gibt, wird es Leiden und Sterben geben (Greenwood et al. 2018).

> Das heißt, wir können zwar das Sterben des Alters nicht ausblenden, aber wir können die gesunden Lebensjahre erhöhen, sodass das Sterben zu einem späteren Zeitpunkt erfolgt.

15.7 Das Altern des Sterbens

Der Tod schert sich nicht so viel um uns wie wir um ihn. Der Tod braucht keine Medikamente, er kommt auch ohne sie gut aus. Der sterbende Mensch aber benötigt Linderung körperlicher, seelischer und spiritueller Symptome im Sinne einer umfassenden Umsorge und er braucht Zuwendung von nahestehenden Menschen, die ihn auf diesem Weg begleiten.

Eine Normalisierung des Sterbens erfordert die Einbettung in das soziale Alltagsleben, es braucht Rituale, angepasst an eine Gesellschaft, die immer einsamer wird. Da müssen sich schon ein paar kluge Köpfe aus Religion, Ethik, Philosophie, Psychologie, Medizin und Politik an einen Tisch setzen, um zu reden (Greenwood et al. 2018; Peintinger 2008).

Die Einbettung des Sterbens schreit nach Strukturen, die allen gleich gut zugänglich sind. Hierzu gehören Unterstützungsangebote für das Sterben zu Hause, Hospizeinrichtungen und Palliativstationen. Familien und Institutionen brauchen entsprechende Unterstützung und Hilfestellungen, damit sie ihrer Verantwortung für die Obsorge der Sterbenden gerecht werden können, ohne gleich überfordert zu sein.

Jeder einzelne von uns muss sich mit seiner Endlichkeit beschäftigen. Nur so können wir für unser Lebensende entsprechende Vorkehrungen treffen. Dabei darf sich das Nachdenken über den eigenen *Tod* nicht auf die Auseinandersetzung mit den gewünschten oder auch nicht gewünschten medizinischen Maßnahmen beschränken. Das Nachdenken erfordert soziale, philosophische und spirituelle Überlegungen. Erst durch dieses Einbeziehen der Mitmenschen und des eigenen Zugangs zur Spiritualität können wir einen Gesamtprozess zur Entwicklung einer neuen Sterbekultur in die Wege leiten. Sonst stirbt nicht nur das Alter, sondern auch die Kultur des Sterbens (Likar et al. 2021).

> Leben und Sterben, Geburt und Tod, Anfang und Ende – erst wenn wir diesen Kreislauf als Ganzheit sehen, offenbart sich die Schönheit des Diesseits und das Mysterium darüber hinaus.

Aber wo entwickelt sich die Gesellschaft hin? Assistierter Suizid? Ausblenden der Endlichkeit? Upload der Seele in die ewige Cloud? Haben wir in Zukunft eine andere Sterbekultur, womöglich in einer dystopischen Welt, in der die künstliche Intelligenz (KI) entscheidet, wann es am besten wäre, abzutreten? Genetische Forschung könnte errechnen, mit welcher Wahrscheinlichkeit wir wann und wie sterben. Aber wollen wir das so genau wissen?

Spielt der Glaube noch eine Rolle, wenn Datenmengen mehr wissen, als einem das Herz sagt?

Die *Sterbekultur* ist ganz entscheidend für eine Gesellschaft. Aktuell haben wir viele Möglichkeiten, rechtzeitig vorzusorgen, damit es nicht zu spät ist. Dabei stellen sich dem Menschen jede Menge existenzieller Fragen. Wie plant man das Ende? Wie erstellt man eine Patientenverfügung? Wie geht man einen Vorsorgedialog an? Bei der Patientenverfügung unterscheidet man zwischen der sogenannten verbindlichen und der beachtlichen Patientenverfügung, die nicht verbindlich ist, aber sehr wohl den Willen und das Wollen der Verfasser ausdrückt (Multidisziplinäre Arbeitsgruppe (ARGE) Ethik in Anästhesie und Intensivmedizin der ÖGARI 2013).

Es handelt sich um eine schriftliche Willenserklärung, mit der der Patient eine medizinische Behandlung ablehnen kann. Hier muss klar gesagt werden, dass man lebensverlängernde Maßnahmen ablehnt, die dann wirksam werden, wenn man selbst nicht mehr entscheidungsfähig ist. Das ist ein wichtiger Punkt. Solange der Mensch selbst entscheiden kann, lässt sich über jede Situation mit ihm diskutieren. Die *Patientenverfügung* kommt erst dann zum Tragen, wenn der Mensch nicht mehr ansprechbar ist. Derzeit haben nur etwas mehr als 4 % der Österreicher eine Patientenverfügung. Die Entscheidung ist keine letztwillige Verfügung im eigentlichen Sinn, weil darin keine Verfügung für die Zeit nach Todeseintritt getroffen wird (Valentin et al. 2008).

In der verbindlichen Patientenverfügung müssen alle medizinischen Behandlungen, die abgelehnt werden, konkret beschrieben sein, und zwar mit verständlichen Worten, nicht mit medizinischen Floskeln. Außerdem muss daraus hervorgehen, dass der Mensch, der die Patientenverfügung verfasst hat, die Tragweite der Ablehnungen richtig einschätzt. Die Errichtung einer Patientenverfügung bedingt eine umfassende ärztliche Aufklärung und muss, wenn sie verbindlich ist, von einer Rechtsanwältin oder einem Notar unterzeichnet werden. Sie bleibt 8 Jahre lang gültig und muss dann wieder bestätigt werden, wofür erneut eine ärztliche Aufklärung notwendig ist. Danach beginnt erneut die Frist von 8 Jahren. Jede Änderung oder Ergänzung bedeutet, dass die Frist neu zu laufen beginnt.

Die Patientenverfügung kann jederzeit widerrufen werden. Jede Patientenverfügung kann man auf Wunsch im Patientenverfügungsregister des österreichischen Notariats sowie in dem der österreichischen Rechtsanwälte registrieren. Der Wunsch vor dem Ende ist amtlich. Alle Informationen zur Patientenverfügung finden Sie unter www.oesterreich.gv.at.

Wichtig zu wissen ist in diesem Zusammenhang (was immer wieder zu Irrtümern führt), dass man keine medizinischen Leistungen einfordern, sondern nur medizinische Leistungen ablehnen kann. Zum Beispiel kann man angeben, dass keine mechanische oder chemische, also medikamentöse *Wiederbelebung* durchgeführt werden soll. So können Patienten mit schwerster Lungenerkrankung festhalten, dass sie keinen Schlauch für die Beatmung mehr haben wollen, auch keinen Luftröhrenschnitt; dass sie nicht auf die Intensivstation kommen wollen und keine lebensverlängernden Maßnahmen durchgeführt werden dürfen. Wenn es kein Therapieziel gibt, keine Prognose besteht und auch die Lebensqualität nicht verbessert werden kann, dürfen Ärzte keine Behandlungen mehr durchführen. So will es die Ethik (Multidisziplinäre Arbeitsgruppe (ARGE) Ethik in Anästhesie und Intensivmedizin der ÖGARI 2013).

Bei der Patientenverfügung kann man den Hinweis auf eine *Vorsorgevollmacht* angeben, was ganz wichtig ist. Es geht darum, einen Vorsorgebevollmächtigten zu bestimmen, falls es einen solchen gibt. Das kann ein gewählter, gesetzlicher oder gerichtlicher Erwachsenenvertreter sein, im alten Sinne der Sachwalter.

Wichtig ist außerdem, welcher als Arzt das Gespräch geführt hat. Ist dem Betroffenen die Tragweite dieser Entscheidung auch bewusst? Schätzt der Patient also die medizinischen Folgen richtig ein? Um das alles herauszufinden, ist ein ausführliches Gespräch erforderlich, ein Vorsorgedialog.

Vorsorgedialog nennt man einen Gesprächsprozess zum guten Leben und würdigen Sterben in Alten- und Pflegeheimen. Das Sterben gehört zum Leben, auch das Sprechen über das Sterben gehört zum Leben. Mit zunehmendem Alter und fortgeschrittener Krankheit bekommt das Thema immer größere Bedeutung. Der Vorsorgedialog ist der offene Umgang mit den letzten Wünschen, wie und wo ich sterben will. Es ist ein Dialog zwischen Betroffenen, Ärzten, Pflegenden und, falls gewünscht, auch Angehörigen (Paley et al. 2024).

Ziel ist es, Raum zu schaffen, um Wünsche und Bedürfnisse zu formulieren. Das Gespräch muss man mit einfachen Sätzen führen. Die Maßnahmen, die medizinisch sind, müssen simpel beschrieben werden, damit der betroffene Mensch das Ganze nachvollziehen kann. Der Vorsorgedialog ist ein niederschwelliges Instrument zur Selbstbestimmung.

Im Gespräch wird darauf geschaut, welche Instrumente vorliegen. Gibt es eine verbindliche Patientenverfügung, gibt es eine Vorsorgevollmacht, gibt es eine Erwachsenenvertretung für medizinische und pflegerische Belange? Es wird besprochen, welche Diagnosen der Patient hat, was das *Therapieziel* ist, inklusive der Einschätzung des zu erwartenden Krankheitsverlauf durch die Ärzte, und ob es relevante Pflegediagnosen und -ziele gibt. Gibt es Willensäußerung zum guten Leben und würdigen Sterben, zu medizinischen pflegerischen Interventionen wie der Ernährung über eine PEG-Sonde, die über den Magen gelegt wird, Schmerzmitteln oder Wiederbelebung? Ist eine Krankenhauseinweisung überhaupt erwünscht? Was sind die psychosozialen, spirituellen Bedürfnisse? Was sind Wünsche zum Begräbnis? Wie genau soll es gestaltet sein?

Dies alles wird dokumentiert, außerdem mit wem man das Ganze besprochen hat, wer anwesend war und wie das Gespräch verlaufen ist.

15.8 Wo und wie wollen die Menschen ihren letzten Lebensabschnitt verbringen?

Statistisch gesehen klaffen Wunsch und Wirklichkeit, was den Sterbeort betrifft, weit auseinander.

Die Frage, wo Menschen ihren letzten Lebensabschnitt verbringen wollen, gewinnt international an Bedeutung (Sinclair 2020). Wir haben dazu eine repräsentative Untersuchung unter älteren Menschen in Kärnten gemacht. Befragt wurden 507 Personen im Alter von 65 bis 97 Jahren aus allen Bezirken des Landes hinsichtlich Sozialstruktur, Versorgungssituation, Erwartungshaltung bezüglich *menschenwürdigem Sterben* und *Umgang mit dem Tod* (Janig et al. 2005). Das Durchschnittsalter der Befragten betrug 79 (Frauen) bzw. 75 Jahre (Männer). Knapp die Hälfte aller Befragten war zwischen 70 und 79 Jahre alt, jeweils ca. ein Viertel zwischen 65 und 69 Jahre bzw. 80 Jahre und darüber. Der üblichen Verteilung in diesem Alter entsprechend waren 60 % der Befragten Frauen und 40 % Männer. Verglichen mit den Daten von Statistik Austria kann davon ausgegangen werden, dass die Befragten bezüglich dieser Charakteristika repräsentativ für die ältere Kärntner Bevölkerung sind.

Die alten Menschen antworteten auf die Frage, was sie unter menschenwürdigem Sterben verstehen, wie folgt:

- Lebensbegleitung bis zum Tod (88,4 %)
- Schmerzfreiheit (96,3 %)
- Ehrliche Informationen von Ärzten, Pflegepersonal und Angehörigen über die Krankheit (89,1 %)
- Sterben im Kreis von Menschen, die sie kennen (84,7 %)

Angst vor dem Tod bzw. Sterben haben 9,8 % der männlichen und 18 % der weiblichen Bevölkerung. Allerdings möchten nur 32,1 % der Befragten mit jemandem über Tod und Sterben sprechen. 67,9 % lehnen dies ab. Tod und Sterben sind also für die Mehrheit der Befragten noch immer Tabuthemen. Sterben wird teilweise ausgeblendet. *Würdevolles Sterben* heißt auch, „den Tod wieder ins Leben zurückbringen" – ihn als einen Teil des Lebens zu sehen. Früher wurden die Verstorbenen zu Hause im Kreise ihrer Liebsten aufgebahrt und verabschiedet. Heute wird aufgrund der „hygienischen Vorschriften" der Leichnam in der „Aufbahrungshalle" aufgebahrt, wodurch schon eine gewisse Distanz und Nüchternheit gegeben ist.

Wer über Tod und Sterben sprechen will, tut dies am ehesten mit Familienangehörigen (78,9 %), dann mit Ärzten und Pflegepersonal (57,8 %), mit Freunden (56,5 %) sowie mit Geistlichen (55,1 %).

Wo wollen alte Menschen gerne sterben?
95,4 % würden ihren letzten Lebensabschnitt gerne zu Hause verbringen, im Kreis der Familie, mit ambulanter Palliativbetreuung oder Hospizbegleitung. Lediglich 9,3 % würden gerne im Krankenhaus sterben, 13,7 % im Pflegeheim und 9,7 % im Hospiz (vgl. Abb. 15.1).

Um den Wünschen der Menschen gerecht zu werden, wird man also in Zukunft umdenken müssen. Wenn 95 % der Menschen ihren letzten Lebensabschnitt zu Hause verbringen wollen – wie dies für die Umfrage in Kärnten der Fall ist –, braucht es Strukturen wie ortsnahe Pflegeheime oder Alterswohngemeinschaften, die den unterschiedlichen Versorgungs-

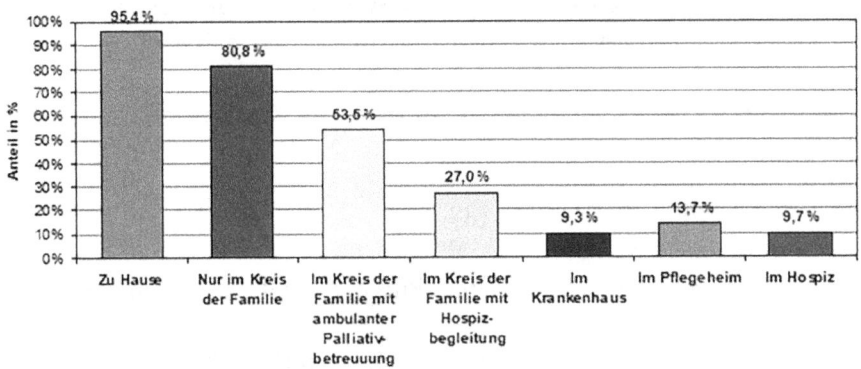

Abb. 15.1 Wo würden Sie Ihren letzten Lebensabschnitt gerne verbringen?

ansprüchen gerecht werden. Lokale Gesundheitsstrukturen, niedergelassene Ärzte, Hauskrankenhilfe, Sozialdienste und ehrenamtliche Helfer sollten gestärkt werden. Nur dann können die Menschen bis zum Schluss an ihren gewünschten Orten bleiben und auch im Kreise der Familie sterben. Dies wird durch das Palliativkonzept des Bundeslandes Kärnten unterstützt, das wir weiter unten vorstellen.

Wo sterben die Kärntner derzeit?
Regelmäßig wird in Österreich durch die Statistik Austria erhoben, an welchen Sterbeorten die Menschen in Österreich sterben – mit „Sterbeorten" sind hier die unterschiedlichen Versorgungssettings gemeint.

Die statistische Auswertung zeigt, dass in Kärnten 50,7 % im Krankenhaus versterben, 25,8 % zu Hause, 18,3 % im Heim und 5,2 % an anderen Orten (Abb. 15.2). Betrachtet man die Situation der Tumorerkrankten in Kärnten, dann sieht man, dass deutlich mehr, nämlich 61,7 % im Krankenhaus versterben, 24,1 % zu Hause, 11,8 % im Heim und 2,4 % an anderen Orten (Abb. 15.3). Leider ist es in den letzten Jahren nicht gelungen, den Prozentsatz der zu Hause Verstorbenen zu erhöhen, obwohl das der Wunsch der meisten Menschen ist (Janig et al. 2005; Paley et al. 2024).

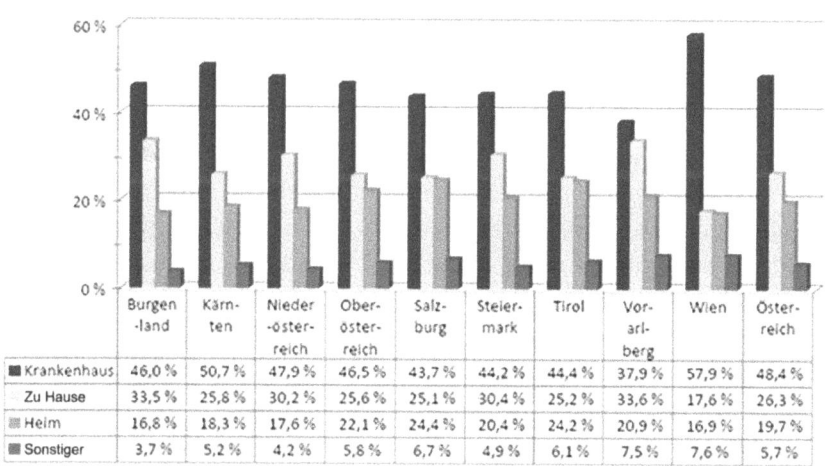

Abb. 15.2 Sterbeorte in Österreich 2017 – alle Diagnosen. (Aus: Landesstatistik Steiermark, Statistik Austria, Bearbeitung: J. Baumgärtner, 07/2018)

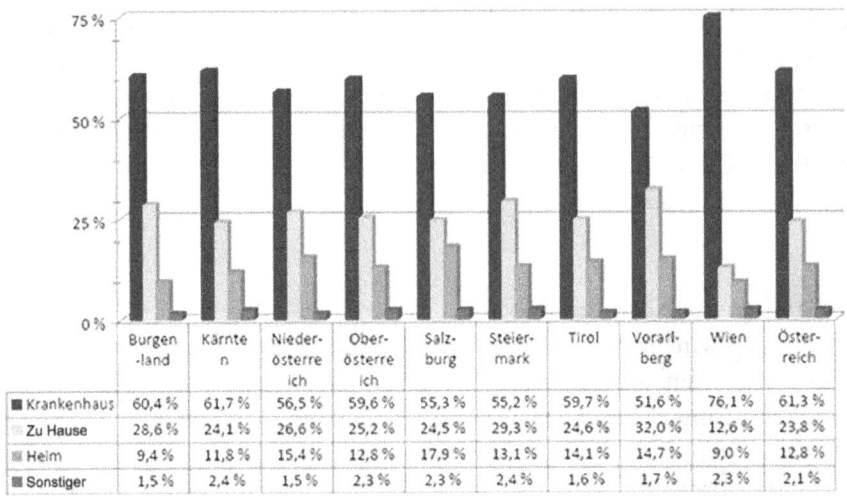

Abb. 15.3 Sterbeorte in Österreich 2017 – Tumordiagnosen. (Aus: Landesstatistik Steiermark, Statistik Austria, Bearbeitung: J. Baumgärtner, 07/2018)

15.9 An der Schwelle zum Jenseits

Früher war da eine klare Trennlinie – ein Limes des Lebens. Bis vor etwas mehr als 60 Jahren schien nach Ansicht der Medizin die Grenze zwischen Leben und Tod klar definiert. Hörte das menschliche Herz zu schlagen auf, war das gleichbedeutend mit dem Ende. Herzschlag ist gleich Leben. Kein Herzschlag ist gleich Tod. Dazwischen gibt es keinen Spielraum (Molnar und Likar 2021).

Dann kam ein Österreicher und warf alles über den Haufen. Peter Safar war in die USA ausgewandert, hatte als Anästhesist Karriere gemacht und später Weltruhm erlangt. 1957 brachte er sein Buch *ABC of Resuscitation* heraus, nachdem er Kollegen aus seinem Team mit einem indianischen Pfeilgift betäubt und eine neue Methode an ihnen erprobt hatte. Das Ergebnis war eine Revolution der Notfallmedizin. Safars ABC stand für „airway, breathing, circulation"; bei uns bekannt als A für Atemwege freimachen, B für Beatmen und C für Herzdruckmassage. „Resuscitation" bedeutet Reanimation. Dies war die Geburtsstunde des Systems der Wiederbelebung. Mittlerweile wurde die Regel übrigens erneuert und setzt andere Prioritäten: Sie heißt jetzt BAC (Bewusstsein prüfen, Atemwege freilegen, Kreislauf stärken; Safar und Tisherman 2003).

Erstmals waren Mediziner, anderes Fachpersonal und später auch jeder beliebige Mensch, der mit der Technik vertraut war, in der Lage, vermeintlich Tote ins Leben zurückzuholen. Die Schwelle zum Ende, dieser scharfkantige Schnitt zwischen Weiß und Schwarz, war keine Trennlinie mehr. Zwischen

Diesseits und Jenseits gab es auf einmal eine Grauzone. Dr. Safar war auch einer der ersten, der die lebensverlängernde Wirkung von Kühlung untersuchte. Heute wissen wir: Erleidet jemand neben uns einen Herzstillstand, ist ein Abkühlen des Körpers – neben der Wiederbelebung natürlich – das Wichtigste, um spätere Schäden des Gehirns möglichst gering zu halten oder überhaupt zu verhindern. Das können wir erreichen, indem wir ihn mit allem zudecken, was die Tiefkühltruhe zu bieten hat.

> Die Forschung zum Sterben zeigt: Der Tod ist kein jäher, einzelner Moment. Der Tod ist ein Prozess, ein schleichender Übergang, ein Wandel, der sich aufhalten und im Idealfall sogar rückgängig machen lässt.

Der *Vorgang des Sterbens* wird so beschrieben: Die Organe stellen ihre Tätigkeit ein. Keine 20 s, und der Mensch verliert das Bewusstsein. Die Temperatur auf der Hautoberfläche sinkt. Das *Gehirn* stellt seine Funktionen ein. Enzyme treten aus den Nervenzellen im Gehirn aus und beginnen nach ungefähr 5 min, irreparable Schäden anzurichten. Nach 25 min sterben die Herzzellen, 5 min später die Zellen von Leber und Nieren. Totenflecken bilden sich, sobald das Blut aufgrund der Schwerkraft nach unten sinkt. Nach 1–2 h beginnt das Lungengewebe abzusterben. Nach 2–4 h setzt die Totenstarre ein, erst am Kiefergelenk, dann am ganzen Körper. Erstaunliches gibt es von der Hornhaut in den Augen zu berichten: Dort finden sich selbst nach einer Woche noch lebende Zellen. Unser Körper stirbt nicht bloß einen Tod, er stirbt viele Tode.

Der Prozess des körperlichen Verfalls wurde immer akribischer ausgeleuchtet. Und wie sieht es mit dem Geist aus? Mit unserem Bewusstsein? Für die Forschung lag der Fall bis vor Kurzem noch klar auf der Hand. Stirbt der Körper, stirbt der Geist. Basta. Dieses Verständnis hat sich grundlegend gewandelt. So sind auch die Fragen, die inzwischen vonseiten der Naturwissenschaft gestellt werden, gänzlich andere: Was geschieht mit dem Bewusstsein von Menschen, die wiederkehren? Wie lange kann unser Bewusstsein in uns fortexistieren, auch wenn der Körper bereits tot ist? Kann Bewusstsein ohne Körper existieren? Kann unsere *Erinnerung* über uns hinaus existieren? Wie sieht es da drüben aus?

Berichte aus den USA sorgten 2018 weltweit für Aufsehen. Sie brachten das Ergebnis einer Studie in Umlauf, an der sich 15 Medizinzentren in Nordamerika und Europa beteiligt hatten. Hierbei handelte es sich um die bisher größte Untersuchung dieser Art. Mehr als 2000 Patienten nahmen daran teil, die alle das gleiche Schicksal eint: Sie waren bereits tot und kamen wieder.

Sam Parnia, Professor für Intensivmedizin und Leiter der Reanimationsforschung am Langone Medical Center, einer Universität in New York, leitete das Projekt und erklärte die Einzelheiten wie folgt (Greyson et al. 2008; Paulson et al. 2014):

> „Es ist faszinierend, dass es eine Zeit gibt, erst nachdem du und ich gestorben sind, wo die Zellen in unserem Körper allmählich in ihren eigenen Todesprozess übergehen. Ich sage nicht, dass das Gehirn immer noch funktioniert oder ein Teil in dir noch funktioniert, wenn du gestorben bist. Aber die Zellen wechseln nicht sofort von lebendig zu tot. Tatsächlich sind die Zellen viel widerstandsfähiger gegenüber dem Stoppen des Herzens, gegenüber dem Sterben, als wir es bisher verstanden haben" (Übersetzung der Autoren).

Es gibt also keinen Ein-Aus-Schalter. Manche Gene sind weiter aktiv, genauso die Proteine. Zellen versuchen weiterhin, die nicht mehr fassbaren Sauerstoffmoleküle zu ergreifen. Bis zuletzt versuchen unsere kleinsten Bausteine, diesem Prinzip zu folgen, sich ans Leben zu klammern. So ergibt sich das Bild eines schrittweisen Abschaltens – ein Sterben auf Raten, ein *Todes-Leasing*.

Menschen, die de facto gestorben waren und zurückgeholt werden konnten, berichten von ähnlichen Bildern. Sie hätten ihren Körper verlassen und konnten sich von oben sehen. Viele sahen einen schwarzen Tunnel mit Licht am Ende. Manche sahen Fratzen, reißende Tiere, andere ein Leuchten, ein überirdisches Gleißen. Dazu passen Goethes letzte Worte am Sterbebett: „Mehr Licht."

15.10 Bräuche und Rituale rund ums Begräbnis

15.10.1 Kulturspezifische Trauerrituale

Mit dem Tod offen umzugehen, ist nicht nur eine gesellschaftliche, sondern auch eine kulturelle Frage. Von Land zu Land sind Bräuche unterschiedlich. Länder und Völker haben verschiedene Traditionen, ihre Verstorbenen zu verabschieden.

In den Vereinigten Staaten bleibt der Sarg offen. Es üblich, die Leiche für eine Aufbahrung oder Trauerfeier am Sarg einzubalsamieren. Eine Alternative ist die Einäscherung. Die Asche wird so beigesetzt, wie es die Hinterbliebenen wünschen. Die Angehörigen können sie mitnehmen und je nach ihren spirituellen Bedürfnissen samt Urne beisetzen. Das passiert immer weniger auf

Friedhöfen. Die meist großen Rasenflächen und genormten Steinplatten wirken unpersönlich.

Auf Kuba wird der Leichnam ebenso im Hause aufgebahrt, aber innerhalb von 24 h entweder auf einer privaten oder einer staatlichen Grabstelle kostenlos beerdigt. Nach 3 Jahren bettet man die Knochen um. Die Grabsteine sind verziert. Die Gräber werden mit Blumen geschmückt. Der berühmte Friedhof Cristóbal Colón in Havanna gilt als Pilgerstätte.

In der Schweiz werden die Toten oft in der Natur bestattet. Erd- und Feuerbestattungen sind möglich. Die Hinterbliebenen dürfen die Asche wie beim Aussäen in der Natur verstreuen.

In Mexiko wird jedes Jahr der *Día de los Muertos*, der Tag der Toten, vom 31. Oktober bis zum 2. November gefeiert. Die Toten kommen in dieser Zeit auf die Erde zurück. Mit geschmückten Altären heißt man sie willkommen. Chilischarfe Speisen werden kredenzt, und der Tequila darf nicht fehlen. Die Toten sollen es sich gutgehen lassen, bevor sie mit ihren Hinterbliebenen feiern. Alle Menschen beziehen den Tod mit ein, es gibt keine Demarkationslinie zwischen dem Hier und dem Danach. Die Ebenen zwischen Diesseits und Jenseits sind aufgehoben (Gutiérrez et al. 2015).

Im Übrigen haben wir auf der Palliativstation im Klinikum Klagenfurt ebenfalls ein eigenes Ritual ins Leben gerufen, die *Blätterverbrennung*. Im letzten Jahr kamen am 31. Oktober 200 Angehörige vorbei, um an dieser Zeremonie teilzunehmen. Auf der Station waren im Laufe der Zeit 90 Menschen verstorben, und an eben diesem Tag wollten wir ihrer gedenken. Der Ablauf war feierlich. Erst wurden die Namen vorgelesen. Jeder einzelne Name wurde mit einer Füllfeder und mit blauer Tinte auf ein Blatt Papier geschrieben. Dann wurden die Blätter der Reihe nach verbrannt, langsam, ohne Hast, das Ganze begleitet von Musik und guten Gedanken, Erinnerungen an den jeweiligen Menschen – Anekdoten wie Kurzfilme im Gedächtnis. Nachdem alle 90 Blätter verraucht waren, baten wir zu einer Agape. Die Angehörigen wussten das zu schätzen. Sie sagten, das sei ungewöhnlich für eine Palliativstation, ungewöhnlich herzlich. Das Ritual der Blätterverbrennung werden wir in diesem Jahr wieder durchführen. Es ist eine besondere Art des Abschieds, zumal auch das Pflegepersonal einen Bezug zu den Patienten aufgebaut hat. Es ist, als würde man alten Menschen noch einmal die letzte Ehre erweisen (Likar et al. o. J.).

Rituale zeichnen sich durch Handlungen aus, die immer gleich sind und nach einem bestimmten Muster ausgeführt werden. Sie beinhalten dramaturgische Elemente mit symbolhaften Inhalten. Um die Wirksamkeit zu erhöhen, verwendet man Bilder, Töne, Schweigen, Helligkeit, Dunkelheit, Farben und verschiedene Dinge, die Menschen berühren und bei ihnen nachhaltige geistige, manchmal auch starke körperliche Reaktionen auslösen.

Die Symbole haben einen direkten Bezug zu *Sinnfragen* des Lebens. Sie weisen auf einen Reifungs- und Wachstumsprozess hin, zeigen den Beteiligten aber auch, wo sie sich gerade befinden. Nur wer sich auf so ein Ritual einlässt, kann seine tiefe Bedeutung spüren und wird mit neuem Wissen und im besten Fall innerlich gestärkt fortan seinen Lebensweg gehen. Bei den Ritualen rund um das Sterben und den Tod geht dieses Fühlen und Erleben immer mit einer Erschütterung einher. Es hält einem die eigene Endlichkeit vor Augen (Vandersman et al. 2024).

15.10.2 Religiöse Trauerrituale

Trauerrituale sind auch von Religion zu Religion verschieden.

Im *Buddhismus* glaubt man, dass der Körper eines Menschen nur geborgt ist, eine fleischliche Hülle, um auf der Erde etwas Sinnvolles zu tun. Stirbt ein Mensch, verlässt er den Körper und bekommt später einen neuen. Eine Feuerbestattung ist üblich. Während der Tote zu Hause liegt, dürfen keine Mahlzeiten zubereitet, sondern nur Tee und Kaffee gekocht werden. Freunde, Verwandte und Nachbarn sorgen für die Speisen zur Beerdigung. Es gibt keine fest gefügten Bestattungsrituale. Die Asche der Toten wird häufig dem Wasser übergeben. In Indochina und China sind auch Erdbestattungen üblich.

Hindus werden, wie erwähnt, verbrannt. Ihre Asche wird in die heiligen Flüsse gestreut. Der Glaube an die Wiedergeburt verlangt nach einer Vernichtung der körperlichen Hülle, um die Seele für das nächste Leben zu befreien. Am 4. Tag nach der Verbrennung wird die Asche in einen sakralen Fluss gestreut. Können sich die Angehörigen kein Brennholz leisten, wird der Leichnam dem Wasser übergeben. Brahmanenpriester, Kinder und Schwangere werden erdbestattet oder einem heiligen Fluss übergeben, ihrer Wiedergeburt steht der Körper nicht im Weg.

Bei den *Muslimen* sollte der Tote, wenn möglich, noch am Sterbetag bestattet werden. Erst wird der Leichnam gebadet und in ein weißes Gewand gehüllt. Der Tote soll so gehen, wie er aus dem Mutterleib kam. Im Grab liegt er Mekka zugewandt. Eine Einäscherung ist verboten. Trauergäste stehen am Grab und sprechen Gebete. Grabsteine sind nicht üblich. In den ersten 3 Tagen nach dem Tod wird die Familie von Gemeindemitgliedern umsorgt. In den 40 Tagen nach dem Tod soll die Familie Trauerkleidung tragen. Ihre Trauerzeit wird durch ein Essen, den Besuch des Grabes und das Verteilen von Spenden beendet. Ein Jahr nach dem Tod wird das Ritual noch einmal wiederholt.

Trauer und Rituale um den Tod sind mannigfaltig und werden im *Christentum* bereits eingeleitet, wenn es dem Ende zugeht. Früher als letzte Ölung benannt, heißt das heute Kranksalbung. Das klingt etwas geschmeidiger. Für Katholiken bedeutet es eine Stärkung der Seele, die Trost, Frieden und Mut schenken soll. Es ist die Vorbereitung für den finalen Weg.

Bei der heiligen Ölung wird der Kranke von einem Priester mit dem sogenannten *Krankenöl* gesalbt. Dieses Öl besteht aus Oliven- und Rosenöl und wird vom Bischof bei der Chrisam-Messe geweiht; es ist ein Symbol der Reinheit. Bei der Spendung des Sakraments salbt der Priester Stirn und Innenflächen der Hände des Betroffenen mit dem Krankenöl. Kurz vor dem Tod wird in einer Messfeier oder in einem Wortgottesdienst die Sterbekommunion als Wegzehrung (lat. „viaticum") gereicht.

Dann gibt es die *Aussegnung*. Sie bezeichnet eine kurze Andacht in der evangelischen Liturgie, bei der ein Sterbender oder bereits Verstorbener noch einmal gesegnet wird. Die Aussegnungsfeier gibt den Angehörigen die Möglichkeit, sich von dem geliebten Menschen zu verabschieden. Zu Beginn der Andacht spricht der Pfarrer den Friedensgruß, das biblische Votum und ein kurzes Gebet. Mit dem sogenannten Valet- oder Abschiedssegen wird der Sterbende oder Verstorbene noch einmal gesegnet. Nach einer Lesung aus der Bibel können die Angehörigen je nach Situation in aller Stille Abschied nehmen oder persönliche Worte des Dankes, der Liebe oder der Vergebung sprechen und Erinnerungen teilen. Wenn gewünscht, dürfen die Trauergäste ein Lied singen. Nach dem Vaterunser spricht der Pfarrer den Segen über alle Anwesenden aus. Amen.

Beim Empfang der *Sterbekommunion* oder bei Eintritt des Todes wird die Sterbekerze entzündet. Sofern vorhanden, kann das die Taufkerze oder die der Erstkommunion sein. Das Kerzenlicht soll dem Verstorbenen den Weg in die Ewigkeit erhellen und zu innerer Erleuchtung verhelfen.

Das *Sterbekreuz*, auch Festhaltekreuz genannt, wird einem Schwerkranken oder Sterbenden in die Hände gelegt, damit er im Moment des Todes Gott nahe ist und sich daran festhalten kann. Eine andere Variante ist das Sterbekreuz zum Aufstellen, das oft in katholischen Krankenhäusern, Alten- und Pflegeheimen zu sehen ist. Das Sterbekreuz ist ein als Lazaruskreuz gestaltetes Kruzifix. Es zeigt den gekreuzigten Jesus. Die Enden der Kreuzbalken sind mit Kleeblättern verziert (Walter und Lex 2024).

Kurz nach Eintritt des Todes wird oft das Fenster geöffnet oder gekippt. Dieser Brauch entstand aus der Vorstellung früherer Jahrhunderte, dass die Seele durch den Mund des Verstorbenen in den Himmel entweichen würde. Außerdem hat das Öffnen des Fensters einen praktischen Grund: Frische Luft tut in so einem Moment gut. Der Mensch kann aufatmen.

Aus dem Aberglauben heraus hat sich der Brauch entwickelt, Mund und Augen des Toten zu schließen. So soll der Mensch zur Ruhe kommen und nicht als Wiedergänger mit den Hinterbliebenen in Kontakt treten. Heute schließt man, egal in welcher Religion, dem Verstorbenen Augen und Mund als Zeichen des Respekts (Podgorica et al. 2021).

Das Läuten der Toten- oder *Sterbeglocke* am Abend des Sterbetages zeigt an, dass von nun an ein Gemeindemitglied fehlt. Meist verwendet man für das Totengeläut die größte Glocke der Kirche.

Früher war es üblich, dass der Tote von den nahen Angehörigen gewaschen, hergerichtet und im Sterbezimmer aufgebahrt wurde. Heute übernehmen Bestattungsunternehmen die Versorgung des Verstorbenen.

Wenn der Tod zu Hause eintritt, muss der Arzt den *Totenschein* ausstellen, aber der Verstorbene kann bis zu 36 h im häuslichen Rahmen aufgebahrt werden. So können sich Angehörige, Freunde und Nachbarn in Ruhe verabschieden und das Unbegreifliche realisieren. Ist der Verstorbene im Krankenhaus oder Pflegeheim verblichen, gibt es die Möglichkeit, den Toten dort aufzubahren oder in die eigene Wohnung zu überführen.

Nachdem der Sarg in das *Grab* hinabgelassen worden ist, geht die Trauergemeinde am offenen Grab vorbei und erweist dem Toten die letzte Ehre. Früher war es üblich, dass jeder Trauergast eine Handvoll oder eine kleine Schaufel Erde in das Grab warf. Es sollte die Vergänglichkeit des Körpers symbolisieren. Das Geräusch, wenn die Erde auf den Sarg fällt, wird von vielen Trauernden als bedrückend und beklemmend empfunden. Deshalb ist es heutzutage nicht unüblich, als Ersatz anstelle der Erde eine Schale mit Blumen, Blütenblättern oder Sand neben dem Grab bereitzustellen.

Der *Leichenschmaus* oder Beerdigungskaffee ist eine der ältesten Traditionen. Beim gemeinsamen Essen oder Kaffeetrinken im Anschluss an die Trauerfeier geht es vorrangig darum, im Gedenken an den Verstorbenen zusammen zu sein. Das Totenmahl soll den Angehörigen zeigen, dass sie nicht allein sind und dass das Leben weitergeht. Es bietet einen Rahmen, um sich an den verstorbenen Menschen zu erinnern und Anekdoten zu erzählen. Die Gespräche helfen den Hinterbliebenen, ihren Verlust zu verarbeiten. Früher hatte die Tradition einen praktischen Sinn. Verwandte, die weit angereist waren, und auch die Sargträger, die schwere körperliche Arbeit verrichtet hatten, konnten sich stärken.

Die Trauer drückt sich auch durch besondere Kleidung aus. In früheren Zeiten war in Europa die Farbe Weiß üblich. Erst mit der Mode des weißen Brautkleides im 19. Jahrhundert hat sich Schwarz als Trauerfarbe durchgesetzt. Auch wenn sich die Auffassungen heutzutage gelockert haben, ist auf angemessene Kleidung zu achten. Nahe Angehörige wählen schwarze Kleidung. Immer öfter sind gedeckte Farben wie dunkles Blau, Grau oder Braun auf Beerdigungen zu sehen. In manchen Fällen hat sich der Verstorbene zu Lebzeiten ausdrücklich gewünscht, dass zu seiner Beerdigung keine schwarze Kleidung getragen werden soll. Man möge bunt daherkommen, so farbenfroh wie möglich. Früher war es im Trauerjahr Usus, *Trauerkleidung* zu tragen. Es war genau festgelegt, ab wann graue und weiße Accessoires zur schwarzen Kleidung dazukommen durften. Heutzutage wird nicht mehr erwartet, dass man diese strengen Vorgaben einhält. Ob Jogginghose oder Wintermantel, textiles Bedauern gehört der Vergangenheit an.

Sowohl in der katholischen als auch in der evangelischen Kirche gedenkt man den Verstorbenen mit *Seelenämtern* und Gottesdiensten. Rund 6 Wochen nach dem Tod feiern Christen das Sechswochen(seelen)amt. Diese Zeitspanne lehnt sich an die 40-tägige Fastenzeit vor Ostern an. Das Sechswochenamt definiert den Abschluss der ersten Trauerphase und verweist auf die Auferstehung Jesu, die Überwindung des Todes. Ein Jahr nach dem Tod bildet die Zeremonie des Jahresgedächtnisses den Abschluss des Trauerjahres.

Seelenämter werden von den Angehörigen angemeldet, dazu lädt man Verwandte und Freunde ein, außerdem gibt es gesetzliche Feiertage, um sich an die Toten zu erinnern, wie Allerseelen am 2. November. An diesem Tag oder schon am Nachmittag des Vortages, dem Hochfest Allerheiligen, schmücken Verwandte die Gräber der Angehörigen und zünden das sogenannte Seelenlicht an; es symbolisiert das ewige Licht. Der Feiertag Allerseelen geht auf den Abt Odilo von Cluny zurück, der 998 anordnete, an diesem Tag für die Seelen der Toten zu beten. Abt Cluny schenkte man Gehör.

In der evangelischen Kirche wird am letzten Sonntag des *Kirchenjahres*, dem Ewigkeits- oder Totensonntag, der Gedenktag für die Verstorbenen zelebriert. Während des Gottesdienstes verliest man die Namen der in diesem Jahr Verstorbenen. Mancherorts werden die Angehörigen zu Messen auf dem Friedhof eingeladen. Üblicherweise sind die Gräber mit Gestecken und Blumen geschmückt. Der Totensonntag geht auf König Friedrich Wilhelm II. von Preußen zurück. Im Gegensatz zur katholischen Kirche gab es im evangelischen Kirchenjahr keinen Feiertag zum Totengedenken. Deshalb bestimmte er 1816 den letzten Sonntag im Kirchenjahr zum Gedenktag für die Verstorbenen. Einem König widerspricht man nicht.

Der *Bund der Freimaurer* hat eine eigene Verabschiedungszeremonie: das Rosenritual. Drei Brüder legen drei verschiedenfarbige Rosen feierlich auf den Sarg oder auf eine andere zeremonielle Unterlage. Dabei rezitieren sie

Verse, die dem Gedicht „Nachruf" von Ludwig Uhland entlehnt sind. Das Ritual findet entweder in einer Freimaurerloge im Rahmen einer sogenannten Tempelarbeit oder öffentlich bei der Verabschiedung des Toten vor seiner Beisetzung oder Einäscherung statt.

Bevor es so weit kommt, sind viele Fragen offen. Fragen, die jeder Mensch nur für sich selbst beantworten kann.

15.11 Die letzte Liste

100 Fragen, die zu Lebzeiten für ein ruhiges Gewissen sorgen:

1) Haben Sie eine Checkliste mit Dingen, die Sie im Leben noch machen wollen?
2) Haben Sie sich mit dem Tod auseinandergesetzt?
3) Was bedeutet der Tod für Sie persönlich?
4) Was sagt Ihre Familie zu dem Thema?
5) Reden Sie mit Freunden über das Ende?
6) Haben Sie Vorsorgemaßnahmen getroffen?
7) Haben Sie ein Testament gemacht?
8) Haben Sie eine Patientenverfügung gemacht?
9) Haben Sie mit Ihrem Arzt über den Tod gesprochen?
10) Wollen Sie Ihre Organe der Medizin zur Verfügung stellen?
11) Nehmen Sie sich Zeit, zu meditieren?
12) Sind Sie bei dem Gedanken ans Sterben unruhig oder ausgeglichen?
13) Sind Ihre Alltagsprobleme wirklich gravierend?
14) Haben Sie Angst vor dem Tod?
15) Gibt es ein Leben nach dem Tod?
16) Würden Sie gerne ewig leben?
17) Haben Sie den Sinn in Ihrem Leben gefunden?
18) Haben Sie das gemacht, was Sie machen wollten?
19) Was vermissen Sie am meisten?
20) Was hat Sie weitergebracht?
21) Was war der beste Rat, den Sie je bekommen haben?
22) Welchen Rat würden Sie weitergeben?
23) Was hat Sie geprägt?
24) Wer war Ihre erste Liebe?
25) Wer war Ihre große Liebe?
26) Was hat wehgetan?

27) Worüber haben Sie gelacht?
28) Was war Ihr größtes Abenteuer?
29) Was haben Sie am liebsten gemacht?
30) Aus welcher Familie kommen Sie?
31) Wie waren Sie in Ihrer Jugend?
32) Wie haben Sie sich verändert?
33) Was mögen Sie an sich am meisten?
34) Was mögen Sie an sich gar nicht?
35) Was haben Sie gelernt?
36) Woran hängt Ihr Herz?
37) Wie sehen Sie die Welt?
38) Welche Menschen waren wichtig für Ihren Weg?
39) Woran glauben Sie?
40) Haben Sie Gutes getan?
41) Was bereuen Sie?
42) Was ist für Sie Sünde?
43) Was waren Ihre dunkelsten Stunden?
44) Wie haben Sie Schmerz gemeistert?
45) Worum haben Sie getrauert?
46) Was war Ihr Glück?
47) Was war gerade noch ein Glück?
48) Was geschah in Ihren Zwanzigern?
49) Was geschah in Ihren Dreißigern?
50) Was geschah in Ihren Vierzigern?
51) Was geschah in Ihren Fünfzigern?
52) Was geschah in Ihren Sechzigern?
53) Was geschah in Ihren Siebzigern?
54) Was geschah in Ihren Achtzigern?
55) Woher nehmen Sie Ihre Kraft?
56) Was würden Sie nie wieder tun?
57) Was würden Sie immer wieder tun?
58) Was möchten Sie nie wieder tun müssen?
59) Was wollen Sie noch einmal erleben?
60) Wofür haben Sie sich geniert?
61) Wofür haben Sie sich gehasst?
62) Was hat Sie erfüllt?
63) Was konnten Sie nie leiden?
64) Wer oder was hat Sie beeindruckt?
65) Wer hat Sie beeinflusst?

66) Was macht Ihnen Angst?
67) Was war Ihr peinlichstes Erlebnis?
68) Sind Sie schadenfroh?
69) Haben Sie schon einmal jemandem beneidet?
70) Worauf sind Sie besonders stolz?
71) Was ist die verrückteste Idee, die Sie je hatten?
72) Welchen Traum aus der Kindheit haben Sie verwirklicht, welchen nicht?
73) Was war Ihre schlimmste Reiseerfahrung und warum?
74) Was war Ihr größter Stress?
75) Was war Ihre größte Lüge?
76) Was war Ihre größte Enttäuschung?
77) Was war Ihr größter Fehltritt?
78) Was war Ihre beste Zeit?
79) Was haben Sie nie verstanden?
80) Was macht Sie aus?
81) Worin wurden Sie verkannt?
82) Wo haben Sie sich durchgebluff?
83) Welche Streiche haben Sie anderen gespielt?
84) Was können Sie am besten?
85) Was können Sie gar nicht?
86) Was könnten Sie gerne?
87) Was waren Ihre größten Erfolge?
88) Möchten Sie das Datum Ihres Todes kennen?
89) Wie würden Sie am liebsten sterben?
90) Angenommen, Ihr Leben würde morgen enden: Was tun Sie heute, am letzten Tag?
91) Haben Sie das Gefühl, bis jetzt ein gutes Leben geführt zu haben?
92) Haben Sie in Ihrem beruflichen Umfeld den Tod schon thematisiert?
93) Was wollen Sie bis zum Zeitpunkt Ihres Todes ändern?
94) Wie wären Ihre letzten Worte?
95) Wie soll Ihr Begräbnis aussehen?
96) Welches Lied soll gespielt werden?
97) Könnten Sie ihn schreiben, wie würde Ihr Nachruf lauten?
98) Wie sieht Ihr Andenken aus?
99) Wie sollen Sie geliebte Menschen in Erinnerung behalten?
100) Wodurch gerät Ihr Name nicht in Vergessenheit?

Am Schluss noch ein ärztlicher Rat: Genießen Sie das Leben.

Literatur

Bao-Xia M et al (2024) Comparison and optimization of different CRISPR/Cas9 donor-adapting systems for gene editing. Yi Chuan 46(6):466–477. https://doi.org/10.16288/j.yczz.23-273. PMID: 38886150

Braun A et al (2024) Cost-effectiveness of prevention for people at risk for dementia: a scoping review and qualitative synthesis. J Prev Alzheimers Dis 11(2):402–413. https://doi.org/10.14283/jpad.2024.12. PMID: 38374746

D'Angelo M, Steardo L Jr (2024) Cannabinoids and sleep: exploring biological mechanisms and therapeutic potentials. Int J Mol Sci 25(7):3603. https://doi.org/10.3390/ijms25073603. PMID: 38612415; PMCID: PMC11011314

Gawande A, Goozner M (2014) I think we're finally past the death panels. Mod Healthc 44(45):30–31. PMID: 25509519

Greenwood N et al (2018) Experiences of older people dying in nursing homes: a narrative systematic review of qualitative studies. BMJ Open 8(6):e021285. https://doi.org/10.1136/bmjopen-2017-021285. Erratum in: BMJ Open. 2018 Jun 28;8(6):bmjopen-2017-021285corr1. https://doi.org/10.1136/bmjopen-2017-021285corr1. PMID: 29866732; PMCID: PMC5988179

Greyson B, Parnia S, Fenwick P (2008) Visualizing out-of-body experience in the brain. N Engl J Med 358(8):855–856. author reply 856. PMID: 18293520

Gutiérrez IT, Rosengren KS, Miller PJ (2015) Día de los Muertos: learning about death through observing and pitching in. Adv Child Dev Behav 49:229–249. https://doi.org/10.1016/bs.acdb.2015.08.004. Epub 2015 Nov 18. PMID: 26955930

Hashimoto K et al (2019) Single-cell transcriptomics reveals expansion of cytotoxic CD4 T cells in supercentenarians. Proc Natl Acad Sci USA 116(48):24242–24251. https://doi.org/10.1073/pnas.1907883116. Epub 2019 Nov 12. PMID: 31719197; PMCID: PMC6883788

Havens DM, Greenberg P (1992) Talk about death and dying: it's the law. J Pediatr Health Care 6(3):158–160. https://doi.org/10.1016/0891-5245(92)90148-w. PMID: 1597824

Janig H et al (2005) Lebensqualität und Schmerz im Alter – Ergebnisse einer repräsentativen Befragung im Bundesland Kärnten. In: Likar R, Bernatzky G, Pipam W et al (Hrsg) Lebensqualität im Alter. Springer, Wien/New York, S 47–87

Jansen J, Schulz-Quach C, Eisenbeck N, Carreno DF, Schmitz A, Fountain R, Franz M, Schäfer R, Wong PTP, Fetz K (2019) German version of the death attitudes profile-revised (DAP-GR) – translation and validation of a multidimensional measurement of attitudes towards death. BMC Psychol 7(1):61. https://doi.org/10.1186/s40359-019-0336-6. PMID: 31511068; PMCID: PMC6740004

Kellehear A, Garrido M (2023) Existential ageing and dying: a scoping review. Arch Gerontol Geriatr 104:104798. https://doi.org/10.1016/j.archger.2022.104798. Epub 2022 Aug 31. PMID: 36081230

Krishnamoorthy Y et al (2022) Patient and provider's perspective on barriers and facilitators for medication adherence among adult patients with cardiovascular diseases and diabetes mellitus in India: a qualitative evidence synthesis. BMJ Open 12(3):e055226. https://doi.org/10.1136/bmjopen-2021-055226. PMID: 35332041; PMCID: PMC8948385

Likar R et al (2023) Vorsorgen statt behandeln – Gesund bleiben ohne Verzicht. Ueberreuter, ISBN: 978-3-8000-7852-3, Carl Ueberreuter Verlag GmbH, Frankgasse 4, 1090 Wien

Likar R et al (2021) Es lebe der Tod. Ueberreuter. ISBN 978-3-8000-7775-5

Lu YR et al (2023) The information theory of aging. Nat Aging 3(12):1486–1499. https://doi.org/10.1038/s43587-023-00527-6. Epub 2023 Dec 15. PMID: 38102202

Mkrtchyan GV et al (2020) ARDD 2020: from aging mechanisms to interventions. Aging (Albany NY) 12(24):24484–24503. https://doi.org/10.18632/aging.202454. Epub 2020 Dec 30. PMID: 33378272; PMCID: PMC7803558

Molnar M, Likar R (2021) Sterbewelt Palliativstation. In: Heimerl K, Egger B, Schuchter P, Wegleitner K (Hrsg) Sterbewelten: Die Perspektive der Betroffenen auf „gutes Sterben". der Hospiz Verlag, Esslingen

Multidisziplinäre Arbeitsgruppe (ARGE) Ethik in Anästhesie und Intensivmedizin der ÖGARI (2013) Therapiezieländerungen auf der Intensivstation Definitionen, Entscheidungsfindung und Dokumentation. Anasthesiol Intensivmed Notfallmed Schmerzther 48:216–223

Paley CA et al (2024) Narrative review: what constitutes contemporary, high-quality end-of-life care and can lessons be learned from medieval history? Ann Palliat Med 13(3):607–619. https://doi.org/10.21037/apm-23-552. Epub 2024 Mar 7. PMID: 38462940

Paulson S, Becker LB, Parnia S, Mayer SA (2014) Reversing death: the miracle of modern medicine. Ann N Y Acad Sci 1330:4–18. https://doi.org/10.1111/nyas.12475. Epub 2014 Jul 24. PMID: 25060142

Peintinger M (2008) Ethik und Moral. In: Peintinger M (Hrsg) Ethische Grundfragen in der Medizin. Facultas, Wien, S 17–82

Pekar T et al (2024) The positive effect of spermidine in older adults suffering from dementia after 1 year. Wien Klin Wochenschr 136(1–2):64–66. https://doi.org/10.1007/s00508-023-02226-z. Epub 2023 Jun 7. PMID: 37284840; PMCID: PMC10776733

Podgorica N et al (2021) A systematic review of ethical and legal issues in elder care. Nurs Ethics 28(6):895–910. https://doi.org/10.1177/0969733020921488. Epub 2020 May 29. PMID: 32468910

Rossmann C et al (2023) Metformin impedes oxidation of LDL in vitro. Pharmaceutics 15(8):2111. https://doi.org/10.3390/pharmaceutics15082111. PMID: 37631325; PMCID: PMC10459002

Saeidlou SN et al (2024) Determining the vitamin D supplementation duration to reach an adequate or optimal vitamin D status and its effect on blood lipid profiles:

a longitudinal study. J Health Popul Nutr 43(1):81. https://doi.org/10.1186/s41043-024-00576-6. PMID: 38867281; PMCID: PMC11170904

Safar PJ, Tisherman SA (2003) Trauma resuscitation: what have we learned in the last 50 years? Curr Opin Anaesthesiol 16(2):133–138. https://doi.org/10.1097/00001503-200304000-00005. PMID: 17021451

Santacroce L et al (2024) Healthy diets and lifestyles in the world: Mediterranean and Blue Zone people live longer. Special focus on gut microbiota and some food components. Endocr Metab Immune Disord Drug Targets. https://doi.org/10.2174/0118715303271634240319054728. Epub ahead of print. PMID: 38566378

Sinclair DA (2020) Das Ende des Alterns. Dumont, DuMont Buchverlag GmbH & Co. KG Amsterdamer Straße 192, 50735 Köln

Statistik Austria (2022) Gesundheitsbefragung 2019. Österreichische Bevölkerung in Privathaushalten ab 15 Jahren. https://www.statistik.at/fileadmin/shared/QM/Standarddokumentationen/B_1/std_b_gesundheitsbefragung_2019.pdf. Zugegriffen am 13.02.2025

Stekovic S, Madeo F (2013) Cell death pathways. Biochim Biophys Acta 1833(12):3447. https://doi.org/10.1016/j.bbamcr.2013.09.016. PMID: 24238637

Stekovic S et al (2019) Alternate day fasting improves physiological and molecular markers of aging in healthy, non-obese humans. Cell Metab 30(3):462–476.e6. https://doi.org/10.1016/j.cmet.2019.07.016. Epub 2019 Aug 27. Erratum in: Cell Metab. 2020 Apr 7;31(4):878–881. https://doi.org/10.1016/j.cmet.2020.02.011. PMID: 31471173

Svet M et al (2023) Applying terror management theory to patients with life-threatening illness: a systematic review. BMC Palliat Care 22(1):74. https://doi.org/10.1186/s12904-023-01193-6. PMID: 37330502; PMCID: PMC10276497

Valentin A, Druml W, Steltzer H, Wiedermann CJ (2008) Recommendations on therapy limitation and therapy discontinuation in intensive care units: consensus paper of the Austrian Associations of Intensive Care Medicine. Intensive Care Med 34(4):771–776. https://doi.org/10.1007/s00134-007-0975-6. Epub 2008 Jan 8. PMID: 18180903

Vandersman P et al (2024) The matter of grief, loss and bereavement in families of those living and dying in residential aged care setting: a systematic review. Arch Gerontol Geriatr 124:105473. https://doi.org/10.1016/j.archger.2024.105473. Epub 2024 May 6. PMID: 38728822

Walter C, Lex K (2024) Palliative (farewell) culture in shared housing arrangements: the perspective of everyday nursing practice. Z Gerontol Geriatr. English. https://doi.org/10.1007/s00391-024-02313-4. Epub ahead of print. PMID: 38832984

Wright KM, Rand KA, Kermany A, Noto K, Curtis D, Garrigan D, Slinkov D, Dorfman I, Granka JM, Byrnes J, Myres N, Ball CA, Ruby JG (2019) A prospective analysis of genetic variants associated with human lifespan. G3 (Bethesda) 9(9):2863–2878. https://doi.org/10.1534/g3.119.400448. PMID: 31484785; PMCID: PMC6723124

16

Die Psyche des Alters – das Altern der Psyche

Gerald Gatterer, Sarah Schröckenstein und Monika Spiegel

16.1 Alter aus Sicht der Gerontopsychologie

Die Gerontopsychologie beschäftigt sich mit dem Erleben und Verhalten von Personen höheren Lebensalters. Dieses ist ein Zusammenspiel von psychologischen, physiologischen, sozialen und kontextuellen Faktoren (Gatterer und Kogler 2024). Doch ab wann eine Person als alt gilt, ist gar nicht so leicht zu definieren.

Einerseits stellt das *kalendarische Alter* eine Komponente des Alterns dar – eine 80-jährige Person ist natürlich älter als eine 20-jährige (Oswald et al. 2008).

Andererseits geben auch biologische Bedingungen Rückschlüsse auf das Alter einer Person. Das *biologische* bzw. *funktionale Alter* beschreibt den körperlichen sowie hormonellen Reifungszustand und bestimmt die allgemeine Leistungsfähigkeit und muss nicht mit dem kalendarischen Altern übereinstimmen (Prokop 1996).

G. Gatterer (✉)
Sigmund Freud Privat Universität, Wien, Österreich

Wiener Neudorf, Österreich
e-mail: gerald@gatterer.at

S. Schröckenstein · M. Spiegel
Sigmund Freud Privat Universität, Wien, Österreich
e-mail: sarah.schrockenstein@sfu.ac.at; office@monikaspiegel.at

Im Gegensatz dazu hat sich die Idee eines *subjektiven Alters* etabliert. Dies beschreibt, wie jung bzw. alt sich eine Person selbst fühlt und gibt mehr Rückschlüsse auf die Lebenszufriedenheit und Langlebigkeit als das kalendarische und biologische Alter (Oswald 2000).

Das *soziale Alter* bezieht sich auf soziale und gesellschaftliche Erwartungen. Der Einstieg in das Rentenalter oder die Enkelkinderbetreuung sind Indikatoren des sozialen Alters (Oswald et al. 2008).

Gatterer und Croy (2022) beziehen auch noch den *kontextuellen Aspekt des Alterns*, und zwar die Abhängigkeit von Alterungsprozessen von Umgebungsfaktoren und den systemischen Aspekt (Zusammenspiel aller Faktoren) in das Alterungskonzept mit ein.

> Alter ist ein multidimensionaler Begriff, der von mehreren Komponenten beeinflusst wird. Die Gerontopsychologie beschreibt das komplexe Zusammenspiel zwischen chronologischen, biologischen, psychologischen, sozialen, kontextuellen und systemischen Faktoren aus Sicht der betroffenen Menschen und ihres sozialen Umfelds.

16.2 Wie werden Menschen alt?

16.2.1 Allgemeine Aspekte

Besonders interessant für die Langlebigkeitsforschung sind die sogenannten Blauen Zonen. Diese beschreiben Regionen, in denen die Bewohner*innen mit 10 Mal höherer Wahrscheinlichkeit ein Alter von 100 Jahren erreichen. Zu den Blauen Zonen gehören Loma Linda (USA), Nicoya (Costa Rica), Sardinien (Italien), Ikaria (Griechenland) und Okinawa (Japan). Was diese Regionen besonders macht, ist u. a. der Radius, in dem sich die Bewohner*innen hauptsächlich bewegen. 90 % der Zeit wird dabei im Umkreis von 5 Meilen (ca. 8 km) verbracht. Dabei können wichtige alltägliche Standorte zu Fuß erreicht werden (Castruita et al. 2022).

Mit 50,7 Jahren im Jahr 2019 war Lesotho das Land mit der geringsten Lebenserwartung weltweit; ein Leben in voller Gesundheit hielt in diesem Land durchschnittlich nur 44,2 Jahre an (WHO 2024c). Im Vergleich dazu hatte die österreichische Bevölkerung im Jahr 2019 eine durchschnittliche Lebenserwartung von 81,6 Jahren (WHO 2024a), während Japan mit 84,3 Jahren die höchste Lebenserwartung weltweit aufwies (WHO 2024b).

Warum die Lebenserwartung in Lesotho so gering ausfiel und immer noch ausfällt, hat u. a. mit dem mangelnden Gesundheitssystem und der hohen

Kindersterblichkeit zu tun (Statistisches Bundesamt 2022). Warum die Lebenserwartung in Österreich aber so viel geringer war und nach wie vor ist als in Japan, ist nicht so offensichtlich.

Die hohe Lebenserwartung mancher Menschen ist multifaktoriell bedingt. Wie bereits erwähnt sind der soziodemografische Status, das vorherrschende Gesundheitssystem und die daraus resultierende körperliche Gesundheit entscheidende Faktoren. Des Weiteren spielen auch die Gene eine Rolle. Familienstudien haben gezeigt, dass etwa 25 % der Unterschiede in der Lebenserwartung auf genetische Faktoren zurückzuführen sind (Passarino et al. 2016).

Einen weitaus größeren Einfluss auf die Lebenserwartung hat jedoch der Lebensstil. Ernährung und sportliche Aktivitäten beeinflussen den Alterungsprozess und das Risiko für altersbedingte Krankheiten (Castruita et al. 2022). In einer Metaanalyse von 23 Studien fanden Daskalopoulou et al. (2017) einen Zusammenhang zwischen Bewegung und Langlebigkeit. Personen, die sich regelmäßig körperlich bewegen, erhöhen ihre Chancen auf ein gesundes Altern um 39 %.

Auch das soziale Netzwerk wirkt sich positiv auf den Alterungsprozess aus. Soziale Beziehungen beeinflussen nicht nur die psychische, sondern auch die körperliche Gesundheit maßgeblich. Personen mit mangelnden sozialen Beziehungen haben ein signifikant höheres Risiko einer früheren Sterblichkeit (Holt-Lunstad et al. 2010).

Daneben spielen psychologische Aspekte und Lernprozesse eine wesentliche Rolle. So hat neben der objektiven Gesundheit auch die subjektive Gesundheitseinschätzung – also wie gesund man sich fühlt – einen maßgeblichen Einfluss auf die Lebenserwartung einer Person (Oswald et al. 2008). Um im Alter einem pathologischen kognitiven Abbau vorzubeugen, werden kognitive und psychomotorische Trainingsprogramme empfohlen, welche die fluiden Intelligenzleistungen aktivieren. Im Rahmen von bereits bestehenden kognitiven Einschränkungen wären aber Programme für das Altgedächtnis und die kristallinen Leistungen vorzuziehen (Gatterer 2023a).

16.2.2 Selbstfürsorge im Alter

Selbstfürsorge Prozess, sich auf physischer, psychischer, sozialer und kontextueller Ebene um die eigene Gesundheit, das eigene Wohlbefinden und die eigene Lebenszufriedenheit zu kümmern. Zu den dabei zu beachtenden Aspekten zählen u. a. Wohnsituation, Ernährung, Schlaf, Erholung, Körperpflege, soziale Interaktionen, Sport und die Lebenseinstellung.

„In der Psychologie bezeichnet Selbstfürsorge – Self Care – jene Handlungen und Entscheidungen, die ein Mensch ergreift, um seine körperliche und psychische Gesundheit zu erhalten und zu verbessern, wobei Selbstfürsorge sowohl bewusste als auch unbewusste Handlungen umfassen, kann [sic] wie z. B. sich gesund zu ernähren, ausreichend zu schlafen, regelmäßig Sport zu treiben oder sich Zeit für Entspannung zu nehmen. Selbstfürsorge in der Psychologie bezieht sich demnach auf die bewusste und aktive Pflege des eigenen körperlichen, geistigen und emotionalen Wohlbefindens und stellt einen wichtigen Bestandteil der psychischen Gesundheit und des allgemeinen Wohlbefindens dar. Selbstfürsorge beinhaltet verschiedene Aktivitäten, Praktiken und Einstellungen, die dazu beitragen, Stress zu reduzieren, Selbstbewusstsein zu steigern und die persönliche Resilienz zu stärken" (Stangl 2024).

Aus der Sicht der Alterstheorien (Oswald et al. 2008) können hierbei folgende Konzepte angewandt werden, wobei Gesundheitsvorsorge ein wesentlicher Faktor aller Konzepte ist. Um dem Defizitmodell des Alterns entgegenzuwirken, das einen Abbau in vielen Bereichen postuliert, wäre aus der Sicht der Aktivitätstheorie der positive Einfluss von Aktivität in den Bereichen Körper, Soziales und Kognition wichtig. Die kognitive Alterstheorie und die Austauschtheorie betonen die Wichtigkeit von positiven Beziehungen, Rollen, Bewertungen, Wahrnehmungen, Interaktionen und Anpassungsprozessen an neue Situationen und Aufgaben. Das Konzept des erfolgreichen Alterns fokussiert auf die Bereiche Selektion hinsichtlich der Wichtigkeit der Bereiche, Optimierung derselben durch Training und Üben sowie Kompensation durch persönliche und kontextuelle Faktoren. Dies wird durch positive Lebens- und Entwicklungsaufgaben sowie die Kontinuität von positiven Lebensstilen und Beziehungen ergänzt. Daneben scheint Vorsorge hinsichtlich der zukünftigen Lebenssituation wichtig zu sein (Gatterer 2024).

Dieser Prozess kann mithilfe folgender Fragen gestaltet werden:

- Was definiert mich als glückliche und zufriedene Person? Welchen Bedarf und welche Bedürfnisse habe ich?
- Was davon möchte ich auch im Alter tun? Ist das möglich?
- Welche Rollen, Dinge, Menschen etc. sind für mich wichtig und möchte ich deshalb erhalten?
- Welche Auswirkungen hätten Veränderungen in diesen Bereichen für mein Leben?
- Wie bereite ich mich auf Veränderungen infolge lebenseinschneidender Ereignisse positiv vor?

- Habe ich die Kompetenzen (körperlich, kognitiv, sozial, finanziell, Wohnsituation, Verhalten, technisch etc.)?
- Welche Kompetenzen sollte ich rechtzeitig entwickeln? (Lernen ist immer möglich.)
- Wie sind die rechtlichen Rahmenbedingungen?
- Wie sieht mein Leben dann aus?

Die unterschiedliche Lebenserwartung von Personen(gruppen) ist durch zahlreiche Faktoren bedingt. Selbstfürsorge ist dabei ein wichtiger Mechanismus, der der Förderung des eigenen Wohlbefindens dient.

16.3 Wie werden ältere Menschen wahrgenommen?

16.3.1 Stereotype/Altersbilder

Das Älterwerden ist mit etlichen Stereotypen verknüpft, die maßgeblich die Interaktion mit älteren Personen beeinflussen. In unserer Gesellschaft sind sowohl positive als auch negative Einstellungen gegenüber älteren Personen vorhanden, die gleichzeitig nebeneinander existieren können. Beispielsweise gelten ältere Personen als weniger leistungsfähig und werden in der Arbeitswelt demensprechend benachteiligt. Hierbei kann es auch zu der Generalisierung kommen, dass ältere Menschen nicht modern und technologieaffin seien und den heutigen Anforderungen nicht gerecht werden (Oswald et al. 2008).

Generell kann man Altersbilder in generalisierte und individuelle Altersbilder trennen. Hier kann generell ein Trend in Richtung der „jungen Alten" festgestellt werden, die als aktiver, selbstständiger, gesünder und weniger alten traditionellen Rollen behaftet dargestellt werden (Pichler 2020). Zudem verändern sich auch klassische Rollenbilder (Großvater, Großmutter). Dadurch kann es ebenfalls wieder zu einer Altersdiskriminierung von gebrechlicheren alten Menschen kommen. Insofern sollte diese Dichotomisierung aufgelöst werden und Menschen jeden Lebensalters, jeder Lebenslage und jeden körperlichen Zustands individuell betrachtet werden.

16.3.2 Geschlecht

Ob jemand als alt wahrgenommen wird, hängt nicht nur von körperlicher Vitalität oder vom Aussehen ab, sondern auch vom Geschlecht. Nach Gildemeister und Robert (2008) galten Frauen in junger Vergangenheit aufgrund ihrer mangelnden Reproduktionsfähigkeit schon ab Mitte 40 als alt, Männer erst ab 60 Jahren.

Sowohl Frauen als auch Männer empfinden sich mit zunehmendem Alter als weniger attraktiv, wobei der Effekt bei Frauen stärker ausgeprägt ist. Untersuchungen zeigen, dass Frauen weitaus besorgter sind, dass zunehmendes Alter ihr Aussehen negativ beeinflusst, besonders ab dem Alter von 30 Jahren. Männer haben solche Sorgen erst ab etwa 45 Jahren, aber grundsätzlich deutlich weniger als Frauen. Außerdem beurteilen Frauen ihr Aussehen mit zunehmendem Alter nicht nur selbst härter, sondern werden auch von anderen Personen strenger beurteilt. Von alternden Frauen wird erwartet, mehr Arbeit in ihr Aussehen zu investieren, um ihre Jugendlichkeit aufrechtzuerhalten, was den ständigen Druck erzeugt, jung bleiben zu müssen. Als Resultat werden oft graue Haare und Falten kaschiert (Åberg et al. 2020). Jedoch zeigen ältere Frauen und Männer zunehmend mehr Selbstständigkeit und definieren sich vermehrt als sexuelle und attraktive Menschen, unabhängig von Alter und Aussehen (Gatterer 2013).

16.3.3 Sexismus und Ageismus

Ageismus bezieht sich auf Stereotype, Vorurteile und Diskriminierung anderer aufgrund ihres Alters. Das Alter ist eines der ersten Charakteristika (neben Geschlecht und Ethnizität) einer Person, die anderen Personen direkt auffallen. Aufgrund dieses ersten Eindrucks werden Personen in verschiedene Kategorien geteilt – von jung bis alt – und dementsprechend unterschiedlich behandelt. Die Stereotype und Vorurteile sind aber keinesfalls immer negativ, sondern können auch positiv sein. Beispielsweise werden jüngere Leute als gesund und körperlich aktiv gesehen, aber auch als gestresst und ängstlich. Im Gegensatz dazu werden älteren Leuten positive Eigenschaften wie Wärme und Sympathie, aber auch negative Charakteristika wie Gebrechlichkeit oder Gereiztheit zugeschrieben (WHO 2021).

Doch Ageismus wirkt nicht nur isoliert. In Kombination mit anderen Diskriminierungsformen, beispielsweise Sexismus, der Frauen stärker betrifft als Männer, sind die Auswirkungen noch stärker. Besonders im Fokus steht dabei die Tatsache, dass ältere Frauen einer weitaus strengeren Beurteilung als

Männer unterliegen und damit die gesellschaftliche Vorstellung verfestigt wird, dass Frauen nicht altern „dürfen".

Auch die vermehrte Digitalisierung unserer Welt kann zur Diskriminierung und zur Benachteiligung älterer Menschen beitragen.

16.3.4 Positives Altern, Schönheitsideale und Anti-Aging-Industrie

Positives Altern kann durch verschiedene biologische und psychologische Theorien erklärt werden (Oswald et al. 2008). Als wesentlich angesehen werden hierbei biologisch genetische Faktoren, Ernährung und die Behandlung von Krankheiten sowie aus psychologischer Sicht Aktivität, kognitive Prozesse, soziale Integration, Entwicklungsaufgaben, Aufgreifen von Ressourcen und Kontinuität. Weitere Informationen zu einem gesunden Altern finden sich in Folkes und Gatterer (2005).

Die Anti-Aging-Industrie ist ein Markt, der nicht nur immer stärker wächst, sondern auch vor allem Frauen anspricht. Besonders Frauen greifen nach solchen Produkten, um den Alterungsprozess zu verlangsamen und den gesellschaftlichen Normen gerecht zu werden. Hurd Clarke und Griffin (2007) haben in ihrer Studie gezeigt, dass die Mehrheit der 44 interviewten Frauen im Alter von 50 bis 70 Jahren Schönheitsmodifikationen durchführte, um ihre Weiblichkeit und physische Attraktivität aufrechtzuerhalten. Das am häufigsten genutzte Schönheitswerkzeug ist Make-up, das etwa 89 % der interviewten Frauen benutzen. Außerdem gaben 64 % an, ihre Haare zu färben, und 36 % benutzen Anti-Falten Cremes. Zu den am häufigsten genannten chirurgischen Eingriffen zählten Botox und Filler mit jeweils etwa 14 %.

16.3.5 Mediale Darstellung älterer Menschen

„Ältere Frauen sind unsichtbar" – dieser Satz wird häufig in feministischen und gesellschaftskritischen Diskussionen erwähnt, in denen die geringe Sichtbarkeit älterer Frauen thematisiert wird. Bereits im Jahr 1997 kam eine Untersuchung zu dem Ergebnis, dass in bekannten Filmen im Zeitraum von 1940 bis 1980 ältere weibliche Charaktere stärker unterrepräsentiert sowie negativer dargestellt werden als männliche ältere Charaktere (Bazzini et al. 1997). Auch eine Analyse der erfolgreichsten Filme im Jahr 2002 ergab, dass sowohl Männer als auch Frauen ab einem Alter von 50 Jahren unterrepräsentiert waren (Lauzen und Dozier 2005).

Aktuell ist hier jedoch vor allem über die Werbung ein Umdenkprozess entstanden. Der ältere Mensch wird immer mehr zum Wirtschaftsfaktor und damit auch in der Gesellschaft nicht nur negativ, sondern positiv (auch sexuell) sichtbar. Dies führte jedoch auch rasch zu kritischen Bewertungen, die jedoch allerdings vom Österreichischen Werberat (2012) zurückgewiesen wurden.

> Unsere Gesellschaft ist geprägt von altersbezogenen Stereotypen – positiver wie negativer Art – und Ageismus, der oft mit Sexismus interagiert.

16.4 Generationen

In dem folgenden Abschnitt wird auf die unterschiedlich definierten Generationen näher eingegangen, angefangen von den Traditionalist*innen bis hin zur Generation Y. Es werden Eigenschaften erwähnt, die für die Generationen charakteristisch sind. Da diese von Stereotypen und Vereinfachungen geprägt sind, müssen sie keinesfalls auf alle Personen dieser Kohorte zutreffen. Das Altern dieser Generationen orientiert sich ebenfalls stark an der bisherigen persönlichen Lebensgeschichte und den dort erworbenen Werten, Normen, Rollenbildern und Lebenskonzepten. Insofern wird sich Altern auch in Zukunft stark verändern.

16.4.1 Traditionalist*innen/Silent Generation

Die Generation der Traditionalist*innen umfasst Personen, die zwischen 1900 und 1945 geboren sind. Diese wurden stark von soziokulturellen und politischen Großereignissen beeinflusst wie dem Ersten und Zweiten Weltkrieg oder dem Atombombenabwurf auf Hiroshima. Traditionalist*innen legen viel Wert auf Stabilität. Darunter fällt beispielsweise das Bestreben, dauerhaft einem Job nachzugehen, um die finanzielle Sicherheit zu bewahren. Daneben sind Traditionalist*innen leistungs- und autoritätsorientiert (Berkup 2014).

16.4.2 Babyboomer

Den geburtenreichsten Jahrgang bildet die Babyboomer-Generation. Personen dieser Generation sind zwischen den Jahren 1946 und 1964 geboren und zeichnen sich durch ein hohes Maß an Individualismus aus. Babyboomer werden als egoistisch, kompetitiv sowie leistungs- und karriereorientiert bezeichnet. Babyboomer haben häufig eine starke Bindung zu ihrer Arbeit, was einer der Faktoren dafür sein kann, warum die Scheidungsrate dieser Generation so hoch ist (Berkup 2014).

Die Arbeitswelt in dieser Zeit durchlief ebenfalls einen Wandel, und es zeigte sich immer mehr Diversität. Immer mehr Frauen erreichten einen höheren Bildungsabschluss und besetzten höhere Positionen als zuvor. Außerdem gab es zunehmend mehr Gastarbeiter*innen aus anderen Ländern (Mangelsdorf 2015).

16.4.3 Generation X

Die darauffolgende Generation ist die Generation X, die sich über die Geburtsjahre von 1965 bis 1979 erstreckt. Diese Generation ist geprägt durch neue Technologien und den Beginn der Globalisierung. Angehörige der Generation X sind weniger kompetitiv als die Babyboomer und hinterfragen Autoritätsfiguren. Auch bleiben sie nicht ihr Leben lang einer Arbeitsstelle treu, sondern sind offen für Jobwechsel. Eigenschaften dieser Generation sind Kreativität, Eigenständigkeit, Flexibilität sowie Motivation. Innerhalb von Familien werden Personen der Generation X oft als „Helikopter-Eltern" wahrgenommen, die kontrollierend und überwachend agieren (Berkup 2014).

Ein stärkerer Drang zur Individualisierung prägte diese Zeit. Soziale Gruppen wurden gebildet und gegen die vorherrschenden gesellschaftspolitischen Wertvorstellungen protestiert (Mangelsdorf 2015).

16.4.4 Millennials/Generation Y

Die Millennials sind zwischen den Jahren 1980 und 1994 geboren und zeichnen sich durch eine hohe Bildung aus. Sie sind technologieaffin, anpassungsfähig, ungeduldig, kompetitiv, aber auch teamfähig. Auch die Millennials hinterfragen Autoritätsfiguren und bevorzugen stattdessen Mentor*innen, die sie unterstützen. Durch die ungeduldigen Eigenschaften der Millennials kommt es häufig zu Jobwechseln, falls sie keine Beförderung erhalten (Berkup 2014). Angehörige dieser Gruppe haben bereits neue individuellere Alternskonzepte, zeigen so wie die Generationen Z und Alpha eine stärkere Digitalisierung, leben neue Lebens- und Beziehungsformen und sind Tätowierungen und Piercings gegenüber aufgeschlossener (Lin 2002).

Das heutige Altern gestaltet sich sicher ganz anders als in 20–30 Jahren. Digitalisierung, Roboter und künstliche Intelligenz (KI), aber auch technische Unterstützungssysteme werden das Leben verändern. Wahrscheinlich werden sich auch soziale Systeme und Beziehungen verändern, da aktuell eine starke Individualisierung und Ich-Orientiertheit zu sehen sind.

> Verschiedenen Generationen werden aufgrund ihrer spezifischen Lebensumstände unterschiedliche Eigenschaften und Charakteristika zugeschrieben, die auch die Auseinandersetzung mit dem Altern beeinflussen.

16.5 Die „neuen" Alten

Unsere Gesellschaft befindet sich im Wandel. Der Anteil älterer Personen nimmt aufgrund der besseren medizinischen Versorgung stetig zu, während im Verhältnis dazu der Anteil junger Personen abnimmt. Diese Veränderung geht mit einem geringeren Anteil an erwerbtätigen sowie einem höheren Anteil an chronisch kranken Personen einher. Zwei Drittel aller Österreicher*innen leiden an chronischen Erkrankungen und Gesundheitsproblemen (BMSGPK 2022).

Vor dem Hintergrund, dass sich das Altern verändert, entstehen neue *Lebenskonzepte*. Diese beschreiben, wie das eigene Leben geführt wird, und sind von gesellschaftlichen und sozialen Rahmenbedingungen abhängig (Lorenz 2004). In den folgenden Abschnitten wird überblicksartig über verschiedene Lebenskonzepte von Personen im höheren Erwachsenenalter berichtet.

16.5.1 Aktives Alter

Dieses beinhaltet den Lebensabschnitt zwischen 60 und 75 Jahren (oft auch darüber). In diesen Zeitabschnitt fallen Lebensaufgaben wie Pensionierung, Zeit für Neues, Festigung, Neudefinition von Partnerschaft und Familie. Das ist die Zeit, in der alles möglich ist. Es entwickelt sich ein neues Lebensgefühl, oft verbunden mit neuen Hobbys, Partnerschaften etc. Es ist aber auch die Zeit, in der erstmals die Auseinandersetzung mit gesundheitlichen Problemen und stärkeren Veränderungen des Körpers beginnt. Damit verbunden ist die Neudefinition von Selbstwert, Rollen und Lebensaufgaben sowie die Frage, wie man das Alter weiter gestalten möchte.

Viele Rentner*innen wollen ihre Erwerbstätigkeit nicht aufgeben, sondern weiter oder wieder arbeiten. Etwa 31 % der Frauen und 28 % der Männer wollen in den ersten drei Rentenjahren weiterarbeiten. Der Anteil der erwerbstätigen Rentner*innen nimmt jedoch mit dem Alter ab. In der Gruppe der 65- bis 69-Jährigen gehen etwa 15 % einer Erwerbstätigkeit nach, im Alter von 70 bis 74 Jahren sind es noch 12,9 % (Heidemeier und Staudinger 2022).

Der Prozess des Übergangs in den Ruhestand/die Pensionierung hängt von vielen Faktoren ab und kann als multifaktorielles Geschehen angesehen werden (Höpflinger 2022; Reiner und Misoch 2023). Er erfolgt nach Robert Atchley (1971) in 7 Phasen, beginnend mit einer Phase der Entfernung, auf die die Phasen der Nähe und Euphorie folgt, um dann in die Phasen der Ernüchterung, der Reorientierung und der Stabilisierung überzugehen. Die Endphase stellt dann den Abschluss (des Lebens) dar. Positive Aspekte sind neue Lebensaufgaben und zufriedene Paarbeziehungen. Aber es ergeben sich auch negative Aspekte wie eine verminderte Leistungsfähigkeit und die damit verbundene erforderliche Reduktion von Belastungen.

16.5.2 Hohes Erwachsenenalter

Personen höheren Lebensalters geben etwa bis zum 75. Lebensjahr mehr Unterstützung, als sie selbst erhalten, z. B. aufgrund der Betreuung von Enkelkindern (Heidemeier und Staudinger 2022). Wie bereits erwähnt, haben soziale Netzwerke einen starken Einfluss auf die psychische und körperliche Gesundheit. In diesem Lebensabschnitt kommt es auch vermehrt zur Auseinandersetzung mit der Endlichkeit des Lebens und damit, welche Unterstützung man benötigen wird, da Einschränkungen oft zunehmen. Außerdem nehmen Verlusterlebnisse (z. B. Tod von Freund*innen und Partner*innen) zu, sodass eine Neuanpassung an diese Situation notwendig wird.

Ab 75 Jahren nimmt auch der Anteil von Menschen, die noch arbeiten, rapide ab. Nur 2 % der 75-Jährigen oder Ältere arbeiten noch. Der Grund, im Rentenalter eine Erwerbsarbeit nachzugehen, ist oftmals nicht nur ein finanzieller, sondern vor allem nichtmonetärer Natur. Spaß an der Arbeit, Ausführung verschiedener Aufgaben und das Vorhandensein sozialer Kontakte sind Motive, die hauptsächlich mit einer Erwerbstätigkeit im Rentenalter zusammenhängen (Romeu Gordo et al. 2022).

Neben Erwerbstätigkeiten im Rentenalter ist es auch möglich, dass Rentner*innen in Zukunft noch weitere Lebenskonzepte entwickeln, um die Lebensspanne nach Abschluss der Erwerbstätigkeit zu füllen. Da die

Lebenserwartung stetig steigt, stellt sich die Frage, wie pensionierte Personen ihren Alltag in Zukunft verbringen werden. Einige Institutionen bieten Programme an, in denen sich Senior*innen weiterbilden können, darunter einige österreichische Universitäten, um lebenslanges Lernen zu unterstützen (Seniorenstudium Österreich o. J.).

Einen entwicklungsorientierten Zugang zum Altern definiert etwa Horx in Dziemba et al. (2007) (https://www.horx.com/Zukunftsforschung-2010/02-M-13-Sozio-Panel.pdf). Er baut auf der Veränderung von Lebensbiografien auf und zeichnet ein sehr positives Altersbild. Er meint:

> „Dieser Prozess führt aber nicht, wie das in den Medien zumeist dargestellt wird, zu einer ‚Vergreisung' der Gesellschaft. Es entwickeln sich vielmehr neue Lebensmuster, die eher eine Verjüngerung (,Downaging') des Verhaltens, der Wertesysteme und der inneren Einstellung bedeuten. Die Muster verschieben sich entlang einer erweiterten Biografie, in der neue Lebens-Abschnitte entstehen. Dabei entsteht ein Zwang zur Lebensgestaltung, der von vielen Menschen als stresshaft empfunden wird, obwohl er Gestaltungs-Optionen möglich macht. Wir müssen (und können) unser Leben viel bewusster gestalten als jemals zuvor."

Horx definiert in diesem Zusammenhang neue Biografieabschnitte, die zu den herkömmlichen „Jugend und Ausbildung", „Berufstätigkeit und Familienphase" und „Ruhestand" dazukommen. Diese bezeichnet er entsprechend der damit verbundenen Aufgaben der „individualisierten Plural-Ökonomie", der veränderten Lebensweisen und Arbeitsformen, neuen Familienstrukturen und Wertesysteme mit folgenden Termini:

- *Postadoleszenz:* Zwischen Jugend und den „Ernst des Lebens" (Berufstätigkeit und Familienphase) schiebt sich eine Experimentierphase, in der man reist, sich selbst verwirklicht und beruflich und in Sachen Bildung mehrfach umorientiert. Erlernt wird auch die „serielle Monogamie" als Beziehungskonzept der modernen Gesellschaft – Treue zu einem Partner, aber mehrere Partner „hintereinander".
- *„Rushhour":* Hierbei handelt es sich um jenen Lebensabschnitt, in dem der Konflikt zwischen Beruf und Familie besonders stark ist. Wir wollen nun gleichzeitig Karriere machen, aber auch Männer möchten sich zunehmend intensiver um ihre Kinder kümmern. Damit diesen Bedürfnissen Raum gegeben werden kann, benötigen wir neue gesellschaftliche Modelle. Unter dem Stichwort „Work-Life-Balance" – durch andere Arbeitsformen und eine zeitliche Entzerrung der Biografie (die Kinder früher oder später bekommen) – kann der Druck aus dieser Phase genommen werden.

- *"Selfness-Phase"*: In einem Alter zwischen 50 und 60 Jahren kommt es zu einer Phase der Neuorientierung und Repositionierung. Diese neue Phase ist ein Geschenk der Alterung an uns alle, eine Gabe der kulturellen Evolution, die es uns ermöglicht, ein Leben mit anderen Horizonten und Chancen zu leben, und uns als Persönlichkeiten im Rahmen einer normalen Biografie zu „vollenden".
- *Weisheitskultur:* Wir können (und müssen) dem verlängerten Leben eine andere Perspektive geben. „Weisheit" wäre der sinnvolle Zentralwert für eine Langlebigkeitskultur, in der wir unsere Persönlichkeiten auf ganz neue Weise entwickeln und reifen lassen können – bis ins hohe Alter hinein. Zu diesem Biografiemodell gehören auch andere soziale Muster – etwa das zunehmende Ergänzen der Familie durch freundschaftliche und nicht mehr nur verwandtschaftliche Beziehungen, eine andere Musterbildung im Beruf (mit zyklischen Bildungsphasen). Alles in allem entsteht eine multiperspektivische Biografie.

16.5.3 Eheschließungen, Scheidungen, (Groß-) Elternschaft, Partnerschaft und Sexualität im Alter

Zurzeit ist der Trend zu beobachten, dass das Alter bei *Eheschließung* stetig steigt. Laut dem Statistischen Bundesamt (2024) ist das Alter bei erster Eheschließung in Deutschland seit den 1970er-Jahren etwa um 10 Jahre gestiegen. Damals waren Frauen etwa 23 und Männer 25 Jahre alt, während im Jahr 2023 das Durchschnittsalter bei den Frauen bei 32,8 und bei Männern bei 35,3 Jahren lag.

Ein ähnlicher Trend ist auch bei der *Elternschaft* zu sehen. Während das durchschnittliche Gebäralter in Österreich im Jahr 2023 bei Müttern bei 31,5 Jahren und bei Vätern bei 34,3 Jahren lag (Statistik Austria 2024), war das Medianalter im Jahr 1974 mit 25,2 Jahren bei österreichischen Frauen deutlich geringer (Statistics Explained 2019).

Eine deutliche Veränderung zeigt sich auch bei den *Scheidungen*, bei denen ab dem 45. Lebensjahr ebenfalls ein Anstieg gegeben ist. Die Gruppe der 55- bis 70-Jährigen weist hierbei die höchsten Raten in Deutschland auf (Statista 2024).

Gleichzeitig verändern sich aber auch Rollenbilder in Bezug auf das Familienleben und die Paarbeziehungen (Gatterer 2018). Die klassische Rolle der „Großeltern" tritt in den Hintergrund und wird durch „moderne" Rollenbilder ersetzt. Die ist jedoch stark von sozialen, kulturellen und topografischen Faktoren beeinflusst.

Ähnliches gilt für Partnerschaften. Generell kann man davon ausgehen, dass *Sexualität* und *Partnerschaft* bis ins hohe Lebensalter und auch von Menschen mit Demenz positiv gelebt werden kann, jedoch vermehrt Anpassungsprozesse an veränderte Lebensbedingungen stattfinden müssen.

Gerade in der *Beziehungsgestaltung* ist dieser Prozess sehr wichtig. Beziehungen können hierbei unter verschiedenen Aspekten erfolgen bzw. unterschiedliche Bedürfnisse abdecken und sollten nicht als besser oder schlechter bewertet werden. „Funktionale Beziehungen" sind meist darauf ausgerichtet, Bedürfnisse möglichst gut zu erfüllen. Das ist vor allem bei Personen mit weiter fortgeschrittener Demenzerkrankung wichtig. „Bindungsorientierte Beziehungen" sind durch gegenseitige Wertschätzung und Liebe charakterisiert, werden jedoch schwieriger, wenn sich die Persönlichkeit erkrankter Menschen stark verändert. „Austausch- und rollenspezifische Beziehungen" orientieren sich stark daran, inwieweit ein gemeinsames Leben möglich ist. Hier müssen oft Kompromisse akzeptiert werden, da nicht mehr alles so ist wie früher. Positive emotionale Beziehungen erleichtern das Zusammenleben, jedoch kann ein Paar seine Beziehung auch ent-emotionalisieren, um Stress zu vermeiden. Schwierig sind „Ich-orientierte Beziehungen", da hier das Paar Schwierigkeiten hat, Kompromisse einzugehen. „Dependente (abhängige) Beziehungen" führen leicht zu einer Überforderung in der Betreuungssituation. Generell zeigt sich, dass frühere (oft auch unterdrückte Bedürfnisse) im Rahmen der Demenzerkrankung stärker sichtbar werden. Der Partner oder die Partnerin erlebt dadurch manchmal auch einen ganz neuen Menschen, bei dem soziale Werte möglicherweise in den Hintergrund treten. Dies erfordert dann eine deutliche Veränderung der Partnerschaft.

Insofern kann man aus psychologischer Sicht davon ausgehen, dass eine Paarbeziehung und Sexualität im Alter, auch bei Menschen mit Demenz, dann besser funktionieren, wenn diese ein wichtiger und positiver Teil der Beziehung im früheren Leben waren. Schwieriger kann es werden, wenn sich die Beziehung eher an anderen Faktoren wie dem Erledigen von Aufgaben orientiert hat (Gatterer 2021).

16.5.4 Verwitwung

Der Verlust der Ehepartnerin oder des Ehepartners betrifft in größerem Ausmaß Frauen, da sie aufgrund einer höheren Lebenserwartung ihre Ehepartner meist überleben. Daher ist auch die Thematik des Partnerverlusts vorwiegend bei den Frauen empirisch untersucht.

Betrachtet man den Familienstand von älteren Männern und Frauen im Jahr 2023 (IAQ 2024), so ist zu erkennen, dass 80 % der älteren Bevölkerung

(60 Jahre und älter) verheiratet sind oder waren (als Verwitwete). Der Anteil der Ledigen hingegen ist sowohl bei Männern als auch bei Frauen recht gering, er schwankt je nach Geschlecht und Altersgruppe zwischen 3,4 und 15,9 %.

Einen starken Einfluss übt das *Lebensalter* auf das Risiko aus, durch den Tod des Partners/der Partnerin verwitwet zu werden. Vor allem Frauen sind vom Tod des Ehemanns betroffen: So ist in der Altersgruppe zwischen 70 und 75 Jahren bereits fast ein Viertel (23,8 %) aller Frauen verwitwet. Im Alter von 80 Jahren und mehr haben sogar knapp zwei Drittel der Frauen (60,4 %) keinen Ehemann mehr und nur noch gut jede vierte (28,2 %) ist verheiratet. Bei den Männern fällt das Risiko der Verwitwung demgegenüber deutlich geringer aus: In der Altersgruppe zwischen 70 und 75 Jahren sind 75,5 % der Männer verheiratet und 6,8 % verwitwet. In der höchsten Altersgruppe (80 Jahre und älter) sind immerhin noch 67,4 % verheiratet und „nur" 24,0 % verwitwet.

Wie einschneidend der Verlust der Partner*in erlebt wird, hängt von verschiedenen Aspekten ab. Nach Lehr (2007) bestimmen das Erleben der Partnerschaft, der Grad der eigenen Selbstständigkeit sowie die Reaktionen der Umwelt und des sozialen Netzwerks die Verarbeitung der Verlusterlebnisse. Außerdem hat die Todesursache großen Einfluss auf die Reaktion der Verwitweten. Wenn mit dem Lebensende der Ehepartner*in zu rechnen war, beispielsweise durch eine längere Krankheit, wird der Verlust in der Regel schneller überwunden. Dagegen ist die Bewältigung eines Todesfalls durch ein plötzliches Ereignis wie bei einem Unfall erschwert. Das heißt: Wenn sich Menschen rechtzeitig auf den Tod eines anderen vorbereiten können, gelingt ihnen die Anpassung an die veränderten Lebensumstände häufig schneller (Mietzel 1997).

> Lebenskonzepte, also die Art und Weise, wie das eigene Leben geführt wird, werden im höheren Erwachsenenalter durch neue Lebensumstände und kritische Lebensereignisse wie Pensionierung, (Groß-)Elternschaft oder Verwitwung geprägt.

16.6 Versorgungs- und Betreuungsstrukturen im Wandel: Sind Altersheime noch zeitgemäß?

Ein weiterer potenzieller Wandel besteht in den Altersheimen. Hier stellt sich die Frage, ob diese noch zeitgemäß sind. Umfragen zeigen, dass es ältere Personen bevorzugen, in ihrer bisherigen Wohnung zu verbleiben, anstatt in ein Altersheim überzusiedeln (BMSGPK 2015).

Aktuell gibt es international viele neue Konzepte, die global in eher sozial bzw. medizinisch orientierte Betreuungsformen oder aufgrund der Örtlichkeit der Leistungserbringung in stationäre bzw. ambulante Strukturen unterteilt werden können (Gatterer und Croy 2022). Eine Veränderung von stationären zu ambulanten Strukturen und von traditionellen Altersheimen zu modernen, generationsübergreifenden Wohnheimen und Betreuungsformen ist dabei sichtbar. Aus dem Generationenwohnen schöpfen alle Betroffenen Vorteile. Die älteren Bewohner*innen können sich um Kinder kümmern, während Eltern der Erwerbstätigkeit nachgehen. Im Gegenzug bekommen die älteren Personen Unterstützung bei Alltagsaufgaben (Schmidhuber 2020).

In Wohnheimen ist zudem vermehrt mit technologischer Unterstützung zu rechnen. Digitalisierung in der Pflege findet bereits Anwendung. Verschiedene Pflegeroboter können bettlägerige Personen waschen sowie ihnen Nahrungsmittel und Medikamente bringen (Bendel 2018). Auch Apps bieten Unterstützung für Betroffene und Angehörige pflegebedürftiger Personen. Neben Demenz-Apps, die kognitives Trainings und Übungen bereitstellen, bietet beispielsweise die App „Alles Clara" Entlastungsangebote und Onlineberatungen für Angehörige von Pflegekräfte (Alles Clara 2024).

> Es sind etliche Veränderungen in Versorgungs- und Betreuungsstrukturen denkbar, darunter Mehrgenerationenwohnen sowie Digitalisierung in der Pflege.

16.7 Normalitätskonzepte und deren Relevanz im Alter und in den Diagnosesystemen

Eine Diagnosestellung kann auf Basis verschiedener Normen und Kriterien erfolgen (Gatterer (2023b):

- *Idealnorm:* Diese orientiert sich an den Menschenrechten und sieht Freiheit und das Recht auf Selbstbestimmung als das wichtigste Kriterium an. Dazu gehören auch das Recht auf Individualität, freie Entscheidung und Nichtdiskriminierung.
- *Biologische/medizinische Norm:* Hier stehen biologische Parameter und das Konzept der Funktionsfähigkeit und die Abgrenzung von Gesundheit und Krankheit im Vordergrund.
- *Statistische Norm:* Diese orientiert sich an der Gesamtbevölkerung und dem „durchschnittlichen Menschen".

- *Gesellschaftliche Normen:* Diese beinhalten Gesetze (die auch für ältere und/oder demente Menschen gelten), religiöse, kulturelle sowie ethisch moralische Aspekte und Regeln und Normen durch Übereinkunft zwischen zwei oder mehreren Menschen.
- *Individuelle Normen:* Diese haben Menschen entsprechend ihrer eigenen Persönlichkeit entwickelt.

Eine Diagnose oder ein Krankheitsbild im Alter wird dadurch oft auch unterschiedlich gestellt bzw. bewertet. Entsprechend der Idealnorm haben ältere Menschen und auch solche mit Demenz dieselben Rechte und auch Pflichten wie jüngere Menschen und dürfen nicht aufgrund des Alters diskriminiert werden. In der Medizin besteht aber trotzdem die Verpflichtung, bei somatischen Erkrankungen eine Diagnose zu stellen.

Bei psychischen Problemen stehen allerdings der eigene Leidensdruck sowie Gesetze und Krankheiten im Vordergrund. Die 11. Version der internationalen statistischen Klassifikation der Krankheiten und verwandter Gesundheitsprobleme (ICD-11) berücksichtigt auch Symptome oder Probleme im Zusammenhang mit dem Alterungsprozess, die jedoch keine Krankheit oder Diagnose darstellen (Stambler et a. 2022). Als häufigste psychische Diagnosen im Alter werden Demenz, Depression und Anpassungs- bzw. Somatisierungsstörungen genannt.

16.7.1 Gesetzliche Rahmenbedingungen des Alterns

Aufgrund der veränderten Normalitätskriterien und Grundlagen für die Diagnosestellung ergeben sich auch Veränderungen für die „Rechte" älterer Menschen. Hier sind vor allem die Patient*innenverfügung, die Erwachsenenvertretung, die Vorsorgevollmacht, das Pflegeheimgesetz und das Sterbeverfügungsgesetz zu nennen.

Dadurch ist nicht nur der Alltag älterer Personen, sondern auch das Sterben in Zukunft vermehrt selbstbestimmt. So ist etwa der assistierte Suizid durch das Sterbeverfügungsgesetz seit dem Jahr 2022 (in Österreich) unter einigen Voraussetzungen möglich (Bundesministerium für Justiz o. J.). In Österreich sind im Jahr 2022 54 Personen (33 Frauen und 21 Männer) durch assistierten Suizid verstorben (BMSGPK 2023).

Alle diese Gesetze sollen dazu dienen, die Individualität, Autonomie und Selbstfürsorge von Menschen zu unterstützen und Diskriminierungen zu vermeiden, und unterstützen somit auch bei Krankheit und Einschränkungen den autonomen selbstbestimmten Alterungsprozess.

> Bei der Diagnose von Krankheiten und im Umgang mit älteren Menschen sind Normalitätskonzepte sowie gesetzliche Rahmenbedingungen zu berücksichtigen.

16.8 Fazit

Die aktuellen Daten über das Altern zeigen, dass sich ältere Menschen aktuell und auch in der Zukunft vermehrt und rascher an neue Lebenssituationen anpassen müssen. Insofern sind psychologische Faktoren wie Flexibilität, Plastizität, Neulernen und Offenheit für neue Lebenskonzepte für ein erfolgreiches Altern wesentlich. Dies ist auch gut mit dem Konzept der „Optimierung durch Selektion und Kompensation" von Baltes und Baltes (1989) vereinbar.

Insofern erscheint es aus psychologischer Sicht für ein erfolgreiches Altern wichtig, sich mit neuen Lebenssituationen aktiv und positiv bewältigend auseinanderzusetzen. Dies erfordert jedoch auch präventive Maßnahmen zur Verminderung des Risikos für eine Demenz. Hier können kognitive Trainingsprogramme, aber auch ein aktiver Lebensstil helfen. Beim Auftreten einer Demenz bzw. zur Verbesserung der Symptome sind ebenfalls psychologische Interventionen sehr sinnvoll (vgl. Gatterer 2024).

Als wesentliche weitere Faktoren wären eine positive Lebensgestaltung, die Reflexion wichtiger Lebensaufgaben wie Pensionierung, Partnerschaft, die Definition von Rollen, die Integration von neuen Technologien und die Auseinandersetzung mit neuen Lebensphilosophien und gesellschaftlichen Veränderungen zu nennen. Zusätzlich zu diesen Faktoren, die Aufgabe der betroffenen alternden Menschen sind, wären aber auch soziale und gesellschaftliche Faktoren zur Unterstützung älterer Menschen zu nennen. Insofern gilt das Motto: „Lebe dein Leben und genieße das Altern!"

Literatur

Åberg E, Kukkonen I, Sarpila O (2020) From double to triple standards of ageing. Perceptions of physical appearance at the intersections of age, gender and class. J Aging Stud 55. https://doi.org/10.1016/j.jaging.2020.100876

Alles Clara (2024) Alles Clara – die App, die Pflegen leichter macht. https://www.alles-clara.at. Zugegriffen am 17.03.2025

Atchley RC (1971) Retirement and leisure participation: continuity or crisis? Gerontologist 11(1):13–17. https://doi.org/10.1093/geront/11.1_Part_1.13

Baltes PB, Baltes MM (1989) Optimierung durch Selektion und Kompensation. Ein psychologisches Modell erfolgreichen Alterns. Z Pädag 35:85–105. https://doi.org/10.25656/01:14507

Bazzini DG, McIntosh WD, Smith SM, Cook S, Harris C (1997) The aging woman in popular film: Underrepresented, unattractive, unfriendly and unintelligent. Sex Roles 36:531–543. https://doi.org/10.1007/BF02766689

Bendel O (2018) Roboter im Gesundheitsbereich. In: Bendel O (Hrsg) Pflegeroboter. Springer Gabler, S 195–212. https://doi.org/10.1007/978-3-658-22698-5_12

Berkup SB (2014) Working with generations X and Y in generation Z period: management of different generations in business life. Mediterr J Soc Sci 5(19):218–229. https://doi.org/10.5901/mjss.2014.v5n19p218

Bundesministerium für Justiz (o.J.) Sterbehilfe. https://www.bmj.gv.at/themen/Fokusthemen/Dialogforum-Sterbehilfe.html. Zugegriffen am 07.11.2024

Bundesministerium für Soziales, Gesundheit, Pflege und Konsumentenschutz (BMSGPK) (2015) Altern und Zukunft. Bundesplan für Seniorinnen und Senioren. https://broschuerenservice.sozialministerium.at/Home/Download?publicationId=198

Bundesministerium für Soziales, Gesundheit, Pflege und Konsumentenschutz (BMSGPK) (2022) Österreichischer Gesundheitsbericht. https://www.sozialministerium.at/dam/jcr:2d34f74b-4638-4b37-bfce-85dbf12482eb/%C3%96sterr.Gesundheitsbericht%202022.pdf

Bundesministerium für Soziales, Gesundheit, Pflege und Konsumentenschutz (BMSGPK) (2023) Suizid und Suizidprävention in Österreich. https://www.sozialministerium.at/dam/jcr:802889bf-4033-4280-ac4e-6ad2ef02eda5/Suizidbericht_2023.pdf

Castruita PA, Piña-Escudero SD, Rentería ME, Yokoyama JS (2022) Genetic, social, and lifestyle drivers of healthy aging and longevity. Curr Genet Med Rep 10(3):25–34. https://doi.org/10.1007/s40142-022-00205-w

Daskalopoulou C, Stubbs B, Kralj C, Koukounari A, Prince M, Prina AM (2017) Physical activity and healthy ageing: a systematic review and meta-analysis of longitudinal cohort studies. Ageing Res Rev 38:6–17. https://doi.org/10.1016/j.arr.2017.06.003

Dziemba O et al. (2007) Hrsg. Lebensstile 2020. Eine Typologie für Gesellschaft, Konsum und Marketing. Zukunftsinstitut GmbH. Kelkheim

Folkes E, Gatterer G (2005) Generation 50 plus: Ratgeber für Menschen in den besten Jahren. Springer, Wien.

Gatterer G (2013) Paarbeziehungen und Sexualität im Alter. Psychol Österr 5, 392–404

Gatterer G (2018) Liebe, Partnerschaft und Sexualität im Alter. Psychol Österr 4, 392–404

Gatterer G (2021) Erstellung eines Fragebogens zur Erfassung von Beziehungsstilen/-typen. https://institut-avm.at/wp-content/uploads/2022/04/gatterer-fragebogen-zur-erfassung-von-beziehungsstilen-avm-publications-2021-04-10.pdf

Gatterer G (2023a) Neuropsychologische Behandlung im Alter und bei Menschen mit Demenz. Jatros. Neurologie und Psychiatrie 6, 72–74

Gatterer G (2023b) Normalitätskonzepte, Diagnosen und deren Relevanz für die Behandlung von psychischen Krankheiten mit Bezug zum neuen ICD-11. AVM-pblications. https://institut-avm.at/wp-content/uploads/2023/08/gatterer-g-2023-normalitaetskonzepte-und-diagnosen-2023.pdf

Gatterer G (2024) Selbstfürsorge im Alter – Was ist das? Vortrag bei der 26. Wissenschaftlichen Tagung der AVM. Graz. AVM-publications. https://institut-avm.at/wp-content/uploads/2024/10/gatterer-gerald-handout-vt-tagung-2024-selbstfuersorge-im-alter-was-ist-daspptx-offiziell.pdf

Gatterer G, Croy A (2022) Aspekte des Alterns. In: Geistig fit ins Alter 1. Springer, Berlin/Heidelberg. https://doi.org/10.1007/978-3-662-65801-7_1

Gatterer G, Kogler L (2024) Das Menschenbild in der modernen Verhaltenstherapie. Psychother Forum 28:43–49. https://doi.org/10.1007/s00729-024-00253-3

Gildemeister R, Robert G (2008) Geschlechterdifferenzierungen in lebenszeitlicher Perspektive. VS Verlag für Sozialwissenschaften. https://doi.org/10.1007/978-3-531-91177-9

Heidemeier H, Staudinger UM (2022) Bildungspsychologie des höheren Erwachsenenalters. In: Spiel C, Götz T, Wagner P, Lüftenegger M, Schober B (Hrsg) Bildungspsychologie, 2. Aufl. Hogrefe, S 209–234

Holt-Lunstad J, Smith TB, Layton JB (2010) Social relationships and mortality risk: a meta-analytic review. Plos Med 7(7). https://doi.org/10.1371/journal.pmed.1000316

Höpflinger F (2022) Pensionierung und nachberufliche Lebensgestaltung – soziopsychische Herausforderungen. Pastoraltheologie 111(12). https://doi.org/10.13109/path.2022.111.12.477

Hurd Clarke L, Griffin M (2007) The body natural and the body unnatural: beauty work and aging. J Aging Stud 21(3):187–201. https://doi.org/10.1016/j.jaging.2006.11.001

Institut Arbeit und Qualifikation (IAQ) (2024) Steigende Beitragssätze in der Krankenversicherung – Die Verantwortung der Politik. www.sozialpolitik-aktuell.de

Lauzen MM, Dozier DM (2005) Maintaining the double standard: Portrayals of age and gender in popular films. Sex Roles 52:437–446. https://doi.org/10.1007/s11199-005-3710-1

Lehr U (2007) Psychologie des Alterns, 11. Aufl. Quelle & Meyer,

Lin Y (2002) Age, sex, education, religion, and perception of tattoos. Psychol Rep 90(2):654–658. https://doi-org.uaccess.univie.ac.at/10.2466/pr0.2002.90.2.654

Lorenz F (2004) Lebenskonzepte, Berufsbiographien und ihre gesellschaftlichen Rahmenbedingungen. In: Lebensraum Universität. Deutscher Universitätsverlag. https://doi.org/10.1007/978-3-322-81330-5_2

Mangelsdorf M (2015) Von Babyboomer bis Generation Z: Der richtige Umgang mit unterschiedlichen Generationen im Unternehmen. GABAL.

Mietzel G (1997) Wege in die Entwicklungspsychologie. Beltz – Psychologie Verlags Union,
Österreichischer Werberat (2012) Palmers – sexistisches Plakat. https://www.werberat.at/verfahrendetail.aspx?id=1491. Zugegriffen am 25.11.2012
Oswald WD (2000) Sind Alter und Altern meßbar? Z Gerontol Geriatr 33:8–14. https://doi.org/10.1007/s003910070002
Oswald WD, Gatterer G, Fleischmann UM (2008) Gerontopsychologie: Grundlagen und klinische Aspekte zur Psychologie des Alterns, 2. Aufl. Springer, Wien/New York. https://doi.org/10.1007/978-3-211-78390-0
Passarino G, De Rango F, Montesanto A (2016) Human longevity: Genetics or lifestyle? It takes two to tango. Immun Ageing 13(12). https://doi.org/10.1186/s12979-016-0066-z
Pichler B (2020) Aktuelle Altersbilder – „junge Alte" und „alte Alte". In: Aner K, Karl U (Hrsg) Handbuch Soziale Arbeit und Alter. Springer VS. https://doi.org/10.1007/978-3-658-26624-0_51
Prokop L (1996) Das biologische Alter. In: Die Verhütung vorzeitiger Alterserscheinungen. Springer. https://doi.org/10.1007/978-3-7091-7479-1_4
Reiner J, Misoch S (2023) Subjektive Erfahrungen in der Anpassung an die Pension. Z Gerontol Geriatr 57:127–132. https://doi.org/10.1007/s00391-023-02190-3
Romeu Gordo L, Gundert S, Engstler H, Vogel C, Simonson J (2022) Erwerbsarbeit im Ruhestand hat vielfältige Gründe – nicht nur finanzielle. Inst Arbeitsmarkt Berufsforsch. https://doku.iab.de/kurzber/2022/kb2022-08.pdf
Schmidhuber M (2020) Mehr-Generationen-Wohnen als Zukunftsmodell. LIMINA-Grazer theologische Perspektiven 3(1):145–165. https://limina-graz.eu/index.php/limina/article/view/69
Seniorenstudium Österreich (o.J.) Seniorenstudium Österreich. https://seniorenstudium.at/. Zugegriffen am 07.11.2024
Stambler I, Alekseev A, Matveyev Y, Khaltourina D (2022) Fortgeschrittenes pathologisches Altern sollte in der ICD abgebildet werden. Larnaca-Conferences, Publications. https://www.carlauer.de/magazin/larnaca-conferences/fortgeschrittenes-pathologisches-altern-sollte-in-dericd-abgebildet-werden. Ursprünglich veröffentlicht in Lancet Healthy Longevity 3(1). https://doi.org/10.1016/S2666-7568(21)00305-6
Stangl W (2024) Selbstfürsorge. Online Lexikon für Psychologie & Pädagogik. https://lexikon.stangl.eu/36606/selbstfuersorge. Zugegriffen am 21.10.2024
Statista (2024) Anteil der Bevölkerung nach Familienstand und Altersgruppen in Deutschland im Jahr 2023. https://de.statista.com/statistik/daten/studie/1332602/umfrage/bevoelkerung-in-deutschland-nach-familienstand-und-altersgruppen/
Statistics Explained (2019) Eheschließungen und Geburten in Österreich. https://ec.europa.eu/eurostat/statistics-explained/index.php?title=Archive:Marriages_and_births_in_Austria/de&oldid=275593. Zugegriffen am 10.04.2019

Statistik Austria (2024) Soziodemographische Merkmale der Eltern von Geborenen. https://www.statistik.at/statistiken/bevoelkerung-und-soziales/bevoelkerung/geburten/soziodemographische-merkmale-der-eltern-von-geborenen. Zugegriffen am 25.06.2024

Statistisches Bundesamt (2022). Basistabelle Säuglingssterblichkeit. https://www.destatis.de/DE/Themen/Laender-Regionen/Internationales/Thema/Tabellen/Basistabelle_Saeuglingssterblichkeit.html. Zugegriffen am 21.07.2022

Statistisches Bundesamt (2024) Ehen im Wandel. https://www.destatis.de/DE/Themen/Querschnitt/Demografischer-Wandel/Hintergruende-Auswirkungen/demografie-ehen.html

World Health Organization (WHO) (2021) Global report on ageism. https://iris.who.int/bitstream/handle/10665/340208/9789240016866-eng.pdf

World Health Organization (WHO). (2024a). Austria. https://data.who.int/countries/040. Zugegriffen am 07.05.2024

World Health Organization (WHO). (2024b). Japan. https://data.who.int/countries/392. Zugegriffen am 10.05.2024

World Health Organization (WHO). (2024c). Lesotho. https://data.who.int/countries/426. Zugegriffen am 10.05.2024

17

Der Glaube des Alters – das Altern des Glaubens

Alois Schwarz

17.1 In Balance zwischen Zeit und Ewigkeit

Der Mensch als Teil des Kosmos, der Natur oder, wie der christliche Glaube es nennt, als Teil der Schöpfung, lernt früh in den unterschiedlichen Rhythmen zu leben. Wir erleben die Jahreszeiten und/oder die Einteilung der Monate und Wochen. Aus den Klöstern wissen wir, dass es zudem auch noch die Einteilung nach Gebetszeiten gibt, beginnend mit dem Invitatorium, dem Morgengebet der Laudes, weiter mit der Lesehore, der Terz, der Sext, der Non, dem Abendgebet der Vesper und dem Nachtgebet Komplet. Zu den Gebetszeiten wird in den Klöstern eine Glocke geläutet, sodass der Mönch oder die Nonne weiß, dass es Zeit für das Gebet ist. Die Arbeit wird an dieser Stelle niedergelegt und erst nach dem Gebet wieder aufgenommen. Die Arbeitszeit wird in den Klöstern also durch das Gebet bestimmt.

Was genau steckt dahinter? Der Mensch ist ein Wesen, das sich in seiner Persönlichkeit ein Leben lang entwickelt. Der jüdische Philosoph Martin Buber (1978, S. 67) schrieb einmal über das Altern:

> „Altsein ist ja ein herrlich Ding, wenn man nicht verlernt hat, was Anfangen heißt."

A. Schwarz (✉)
Diözese St. Pölten, St. Pölten, Österreich
e-mail: bischof.schwarz@dsp.at

Der Anfang, von dem Buber spricht, ist auch in der Lebensphase des alternden Menschen eine immerwährende Herausforderung.

Damit diese vielleicht letzte Herausforderung des irdischen Daseins gut gelingen und versöhnt in die zeitlose Ewigkeit hinüberführen kann, braucht der Mensch die Transzendierung des kategorialen Denkens, dass das Erfüllen von Leistung, die Gesundheit oder der Zwang zum Konsum nicht das Letzte/das Eigentliche am Ende des Lebens sein kann. Das ist kein leichter Weg, denn die Gesellschaft signalisiert dem alternden Menschen ein anderes Bild. Wolfgang G. Esser (1991, S. 295 f.) zitiert dazu Rudolf Schenda (1972, S. 15) in einer sehr klaren Sprache, wenn er schreibt:

> „Weil er [der Mensch] an die Endlichkeit des Daseins erinnert, muß er ins Ghetto der Einsamkeit verbannt werden. Das heißt konkret: dem Alternden wird der Lebensraum beschnitten bzw. vollständig genommen. Die Gesellschaft versetzt ihn gezwungener Maßen in den Ruhestand, degradiert ihn als alt, krank, leistungsunfähig und nimmt ihm auf diese Weise Freiheit, Würde und Selbstbestimmung."

Wolfgang Esser erkennt die Notwendigkeit im Erkennen des entstehenden Vakuums. Der Mensch, so Esser (1991, S. 297 f.), wird durch die Gesellschaft in eine Form der Inaktivität gezwungen und muss nun einen neuen, einen anderen Weg der Aktivität für sich generieren. Nicht selten wird dabei eine „Wendung nach innen" (Esser 1991, S. 299) eingeläutet, die sich in einer neuen Form von Beziehung – auch der Beziehung zu Gott – eröffnen kann.

In seinem Buch *Soziologie der Weltbeziehung* beschreibt Hartmut Rosa (2016, S. 62), dass sowohl das Subjekt und die Welt „in der und durch die wechselseitige Bezogenheit erst geformt, geprägt, ja mehr noch: konstituiert werden". Rosa versteht den Menschen als ein Wesen in der Welt, das der Welt nicht gegenübersteht, sondern mit ihr verwoben und verknüpft ist. Dabei erkennt Rosa sowohl fließende als auch feste Grenzen, die der Mensch entweder fürchten oder auch lieben kann. Der Mensch bewohnt diese Welt, in die er sich entweder hineingeworfen sieht oder in der er sich getragen erlebt (vgl. Rosa 2016, S. 63).

Papst Franziskus (2016), der jährlich einen Welttag der Großeltern und Senioren 2021 ins Leben rief, hebt in seinem Schreiben *Amoris Laetitia* (Nr. 193) ganz besonders die Großeltern innerhalb eines familiären Gefüges hervor, wenn er schreibt:

17 Der Glaube des Alters – das Altern des Glaubens

> „Die Erzählungen der alten Menschen tun den Kindern und den Jugendlichen sehr gut, weil sie sie mit der lebendigen Geschichte der Familie wie auch des Wohnviertels und des Landes verbinden. Eine Familie, die ihre Großeltern – die doch ihr lebendiges Gedächtnis sind – nicht achtet und betreut, ist eine zerbröckelte Familie; indes ist eine Familie, die sich erinnert, eine Familie mit Zukunft."

In einem Beziehungsgefüge wird das Leben gestaltet, z. B. im Blick auf den Glauben des Alters bzw. das Altern des Glaubens (Abb. 17.1). Der alternde Mensch wird von seinem Körper und seiner Psyche bestimmt. Rosa erklärt

Grafik:

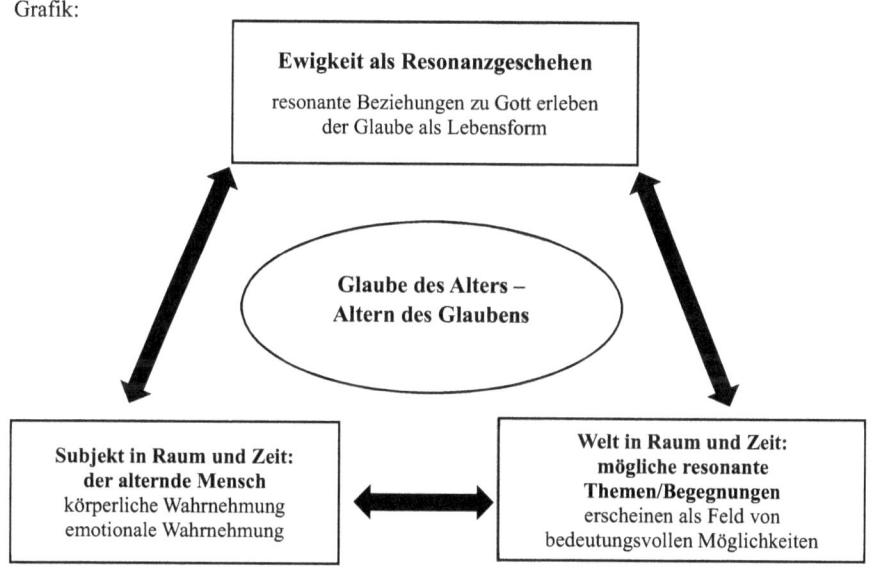

Gedicht:

Andreas Knapp (2012:8) schreibt in einem Gedicht zur „*Geburt des Morgens*":

„*der letzte Stern*
gibt der Amsel den Einsatz
im Crescendo des Lichts
wächst die Erwartung des neuen Tages
der erste Sonnenstrahl
bricht sich in den Nachttränen
tausendfaches Aufblitzen im Tau
als habe sich der Sternenhimmel
in den Grashalmen verfangen
alle Farben werden neu erfunden
ein Atemzug Ahnung
vom ersten Schöpfungstag."

Abb. 17.1 Resonantes Beziehungsgeschehen im Alter

dies am Instrument der Geige. Die Themen und Begegnungen mit der Welt werden wie bei einem Instrument zum Klingen gebracht. Der Mensch entdeckt in dieser Welt die für ihn bedeutsamen Möglichkeiten, auch Kontingenzen, durch die er mit der Welt und in der Welt resonante Beziehungen eingeht. Nicht immer stößt der Mensch dabei auf Resonanz. Rosa unterscheidet deshalb zwischen weltbejahenden oder resonanten sowie weltverneinenden oder stummen Weltbeziehungen (vgl. Rosa 2016, S. 220 f.).

Für Rosa ist neben dem Menschen als Subjekt in Beziehung zur Welt aber auch ein dritter Anknüpfungspunkt für Beziehung relevant. Er beschreibt in der vertikalen Resonanzachse die Anbindung zum Heiligen, zum Transzendenten (vgl. Rosa 2016, S. 435 ff.).

In ihrer Dissertation resümiert die Bildungs- und Erziehungswissenschaftlerin Andrea Enzinger (2023, S. 60) die Besonderheit der christlichen Theologie. Sie schreibt:

> „Aus der Perspektive der christlichen Theologie wird Gottes Wesen als Beziehungswesen gedacht. Demnach ist die Haltung der Religiosität ein Beziehungsgeschehen."

Der alternde Mensch hat, um sich selbst nahezukommen und zu entdecken, wer er selbst ist, die Möglichkeit, die Beziehung zu Gott in einer auf die Ewigkeit hin erlebenden Wirklichkeit neu zu erfahren. Die Herausforderung des Alters ist es, die Balance zwischen Zeit (Diesseits) und Ewigkeit (Jenseits) zu halten, in der Freude und im Zugehen auf den, aus dem wir Menschen kommen, nämlich Gott.

17.2 Biologisch altern – emotional älter werden

Wenn wir an das Alter denken, dann wird dies meist in der Anzahl der Lebensjahre bemessen. Wir sprechen von den verschiedenen Alterskategorien wie Säugling, Kleinkind, Kind, Jugendlicher, junger Erwachsener oder vom mittleren Erwachsenenalter, vom reiferen Alter, vom Greisenalter und dergleichen. Meist werden dem auch noch Zahlen hinzugefügt, um besser zuordnen und einordnen zu können, um welche Phase des Lebens es sich handelt.

Wie wir aber auch wissen, ist das biologische, Zahlen zugeordnete Alter nicht immer gleichzusetzen mit dem Alter, das man subjektiv empfindet. Es gibt Menschen, die haben laut Geburtsurkunde schon eine beträchtliche Zahl an Lebensjahren erreicht; die Frage, ob sie sich alt fühlen, lässt dann meist die Leichtigkeit aus ihren Augen schwinden und wird in der Folge oft mit einem Lächeln und einem beschämten Blick zum Boden beantwortet. Andererseits kann aber auch beobachtet werden, dass Menschen, die sich aufgrund der Anzahl ihrer Lebensjahre eigentlich im jüngeren Alterssegment befinden, dennoch eine tiefe Schwere und Mühsal in ihrem Blick und der belasteten Körperhaltung zeigen.

Wie immer wir es betrachten wollen, das Alter kann nicht bloß über Zahlen erfasst und definiert werden. Es braucht eine genauere Betrachtungsweise, die das von Menschen erdachte Kategorisieren transzendiert. Inwiefern der Glaube einen Einfluss darauf hat, soll in diesem Kapitel erläutert werden.

17.3 Leben im Bewusstsein von Zeit und Ewigkeit

Nicht selten geschieht es, dass Menschen, nachdem sie von ihrer beruflichen Aufgabe in die Pension gewechselt sind, sich unnütz, einsam oder ausgeschlossen fühlen. Daraus entsteht Unmut, Ärger, ja vielleicht sogar Abscheu. Der Mensch fühlt sich leer, und es fehlen ihm Möglichkeiten, in den Beziehungen und mit den Themen der Welt in anderer Art und Weise in Resonanz zu kommen. Oder, um es in den Worten von Jean-Paul Sartre, den der bekannte Soziologe Charles Taylor (2009, S. 523) zitiert, zu formulieren:

> „Es kann aus dem Empfinden hervorgehen, der Alltag entbehre jedes tieferen Widerhalls, er sei nüchtern und flach; die Dinge der Umgebung seien leblos, häßlich, ohne Inhalt; die Art, in der wir sie für unser Leben ordnen, gestalten und strukturieren, sei ohne Bedeutung, Schönheit, Tiefe und Sinn. Angesichts dieser Welt ohne Sinn kann sich ein gewisser Ekel einstellen."

Das Abschiednehmen aus dem Berufsleben lässt den Menschen wahrnehmen, dass das irdische Leben zeitlich begrenzt ist. Hier erfahren wir eine Form des Sterbens, das subjektiv unterschiedlich empfunden und verarbeitet wird. Diese Phasen kommen „Wüstenerfahrungen" in unserem Leben gleich, denn das Leben wird durch einen massiven Einschnitt unterbrochen. Solche Krisen können aber beispielsweise auch dann entstehen, wenn ein Mensch die Information über eine schwere bzw. unheilbare Krankheit erhält oder wenn er einen geliebten Menschen verloren hat und/oder wenn er in existenzielle Not gerät. Das Leben muss sich neu ordnen, der Mensch sich orientieren, weil solche Situationen entfremden und im tiefsten Inneren Angst erzeugen. Die Welt wird nicht mehr in der bekannten Art und Weise erfahren, sondern erscheint in solchen Lebensphasen befremdend und resonanzlos. Rosa versucht, genau solche Momente im Leben eines Menschen zu beleuchten. Er bleibt gedanklich nicht in der „Wüstenerfahrung", der Krise des Lebens stehen, sondern beschreibt, wie der Mensch solche Momente bewältigt:

> „In der Regel wird der Alltag dominiert von einem Zwischenzustand, in dem die Subjekte aber angetrieben werden von der Ahnung oder von der Erinnerung an sie, das heißt, von der Suche nach Momenten der Fülle und des bezogenen Daseins sowie von dem Versuch, Zustände der Entfremdung oder des Weltverstummens zu vermeiden" (Rosa 2016, S. 198).

In solchen Zwischenmomenten, so erläutert dies Rosa weiter, trachtet der Mensch nicht danach, den ökonomischen und/oder gesellschaftlichen Status weiter auszubauen und Anerkennung durch eine besondere Leistung zu erlangen, sondern er hält in solchen Phasen des Lebens Ausschau nach den Erfahrungen des Aufgehoben- und Angenommenseins (vgl. Rosa 2016, S. 199). Der alternde Mensch ist demnach auf der Suche nach einer neuen Seinsweise. Er wechselt also vom irdischen Begehren hin zu einem Erleben seiner selbst und steigt somit tiefer ein in die Frage nach dem Sinn des Lebens und seiner selbst. Er verlässt die bisherig aufgestellten Regeln des Berufslebens, die logischen Schritte auf dem Weg nach Ansehen und Anerkennung und entdeckt die neue Ordnung in der letzten Phase seines irdischen Daseins. Er reflektiert, wer er selbst in Gott ist. In den Worten von Charles Taylor (2009, S. 1221) heißt dies dann:

> „Was uns die Geschichte erschließt, ist nicht eine Menge universeller Regeln, die überall gelten, sondern eine andere Seinsweise. Das setzt einerseits eine neue Motivation und andererseits eine neue Art von Gemeinschaft voraus."

Der Glaube im Alter mutiert damit in eine neue Lebensform, in der sich die Proportionen des Daseins verändern. Der Gläubige alternde Mensch durchlebt einen *Zwischenmoment*, der auf das Sein in der Ewigkeit ausgerichtet ist und darauf vorbereiten will. Daraus entwickelt sich eine neue Form eines gemeinschaftlichen Verständnisses, die sich nicht nur in einer kategorialen Gruppierung wie einer Glaubensgemeinschaft zeigt. Es ist nach Taylor (2009, S. 1222) vielmehr

> „[…] ein Knäuel von Beziehungen, das einzelne, einzigartige Personen aus Fleisch und Blut miteinander verbindet, und nicht eine Zusammengruppierung von Personen auf der Basis einer gemeinsamen wichtigen Eigenschaft."

Dieses neue Erleben des Gemeinschaftlichen, die „conspiratio", macht das „Herzstück der Eucharistie" (Taylor 2009, S. 1223) aus und bekommt im alternden Glauben im Blick auf die Ewigkeit eine neue Bedeutung.

Parallel dazu erlebt der Mensch auch körperliche Veränderungen, die sich in charmanten Gesichtsfalten bis hin zu körperlichen Gebrechen zeigen können. Diese unumgängliche Tatsache kann vielleicht durch Schönheitsoperationen wegoperiert werden, um nur nicht an die Endlichkeit des Lebens erinnert werden zu müssen, aber das gilt bei Weitem nicht für alle Alterserscheinungen.

Auch das Empfinden und das Erleben von Zeit verändern sich (Charbonnier 2013, S. 180) und haben Einfluss auf die Psyche des Menschen. Die Proportionen von Vergangenheit und Zukunft bekommen im Blick auf die Endlichkeit des Lebens eine neue Bedeutung. Der Körper zwingt zu mehr Langsamkeit in den alltäglichen Anforderungen, wodurch die Endlichkeit des irdischen Daseins erneut ein Faktum darstellt. Die dem Ende nahende eigene Lebensgeschichte beschäftigt die Psyche. Es zeigt dem alternden Menschen, dass sich sein Leben zu einem endgültigen Ganzen entwickelt und damit der Zeitbegriff neu definiert wird. Im Leben des alternden Menschen wird auch dessen Lebenszeit neu wahrgenommen (vgl. Charbonnier 2013, S. 180). Denn die „ganze Zeit seines Lebens" (Charbonnier 2013, S. 180) liegt wie ein offenes Buch – praktisch vollendet – vor ihm ausgebreitet.

Die Glaubenserfahrungen im Alter bekommen dabei einen bedeutsamen Stellenwert. Nach Detlef Pollack (2018, S. 24).

> „hat es der Mensch mit einer Ausweitung seiner alltäglich gegebenen Erfahrungswelt und einer Überschreitung eingewöhnter Grenzen zu tun."

Diese Grenzüberschreitung versteht Pollack als Grundsatzhaltung, die über die Zugehörigkeit zu einer Religion hinausgeht. Solche Transzendierungsformen können sich im Erleben von Kunst und Kultur, beispielsweise von Musik und Gesang, innerhalb der Alltagswelt zeigen und selbstverständlich auch im Überschreiten der Grenzen zwischen dem Irdischen und dem Transzendenten. Wie und wodurch religiöse Erfahrungen entstehen, ist nicht entscheidend. Bedeutsam ist jedoch, dass sie im Blick auf das ewige Leben bei Gott auf Erden erlebt und vorbereitet werden.

17.4 Vom Habenwollen zum Erleben von Transzendenz

Geglücktes Altern spiegelt sich im Entdecken einer tiefen inneren Liebe zu und Versöhntheit mit dem eigenen Leben wider. Gleichzeitig aber erfordert es das Einüben des Loslassens all dessen, was man geleistet und geschaffen hat. Der Evangelist Lukas schreibt:

„Wer sein Leben zu bewahren sucht, wird es verlieren; wer es dagegen verliert, wird es gewinnen" (Lk 17,33).

Dieser scheinbare Widerspruch ist der Weg der Transzendierung des Mythos, dass der Mensch sein selbst geschaffenes und konstruiertes Leben sein könnte. Im Alter lernt der Mensch, das selbst Geschaffene, also all das, was er selbst im Leben bisher für wichtig erachtet hat, loszulassen. Er löst sich von seinem persönlichen Habenwollen, um das Eigentliche, nämlich sein Selbst, das, was er von Gott erdacht wirklich ist, entdecken zu können. Angelehnt an die Worte des Evangelisten Lukas: Der Mensch verliert sein selbst geschaffenes Ich der Leistungen, Machenschaften, der Güter und des Reichtums, um Gott in sich selbst zu entdecken. Was für eine Herausforderung! Diese setzt eben eine bestimmte Form der Reife im Lebenszyklus voraus und ist auch eingebettet in jene Lebenszeit, die der Transzendierung in die Ewigkeit am nächsten kommt.

Der Philosoph Thomas Rentsch (2000, S. 155; s. auch Charbonnier 2013, S. 179) erkennt im Prozess des Alterns eine radikale Veränderung der menschlichen Grundsituation. Deshalb versteht er einen bedeutenden Zugang im Altersprozess das „Werden zu sich selbst" (Rentsch 2000, S. 155). Der Mensch, der sich bislang mit dem Wahrnehmen von Raum und Zeit, dem Bewusstsein über den eigenen Körper und den sozialen Beziehungen beschäftigt hat, versucht im Alter, verstärkt die Suche nach dem Sinn anzustreben (vgl. Charbonnier 2013, S. 179).

Damit tritt in der Lebensphase des Alterns die Möglichkeit der Veränderung des bisher gelebten Lebens ein. Der reflektierte Mensch hat die Möglichkeit, sofern er dies auch glauben kann, sein Leben neu auf Gott hin auszurichten. Das ermöglicht einen unendlich großen Mehrwert im Alterungsprozess und schafft Sicherheit und Ordnung, die nicht auf ein irdisches Begehren und Habenwollen konzentriert ist, sondern bei der sich die menschliche Seele auf das besinnt, wozu sie von Gott erschaffen wurde: Von Gott auf die Erde kommend, um dann auf Gott hin auf ewig zu leben.

> „Weisheit kann die Heiligkeit des Alters sein."

Dies schreibt Carsten Colpe (1990, S. 70) in seinem Buch *Über das Heilige*, in dem er versucht, der Bestimmung des Menschen näherzukommen.

17.5 Wissen und Glauben als Erkenntnisweisen

Sowohl Glauben als auch Wissen sind Art und Weisen des Erkennens, so der Jesuit Sebastian Maly. Wenn wir von Wissen sprechen, dann meinen wir zuallererst einmal etwas Rationales. Wissen im religiösen Kontext hingegen bringt Maly (2014, S. 291) mit Vernunft in Verbindung. Er unterscheidet in diesem Zusammenhang aber zwischen Vernunft und Wissen. Er stellt die beiden Satzteile „wissen, dass" und „wissen, wie" einander gegenüber. Während es sich beim Ausdruck „wissen, dass" um ein theoretisches Wissen handelt, geht es beim Ausdruck „wissen, wie" um ein Wissen, das ein bestimmtes Können voraussetzt, beispielsweise wenn man weiß, wie man ein Instrument spielt. Maly versteht Wissen in diesem Kontext als „wahre, gerechtfertigte Meinung oder Überzeugung" (vgl. Maly 2014, S. 292 f.).

Vor allem der alternde Mensch greift auf ein breites Wissen, also sowohl auf „wissen, dass" als auch auf „wissen, wie", zurück, das er sich im Laufe seines Lebens aufgrund unterschiedlicher Kompetenzen und theoretischer Wissenszuwächse angeeignet hat. Auf dieses Wissen aufbauend und eingebettet in die jahrelangen Erfahrungen kann er somit auch seinen subjektiven Zugang zum Glauben erkennen.

Maly (2014, S. 296) erläutert dazu in weiterer Folge die auf Augustinus zurückführenden Kurzformeln, mit Hilfe derer er die

> „verschiedenen theologisch relevanten Verwendungsweisen von ‚glauben' unterscheiden wollte:
> - ‚credere Deum': (den Inhalt) Gott glauben
> - ‚credere Deo': Gott glauben (im Sinne von: Gott vertrauen)
> - ‚credere in Deum': an Gott glauben."

Der Glaube des Alters variiert zwischen diesen drei Möglichkeiten, bei denen sich der Mensch darauf einlässt, seinem wahren Selbst und damit dem innersten Kern seiner Seele entgegenzugehen. Daran lässt sich nun erkennen, dass sowohl Wissen als auch Glauben in den jeweils unterschiedlichen Ausprägungen besonders im Alter eine besondere Bedeutung erlangen. Allerdings ist es auch möglich, dass Menschen ausschließlich die Erkenntnisweise des Wissens wählen. Dies soll weder beurteilt noch geschmälert werden. Zweifelsohne ist es aber so, dass das Wissen in Verbindung mit Glauben in ein breiteres Spektrum an Handlungsmöglichkeiten auf der Suche nach dem wahren Selbst führt, die besonders im Alter eine erbauliche Unterstützung und Bereicherung darstellen.

Maly verweist zudem auf eine weitere Unterscheidung im Blick auf den Glauben und auf dessen Umgang, und zwar den aus Überzeugung lebenden Glauben (d. h. der Glaubensinhalt) und den Glauben, wodurch man überzeugt wird (d. h. der Glaubensakt; vgl. Maly 2014, S. 296). Der christliche Glaube lebt einerseits von der Lehre, dem Inhalt, dem Wissen über den Glauben; andererseits von seinen Ritualen, den Handlungen und Zeichen, die auf das, woran man glaubt, ausgerichtet sind und den Menschen dorthin fokussieren wollen.

> Gerade im Alter wird den Menschen durch die ritualisierten Feiern besondere Aufmerksamkeit und Zuwendung geschenkt, wodurch sie Schutz und Ordnung in einen neuen Tagesablauf bekommen können.

Der gläubige Mensch mit seiner Suche nach Gott ist zunächst einmal, so schreibt es Maly, auf seine eigene Biografie der Momente des Leidens und der Freuden geworfen. Er versucht, sowohl in den schwierigen als auch in den freudvollen Augenblicken des Lebens die Beziehung zum Geheimnis Gott aufzunehmen (Maly 2014, S. 304). Der alternde Mensch, der auf sein Leben zurückblickt, wird ganz besonders dazu eingeladen, diese Beziehung aufzunehmen – und zwar nicht als Aufgabe, die er zu erfüllen, oder als neuerliche Leistung, die er zu erbringen hätte, sondern als Suche auf dem Weg zu seinem wahren Selbst.

17.6 Das Altern in den biblischen und geistlichen Geschichten

Das Altern des gläubigen Menschen ist kein Prozess, den er unbegleitet und ohne jegliche Vorerfahrung durchleben muss. Die Bibel und andere geistliche Schriften beinhalten Geschichten von alten Menschen, an denen wir Menschen heute Maß nehmen bzw. anhand derer wir das rechte Maß finden können.

Vom Mönchsvater Antonius wird folgende Geschichte erzählt:

> „Da war einer, der in der Wüste nach wilden Tieren Jagd machte. Er sah, wie der Altvater Antonius mit den Brüdern Kurzweil trieb und er nahm Ärgernis daran. Da nun der Greis ihm klar machen wollte, dass man sich zuweilen zu den Brüdern herablassen müsse, sprach er zu ihm: ‚Lege einen Pfeil auf den Bogen und spanne!' Er machte es so. Da sagte er zu ihm: ‚Spanne noch mehr!' und er

spannte. Abermals forderte er ihn auf: ‚Spanne!' Da antwortete ihm der Jäger: ‚Wenn ich über das Maß spanne, dann bricht der Bogen.' Da belehrte ihn der Greis: ‚So ist es auch mit dem Werk Gottes. Wenn wir die Brüder übers Maß anstrengen, versagen sie schnell. Man muss also den Brüdern ab und zu entgegenkommen.' Als der Jäger das hörte, ging er in sich, und mit großem Gewinn schied er von dem Altvater. Die Brüder aber kehrten gefestigt an ihren Ort zurück" (Weisung der Väter Nr. 13).

In dieser Begegnung erkennen wir, dass der alte Mensch, wie hier in der Weisung der Väter, Weisheit mit sich bringt.

Die Rollen des gläubig alternden Menschen, der seine Rückbindung an Gott gefunden hat, sind vielfältig.

> „Verwirf mich nicht, wenn ich alt bin, verlass mich nicht, wenn meine Kräfte schwinden" (Ps 71,9).

So steht es beispielsweise geschrieben im Psalm 71.

Die Bibel ist voll von Erzählungen vom Umgang mit dem Alter. Thomas Söding (2019, S. 262 ff.) fasst hier einige Beispiele zusammen: Er nennt die Prophetin Hanna und den Propheten Simeon (Lk 1,67–76); den Missionar Philippus als Vater (Apg 21,8–10); den Warner und Propheten Agabus, der bereits selbst im fortgeschrittenen Alter war (Apg 11,27–30); Paulus, der sich als Sklavenbefreier des Onesimus selbst als „alten Mann" bezeichnet (Phlm 9); sowie Paulus als Förderer der Jugend, der seine Nachfolge regelt (1 Tim 1,18–20).

17.7 Maßstab des Alterns

Der ewige, vollkommene, maßlose Gott hat sich in Jesus Christus auf ein menschliches Maß eingrenzen lassen. Seither ist Jesus Christus das Maß und die Mitte schlechthin. Jesus Christus ist die tiefste Erfüllung des Menschseins, an ihm können wir ablesen wie Menschsein lebbar ist. Christlicher Glaube sieht in Jesus Christus den Raum, in dem Schöpfung und Erlösung zusammenfinden. Er ist das Herzstück allen Seins, der Brennpunkt des Alls, die Mitte von allem.

Ganz neu und anders Mensch zu sein, kann nur lernen, wer auf Jesus Christus schaut. Christus ist das Maß des neuen Menschen. In der Pastoralkonstitution des Zweiten Vatikanischen Konzils (1965, Nr. 41) wird erklärt, dass das Geheimnis Gottes „dem Menschen gleichzeitig das Verständnis seiner eigenen Existenz" erschließt und damit „die letzte Wahrheit über den Menschen" definiert. Je weiter ich in die Christusnachfolge hineinwachse, je mehr Christus in mir Gestalt annimmt, desto tiefer erfülle ich meine ureigene Berufung, desto mehr werde ich Mensch.

Das rechte Maß im Blick zu haben, verwirklicht noch nicht das Gute, aber schafft dafür die Voraussetzung. Am besten wäre es, stets das Angemessene zu treffen, also weder zu wenig noch zu viel. Wer kennt das nicht, immer noch mehr zu wollen, nie zufrieden zu sein mit dem, was ist. Diese Tendenz muss sich erst noch mit der Begrenztheit des menschlichen Daseins aussöhnen.

Der Jesuitenpater Franz Jalics (2019) schreibt in einem Onlineartikel darüber, wie es gelingen kann, das rechte Maß zu finden. Dazu zählt er 5 Prioritäten auf: An 1. Stelle steht der Schlaf, gefolgt von der Bewegung, dem Gebet, der Zeit für die Mitmenschen und erst an 5. Stelle kommt in seiner Reihenfolge die Arbeit. Diese 5 Prioritäten gelte es laut Jalics in Balance zu halten. Wie wir Menschen wissen, ist das nicht immer leicht. Aber Jalics ist davon überzeugt, dass nichts von allen 5 Punkten zu kurz kommen oder zu viel werden dürfe, sondern es eine Ausgewogenheit und eben deshalb das rechte Maß brauche. Sein Ansatz bietet die Möglichkeit, dem eigenen Leben Struktur und Ordnung und damit Orientierung zu verleihen (vgl. Jalics 2019).

> Besonders das Alter lehrt uns, dass der Mensch seinem eigenen Leben nicht hinterherzueilen braucht, sondern seinen Fokus auf das lenken kann, was im Leben wirklich von Bedeutung ist.

17.7.1 Der Mensch als Teil der Schöpfung

Die Schöpfung hat eine maßvolle Ordnung. Im Psalm 104 heißt es:

> „Du hast den Mond gemacht als Maß für die Zeiten, die Sonne weiß, wann sie untergeht" (Ps 104,19).

Ein solches Wort macht nicht der Naturwissenschaft Konkurrenz, sondern hebt die kosmische Ordnung und damit die Verlässlichkeit des Daseinsgrunds hervor.

Wenn es aber um den Segen und das Leben in Fülle geht, ist Gott maßlos. Maßlosigkeit, meint noch mehr als eine Freigiebigkeit. Überfluss ist ein Zeichen Gottes. Deine Nachkommen, heißt es bei Abraham, werden zahlreich sein „wie der Staub auf der Erde" (Gen 13,16) oder „wie die Sterne am Himmel" (Gen 22,17). Den Segen, der sich im Wachstum des Volkes ausdrückte, überprüfen zu wollen ist Vertrauensbruch gegenüber Gott. Numerisches Kontrollieren und Erfassen der Maßlosigkeit Gottes ist nicht im Sinne Gottes.

„Der Satan trat gegen Israel auf und reizte David, Israel zu zählen" (1 Chr 21,1).

Gott will keine Volkszählung, denn sein Maßstab reicht über Zahlen hinaus. Jesus steht für ein Leben in Fülle, er speist die Menschen, und es bleiben noch zwölf Körbe voll übrig (Mt 14,13–21). Er bringt ein Leben und Freude in Fülle. Gott ist als Gott der Liebe ein maßloser Gott im Sich-Verschenken. Die Antwort des Menschen auf diese Zuwendung Gottes soll auch Liebe und Leben in Fülle sein. Hingabe ist nicht Leistung, sondern liebende Antwort.

Die Bibel bietet ein unerschöpfliches Reservoir für ein anderes Denken und Sprechen von der Welt. Es beginnt schon mit dem Begriff der Schöpfung: Von „Schöpfung" zu sprechen, ist für die jüdisch-christliche Überlieferung mehr, als von Natur zu sprechen (LS Nr. 76). Zur Schöpfung gehört nämlich wesentlich auch die Ordnung des Zusammenlebens der Menschen.

„Ein Empfinden inniger Verbundenheit mit den anderen Wesen in der Natur kann nicht echt sein, wenn nicht zugleich im Herzen eine Zärtlichkeit, ein Mitleid und eine Sorge um die Menschen vorhanden ist" (LS Nr. 91).

Hier wird deutlich, wie Natur und ethische Grundsätze zusammengehören. Gerade in dieser Hinsicht gilt, so Papst Franziskus weiter:

„[D]ie Tatsache, dass sie in einer religiösen Sprache erscheinen, mindert in keiner Weise ihren Wert in der öffentlichen Debatte" (LS Nr. 199).

Darüber hinaus ist in die Schöpfung auch ein sozialer Imperativ eingeschrieben: Die Welt ist „ein von der Liebe des himmlischen Vaters erhaltenes Geschenk" (LS Nr. 220), und das Teilen ist den Empfängern dieser Gabe wesentlich aufgetragen.

Am Morgen beten wir im Stundenbuch und beginnen so das Morgengebet der Kirche:

„Denn der Herr ist ein großer Gott, / ein großer König über allen Göttern. In seiner Hand sind die Tiefen der Erde, / sein sind die Gipfel der Berge. Sein ist das Meer, das er gemacht hat, / das trockene Land, das seine Hände gebildet. Kommt, lasst uns niederfallen, uns vor ihm verneigen, / lasst uns niederknien vor dem Herrn, unserm Schöpfer!" (Ps 95,3–6).

Wer an einem Morgen die Möglichkeit hat, sehr früh in der Natur zu sein, der hört verschiedene Vogelstimmen. Die Lerche beginnt, bei einem bestimmten Sonnenstand zu singen; ebenso die anderen Vögel. Wer Vogelstimmen kennt, weiß genau, wie spät es ist, ohne auf die Uhr schauen zu muss.

Andreas Knapp (2012, S. 8) schreibt in einem Gedicht zur „Geburt des Morgens":

> **Geburt des Morgens**
> der letzte Stern gibt der Amsel den Einsatz
> im Crescendo des Lichtswächst die Erwartung des neuen Tagesder erste Sonnenstrahlbricht sich in den Nachttränen
> tausendfaches Aufblitzen im Tauals habe sich der Sternenhimmel
> in den Grashalmen verfangenalle Farben werden neu erfunden
> ein Atemzug Ahnungvom ersten Schöpfungstag

Der Mensch – und nicht nur der alternde Mensch – ist eingeladen, sich selbst im Eingebettetsein der Schöpfung jeden Tag neu zu entdecken, um so seinem Gott näher zu kommen.

17.7.2 Der alternde Mensch als Sinnbild für Versöhnung

Henri J. M. Nouwen (1991) beschreibt in einer geistlichen Deutung das Gemälde von Rembrandt vom barmherzigen Vater und seinen beiden Söhnen. Dieses Bild deutet Nouwen mit der Bibelstelle der Erzählung vom barmherzigen Vater (Lk 15,11–32). Das Ziel des Weges des alten Vaters ist es, letztlich durch die Erfahrung mit den Söhnen in eine geistliche Vaterschaft hineinzuwachsen. Nouwen (1991, S. 151) schreibt über den Sohn, der alles liegen lässt und fortzieht:

> „Sein leidvolles Leben hat ihn leer werden lassen von dem Wunsch, alles im Griff und unter Kontrolle zu halten. Seine Kinder sind sein ein und alles, ihnen möchte er sich rückhaltlos geben, und für sie will er sich ganz verströmen."

Nouwen erkennt drei Wege, die in eine barmherzige Vaterschaft führen können: Kummer, Vergebung und Großmut (vgl. Nouwen 1991, S. 152).

Wenn ein Mensch auf sein Leben zurückblickt, dann sieht er viele Dinge, die in ihm manchmal auch Tränen auslösen, weil er erkennt, dass er sich geirrt und einen Umweg im Leben eingeschlagen hat und einen oftmals langen

Rückweg antreten muss; ein Weg, der begleitet war von Habgier und Wutausbrüchen, von Verbitterung, über die er nun vor Kummer nur weinen kann.

> „Sieh dir das an, meine Seele, wie ein Mensch einem anderen so viel Schmerz zu bereiten sucht, wie er nur kann; sieh die Menschen, was sie sich alles ausdenken, um ihren Mitmenschen zu schaden; sieh, wie Eltern, ihre Kinder misshandeln; sieh, wie mächtige Besitzer ihre Arbeiter ausbeuten; sieh die Opfer von Gewalt, verletzte Frauen, Missbrauch der Männer, ausgesetzte Kinder. Sieh dir das an, meine Seele, diese Welt; sieh die Konzentrationslager, die Gefängnisse, die Krankenhäuser, die Pflegeheime und höre die Schreie der Armen" (Nouwen 1991, S. 153).

Wer im Gebet seinen Kummer ausdrückt, kann die Nöte der Welt aushalten und die Schuldhaftigkeit von Menschen aushalten. Er erlebt dabei, dass die Liebe Gottes ihm eine Kraft gibt, die Welt erbarmend und vergebend zu sehen. Nouwen ist der Überzeugung, dass nur so das Herz bereit ist, „einen jeden aufzunehmen, wie immer dessen Weg auch gewesen sein mag, und ihm aus einem solchen Herzen zu vergeben" (Nouwen 1991, S. 153). Nach Nouwen führt der Weg zur geistlichen Vaterschaft über die Vergebung. Er weiß, dass eine aus tiefstem Herzen erlebte Vergebung sehr schwer ist und oft beinahe unmöglich (vgl. Nouwen 1991, S. 153).

> „Aber Gottes Vergebung ist ohne Bedingung; sie kommt aus einem Herzen, das rein nichts für sich verlangt, einem Herzen, das von Selbstsucht restlos leer ist. Diese göttliche Vergebung habe ich in meinem täglichen Leben zu üben. [...] Sie verlangt von mir, dass ich mich über alle meine Bedürfnisse nach Dankbarkeit und Beifall hinwegsetze. Sie erwartet schließlich von mir, dass ich den wunden Teil meines Herzens übergehe, der sich verletzt und geschädigt und ungerecht behandelt fühlt; jenen Teil meines Herzens, der die Oberhand behalten und ein paar Bedingungen aufstellen will zwischen mir und dem, der mich um Vergebung bat" (Nouwen 1991, S. 154).

Oft hat man in seinem Leben verschiedene Begebenheiten und Konfrontationen erlebt, die Mauern gegenüber anderen Menschen aufgebaut haben. Die Vergebung sich selbst und anderen gegenüber hilft dem Menschen zu einem neuen Miteinander und zu einem Erbarmen, das eine versöhnte Gemeinschaft möglich macht (vgl. Nouwen 1991, S. 154).

> „[Wenn mir bewusst ist, dass] ich das geliebte Kind des Vaters bin, kann ich jene, die nach Hause zurückkehren, mit demselben Erbarmen willkommen heißen, mit dem der Vater mich willkommen heißt" (Nouwen 1991, S. 154).

Als dritten Weg, am Vater Beispiel zu nehmen, nennt Nouwen Großmut. Beim Weggehen gab der Vater alles, was der Sohn verlangte, und bei der Rückkehr überraschte er ihn mit Geschenken. Er vergisst dabei auch nicht seinen älteren Sohn, zu dem er sagt: „…alles, was mein ist, ist auch dein" (Lk 15,31). Der Vater behält also nichts für sich, sondern gibt alles seinen Söhnen, er gibt alles – ohne Vorbehalte. Beide Söhne erhalten all das, was sie für ihr Leben brauchen. Die Darstellungen des Vaters im Gleichnis im Lukasevangelium ist das Bild eines liebenden und großherzigen Vaters.

> „Dies ist die Darstellung Gottes, dessen Gutsein, Liebe, Vergebung, Fürsorglichkeit, Freude, Mitleid und Erbarmen überhaupt keine Einschränkung kennen. Jesus stellt den Großmut, Gottes mit der ganzen Bildwelt dar, die in der Kultur seiner Zeit lebendig war, und stets verwandelt er sie dabei" (Nouwen 1991, S. 155).

Jesus erzählt in diesem Gleichnis von der bedingungslosen Liebe eines Menschen, der in seinem Alter eine große Weite seiner Liebe lebt. In so eine Atmosphäre der Liebenswürdigkeit und Barmherzigkeit können Menschen heimkehren. Es ist und bleibt eine ganz große Herausforderung für einen alten Menschen, den Kindern mit einer solchen Haltung begegnen zu können.

Dabei ist zu beachten, dass alles, was hier vom Vater gesagt wird, auch die Haltung einer liebenden Mutter zum Ausdruck bringen möchte. Rembrandt malte deshalb in seinem Kunstwerk eine Frauen- und eine Männerhand, die den heimkehrenden Sohn umarmen. Beide, Vater und Mutter, können die Liebe zu den Kindern aus einer tiefen inneren Haltung zum wahren Selbst leben.

> „Als der Vater [oder die Mutter; Anmerkung des Autors] muß ich vom Glauben erfüllt sein, dass alles, was des Menschen Herz begehrt, zu Hause gefunden werden kann. Als der Vater muß ich von dem Bedürfnis frei sein, unruhig hierhin und dorthin zu gehen und versäumte Gelegenheiten von früher, aus der Kindheit nachzuholen. Als der Vater muß ich einsehen, daß meine Jugend tatsächlich vorbei ist; jugendliche Spielchen treiben wäre nichts anderes als ein lächerlicher Versuch, die Wahrheit zu verdrängen, daß ich alt und dem Tode nahe bin. Als der Vater muß ich es wagen, die Verantwortung eines geistlich erwachsenen Menschen zu übernehmen; ich muß das Vertrauen wagen, daß wirkliche Freude und wirkliche Erfüllung nur in folgendem zu finden sind: jene zu Hause willkommen heißen, die auf dem Weg ihres Lebens verletzt und verwundet wurden, und sie mit einer Liebe aufnehmen, die keine Bedingungen stellt, die nichts als Entgelt verlangt" (Nouwen 1991, S. 157).

Diese Haltung bringt eine reife, innere Lebensweisheit zum Ausdruck, die dem alten und weisen Menschen zugeschrieben wird. Der Glaube fordert uns heraus, sich dieser Lebensaufgabe zu stellen und diese besonders im Alter zu vertiefen.

17.7.3 Vom „Ich kann" zum „Ich bin"

Das Leben artet oft aus in einer permanenten lebenslangen Leistungsshow. Schon im frühen Kindheits- und Jugendalter zeigt der Mensch, was er kann, wozu er fähig ist und welche Leistung er erbringen kann. Allerdings braucht es auch fleißige und leistungsstarke Menschen, die in der Welt ihre Talente, ihr Wissen und ihr Können unter Beweis stellen. Der Einstieg ins Berufsleben, das meist dann etwa 40 Jahre dauert, spiegelt das erlernte Können („Ich kann") wider, denn es lässt den Menschen Jahr für Jahr hineinwachsen in den Glauben, dass er selbst das Leisten und Können geworden ist. Der Glaube, dass der Mensch die erbrachte Leistung ist, sei es in Beruf, Sport, persönlichem Gesundheitswahn, ewiger Jugend durch Schönheitsoperationen etc., führt den Menschen in die Irre. Was ist nämlich, wenn es zu Brüchen im erfolgreichen Dasein des Lebens kommt, wie beispielsweise zur Kündigung durch Wegrationalisierung oder durch ein neues Management, eine schwere Krankheit, einen Unfall oder dergleichen? Der Mensch, der sich ausschließlich auf das „Ich kann" verlässt und in dem Glauben lebt, dass das Können er selbst sei, wird in der Phase der Pensionierung möglicherweise von dem Gedanken eingeholt, er sei nutzlos und unbrauchbar geworden.

Irgendwann im Leben sollte der Punkt kommen, an dem der Mensch aus dem „Ich kann" seines Lebens die Suche nach dem „Ich bin" startet, weil er damit die Beziehung zu Gott aufnimmt, dem „Ich bin da" (Ex 3,14).

Der Mystiker und Geigenbauer Martin Schleske versucht zu ergründen, warum der Mensch seinen Gott suchen wird. Er beschreibt, was des Menschen innerstes Streben im Leben sein kann. Das Alter ist dazu die Lebensphase, in der dieser Urgrund des Seins entdeckt werden will.

> „Weil unserem Leben die Erfahrung der göttlichen Allmacht fehlt, erlernen wir die Liebe. Weil uns die Erfahrung der Allgegenwart fehlt, erlernen wir Vertrauen. Weil uns die Erfahrung der Allwissenheit fehlt, erlernen wir Hoffnung. So erlernen wir Lieben, Glauben und Hoffen, da wir die Welt durchleben, in der Gott sich ausreichend geschwächt hat, sich ausgegossen, sich hineingeboren hat, dass wir durchleben, was das Seine ist. Das ist existenziell. Denn es heißt: Wir werden nicht auf allmächtige, allgütige und allgegenwärtige Weise von Gott überwunden, sondern wir überwinden uns, durch Lieben, Glauben und Hoffen, dem göttlichen Wesen ähnlicher zu werden. So erlernen wir die uns zugetrauten und zugemuteten Aspekte Gottes unserer Welt. Eine jede Welt hat Gott zu erlernen – auf ihre je eigene Art" (Schleske 2022, S. 463).

Zu einem Nachdenken, wer ich bin, kommt der Mensch am ehesten, wenn er einen Nachruf auf sich selbst schreibt. Dabei formuliert er, wer er ist, und nicht, was er leistet und was er sich erarbeitet hat. Vielleicht ist es genau die Phase des Alters, die dieses Bewusstsein aus einem ganz besonderen Blickwinkel entstehen lässt.

Andrea Enzinger (2021) zeigt in ihrem Buch *Berufliche Neuausrichtung 50+* einen praktischen Weg auf, sich in jeder Phase des Lebens – nicht nur in der beruflichen, sondern auch in der persönlichen Neugestaltung des Lebens – neu zu orientieren. Ihre Anregungen können helfen, auch im Alter neue Perspektiven, eben nicht nur berufliche, zu generieren. Es geht um ein Bewusstmachen dessen, was den alternden Menschen zu seinem tiefsten Innersten führen kann.

17.8 Glaube als Rückbindung an Transzendenz

Der alternde Körper findet, wie bereits ausführlich besprochen, sein Pendant in seinem alternden Selbst, der reifen Seele. Während das reife Alter des Körpers zugeht auf das Sterben und Loslassen des irdischen Daseins, drängt die reife Seele hin auf das Überschreiten der Grenzen vom Irdischen hinein in die Transzendenz. Die Seele des Menschen ist im Ausdruck eines gläubigen Menschen rückgebunden an Gott, der das Leben ist. Hier geschehen zwei diametral völlig unterschiedliche Prozesse in ein und demselben Körper: das Zugehen auf den Tod der körperlichen Materie und das Hineinwachsen in das ewige Leben des inneren Selbst, der reifen Seele. Der gläubige alternde Mensch schwebt also zwischen zwei Polen, dem irdischen Sterben und dem Leben in Ewigkeit.

Ein auf Transzendenz ausgerichteter alternder Mensch erkennt darin eine völlig neue Lebensausrichtung im Alter. Er darf lernen, das Irdische loszulassen, weil ihn das Neue, das Leben bei Gott erwartet. Der auf Transzendenz ausgerichtete gläubige Mensch strahlt in seiner tiefen inneren Zufriedenheit in der Verbundenheit mit Gott Ruhe aus. Diese Ruhe stellt gleichsam den Ausgleich zur geschäftigen Betriebsamkeit der Menschen in jüngeren Lebensphasen her. Das kann zu einer Win-win-Situation für Jung und Alt werden. Thomas Söding (2019, S. 262) schreibt dazu:

> „Die Neuerung, die Gott anstößt, besteht darin, dass er sich selbst treu bleibt, indem er immer neue Horizonte aus Gnade eröffnet. Alte und Junge sind gleichermaßen Nutznießer."

Söding nimmt dabei Bezug auf die Bibelstelle der Begegnung von Maria und Elisabeth (Lk 1,5–25). Elisabeth, die ältere der beiden Frauen, die im hohen Alter noch schwanger wurde, begegnet der jungen schwangeren Frau Maria, und obwohl es für beide die erste Schwangerschaft darstellt, zeigt Elisabeth sich in dieser Begegnung als die weise Frau, die der jüngeren Maria dadurch innerlich ganz besonders nahekommt. Maria fühlt sich verstanden und spürt in ihrem Herzen, dass diese Begegnung zu einem Gotteserlebnis für sie wurde (vgl. Söding 2019, S. 262). Söding formuliert dieses Geschehen besonders menschlich, wenn er schreibt:

> „In ihrem Preislied auf die Revolution der Liebe, die Gott angezettelt hat, lobt sie auch das Bündnis der Generationen, das durch Gottes Erbarmen gestiftet wird: ‚Er erbarmt sich von Geschlecht zu Geschlecht über alle, die ihn fürchten.' (Lk 1,50)" (Söding 2019, S. 262).

Altern im Glauben bedeutet, sich aufzumachen und nicht an der Heimat und den irdischen Dingen zu kleben. Das Alter birgt die Möglichkeit, seine Zukunft neu auszurichten und zu gestalten. Ein auf Transzendenz hin ausgerichteter Mensch achtet auf seinen alternden Körper, bleibt jedoch in der Seele jung und lebendig, weil es die Seele ist, die ihn in das neue Leben bei Gott begleiten wird.

Literatur

Buber MG (1978) Begegnung: Autobiographische Fragmente. Schneider, Heidelberg

Charbonnier L (2013) Gefühl für das Leben. Religion und Alter. In: Charbonnier LM (Hrsg) Religion und Gefühl. Praktisch-theologische Perspektiven einer Theorie der Emotionen. Vandenhoeck & Ruprecht, Göttingen, S 173–186

Colpe C (1990) Über das Heilige. Versuch, über seiner Verkennung kritisch vorzubeugen. Hain, Frankfurt am Main

Enzinger A (2021) Berufliche Neuausrichtung 50+. Anleitung für Beratungssettings. Arbeitsbuch. www.united-pc.eu: united p.c.

Enzinger A (2023) Transkulturelle Bildungspraxis und der implizite Religiositätsbegriff im säkularen Orientierungssystem der Grundschule. Dissertation. Paris Lodron Universität Salzburg, Salzburg

Esser WG (1991) Gott reift in uns. Kösel, München

Jalics PF (2019) Ordensnachrichten. Von Prioritäten setzen – das rechte Maß finden. https://www.ordensgemeinschaften.at/portal/news/article/2427.html. Zugegriffen am 07.01.2019

Knapp A (2012) Ausblicke ins Unendliche. Worte und Bilder zum Leben. Echter, Würzburg
Maly S (2014) Glauben und Wissen. In: Schmidt TM (Hrsg) Religion und Säkularisierung. Ein interdisziplinäres Handbuch. Springer, Stuttgart, S 291–304
Nouwen HJ (1991) Nimm sein Bild in dein Herz. Herder, Freiburg im Breisgau
Franziskus P (2015) Enzyklika Laudato si'. Über die Sorge für das gemeinsame Haus. Liberia Editrice Vaticana, Vatikan
Franziskus P (2016) Amoris Laetitia. Nachsynodales Apostolisches Schreiben. Libreria Editrice Vaticana, Vatikan
Pollack D (2018) Probleme der Definition von Religion. In: Pollack DV (Hrsg) Handbuch Religionssoziologie. Springer, Wiesbaden, S 17–50
Rentsch T (2000) Negativität und praktische Vernunft. Suhrkamp, Berlin
Rosa H (2016) Eine Soziologie der Weltbeziehung. Suhrkamp, Berlin
Schenda R (1972) Das Elend der alten Leute. Patmos, Düsseldorf
Schleske MG (2022) Werk | Zeuge: Resonanz mit Gott. bene! München
Söding T (03 2019) Die Prophetie des Alters. Eine Verheißung im Neuen Testament. Internationale Katholische Zeitschrift Communio (iKaZ) Nr. 47:260–270.
Taylor C (2009) Ein säkulares Zeitalter. Suhrkamp, Frankfurt am Main

18

Die Kunst (Malerei) des Alters – das Altern der Kunst

Richard Klammer

Meine Seele hat es eilig.
Ich habe meine Jahre gezählt und festgestellt, dass ich weniger Zeit habe, zu leben, als ich bisher gelebt habe. Ich fühle mich wie dieses Kind, das eine Schachtel Bonbons gewonnen hat: Die ersten isst es mit Vergnügen, aber als es merkt, dass nur noch wenige übrig sind, beginnt es sie wirklich zu genießen.

Ich habe keine Zeit für endlose Konferenzen, bei denen die Statuten, Regeln, Verfahren und internen Vorschriften besprochen werden, in dem Wissen, dass nichts erreicht wird. Ich habe keine Zeit mehr, absurde Menschen zu ertragen, die ungeachtet ihres Alters nicht gewachsen sind. Ich habe keine Zeit mehr, mit Mittelmäßigkeit zu kämpfen.

Ich will nicht in Besprechungen sein, in denen aufgeblasene Egos aufmarschieren. Ich vertrage keine Manipulierer und Opportunisten.

Mich stören die Neider, die versuchen, Fähigere in Verruf zu bringen, um sich ihrer Positionen, Talente und Erfolge zu bemächtigen.

Meine Zeit ist zu kurz, um Überschriften zu diskutieren.

Ich will das Wesentliche, denn meine Seele ist in Eile. Ohne viele Süßigkeiten in der Packung. Ich möchte mit Menschen leben, die sehr menschlich sind.

R. Klammer (✉)
Magdalensberg, Österreich

Menschen, die über ihre Fehler lachen können, die sich nichts auf ihre Erfolge einbilden. Die sich nicht vorzeitig berufen fühlen und die nicht vor ihrer Verantwortung fliehen.

Die die menschliche Würde verteidigen und die nur an der Seite der Wahrheit und Rechtschaffenheit gehen möchten.

Es ist das, was das Leben lebenswert macht.

Ich möchte mich mit Menschen umgeben, die es verstehen, die Herzen anderer zu berühren.

Menschen, die durch die harten Schläge des Lebens lernten, durch sanfte Berührungen der Seele zu wachsen.

Ja, ich habe es eilig, ich habe es eilig, mit der Intensität zu leben, die nur die Reife geben kann.

Ich versuche, keine der Süßigkeiten, die mir noch bleiben, zu verschwenden.

Ich bin mir sicher, dass sie köstlicher sein werden als die, die ich bereits gegessen habe. Mein Ziel ist es, das Ende zufrieden zu erreichen, in Frieden mit mir, meinen Lieben und meinem Gewissen.

Wir haben zwei Leben, und das zweite beginnt, wenn du erkennst, dass du nur eins hast.

(Mario de Andrade, es „Tempo que foge!" („Die Zeit, die flieht!" bzw. „Meine Seele hat es eilig!"))

18.1 Kunst und Alter: eine persönliche Reise durch Zeit, Schaffen und Weisheit

Ich und die Welt stehen seit jeher in einer besonderen Beziehung. Schließlich bin ich ein Teil von allem, das seinerseits zu einem Teil von mir geworden ist. Auch mein Schaffen legt davon Zeugnis ab. All die bereichernden Eindrücke und Einflüsse von außen, einmal aufgenommen in die Innerlichkeit, werden in einer individuellen Spiegelung, in einem persönlichen Abbild der Außenwelt wieder zurückgegeben: als ein ästhetisches Geschenk, zur gegenseitigen Bereicherung, zur Mehrung des Schönen. So schließt sich der Kreis, der auch ein Kreislauf ist.

Mir selbst genügt es allemal, dass ich bin, wie ich bin, und in meine Werkstatt stiefle, wenn mich ein abgelegter Pinsel ruft. Das Leben benötigt an sich keine Theorie, um gelebt zu werden, und auch keinerlei Rechtfertigung. Und doch lässt sich gedankenlos weder wahrlich leben noch wahre Kunst betreiben. Einzugehen ins große Ganze, indem man künstlerisch die Trennung zwischen dem Ich und der Welt überwindet, schöpferisch in einen Einklang zu kommen mit dieser menschlichen Grundgetrenntheit als einer Grenze, indem man ihr nachspürt und ihr malerisch Ausdruck verleiht, und eine Grenzenlosigkeit zu erfahren, die aus der Symphonie der Farben und Formen schöpft – all das verbindet mich untrennbar mit dem, was mich umgibt.

Von Beginn an hatte ich alles in mich aufgesogen, was mir meine Lehrer und Professoren über die Malerei vermitteln konnten. Mein Weg führte mich an die Akademie der bildenden Künste in Wien, wo ich das Privileg hatte, bei Professor Markus Prachensky zu studieren, einem Meister des *Informel*. Diese Kunstrichtung, die die traditionellen Bildstrukturen auflöst und die spontane Malerei als expressiven Akt in den Vordergrund stellt, zog mich in ihren Bann.

Der Starre klassischer Formvollendung entgegen stand da der Ausbruch in die Beweglichkeit aller Formen, jenseits des Figurativen, jenseits auch von irgendwelchen Prinzipien der Komposition. Naturgemäß widmete ich mich ebenso der abstrakten Malerei und arbeitete mich intensiv daran ab. Jene Jahre waren geprägt von einer Leidenschaft für die Freiheit der Form und von ungebändigter Energie künstlerischen Ausdrucks. Frei schien mir damals die Formlosigkeit und am freiesten, versteht sich, meine Spontanität.

Doch das Leben unterliegt einem immerwährenden Wandel, und so führte mich mein Weg nach dem Diplom 1991 fort vom freien Kunstmarkt und hin zur Musik. Ich entdeckte meine Liebe zu Instrumenten, verrauchten Abenden und dem Zusammenspiel aller, quer durch die Rhythmen und Töne. Die ersten Reisen und Konzerte ließen nicht lange auf sich warten. Ob Schlagzeug, ob Trompete, mehr und mehr wurden meine Instrumente zu Erweiterungen meiner selbst, zu einem Bestandteil von mir und meiner Lebenswelt. Es war eine wunderbare Erfahrung, im Kreativen ganz Gefühl, eine Zeit, so lebensfroh wie die Jugend, kurzum eine Phase des Suchens nach neuen Ausdrucksweisen. Und obwohl diese Suche richtig und wichtig war, spürte ich tief drinnen, dass meine Malerei hier noch nicht das letzte Wort gesprochen hatte. Im Jahr 2000, nachdem mir unverhofft ein großes Atelier in Kärnten angeboten worden war, erwachte der Drang zu malen erneut in mir. Mit diesem neuen Raum begann sich auch mein Malstil zu verändern. Sowohl Räumlichkeit als auch Örtlichkeiten bergen bekanntlich eine je eigene Magie.

Ehe ich mich versah, entstanden die ersten Landschaftsbilder, und mein Blick für die konkrete Malerei schärfte sich zunehmend. Es handelte sich um ein Spiel der Gegensätze: „abstrakt" als Ausdruck der Freiheit versus „konkret" als Erzählung einer Geschichte im Bild. Dieser Spannungsbogen prägte fortan mein künstlerisches Schaffen.

Mit den Jahren bemerkte ich einen Wandel in meiner Beziehung zur Kunst und zur Welt um mich herum. Mein Blick auf die Dinge war, wie bei so vielen, zunächst ein bestimmter und danach ein anderer, mit der Zeit gewachsen, von allein, so leise wie Grashalme. Etwas in mir hatte sich gesetzt. Der unstillbare Drang, jedwede Emotion, jede flüchtige Idee sofort auf die Leinwand zu bannen, wich einer stillen, tiefen Betrachtung. Nichts könnte falscher liegen, als darin eine Art von Kälte zu vermuten, etwa im Sinne von Erkalten des Schaffensdrangs oder Versiegen der Inspiration. Im Gegenteil: Die persönliche Veränderung stellte eine Form der Verfeinerung dar, eine ruhigere, gelassenere Art, die Welt zu betrachten und in meiner Kunst widerzuspiegeln.

Diese Verfeinerung schlug sich, wie zu erwarten, in meinem Schaffensprozess nieder. Auf meinem Weg von der Kontemplation zur Praxis, vom inneren Prozess zum gewachsenen Urteil, vom kleinen Ich zur großen Welt hatte ich gelernt, dass nicht jedes meiner kreativen Lüftchen, wie gesagt, einer unmittelbaren Verewigung auf der Leinwand wert war. Das Zusammenwirken von Farben und Schatten, von Flächen, Tiefen und Linien verkörpert mehr als die Besonderheit des Augenblicks und mehr auch als die Summe seiner zufälligen Elemente. Ich begriff, dass manche Gedanken und Gefühle reifen müssen, bevor sie im Werk manifest werden können. Die Zeit, die es braucht, tut einem Werk, das entstehen soll, gut. Die Zurückhaltung, die ich mittlerweile praktiziere, ist dahingehend keine Einschränkung, sondern eine bewusste Entscheidung, Raum für das Wesentliche zu lassen. Es ist sozusagen die „stille Sprache der Leere", die meine Werke nunmehr prägt: ein Ausdrücken des Unsichtbaren, das durch den Raum zwischen den Linien sichtbar wird.

Der Übergang von der abstrakten zur konkreten Malerei spiegelt, wie ich finde, die Reife wider, die das Leben mit sich bringt. Dies mag für manche Ohren altväterlich klingen, aber es ist die Wahrheit. In meinem geräumigen Atelier in Kärnten, umgeben von viel Natur, fand ich eine neue Ausdrucksform, neuartige Pfade zur Selbstentfaltung. Die natürliche Inszenierung allein schon ist inspirativ: der moosbewachsene Apfelbaum, der im Morgenlicht mit Tau bedeckt glitzert, das satt- warme Grün, das in ein schimmerndes Grau übergeht, bevor die ersten Sonnenstrahlen es durchdringen. Derlei Details der Natur begannen, die Geschichten meiner Kunst mit zu erzählen.

Das Natürliche und das Künstlerische hängen eigentümlich zusammen, und im Erhabenen finden sie oft zueinander. Um beides zu genießen, braucht es jedenfalls Feingefühl. Immanuel Kants Begriff der Erhabenheit wäre auch außerhalb ästhetischer Theorien vielleicht nützlich oder populärer, wenn der gute Mann bloß ein bisschen verständlicher und weniger sperrig geschrieben hätte.

Der Natur ist es egal, sie selbst scheint da recht unsentimental zu sein. Und dennoch sind ihre knallroten Rosen, die sich über die blass-gelbe Fassade des alten Bauernhauses in unserem Garten ranken, nicht nur ein Bild des Lebens, sondern auch eine zeitlose Metapher für die Kraft der Natur, die in ihrer schönsten Form erblüht, wenn sie Zeit hat zu wachsen und die Möglichkeit zu gedeihen. Nicht umsonst hatte Leonardo Da Vinci einst behauptet, dass die Natur der fähigste Maler und größte Künstler sei und man von ihr lernen könne.

Wenn ich über mein künstlerisches Schaffen nachdenke, finde ich in den Werken von Claude Monet mehr als nur eine Anregung. Monet, der Meister des Lichts, schuf seine späten Werke in intensiver Auseinandersetzung mit der Natur in seinem Garten in Giverny. Auch ich finde in meinem Garten, der mehr ist als nur ein Stück Land, eine unerschöpfliche Quelle der Inspiration. So wie Monet die subtile Veränderung des Lichts und der Farben in seiner Umgebung einfing, entdecke auch ich im täglichen Wandel meines Gartens immer wieder neue Impulse für meine Kunst.

Alles Natürliche inspiriert, nicht zuletzt, weil es einen zu überwältigen weiß, zu beeindrucken, wörtlich mit Eindrücken zu überhäufen – im ewigen Vibrato des Lebendigen, wie Monet selbst es im Flimmern seiner Farbtupfer impressionistisch andeutet. Man denke nur an seine unterschiedlichen Heuballenbilder und die gefühlte Lebendigkeit, die sie malerisch vermitteln. Der Natur wohnt zugleich eine Sanftheit der Veränderung inne, die man erst zu erahnen beginnt, wenn man eines Morgens aufsteht und das gestern noch knospende Bäumchen über Nacht in voller Blütenpracht steht, um sich der Sonne entgegenzustrecken. Zwar hat es sich angekündigt, ist dann aber doch sehr rasch passiert! Nach dieser Fasson erwacht eines Tages unerwartet, nachdem sie im Hinterkopf gereift ist, die kreative Kreation in ganz konkreten Konturen, und ein Werk kann, ohne es zu erzwingen oder einer impulsiven Beliebigkeit auszuliefern, auf sanftem Wege Gestalt annehmen.

Monets späte Seerosenbilder, in denen er die Veränderungen des Tages- und Jahresverlaufs festhielt, erinnern mich daran, wie auch ich die Vielfalt meines Gartens immer wieder neu entdecke. Jeder Tag bringt eine andere Stimmung, jedes Wetter eine neue Farbpalette, und dieser ständige Wechsel hält meine Kreativität lebendig. Die ruhige Betrachtung und geduldige Beobachtung sind für mich der Schlüssel zu einem tieferen Verständnis der Welt und meiner Kunst geworden. Diese Betrachtung nun führt mich zur Frage der Altersmilde: einer Gelassenheit, die mit den Jahren entsteht und den Unvollkommenheiten des Lebens mit Nachsicht begegnet. Eine Gelassenheit, tief verwurzelt in der Beobachtung menschlichen Verhaltens, spiegelt sich in meiner Kunst wider, wo sie als Ausdruck einer reifen, reflektierten Sichtweise erscheint. Dies ist kein Versuch einer Entschuldigung für das Abkoppeln von der restlichen Welt, was nicht der Fall ist, auch kein biedermeierlicher Eskapismus und kein asketischer Rückzug, sondern eine Art radikaler Akzeptanz plus Reflexion. Mit anderen Worten: Ich lasse die Welt voller Wunder und bildgewaltig, wie sie ist, einwirken und gebe mir selbst Zeit dafür.

In der Kunst zeigt sich die Altersmilde im Oeuvre älterer Künstler, deren Stil sich von der intensiven Suche nach Perfektion oder Innovation zu einer sanftmütigen, ruhigeren und beruhigenden Qualität entwickelt hat. Diese Künstler, zu denen ich mich aus den besagten Gründen zähle, behandeln ihre Themen mit mehr Ruhe und weniger Drang zur Selbstbestätigung. Es ist die Akzeptanz der wirklichen Welt ohne Zusätze, die in diesen Werken spürbar wird, und ein tiefes Einverständnis mit den natürlichen Rhythmen des Lebens. Eingangs habe ich davon gesprochen, dass in der Beziehung vom Ich zur Welt die darin gezogene, grundlegende Grenze, dass diese fundamentale Getrenntheit überschritten und durch das Schaffen von Kunst zur Auflösung gebracht werden kann. Kunst zu produzieren – zum einen verstanden als Arbeit mit der Vorstellungskraft und zum anderen als Arbeit mit Materialien, oder wie Friedrich Schiller sagt, Kunst zu betreiben als „ernstes Spiel", als „Ernst im Inhalt" und „Spiel in der Form" –, fällt um einiges leichter, wenn ein inneres Aussöhnen mit der bestehenden Welt stattgefunden hat. Wie sonst ließe sich eine andere Welt, ob real oder fiktiv, überhaupt denken oder erschaffen!

Die Altersmilde aber, und es gibt sie, sie bringt für den Künstler eine Veränderung im kreativen Prozess mit sich. Die Dramatik und Dynamik früherer Jahre weichen einer selbst gewählten Einfachheit, die in ihrer Ausdruckskraft umso stärker erscheint. Auch auf die Gefahr hin, mich zu wiederholen: In der Reife ruht eine antiperfektionistische Tendenz. Nicht jeder Pinselstrich ist heilig. Nicht ein jeder muss, was auch immer das heißen soll, „perfekt" sein; so viel Verkrampftheit schadet letztlich der Malerei. Diese Veränderung spiegelt nicht nur eine Anpassung an physische Einschränkungen oder einen altersgemäßen Energiehaushalt wider, sondern eine durchaus bewusste Entscheidung, den Fokus auf das Wesentliche zu legen. Es geht um ein Nachspüren dessen, was zählt, um ein natürliches Füttern des Feingeistes, um ein breit angelegtes Einlassen. Es ist eine Reifung, die sich sowohl in der Kunst als auch im Leben manifestiert und es uns erlaubt, mit Tiefenentspannung und Tiefgang neuerdings tätig zu werden.

18.2 Freiheit und Erneuerung als Ausdrucksformen des Alters

Die beschriebene Entwicklung ist nicht nur in meinem eigenen Tun, sondern auch in den Werken vieler großer Künstler nachweisbar. Henri Matisse beispielsweise fand in seinen späten Jahren trotz gesundheitlicher Einschränkungen eine neue Ausdrucksform in der Technik der „Papiers Découpés". Darin sprach er von einer Freiheit, die ihm das Alter brachte, „mit Farbe zu zeichnen". Diese Freiheit, geboren aus der Notwendigkeit, sich auf neue Materialien und Techniken einzulassen, zeigt selbstredend, dass das Alter nicht nur Verlust, sondern auch Gewinn sein kann: eine neue Perspektive, die weniger vom Druck angeblicher Perfektion und modischer Imperative bestimmt wird, sondern getragen ist von genuiner Erkundung und der Freude am kreativen Ausdruck.

Pablo Picasso, ein weiterer Großmeister, der mit seiner kubistischen Pionierarbeit Geschichte geschrieben hatte, reflektierte nachher über die Freiheiten, die ihm das Älterwerden gebracht hatte. Seine Spätwerke, durchdrungen von einem jugendlichen Experimentiergeist, veranschaulichen, wie das Alter den kreativen Prozess regelrecht befreien kann, indem es den Künstler ermutigt, Risiken einzugehen und bislang unbeschrittene Wege zu erkunden. Picasso sah das Alter als Gelegenheit, die Kunst aus einer neuen, weniger eingeschränkten Perspektive zu betrachten, einer Perspektive nämlich, die sich auf den Ausdruck und die Experimentierfreude konzentriert. Seine uferlose Schnellmalerei im Alter, vom Publikum aufgrund falscher Erwartungshaltungen leider nicht immer positiv aufgenommen, sein ganzes damaliges Schaffen mit all den erotisch-laxen Sujets oder eigensinnig-poppigen Abwandlungen klassischer Motive bewirkte in der schieren Menge des Geschaffenen, dass einige Kunstkritiker, wüst vor sich hin psychologisierend, bei ihm eine Angst vor dem Tod herauslesen wollten, anstatt darin seine Liebe zum Leben zu erkennen: dass hier ein Künstler bis in seinen Lebensabend hinein sich gerne selbst entdeckt, neu erfindet und weiter entfaltet.

Auch Rembrandt van Rijn bot in seinen späten Selbstporträts eine ungeschönte, ehrliche Sicht auf das Altern. Das Authentische, Ehrliche, Echte mag in dieser Hinsicht nur für kunstgeschichtlich Blinde ein leeres Schlagwort sein. Seine Werke zeigen eine tiefe emotionale und psychologische Intensität, die die menschliche Bedingung, die „conditio humana", mitbedenkt und abbildet: das Altern, das Leiden und den Tod. Diese Porträts sind nicht nur Kunstwerke, sondern auch philosophische Stellungnahmen bzw. Reflexionen über die Existenz als solche.

Jahrhunderte vor Picasso hatte Rembrandt seinen Malstil im Alter umgekrempelt, und auch diese Gemälde genießen beim Kunstpublikum in der Regel einen schlechten Ruf – zu Unrecht, wie ich meine. Seine späten Porträts verabschiedeten sich vom Zwang zur Präzision, wurden im Gegenzug indes der Ungenauigkeit und Lieblosigkeit bezichtigt. Für viele Kritiker galt angesichts ihrer oft engen, allzu technischen Bezugsrahmen heraus Rembrandts Farbauftrag in der Endphase als ungewohnt patzig und grob, seine freie Spachteltechnik beim Malen von Gewändern als kaum kunstfertig, und die spießigsten unter den Kunstkritikern können bis heute nicht verkraften, dass der große Rembrandt mit dem spitzen Holzstück seines Pinsels, um Himmels willen, Furchen in seine dick aufgetragenen Farbpatzen geritzt hatte. Ich sehe das anders und denke mir dabei: Was für ein inneres Freisein! Welch wertvolle Gabe der Reife!

Gustav Klimt wiederum, der in seiner gesamten Schaffenszeit nie ein Selbstporträt gemalt hatte, sprach gegen Ende seines Lebens davon, wie seine Kunst nach und nach eine direktere, spirituellere Ausrichtung annahm. Die dekorativen Elemente, die seine frühen Werke kennzeichneten, wichen einer intensiveren Auseinandersetzung mit der Natur und dem Leben. Seine späteren Werke geben eine Reduktion in der Farbpalette sowie eine stärkere Konzentration auf die Essenz der Motive preis – was insgesamt ein tieferes Verständnis und eine intensivere Verbindung zur Welt offenbart.

Es geht mir, wenn ich Bezug auf andere Künstler vor mir nehme, keineswegs um Namedropping. Meine Absicht ist eine andere, insofern als sich auch aus fremden Erfahrungen klüger und weiser werden lässt. Gerade die Vergangenheit bietet diesbezüglich eine Fundgrube an Vergleichen, Bezügen und Einsichten. Mein Eingehen auf vergangene Meister soll aus der Chronologie der Werke die Diachronie ihrer Schöpfer hervorheben und, wenn möglich, illustrieren, was es artistisch beinhaltet, eine altersbedingte Entwicklung durchzumachen.

Interessant ist das Beispiel von Georgia O'Keeffe, einer der am heutigen Kunstmarkt wohl begehrtesten und teuersten aller Kunstikonen. Als Greisin hatte sie, bereits mit ihrer Sehkraft kämpfend, einerseits die Wasserfarben sowie Kohle und Bleistift für sich entdeckt – und zum Schluss ganze Bildzyklen geliefert. Ihr vermehrtes Reisen mit dem Flugzeug löste andererseits eine Phase des Malens von überdimensionalen Wolkenformationen aus. Obwohl sie in ihren späten Jahren fast vollständig ihr Augenlicht verlor, fand O'Keeffe trotz dieser Einschränkung neue Wege des kreativen Ausdrucks. Ihre Hinwendung zur Arbeit mit Ton zeigt auf beeindruckende Weise, dass das Altern den kreativen Prozess zwar verändern und ummodeln kann, ihn selbst aber nicht notwendigerweise einschränken muss. Vielmehr mag es den Künstler dazu bringen, andere und andersartige Formen und Techniken zu entdecken, die seine künstlerische Sprache befruchten.

Joan Miró, ein weiterer Künstler, der das Älterwerden als eine Phase der Befreiung empfand, ließ sich auf eine spielerische und unkonventionelle Kreativität ein, die seine späten Werke prägt. Dem Bejahrten fehlte, ganz anders als vielen Jüngeren, nicht der Mut, aus Protest gegen die Kommerzialisierung der Kunst seine mit Bunsenbrenner zerstörten „Verbrannten Leinwände" als Herzensprojekt zu wagen. Vom malerischen Aspekt her entschied er sich in der Spätphase für satte, reine Farben und stark eingesetztes, ungetrübtes

Schwarz. Zu guter Letzt verarbeitete er künstlerisch, wie es in Katalonien Tradition war, Wandteppiche und entwarf Bühnenbilder für das Theater. Miró zeigt seinerseits auf, dass das Alter nicht das Ende, sondern der Beginn einer neuen, freien Phase des Schaffens sein kann, in der die Normen und Erwartungen der eigenen Jugend abgelegt werden und Raum für eine tiefere, authentischere Ausdrucksform geschaffen wird.

Auf der einen Seite steht eine kulturell verankerte Denkgewohnheit, die als Schablone im Alterungsprozess lauter Verfall, Grenzen und Grenzziehungen sieht, und auf der anderen Seite, wo ich mich verorte, eine philosophische Denkweise, die demgegenüber die innere Grenzüberschreitung und Überwindung der Getrenntheit von der Welt als Akt seelischer Befreiung betont. Zum Teil ist es immer auch eine Sache der persönlichen Entscheidung, eher auf dieses als auf jenes zu achten. Ich habe mich entschieden. Diese großen Künstler haben mir gezeigt, dass das Altern nicht nur mit Begrenzungen und Einschränkungen verbunden ist, sondern auch ungeahnte Möglichkeiten und Perspektiven eröffnet. Ihre Reflexionen über das Alterswerk bieten kostbare Einblicke in den kreativen Prozess und die Evolution der Formen, in denen man sich im Laufe eines Menschenlebens künstlerisch ausdrückt. Es ist diese ständige Bereitschaft zur Veränderung, zur Anpassung und Erneuerung, die das menschliche Dasein mitsamt der Kunst so reich und bedeutsam macht.

Dieser Gedanke der Erneuerung hatte auch mich in einen neuen Lebensabschnitt geführt. Im Jahr 2024 zog ich mit meiner Frau aufs Land, um der Stadt und dem hektischen Puls ihres Treibens ein Stück weit zu entfliehen. Nicht nur der Wunsch nach Ruhe hatte uns angetrieben, sondern auch die Sehnsucht nach einer tieferen Verbindung zur Natur, nach einer allgemeinen Entschleunigung, die es uns erlaubt, das Leben in all seinen Facetten bewusster zu erleben. Bewusstheit bedeutet aber, dass der Faktor „Zeit" ins Spiel kommt, denn dem Bewusstwerden und Begreifen geht ein Beobachten und Beachten voraus, und dies braucht vor allem Zeit. In der modernen Nervosität urbaner Existenz ist Zeit – im Sinne von Muße – kaum zu finden. Die Uhren auf dem Land ticken anders: langsamer, bedächtiger, fast ergebener. Die Umstellung der Umgebung hat einiges ausgelöst. Das natürlichere Umfeld hatte das künstliche endlich abgelöst. Eingebettet in zahllose Geräusche der Natur, vom Singen der Vögel über das Rascheln der Blätter im Wind bis zum fernen Echo eines vorbeiziehenden Sturms, hat uns der Umzug insgesamt einen neuen Blick auf die Welt eröffnet.

Dieser Schritt bedeutete auch, Abschied zu nehmen von meinem langjährigen Stadtatelier, der „Favela" – einem Ort der Stille und Bewegtheit, der Malerei und Kommunikation, der mir viele Jahre lang als kreativer Knotenpunkt diente, an dem sich Theater, Musik und bildende Kunst begegneten und verschmolzen. „Gasthaus ohne Einnahmen – kommen Sie nicht zu uns, kommen Sie zu sich!", sei die Favela, neigte meine Frau an regen Tagen voller Besucher zu scherzen. Jedenfalls war es ein lebendiger Raum, eine Drehscheibe der Ideen und, so gesehen, auch ein Schmelztiegel der Künste, der mir entscheidende Begegnungen und Inspirationen beschert hatte.

Doch so wertvoll und fruchtbar diese Zeit auch war, spürte ich in mir den Wunsch nach einem weiteren Kapitel, einem Ort, der mir eine Ruhe und Ausgeglichenheit bieten würde, die ich für die neuen Aufgaben in meiner Kunst suchte. Es war der Augenblick, in dem ich erkannte, dass das Leben und die Kunst sich stetig weiterentwickeln müssen – und dass wir manchmal Abschied nehmen müssen vom Alten, um Platz zu schaffen für Neues. Selbstverständlich weiß ich, wie entweder esoterisch oder politisch diese Aussage unter Umständen klingen könnte, nämlich wie „vor der Erleuchtung die innere Reinigung" oder „eine neue Welt auf den Trümmern der alten" und dergleichen mehr.

Keines von beidem trifft gänzlich zu, so viel Wahres sich darin auch jeweils verbergen mag. Es überrascht hin und wieder, wie innig die Beziehung ausfällt zwischen dem Altern der Kunst und der sprichwörtlichen Kunst des Alterns. In den meisten Künsten verhält es sich in der Regel so, dass einstmals neue Ausdrucksformen, nachdem sie in Mode gekommen, kurz ein Hoch erleben, alsdann nachgeahmt werden und irgendwann selbst alt, alltäglich und abgegriffen wirken. Ein *schwarzes Quadrat* würde hier und jetzt, im digitalen 2025 sicherlich keinen solchen Eindruck mehr schinden wie jenes von Kasimir Sewerinowitsch Malewitsch im Jahre 1915. Manche Ausdrucksformen haben ein sowohl natürliches als auch ein vorläufiges Verfallsdatum, analog zu den Zyklen der Natur. Ab da beginnt notgedrungen die neuerliche Suche nach frischen, künstlerischen Formeln und Formen, nach anderen Materialien und neuen Themen und Techniken.

Was ich aus diesem naturhaften Altern der Kunst zu bergen hoffe, ist die hohe Kunst des Alterns. Künstlerisch äußert sie sich, wie gesagt, als fortwährende Selbsterfindung und als bewahrte Offenheit. Als Künstler kann man nicht an einem bestimmten Punkt zum Stehen kommen und selbigen auch noch für die Kulmination seines Schaffens und Lebenssinns halten. Stillstand ist eben das Gegenteil von Leben, auch in geistigen Belangen, geschweige denn bei einem so erhabenen Handwerk wie der Malerei. Im Weiterziehen des gesellschaftlichen Lebens, in sich ständig verändernden Verhältnissen bleibt die Kunst nicht davor verschont, immer wieder aufs Neue Stellung zu nehmen: zum unaufhörlichen Wandel, zur Suche nach dem Bleibenden, zur Stellung des Einzelnen in alledem, zur Welt als Ganzes.

Und es wiederholt sich immer wieder, von einer Generation zur nächsten, und jedes Mal auf einer höheren oder zumindest auf einer völlig anderen Ebene. Kurz, die Kunst bleibt unsterblich, solange es Menschen gibt: autonom denkende, fein fühlende, schöpferische Wesen. Ohne die am Land gewonnene Altersgelassenheit hätte ich die Tragweite dieses in der Natur der Dinge verwurzelten Prinzips wahrscheinlich nie vollends beurteilen und schätzen lernen können. Des Pudels Kern: die Unsterblichkeit menschlichen Schöpfergeists, im Großen wie im Kleinen, in Anlehnung an die unversiegbare Kraft der Erneuerung bei Mutter Natur. So verliert man auch die Angst vor der Endlichkeit und söhnt sich aus mit der Vergänglichkeit, der einzig und allein die hinterlassenen Werke zeitlich trotzen.

Neben der erhofften Ruhe in einer ländlichen Gegend, wo tagsüber Habichte am Himmel kreisen und abends die Grillen unermüdlich zirpen, kam ich zu einer Wertschätzung für die sogenannten kleinen Dinge des Lebens. Die alltäglichen Wunder der Natur, die in der Hektik der Stadt leicht übersehen werden, traten in den Vordergrund meiner Wahrnehmung und meines Erlebnisstroms. Die natürlichen Phänomene erzeugten eine tiefe Resonanz in mir: mein knorriger, alter Apfelbaum und sein herrlich kakofonisches Blätterrauschen, die im Sommer von Schmetterlingen übersäte Hecke mitsamt dem Summen von Mücken und Bienen, das alljährliche Aufblühen meiner Rosenbüsche usw.

18.3 Wahre Kunst und wahres Leben brauchen Zeit zum Reifen

Vor allem die Rosen erinnern mich daran, dass wahre Kunst und wahres Leben Zeit brauchen, um zu reifen, und dass diese Zeit, wie Maria Lassnig es treffend formulierte, der wahre Luxus sei: „Man muss Zeit verschwenden können. Man muss eine Fülle von Zeit haben, damit man etwas machen kann. Das ist der richtige Luxus." Diese weisen Worte begleiten mich in meinem Neuanfang auf dem Land. Für mich haben sie eine neue Bedeutung erlangt, nämlich, Zeit nicht als etwas anzusehen, das uns entgleitet, und auch nicht primär als Geld, wie dies die Amerikaner mit ihrer Reduktion auf „Time is money" propagieren, sondern als einen einzigartigen Verbündeten, der es uns erlaubt, in die Tiefe zu gehen, den Kern der Dinge zu erfassen und sie in der Kunst mit einer persönlichen Note festzuhalten. Der Luxus, sich diese Zeit zu nehmen und sie ohne Eile zu nutzen, ist es, was mir erlaubt, in meinem Garten, einem Atelier unter freiem Firmament, neue Inspiration zu finden und meine Kunst auf eine sinnvolle Tiefenebene zu bringen.

Ich trachte gewissermaßen nach einer Poetik des Seins, deren Hauptmerkmal eine *Autopoiesis* des Erschaffens zu sein scheint, die sowohl der Natur als auch der Kunst gemein ist: eine spontane Selbstorganisation, die aus sich schöpft und sich selbst produktiv bejaht. Autopoietische Systeme definieren und regenerieren ihre eigenen Grenzen durch fortlaufende, selbstorganisierte Prozesse, heißt es auf Wikipedia. Die Erklärung ist sprachlich nicht unbedingt nach meinem Geschmack; sie ist mir zu technisch und daher zu eng gefasst. Grenzen an sich sind stets nur einstweilig. Das Leben – so würde ich es vereinfachen – speist sich aus dem Lebenswillen und die Kunst aus dem künstlerischen Zugang.

Also werde ich weiter malen, weiter produzieren, weiter da sein und leben, am besten bewusst und in der Überzeugung, dass die wahre Kunst des Alterns darin besteht, die Zeit nicht als Feind, sondern als eine Art Verbündeten zu sehen, der uns hilft, im Leben, so kurz wie es in Summe ist, das Wesentliche vom Unwesentlichen zu unterscheiden, Letzteres zu meiden, Ersteres zu erfassen und in meiner Kunst widerzuspiegeln. In jedem Pinselstrich, in jeder Farbwahl, in jedem Werk, das entsteht, spiegelt sich diese Reise wider, die nie endet, sondern sich weiter und immer weiter entfaltet, so wie alles Lebendige. Das Erschaffen von Kunstwerken gehört meiner Meinung nach zum *Savoir-vivre*, womit ich nicht gutes Benehmen und Angepasstheit der Umgangsformen meine, sondern zuallererst Psychohygiene.

Jeder Augenblick, den ich in der Stille und im Frieden meines Gartens verbringe, ist noch ein Schritt auf dieser Abenteuerreise, ein weiteres Kapitel in einer Geschichte, die von der Verbindung zwischen Mensch und Natur, zwischen Zeit und Kunst erzählt. Es ist diese Geschichte, die ich in meinen Werken einzufangen versuche: die Geschichte eines Lebens, das durch die Kunst des Alterns an Tiefe und Bedeutung gewinnt und durch jede kreative Entscheidung und fertiggestellte Leinwand weitergeschrieben wird. So ist der wilde Bach in mir nach und nach zu einem breiten Fluss angeschwollen. Als selbst auferlegtes Projekt erinnert es mich auch daran, wie andere große Künstler im fortgeschrittenen Alter ihre je eigene, verquere Version dieser Kunst des Alterns herausbildeten. Sie alle haben die Herausforderung angenommen, in ihren späteren Jahren nicht nur weiterhin zu malen, sondern ihre Kunst nichtsdestotrotz zu vertiefen.

Viele begannen, dem Malen entspannter zu begegnen: wie etwa der späte Tizian, dessen revolutionäre Hauptmittel der Bildproduktion nicht Form, Punkt und Linie, sondern Licht, Schatten und Farbe waren. Zum Lebensende hin gewannen bei ihm die Farbmaterie an Teigigkeit, seine Pinselführung an Offenheit und die monochrome Farbigkeit an Wiedererkennungswert, vor allem dadurch, dass Tizian seine schummrigen Spätwerke ab und an mit reinen Farben kontrastierte und stilistisch sehr bewusst die Teilbereiche ungleichmäßig ausführte. Auch ihm, dem leuchtenden Stern der Renaissance, attestierten manche Kritiker – wahrscheinlich aus einer perfektionistischen Werteskala heraus – ein altersbedingtes Nachlassen künstlerischer Qualität.

Dabei haben Künstler oft ihre eindrucksvollsten Werke in einer Phase ihres Lebenswegs realisiert, in der andere längst die Keilrahmen, Farbtuben und Haarpinsel zur Seite legen. An dieser doch sehr individuellen Kreuzung wird Kunst zur Weisheit. Nicht der Drang nach Neuheit, bekannt auch als „leeres Neuerertum" und kommerzielle „Originalitätssucht", sondern ein tiefes Verständnis für das Wesentliche treiben mich an. Wesentlich ist in diesem Zusammenhang die Frage, wie ich denn tatsächlich leben und tätig sein möchte. Die Fragestellung überhaupt ist vielen fremd – und meistens umso fremder, je älter sie werden! Es schreckt mich, wenngleich es mich nicht wundert. Diesen degenerativen Prozess, der sich großer Beliebtheit erfreut, wollte ich um jeden Preis vermeiden, versteht sich.

Die Natur und die Jahreszeiten, die in meinem Garten so deutlich zu spüren sind, lehren mich viel über den entgegengesetzten Prozess, einen regenerativen, für den ich mich entschieden habe. Der Zyklus von Wachstum, Blüte, Verfall und Erneuerung, der sich Jahr für Jahr wiederholt, ist ein lebendiges Sinnbild für das menschliche Dasein. Im Frühling, wenn die Natur erwacht, gebe ich dem innigen Bedürfnis nach, meine Energie in neue Projekte zu stecken. Im Sommer, wenn alles in voller Naturpracht steht, genieße ich die Fülle der Möglichkeiten und sammle, wenn ich nicht gerade arbeite, Eindrücke. Der Herbst bringt eine Zeit der Nachdenklichkeit und der Ernte – nicht nur im Garten, sondern auch in meinem künstlerischen Schaffen. Und im Winter, wenn die Natur sich schlafen legt, finde ich Zeit für tiefere, innere Arbeit und die Vorbereitung auf das, was als Nächstes kommt.

„Die Malerei ist ein Enkelkind der Natur", sagt Rembrandt treffend. Wie wahr! Die natürlichen Rhythmen haben mir geholfen zu verstehen, dass das Altern kein lineares Fortschreiten darstellt, sondern einen Zyklus, der uns prinzipiell immer wieder die Möglichkeit bietet, neu anzufangen. Ob wir diese Möglichkeit auch wahrnehmen, ist ein anderes Paar Schuhe. Der Neuanfang aber, von dem ich gesprochen habe, impliziert nicht, dass völlig neu und insofern von Null begonnen wird, denn auch das Neue zehrt vom Alten und baut darauf auf – von der persönlichen Erfahrung über das gesellschaftlich Erlernte bis zu vorangegangenen Testläufen aller Art, sondern ich verwende „neu" allem voran in einem lose philosophischen Sinne als neuerliches Staunen, bereitwilliges Einlassen und kühnes Ausprobieren.

Es ist, wenn ich an die Natur als Lehrmeisterin denke, in der Tat ein Kreislauf, der uns daran erinnert, dass jede Phase des Lebens ihre eigene, spezifische Schönheit und Signifikanz hat. So wie die Natur uns im seiltänzerischen

Kampf gegen die Entropie jeden Tag und jedes Jahr zeigt, dass nach jeder noch so dunklen Nacht ein weiterer Sonnenaufgang folgt, so wie nach jedem Winter wieder der Frühling, so lehrt uns das Altern, dass mit jedem Lebensabschnitt neue Gelegenheiten und sich eröffnende Perspektiven entstehen, und zwar per definitionem.

In dieser Erkenntnis liegt für mich die wahre Kunst des Alterns: im seelischen Vermögen, sich immer wieder neu zu erfinden, ohne seine Wurzeln zu vergessen, aus denen eine Person zur Persönlichkeit herangewachsen ist. Es ist eine allzu menschliche und machbare Kunst, die nicht nur auf Papier, Karton und Leinwand, sondern auch im Alltag selbst praktiziert werden muss. Kurz, es geht darum, den unaufhaltsamen Wandel zu umarmen, ohne ihn zu fürchten, die Vergangenheit zu würdigen, ohne sich von ihr einengen zu lassen, und der Zukunft trotz eines höheren Alters weiterhin neugierig und offen entgegenzutreten. Dass dieser Anspruch nicht zur Floskel verkommt, dazu dient die Organisation des Tagesablaufs unter das Banner eines freien Schaffens. Einem selbst verlangt es in erster Linie ab, sich bewusst Zeit zu nehmen für kreative Prozesse. „Wie man organisiert ist, so denkt man", meinte Jean-Paul Sartre nicht zu Unrecht.

Auf diese Weise – und man verzeihe mir bitte die bäuerliche Metapher – wird das Altern zu einer Ära der Reife, in der die Früchte eines langen Lebens geerntet werden. Es ist die Zeit, in der wir jene Geschichten erzählen, die uns beeinflusst und bewegt haben, und die Weisheit weitergeben, die wir im Laufe all der Jahre gesammelt und, mehr noch, uns erarbeitet haben. Es ist aber auch eine Zeit, in der wir dennoch wachsen und lernen, neue Wege entdecken und uns selbst in einem anderen Licht sehen können. Philosophen nennen es Weisheit, Mediziner sagen Neuroplastizität dazu, und im Bekanntenkreis spricht man schlicht von Weltoffenheit und dem „inneren Kind", das jemand charakterlich behalten habe oder eben nicht. Wo mehr Anpassung und fixe Ideen als Autonomie und Fantasie zu finden sind, wird Älterwerden zu einem Spießrutenlauf der Enttäuschungen und des individuellen Niedergangs. Weder Nietzsches *Amor Fati* noch Kants lebenslange Lernfähigkeit, geschweige denn Joseph Beuys Hinweis, dem zufolge jeder Mensch im Inneren ein Künstler sei, haben dann eine Chance zu beflügeln. In dem Fall fehlt jedweder Bezug dazu. Leute, die es aus diversen Gründen nicht geschafft haben, sich zu dieser Art der künstlerischen Fluidität durchzuringen, trifft man dort, wo von alten Lorbeeren geschwärmt wird – und deren Wegfall im Alter höchstens bedauert.

So wie jeder Gleichklang der Pinselstriche eine Geschichte zu erzählen scheint, so erzählt auch jedes Jahr meines Lebens eine neue Facette dieser spannenden Reise. Es ist eine Reise, die nicht mit dem letzten Bild oder einem letzten Abendmahl endet, sondern die sich in den Werken und Erinnerungen, die ich hinterlasse, fortsetzt. In seinen Werken lebt man weiter; mehr gibt es dazu nicht zu sagen. Folgendes wäre an dieser Stelle aber noch klarzustellen: Die relative Zeitlosigkeit von künstlerischer Güte in einem *Opus magnum* etwa bedingt den Umstand, dass man kulturell in einen Kanon eingeht und damit ins kollektive Gedächtnis eingeschrieben wird. Mir geht es, da mir Ruhmsucht zutiefst zuwider ist, im Gegenteil gar nicht um Ruhm, nicht um ein Hoffen auf Unsterblichkeit und nicht um eine Seligsprechung künstlerischer Eitelkeit, sondern um ein In-sich-Ruhen, um ein Aussöhnen mit Natur und Welt, so verkehrt sie in einem anderen Bezugsrahmen auch sein mag.

Insbesondere für einen Künstler, der einen solchen inneren Auftrag ernst nimmt, liegt es gleichsam in seiner menschlichen Verantwortung, sich selbst auf der Höhe seines Potenzials zu begegnen, um so das Leben in seiner Fülle und Formvielfalt zu bejahen. Das ist meine persönliche Synthese, die das bewusst gelebte Alter mit sich bringt: zu lernen, sich dem Fluss der Zeit anzuvertrauen und die entsprechende Schönheit und Weisheit in möglichst jedem Moment zu feiern, und zwar nicht als ein Krampf künstlicher Ergriffenheit, sondern als Segen poetischen Welterlebens. „Wenn ich male", sagt Edvard Munch, „denke ich nie an den Verkauf. Die Leute verstehen nicht, dass wir malen, um zu experimentieren und um uns weiterzuentwickeln, während wir nach Höherem streben."

Mir bleibt nichts anderes übrig, als damit fortzufahren, meine Geschichte in Bildern zu erzählen, meine Erlebnisse in Flächen, Farben und Linien zu gießen und das bisschen Weisheit, die das Alter mir gegönnt hat, in meiner Kunst lebendig und erfahrbar werden zu lassen. Die Dialektik der Natur hat hinlänglich unter Beweis gestellt, dass es in Wirklichkeit das Werden ist, welches das Sein definiert. Daran habe ich mir ein Beispiel genommen. So gelange ich schlussendlich zu meiner eigenen Symphonie der Farben und Formen.

19

Die Musik des Alters – das Altern der Musik

Karen Asatrian

Mit diesem Kapitel möchte ich einen tiefgehenden Einblick in die komplexe Beziehung zwischen Musik und Alter bieten. Ich zeige auf, wie Musik im Alter als Quelle des Trostes, der Erinnerung und der Gemeinschaft dienen kann und gleichzeitig die psychologische und soziokulturelle Dynamik des Älterwerdens reflektiert. Musik ist nicht nur ein Begleiter durch das Leben, sondern auch ein kraftvolles Werkzeug, um die Herausforderungen und Freuden des Alters zu meistern.

> Für die Bildung einer Perle in einer Muschel, die auf dem Meeresgrund liegt, braucht es ein Sandkorn – etwas „Unrichtiges", Fremdes. Ganz wie in der Kunst, wo das wahrhaft Große oft „nicht nach den Regeln" entsteht.

19.1 Kunst der Musik: zeitlose Schönheit

Die Notwendigkeit der Kunst ist offenkundig. Sie ermöglicht es dem Menschen, unbetretene Pfade zu beschreiten, das Unerlebte im realen Leben zu erfahren und Erfahrungen zu sammeln, die nie stattgefunden haben. Kunst ist

---

K. Asatrian (✉)
Universität f. Musik u. darst. Kunst Wien, Gustav Mahler Privatuniversität für Musik Klagenfurt, Klagenfurt am Wörthersee, Österreich
e-mail: karen@asatrian.net

somit ein zweites Leben. Kunst gibt Antworten auf Fragen, die noch nicht einmal gestellt wurden.

Die Zeit ist ein unaufhaltsamer Komponist, der die Lebensmelodie jedes Menschen gestaltet. In den reifen Jahren des Lebens wird diese Melodie zu einem komplexen und nuancierten Klangteppich, in dem die Musik eine besonders bedeutungsvolle Rolle spielt.

Die Kunst der Musik entfaltet sich im Fluss der Zeit und nutzt sie als Medium, um Emotionen, Geschichten und Erfahrungen zu vermitteln. Musik existiert im flüchtigen Augenblick. Jede Note, jedes Intervall, jeder Takt werden im Moment der Aufführung lebendig und verweilen nur kurz, bevor sie vergehen. Doch während Musik durch die Zeit fließt, hat sie die Macht, die Vergänglichkeit des Augenblicks zu transzendieren. Ein musikalisches Werk, obwohl es in der Zeit verwurzelt ist, kann Gefühle und Erinnerungen hervorrufen, die jenseits des Augenblicks existieren. So verbindet Musik den Moment mit der Ewigkeit, indem sie flüchtige Klänge in zeitlose Erlebnisse verwandelt.

Musik entwickelt sich im Laufe der Zeit, spiegelt kulturelle Veränderungen wider und beeinflusst sie zugleich. Von den frühen Stammesgesängen bis hin zur modernen elektronischen Musik hat sich die Kunstform stetig gewandelt und neue Ausdrucksformen gefunden. Dieser ständige Wandel zeigt, wie Musik und Zeit gemeinsam fortschreiten, wie sie einander beeinflussen und gestalten.

19.2 Verarbeitung von Musik im Gehirn: Der Schöpfer hat einen Schöpfer erschaffen

Wir sind, wie wir sind, und unsere Zivilisation gestaltet sich, wie sie ist, weil wir über ein solches Gehirn verfügen. Es wird uns daher nicht stören, einen kurzen Einblick in das zu gewinnen, was uns bislang über unser Gehirn bekannt ist.

Das Gehirn ermöglicht das Denken, Fühlen, Erinnern und Lernen und steuert gleichzeitig grundlegende Lebensfunktionen wie Atmung, Herzschlag und Stoffwechsel. Als Sitz des Bewusstseins und der Persönlichkeit ist es für unsere Wahrnehmung der Welt und unser Verständnis von uns selbst wesentlich.

Als Künstler, insbesondere als Komponist, empfinde ich die obige Erklärung als ungenügend. Sie erfasst nur einen kleinen Teil dessen, was das Gehirn ist und zu leisten vermag. Man mag mich kritisieren, doch folgender Satz aus der Bibel hat mich tief zum Nachdenken gebracht:

> „Und Gott erschuf den Menschen als sein Bild, als Bild Gottes erschuf er ihn; männlich und weiblich erschuf er sie" (Genesis 1,26–27).

Ist unser Gehirn ein Schöpfer? Hat der Schöpfer also einen Schöpfergeist erschaffen? Unser Gehirn bringt etwas hervor, das es sonst nicht geben würde: Es erschafft Welten. Ich spreche nicht davon, sich anzuziehen, wenn es kalt ist, oder sich zu schützen, wenn Gefahr droht, sondern davon, etwas zu schaffen, zu kreieren.

Menschen sind Wesen, die in einer Welt von Zeichen und Symbolen leben. Wir wurden auf diese Weise erschaffen. Wir haben die Sprache, durch die wir kommunizieren, die Mathematik, mit der wir die Welt zu verstehen versuchen, und die Musik, die unsere Seele berührt.

Wer sind wir und was vermögen wir?

- *Homo sapiens:* Dies bezeichnet den modernen Menschen, der durch seine intellektuellen Fähigkeiten und seine Fähigkeit zur Vernunft gekennzeichnet ist.
- *Homo loquens:* Dies beschreibt den sprechenden Menschen, der durch die Fähigkeit zur Sprache und Kommunikation mit anderen gekennzeichnet ist.
- *Homo legens/scribensque:* Dies bezieht sich auf den lesenden und schreibenden Menschen, der fähig ist, Texte zu lesen und zu schreiben, was eine erweiterte Form der Kommunikation und des Wissensaustauschs ermöglicht.
- *Homo semioticus:* Dies beschreibt den Menschen als ein semiotisches Wesen, d. h., er ist fähig zur Nutzung und Interpretation von Zeichen, Symbolen und anderen semiotischen Systemen zur Kommunikation und zum Verständnis der Welt.

Die Zeichen und Symbole, die wir selbst geschaffen haben, bilden die Grundlage für Abkommen, die Menschen untereinander treffen und getroffen haben. Weltweit existieren etwa 8000 Sprachen. Jede einzelne Sprache verkörpert eine eigene Kultur. Menschen beherrschen zudem viele Sprachen; die Rede ist hier nicht mehr nur von Sprache als solcher, sondern auch von anderen Formen der Kommunikation. Die Mathematik ist eine eigene Sprache. Die Musik ist eine eigene Sprache. Ebenso gibt es die Sprache des Tanzes, die Sprache des Sports, die Sprache der Mimik usw.

Dies ist nur möglich, weil unser Gehirn in der Lage ist, all dies zu erschaffen und zu verstehen.

19.2.1 Der Besitz eines Steinway oder Ferrari allein genügt nicht

Auch wenn vieles genetisch vererbt ist, was ich für wahr halte, sind für eine erfolgreiche Weiterentwicklung dieser Anlagen unzählige weitere Aspekte verantwortlich, auf die ich an dieser Stelle nicht im Detail eingehen kann. Dennoch möchte ich einen Vergleich ziehen: Sollte meine Großmutter mir einen Steinway vermacht haben, müsste ich erst lernen, darauf zu spielen. Auch ein Ferrari mit 800 PS erfordert zunächst das Erlernen der Fahrfertigkeiten. Um Literatur zu verstehen, bedarf es intensiver Beschäftigung mit Texten. Beim Erlernen einer Sprache ist der Lernprozess unverzichtbar. Um eine Fertigkeit zu erlangen, muss man sich damit befassen und sich in die Materie vertiefen. Jedoch bedarf es keiner formalen Kenntnisse, um Musik in vollen Zügen zu genießen.

> „Man muss keine formale Kenntnis von Musik haben – und tatsächlich auch nicht besonders ‚musikalisch' sein – um Musik zu genießen und auf tiefster Ebene auf sie zu reagieren. Musik ist ein Teil des Menschseins, und es gibt keine menschliche Kultur, in der sie nicht hoch entwickelt und geschätzt wird" (Oliver Sacks, Musicophilia, 2007).

Das Gehirn ist nicht bloß die Summe von Milliarden Neuronen und ihren Verbindungen. Es sind auch die individuellen Erfahrungen, die unser Gehirn geformt und eingestellt haben. Wahrnehmung bedeutet aktives Extrahieren von Wissen und das Konstruieren unserer Welt. Bisher sind keine zwei Menschen mit dem gleichen Fingerabdruck bekannt, und man geht von der Einzigartigkeit des Fingerabdrucks aus. Ich bin überzeugt davon, dass unser Gehirn genauso einzigartig ist. Auch Zwillinge haben unterschiedliche Gehirne. Daher hat unsere Wahrnehmung maßgeblich damit zu tun, was jeder einzelne von uns verstehen und bewerkstelligen kann.

In seinen berühmten Aufsätzen über Perspektive und Räumlichkeit in der Kunst umreißt Pawel Florenski das Projekt einer neuen Kunst, die sich an der mittelalterlichen Sakralmalerei orientiert, und setzt sich kritisch mit dem damaligen Kanon auseinander:

> „Kunst ist ein versteinertes Traumbild. (Im Traum) – Ein Kristall der Zeit im imaginären Raum. In der Welt der Träume fließt die Zeit in umgekehrter Richtung (von der Zukunft in die Vergangenheit)" (Pawel Florenski).

Während wir schlafen und uns erholen, durchläuft unser Gehirn zahlreiche wichtige Prozesse und leistet dabei enorme Arbeit. Neben Prozessen wie der Konsolidierung des Langzeitgedächtnisses, der Stärkung und Anpassung neuronaler Verbindungen, der Reinigung des Gehirns von Abfallstoffen und zellulären Reparaturprozessen ist unser Gehirn auch kreativ tätig. Im Schlaf können so Musikwerke entstehen oder bedeutende Entscheidungen getroffen werden. Kunst und Kreativität finden auch hier ihre Quellen, indem das Gehirn Inspirationen hervorbringt, komplexe Muster erkennt und emotionale Ausdrücke ermöglicht.

Ludwig Wittgenstein führt in diesem Kontext die Metapher eines Teppichs ein: Jeder ziehe seinen eigenen Faden daraus, damit bestehe eine fundamentale Abhängigkeit des Beobachters. Ohne Konzept gebe es ihm zufolge kein Verständnis für das, was wahrgenommen wird.

Werfen wir einen Blick in den Kopf eines Musikers: Dort offenbaren sich zahlreiche Fähigkeiten wie Kreativität und Spontaneität, Konzentration und Selbstvertrauen, körperliche Koordination, Gedächtnisvermögen, analytisches Denken, die Kunst des Vom-Blatt-Spiels, auditive Wahrnehmung, schnelles Lesen, rhythmisches Geschick und ein feines Gehör.

> „Wäre ich kein Physiker, wäre ich wahrscheinlich Musiker. Ich denke oft in Musik. Ich lebe meine Tagträume in Musik. Ich sehe mein Leben in den Begriffen der Musik. […] Ich kann nicht sagen, ob ich in der Musik irgendetwas Kreatives von Bedeutung geschaffen hätte, aber ich weiß, dass ich die größte Freude im Leben aus meiner Geige schöpfe" (Albert Einstein).

19.2.2 Welche Wirkung hat die Musik auf unser Gehirn?

Musik beansprucht im Gehirn einen größeren Raum als Sprache und weist eine bemerkenswerte Komplexität auf: Sie vereint die höchste Abstraktion, mathematische Strukturen und emotionale Tiefen.

Musik versetzt das Gehirn in einen alternativen Betriebsmodus, als ob sie die Tore zu einer alternativen Realität öffnet, indem sie vielfältige Mechanismen aktiviert und spezifische neuronale Netzwerke anspricht. Sie beeinflusst unsere gesamte emotionale Sphäre, insbesondere die Amygdala, und kann einen Dopaminrausch hervorrufen, der in seiner Wirkung dem eines Rauschmittels ähnelt. Darüber hinaus fördert sie die *Neurogenese* im Hippocampus, wodurch die Bildung neuer Neuronen angeregt und somit die Gedächtnisleistung verbessert wird. In diesem Zustand entfaltet Musik ihre außergewöhnliche Wirkung, uns in andere Seinszustände zu versetzen und sowohl unsere emotionalen als auch kognitiven Prozesse zu transformieren.

Sie entführt uns aus dem Alltäglichen und lässt uns in Sphären eintauchen, in denen Klänge und Melodien unsere Gedanken neu ordnen. In diesem Zustand entfalten sich Kreativität und Emotionen, die dem gewöhnlichen Bewusstsein verborgen bleiben. Musik ermöglicht es uns, die Welt durch ein neues Prisma zu betrachten und schenkt dem Geist die Freiheit, sich in unerforschte Weiten zu begeben.

Musik beeinflusst die Hormone und verschiedene weitere körperliche Funktionen – von der Regulierung des Blutdrucks bis hin zu sexuellen Reaktionen (Hypothalamus). Sie vereint Logik und Gefühle, indem sie die Kommunikation zwischen den Großhirnhemisphären fördert. Zudem reguliert sie Rhythmus, Koordination und Körperbewegungen und kann sogar Parkinson-Symptome mildern (Putamen).

Musik fördert eine *Gehirnaktivität*, die das graue Gewebe verändert, die Dicke der Hirnrinde beeinflusst und die Organisation der Nervenbahnen in der Rinde neu strukturiert. Mit anderen Worten: Sie ist eine komplexe kognitive Tätigkeit. Während des Musizierens werden zudem Gene aktiviert, die normalerweise „stumm" sind. Die Wirkung von Musik auf das Transkriptom von professionellen Musikern ist dabei besonders ausgeprägt.

Nicht alles, was bei der Informationsverarbeitung im Gehirn passiert, geschieht auf bewusste Weise. Selbst bei ähnlichen oder gleichen Aufgaben kann es sein, dass wir sie zu verschiedenen Zeiten auf unterschiedliche Art und Weise angehen. Oft ist es sehr schwierig, die genauen Mechanismen oder Abläufe im Gehirn nachzuvollziehen, was das Risiko erhöht, dass wir unsere Beobachtungen oder Interpretationen falsch oder voreingenommen bewerten.

- Lassen Sie uns das Gehirn durch die Linse der Kunst betrachten:
  - Was nimmt es wahr, wenn es schöpferisch tätig wird?
  - Wie nimmt es Klänge und Geräusche auf?
  - Wie ordnet es die Welt um sich herum?
  - Könnte dieser neue Blickwinkel uns nicht zeigen, welche Fähigkeiten es hat und wie es funktioniert?

Dieser Ansatz fördert ein tieferes Verständnis der kognitiven Prozesse des Gehirns und lädt zu einer kreativen Erkundung seiner Geheimnisse ein.

19.3 Was ist Musik?

„Wir neigen dazu, Musik als Kunst oder kulturelles Attribut zu betrachten, doch sie ist ein komplexes menschliches Verhalten, das ebenso wissenschaftlich erforscht werden sollte wie jedes andere" (Oliver Sacks, 2008).

Musik ist seit Jahrhunderten und über alle Sprachgrenzen hinweg ein Medium der *Kommunikation zwischen Seelen*. Wir wissen es nicht mit Sicherheit, aber ich bin überzeugt davon, dass Musik eine der ältesten Sprachen der Menschheit gewesen sein muss. Als Komponist, Musiker und Künstler würde ich vieles dafür geben, um zu erfahren oder zu hören, wie die Musik bei den Sumerern oder im Ägypten vor Tausenden von Jahren geklungen hat.

Musik ist weit mehr als eine bloße Aneinanderreihung von Tönen. Sie ist ein vielschichtiges Phänomen, tief verwurzelt in der menschlichen Existenz, das unser Leben auf mannigfaltige Weise bereichert und prägt. Ihre Bedeutung reicht so tief, dass sie oft als eine Sprache betrachtet wird, die dort Ausdruck findet, wo Worte versagen.

Musik begleitet den Menschen von den frühesten Kindheitstagen bis ins hohe Alter. Sie fungiert als steter Weggefährte durch die vielfältigen Lebensphasen, beeinflusst die Gefühle, fördert zwischenmenschliche Beziehungen und unterstützt die geistige Gesundheit. Doch während sie das Dasein des Menschen formt, erhebt sich die Frage, wie das Altern den Umgang mit Klängen verändert und wie sich diese im Laufe der Zeit selbst wandeln.

In diesem Kapitel möchte ich der Frage nachgehen, welche Rolle die Musik im Leben älterer Menschen spielt. Dabei wird es u. a. darum gehen, wie Musik Erinnerungen aktiviert, emotionale Erlebnisse intensiviert und soziale Bindungen stärkt, und dargelegt, dass die Musik des Alters und das Altern der Musik eng miteinander verknüpft sind und sich gegenseitig beeinflussen.

Das Alter, als eine *Zeit der Reife*, schenkt uns Weisheit, Erfahrung und ein Kaleidoskop von Emotionen, die unsere Wahrnehmung der Klänge, Rhythmen und Melodien beeinflussen. Gleichzeitig unterliegt die Musik einem konstanten Wandel, eingebettet in die dynamische Landschaft von Stilen, Genres und die sich rasch entwickelnden Technologien, die ihre Erschaffung und Verbreitung gestalten. In dieser Erkundung tauchen wir tief in das faszinierende Zusammenspiel zwischen dem Alter und der Musik ein, um die subtilen Verflechtungen zwischen den Auswirkungen des Alters auf die Musik und den metamorphen Charakter, den die Musik im Laufe der Zeit annimmt, zu durchdringen.

19.3.1 Wandel und „Altern" der Musik

Für mich entfaltet sich Musik im subatomaren Bereich und ist somit nicht dem physischen Verfall unterworfen, wie er bei lebenden Organismen oder materiellen Gegenständen zu beobachten ist. Dennoch können sich sowohl die Wahrnehmung der Musik als auch ihre gesellschaftliche Bedeutung im Laufe der Zeit wandeln, sodass man gewissermaßen sagen könnte, dass auch die Musik selbst „altert".

Musikalische Trends und Stile kommen und gehen. Was einmal modern und populär war, kann später als altmodisch oder „retro" angesehen werden. Die kulturelle Relevanz von Musik kann sich ändern, wenn neue Generationen ihre eigenen musikalischen Vorlieben und Stile entwickeln. Musikstücke können als veraltet oder zeitgenössisch betrachtet werden, je nachdem, wann sie komponiert wurden und in welchem historischen Kontext sie stehen. Ein Barockstück wird beispielsweise als Musik der Vergangenheit angesehen, während die neueste Pop-Single als zeitgenössisch gilt. Ebenso kann sich die Bedeutung, die einzelne Musikstücke für eine Person haben, im Laufe des Lebens ändern. Ein Lied, das in der Jugend bedeutsam war, kann im Alter andere Erinnerungen und Gefühle hervorrufen. Die Art und Weise, wie Musik aufgenommen, gespeichert und wiedergegeben wird, kann ebenfalls altern. Vinylplatten, Kassetten und CDs haben jeweils ihre Blütezeiten erlebt und wurden teilweise durch neuere Technologien ersetzt. Die Klangqualität alter Aufnahmen kann mit der Zeit auch abnehmen, insbesondere wenn sich die physischen Medien, auf denen sie gespeichert sind, abnutzen.

Trotz dieser Perspektiven des „Alterns" gibt es Aspekte der Musik, die beständig bleiben. Manche Werke werden als zeitlose Klassiker angesehen, deren Anziehungskraft und Relevanz unabhängig von Modetrends oder generationsspezifischen Vorlieben Bestand haben. Auch unterliegen manche Kompositionen einem *kulturellen Bewahrungsprozess*, der darauf abzielt, sie für die Nachwelt zu konservieren und zu schützen.

Musik altert also nicht im physischen Sinne, aber ihre Wahrnehmung und ihre soziokulturelle Bedeutung können sich im Laufe der Zeit wandeln. Einige Werke mögen in Vergessenheit geraten, während andere wiederentdeckt und neu bewertet werden, was zu einer fortwährenden Erneuerung und Wiederbelebung des musikalischen Kanons führt. In diesem Prozess können Musiker und Hörer gleichermaßen die Vergangenheit ehren, während sie neue Ausdrucksformen und Stile schaffen, die die Lebendigkeit der Musik aufrechterhalten.

Neue Musikrichtungen entstehen, während traditionelle Melodien und Kompositionen von Kulturinstitutionen, Enthusiasten und Gemeinschaften bewahrt werden. Dieses kulturelle Erbe fördert das Verständnis und die Wertschätzung für das „Altern" der Musik und unterstreicht ihre Bedeutung in der menschlichen Geschichte und Kultur.

Musik kann als eine Form der *Zeitreise* dienen, die es ermöglicht, durch Melodien und Rhythmen vergangene Zeiten zu berühren und gleichzeitig im Hier und Jetzt zu wirken. Sie begleitet Menschen durch ihr Leben, altert mit ihnen, während sie gleichzeitig im kulturellen Gedächtnis verankert bleibt und von Generation zu Generation weitergegeben wird.

19.3.2 Musik als Kunstform und kulturelles Phänomen

Musik ist vor allem eine Kunstform und ein kulturelles Phänomen, das sich in der Organisation von Klang und Stilen über die Zeit manifestiert. Sie wird durch Parameter wie Melodie, Harmonie, Rhythmus und Klangfarbe (Timbre) definiert und umfasst komplexe emotionale, ästhetische und soziokulturelle Aspekte. Als universelle Ausdrucksform und Kommunikationsmittel ist Musik in allen menschlichen Gesellschaften präsent und erfüllt vielfältige Funktionen.

Sie ist extrem vielfältig und variiert stark zwischen Kulturen und sozialen Kontexten. Sie lässt sich in zahlreiche Genres und Stile unterteilen, darunter Klassik, Volksmusik, Jazz, Rock, Pop, Folklore, Weltmusik, Ethnomusik, elektronische Musik und viele andere. Jedes Genre folgt spezifischen Konventionen und Innovationen, die seine einzigartige Identität formen.

Musik kann eine breite Palette von *Emotionen* hervorrufen, von Freude bis Trauer, und wird oft für emotionale Erlebnisse genutzt. Sie kann Ideen und Gefühle ohne Worte übermitteln, wird oft als universelle Sprache betrachtet und spielt eine zentrale Rolle bei sozialen Ritualen und Zusammenkünften wie Festen, Feierlichkeiten und religiösen Zeremonien. Musik ist ein wesentlicher Bestandteil der kulturellen Identität und des kulturellen Erbes und dient als Mittel zur Bewahrung von Traditionen.

Der Ursprung der Musik ist tief in der menschlichen Geschichte verwurzelt und spiegelt die kreative und soziale Natur des Menschen wider. Von den frühesten Naturklängen und rhythmischen Bewegungen bis hin zu den komplexen Musiktraditionen der Hochkulturen hat sich die Musik ständig weiterentwickelt und an die Bedürfnisse und Ausdrucksformen der Gesellschaften angepasst. Die Untersuchung dieser Ursprünge bietet wertvolle Einblicke in die Rolle der Musik im Leben von Menschen und deren Fähigkeit, Gemeinschaften zu verbinden und Emotionen zu vermitteln.

19.4 Musik und ihr Einfluss auf die alten Menschen von heute

Vermag der alte Mensch, sein gelebtes Leben wohlwollend zu resümieren und sowohl dem Alter als auch den ge- oder misslungenen Lebensereignissen ihren gebührenden Platz einzuräumen, so kann er seine persönliche Integrität erlangen.

Die alten Menschen von heute blicken auf eine ereignisreiche und transformative Zeit in der Geschichte zurück. Diese Generation umfasst Menschen, die zwischen 1946 und 1964 geboren wurden. Ihre Lebenserfahrungen und Erinnerungen sind geprägt von bedeutenden sozialen, politischen und technologischen Veränderungen. Viele ältere Menschen erinnern sich an die Zeit des Wiederaufbaus nach dem Zweiten Weltkrieg. Diese Periode war geprägt von wirtschaftlichem Aufschwung und sozialem Wandel. Die Ära des Kalten Krieges, die Konfrontation zwischen den USA und der Sowjetunion sowie die damit verbundenen Ängste und Spannungen sind ebenfalls prägende Erinnerungen. Viele erinnern sich an Ereignisse wie die Kubakrise oder den Bau der Berliner Mauer. Die sozialen und politischen Bewegungen der 1960er-Jahre, einschließlich der Studentenproteste, Bürgerrechtsbewegungen und Feminismus, haben das Denken und die Werte vieler älterer Menschen von heute stark beeinflusst. Die Einführung von Fernseher, ersten Computern und später des Internets haben den Alltag und die Kommunikation grundlegend verändert.

In der Fachliteratur zur Altersforschung ragen zwei bedeutende Persönlichkeiten hervor: ein deutsch-amerikanischer Psychoanalytiker, der vor allem durch sein Stufenmodell der psychosozialen Entwicklung Bekanntheit erlangte, und Hartmut Radebold, ein deutscher Arzt, Psychoanalytiker und Altersforscher, der insbesondere auf die traumatischen Erlebnisse des Krieges und deren Verarbeitung im Alter hinweist.

In der entwicklungspsychologischen Literatur wird etwa ab dem 65. Lebensjahr von „Alter" gesprochen. Diese Lebensphase ist geprägt von den Herausforderungen des Älterwerdens und dem Ausscheiden aus dem Berufsleben. Aufgaben früherer Lebensphasen wie die berufliche Entwicklung oder die Versorgung von Kindern sind abgeschlossen. Pläne für den Ruhestand werden so gut wie möglich umgesetzt. Wichtige psychoemotionale Aufgaben in dieser Zeit umfassen das Akzeptieren des Alterns, die Auseinandersetzung mit physischen, mentalen und sozialen Einschränkungen sowie die Annäherung an den Tod.

Im hohen Alter, etwa ab dem 75. bis 80. Lebensjahr, kann der Verlust von Angehörigen und Freunden zu Vereinsamung führen. Krankheiten oder körperliche Schwäche erhöhen die Abhängigkeit von Pflegepersonen oder Familienangehörigen. Das Bewusstsein über den Verlust von Fähigkeiten und der gewohnten Eigenständigkeit stellt eine große Herausforderung dar. Nach Erikson besteht die zentrale Aufgabe im Alter darin, Verluste anzunehmen und zu akzeptieren. Gelingt dies nicht, stagniert die Entwicklung des alternden Menschen. Niedergeschlagenheit und Verzweiflung werden dann emotional vorherrschend.

19.4.1 Die *Lebensphasen* nach Erikson, erweitert um den Einsatz und die Funktionen von Musik

Die Lebensphasen nach Erikson sind eine Entwicklungstheorie, die die psychosozialen Herausforderungen beschreibt, die Menschen während ihres gesamten Lebens bewältigen müssen. Erikson identifizierte 8 Stufen, die jeweils eine bestimmte Krise oder eine entscheidende Aufgabe darstellen, die es zu bewältigen gilt. Diese Phasen reichen von der Kindheit bis ins hohe Alter und prägen maßgeblich die persönliche Entwicklung eines Menschen. Musik spielt während jeder dieser Lebensphasen eine bedeutende Rolle. Sie kann als Ausdrucksmittel dienen, um Emotionen zu verarbeiten, Identitäten zu formen und soziale Bindungen zu stärken.

Nach dem Stufenmodell von Erikson sind folgende 8 Phasen zu durchlaufen:

1. *Frühe Phase, Säuglingsalter – Vertrauen versus Misstrauen (0–1 Jahr):* In dieser Phase entwickeln Kinder ein Gefühl des Vertrauens in ihre Umwelt, wenn ihre Bedürfnisse liebevoll erfüllt werden. Musik kann beruhigend wirken und die Entwicklung von Vertrauen und Sicherheit unterstützen. Beispiele sind die Mutterstimme (singend. summend), Wiegenlieder, Spieldosen.
2. *Kleinkindalter – Autonomie versus Scham und Zweifel (1–3 Jahre):* Kinder beginnen, ihre Unabhängigkeit zu erkunden, und müssen lernen, ihre eigenen Handlungen zu kontrollieren, ohne sich zu sehr schämen zu müssen. Musik hilft beim Ausdruck von Gefühlen und kann dabei unterstützen, soziale Fähigkeiten zu entwickeln, indem sie gemeinsame Erlebnisse und Interessen fördert. Beispiele sind Kniereiter; Explorieren von Gegenständen auf Geräusche und andere Funktionen hin.
3. *Junge Kinder – Initiative versus Schuldgefühl (3–6 Jahre):* Kinder beginnen, ihre Umgebung aktiv zu erkunden und Initiative zu ergreifen. Es ist wich-

tig, dass sie lernen, mit Misserfolgen und Schuldgefühlen umzugehen. Musik spielt eine wichtige Rolle in der Identitätsfindung und bei der Bildung von Peer-Gruppen. Beispiele sind bewegungsorientierte, rhythmische Spiellieder mit Lerneffekten; beginnende Mitgestaltung der familialen Musikkultur.

4. *Kinder mittleren Alters, Schulalter – Werksinn versus Minderwertigkeitsgefühl (6–12 Jahre):* Kinder entwickeln Fähigkeiten durch schulische und soziale Aktivitäten. Erfolg führt zu einem Gefühl des Werksinns, Misserfolg zu Minderwertigkeitsgefühlen. Musik kann als Mittel dienen, um Stress zu bewältigen und Verbindungen zu Familie und Gemeinschaft zu stärken. Sie wird als „Kulturgut" vom Lehrer vermittelt, verbunden mit „Können" oder „Scheitern" (Vorsingen, Bewertung erhalten); Gegenwelt der „Straßenkindermusik".

5. *Ältere Kinder und Jugendliche, Adoleszenz – Identität versus Identitätsdiffusion (12–18 Jahre):* Jugendliche suchen nach ihrer persönlichen Identität und versuchen, eine kohärente Selbstwahrnehmung zu entwickeln. Musik kann zur Reflexion über das Leben und zur Entwicklung eines Gefühls der Integrität beitragen. Heute drückt sich damit eine Zuordnung zu Starbands aus; damals eine Zuordnung zu Jugendgruppen mit deren Musikkultur (Wandern), politischen oder kirchlichen Gruppen etc.; Offenheit für außer- oder gegenfamiliäre Musikkultur.

6. *Frühes Erwachsenenalter – Intimität versus Isolation (18–40 Jahre):* Junge Erwachsene suchen nach dauerhaften, engen Beziehungen und müssen lernen, sich in einer Partnerschaft zu engagieren. Auf die Musik bezogen steht der Austausch um Mittelpunkt: Tanzmusik, „gemeinsames Lied", gemeinsam musizieren etc.

7. *Erwachsenenalter – Generativität versus Stagnation (40–65 Jahre):* Erwachsene übernehmen Verantwortung für die nächste Generation und engagieren sich in beruflichen und familiären Rollen. Musik für den Nachwuchs gewinnt an Bedeutung, es bleibt weniger Zeit für eigene Musik.

8. *Reifes Erwachsenenalter – Integrität versus Verzweiflung (ab 65 Jahre):* Ältere Erwachsene reflektieren ihr Leben und bewerten ihre Erfolge und Misserfolge. Ein Gefühl der Integrität entsteht durch die Annahme des eigenen Lebenswegs, während Verzweiflung durch Gefühle des Bedauerns und der Unfertigkeiten geprägt ist. Musik dient als Schatztruhe für Erinnerungen, Erfahrungen und Transzendenz.

In jeder Phase des Lebens kann Musik helfen, emotionale und psychosoziale Herausforderungen zu bewältigen und persönliches Wachstum zu fördern.

19.4.2 Musikpräferenzen in verschiedenen Lebensphasen

Die Vorlieben für Musik variieren stark zwischen den Altersgruppen und spiegeln die kulturellen, sozialen und individuellen Erfahrungen der Menschen wider. Diese Präferenzen sind dynamisch und entwickeln sich im Laufe des Lebens weiter. In diesem Abschnitt geht es darum, wie sich Musikgeschmäcker im Alter verändern, welche Faktoren dabei eine Rolle spielen und wie diese Veränderungen das emotionale und soziale Wohlbefinden älterer Menschen beeinflussen können.

Ein wesentlicher Aspekt der Musikvorlieben älterer Menschen ist die starke Bindung an die Musik ihrer Jugend. Die Lieder und Melodien, die sie in jungen Jahren gehört haben, prägen oft ihre musikalischen Vorlieben im späteren Leben. Diese Musikstücke sind eng mit wichtigen Lebensereignissen und emotionalen Erfahrungen verknüpft. Der sogenannte *Reminiszenzeffekt* („reminiscence bump"), also das Phänomen, dass Menschen sich besonders gut an Ereignisse aus der Zeit zwischen dem 10. und 30. Lebensjahr erinnern, spielt hierbei eine entscheidende Rolle. Musik aus dieser Lebensphase bleibt oft ein Leben lang von emotionaler Bedeutung.

Mit zunehmendem Alter können sich die Musikpräferenzen jedoch weiterentwickeln. Viele ältere Menschen entdecken neue Musikrichtungen, die sie vorher nicht gekannt oder geschätzt haben. Diese Entwicklung kann durch verschiedene Faktoren beeinflusst werden, darunter soziale Interaktionen, Zugang zu neuen Medien und Technologien sowie Veränderungen des Lebensstils und/oder persönlicher Interessen. Beispielsweise kann der Ruhestand neue Zeitfenster für das Musikhören und das Erkunden neuer Genres eröffnen.

Die kulturelle und soziale Umgebung hat ebenfalls großen Einfluss auf die Musikpräferenzen. Ältere Menschen, die in Gemeinschaften mit einem reichen kulturellen Erbe leben, entwickeln möglicherweise eine tiefere Verbindung zu traditionellen Musikstilen. Gleichzeitig kann der Einfluss jüngerer Generationen, sei es durch Familienmitglieder oder Medien, dazu führen, dass sie zeitgenössische Musikstile kennen- und schätzen lernen.

Musikpräferenzen sind eng mit der *Identitätsbildung* und dem *Selbstausdruck* verbunden. Im Alter kann Musik eine bedeutende Rolle dabei spielen, das Gefühl der eigenen Identität und Kontinuität zu bewahren. Ältere Menschen nutzen oft Musik, um Erinnerungen zu pflegen und ihre Lebensgeschichte zu reflektieren. Das Hören von Musik aus der eigenen Vergangenheit kann ein Gefühl der Zugehörigkeit und persönlichen Kontinuität vermitteln, besonders in einer Lebensphase, die oft von Verlusten und Veränderungen geprägt ist.

Musikpräferenzen können auch die *sozialen Interaktionen* und das *Gemeinschaftsgefühl* beeinflussen. Gemeinsame musikalische Aktivitäten wie das Singen in Chören oder das Musizieren in Gruppen bieten älteren Menschen die Möglichkeit, ihre musikalischen Vorlieben zu teilen und neue soziale Kontakte zu knüpfen. Diese Aktivitäten fördern nicht nur das soziale Wohlbefinden, sondern können auch dazu beitragen, dass ältere Menschen ihre musikalischen Horizonte erweitern und neue Genres entdecken.

Die Entwicklung neuer Technologien hat einen bedeutenden Einfluss auf die Musikpräferenzen und das Musikhören im Alter. Streamingdienste und digitale Musikplattformen ermöglichen einen einfachen Zugang zu einer Vielzahl von Musikstilen und Künstlern, die älteren Menschen früher vielleicht nicht bekannt oder zugänglich waren. Diese Technologien bieten die Möglichkeit, musikalische Vorlieben kontinuierlich zu erweitern und anzupassen.

Während die Musik der Jugend oft eine lebenslange Bedeutung behält, eröffnen das Alter und die sich verändernden Lebensumstände neue Möglichkeiten, musikalische Interessen zu entwickeln und zu vertiefen. Das Verständnis dieser Dynamiken ist entscheidend, um die Rolle der Musik im Leben älterer Menschen zu schätzen und zu fördern, und bietet wertvolle Einblicke in die Verbindung zwischen Musik, Identität und Wohlbefinden im Alter.

19.5 Die psychologischen Aspekte der Musik im Alter

Die Bedeutung von Musik im Alter geht weit über bloße Unterhaltung hinaus. Diese Effekte sind besonders wertvoll in einer Lebensphase, die häufig von körperlichen und geistigen Herausforderungen sowie sozialer Isolation geprägt ist. Im Alter wird Musik oft zu einem Spiegel des gelebten Lebens. Melodien und Lieder, die in jungen Jahren gehört wurden, verwandeln sich in *akustische Chroniken*, die die Geschichte eines Lebens erzählen. Diese Lieder können tiefgreifende Erinnerungen hervorrufen und dienen als emotionale Landkarte der individuellen Vergangenheit.

Im Verlauf des Alters spielt Musik eine tragende Rolle als Begleiter. Sie ist da bei der Bewältigung von Verlusten, bei der Feier von Errungenschaften und als stetiger Gefährte durch die Höhen und Tiefen des Lebens. In Altersheimen und Seniorenzentren wird Musik eingesetzt, um Gemeinschaft zu fördern, Erinnerungen wachzurufen und Freude zu verbreiten.

Die Mittel der Musikproduktion und -distribution haben sich dramatisch verändert und mit ihnen die Musik selbst. Von Vinylplatten über CDs bis hin zu digitalen Streamingdiensten hat sich die Zugänglichkeit von Musik verändert, was auch die Art und Weise beeinflusst, wie ältere Generationen mit der Musik ihrer Jugend interagieren.

Es gibt zahlreiche wissenschaftliche Studien und praktische Erfahrungen, die belegen, dass Musik eine tiefgreifende Wirkung auf die kognitive, emotionale und soziale Gesundheit älterer Menschen hat. Hier sind einige bedeutende Beispiele:

19.5.1 *Wissenschaftliche* Studien

1. Kognitive Funktionen:

    - Alzheimer's Disease Neuroimaging Initiative (ADNI): Eine Studie im Rahmen der ADNI hat gezeigt, dass Musiktherapie bei Alzheimer-Patienten kognitive Fähigkeiten wie Gedächtnis und Aufmerksamkeit verbessern kann.
    - Studie von Janata et al. (2007): Diese Studie fand heraus, dass bekannte Musikstücke Erinnerungen und emotionale Reaktionen bei Alzheimer-Patienten hervorrufen können, wodurch deren kognitive Funktion unterstützt wird.

2. Emotionales Wohlbefinden:

    - Studie von Blood und Zatorre (2001): Diese Studie zeigte, dass das Hören von Musik die gleichen Gehirnregionen aktiviert, die auch an der Verarbeitung von Belohnungen und positiven Emotionen beteiligt sind.
    - Metaanalyse von Koelsch (2010): Eine Metaanalyse mehrerer Studien hat ergeben, dass Musiktherapie signifikant dazu beitragen kann, Angst und Depressionen bei älteren Erwachsenen zu reduzieren.

3. Soziale Bindungen:

    - Studie von Creech et al. (2013): Diese Studie untersuchte die Auswirkungen von gemeinschaftlichem Musizieren auf ältere Menschen und stellte fest, dass es zu einer signifikanten Verbesserung der sozialen Bindungen und des Gemeinschaftsgefühls führte.
    - Studie von Davidson und Faulkner (2010): Diese Studie zeigte, dass gemeinsames Singen in Chören das soziale Wohlbefinden und die Lebensqualität älterer Menschen erhöht.

19.5.2 Praktische Erfahrungen

1. Musiktherapie in der Praxis:
   - The Alive Inside Project: Hierbei handelt es sich um ein Projekt (mit Dokumentarfilm), das die transformative Kraft der Musiktherapie bei Demenzkranken aufzeigt. Patienten, die kaum auf äußere Reize reagieren, zeigen erhebliche Verbesserungen in ihrer Stimmung und Kommunikation, wenn sie Musik aus ihrer Vergangenheit hören.
   - Nordoff-Robbins Music Therapy: Dies ist eine weltweit anerkannte Organisation, die Musiktherapie einsetzt, um das Leben von Menschen mit verschiedenen Gesundheitsproblemen, einschließlich älterer Menschen, zu verbessern. Ihre Berichte und Fallstudien belegen die positiven Auswirkungen der Musiktherapie auf die kognitive und emotionale Gesundheit.

2. Gemeinschaftsprojekte und Chöre:
   - The Silver Choir Initiative: Bei diesem Projekt in Großbritannien singen ältere Erwachsene regelmäßig zusammen. Teilnehmer berichten von verbesserten sozialen Kontakten und gesteigertem emotionalem Wohlbefinden.
   - Musikprojekte in Pflegeheimen: Viele Pflegeheime weltweit haben Musikprogramme implementiert, die regelmäßig positive Rückmeldungen hinsichtlich der Verbesserung des emotionalen Wohlbefindens und der sozialen Interaktion älterer Bewohner erhalten.

Diese Studien und Erfahrungen belegen die tiefgreifenden und vielfältigen Wirkungen von Musik auf die Gesundheit und das Wohlbefinden älterer Menschen, indem sie kognitive Funktionen fördern, emotionale Zustände verbessern und soziale Bindungen stärken.

19.6 Musik als Mittel gegen schnelles Altern

Die Vorstellung, dass Musik als Mittel gegen schnelles Altern eingesetzt werden kann, gewinnt zunehmend das Interesse der wissenschaftlichen und therapeutischen Gemeinschaft. Musik ist nicht nur eine Quelle der Unterhaltung und emotionalen Bereicherung, sondern hat außerdem tiefgreifende Auswirkungen auf verschiedene Aspekte.

Neuroplastizität, die Fähigkeit des Gehirns, sich zu verändern und neue neuronale Verbindungen zu bilden, ist ein wichtiger Faktor für die Aufrechterhaltung kognitiver Funktionen im Alter. Musizieren und das aktive Hören von Musik können die Neuroplastizität fördern, indem sie komplexe neuronale Netzwerke aktivieren. Dies trägt zur kognitiven Reserve bei, einem Puffer, der das Gehirn widerstandsfähiger gegen altersbedingte kognitive Abbauprozesse macht.

Chronischer Stress ist ein bedeutender Faktor, der das Altern beschleunigen kann. Musik hat eine *beruhigende Wirkung* auf das Nervensystem und kann die Ausschüttung von Stresshormonen wie Kortisol reduzieren. Gleichzeitig fördert Musik die Freisetzung von Wohlfühlhormonen wie Dopamin und Endorphinen, die das emotionale Wohlbefinden steigern und zur Entspannung beitragen.

Regelmäßiges Musikhören kann auch positive Effekte auf die Herz-Kreislauf-Gesundheit haben. Studien haben gezeigt, dass beruhigende Musik den Blutdruck senken und die Herzfrequenzvariabilität verbessern kann, was beides Indikatoren für ein gesundes Herz-Kreislauf-System sind. Ein gesundes Herz-Kreislauf-System ist entscheidend für ein langsames und gesundes Altern.

Neben den physiologischen Vorteilen hat Musik auch erhebliche positive Auswirkungen auf die *emotionale und psychische Gesundheit*. Musik kann die Stimmung erheblich verbessern und Gefühle von Glück und Zufriedenheit fördern. Eine positive Stimmung und ein hohes Maß an Lebenszufriedenheit sind wichtige Faktoren, die zu einem gesunden Altern beitragen. Musik kann dabei helfen, depressive Symptome zu lindern und das allgemeine emotionale Wohlbefinden zu steigern.

Musik kann auch *soziale Interaktionen* fördern und das Gemeinschaftsgefühl stärken. Gemeinsames Musizieren oder das Teilen musikalischer Erlebnisse kann soziale Bindungen vertiefen und Einsamkeit reduzieren, die oft mit dem Altern einhergeht. Ein starkes soziales Netzwerk ist ein wesentlicher Faktor für ein gesundes und langes Leben. Die vielfältigen Vorteile der Musik können durch gezielte praktische Anwendungen genutzt werden, um das Altern zu verlangsamen und die Lebensqualität zu verbessern.

Musiktherapie ist eine anerkannte therapeutische Methode, die gezielt Musik einsetzt, um die körperliche, emotionale und soziale Gesundheit zu fördern. Musiktherapeuten arbeiten individuell mit älteren Menschen, um deren spezifische Bedürfnisse zu adressieren und therapeutische Ziele zu erreichen. Dies kann die Verbesserung der kognitiven Funktionen, die Linderung von Angst und Depression oder die Förderung der sozialen Interaktion umfassen.

Aktives Musizieren, sei es durch Singen, das Spielen eines Instruments oder das Mitmachen in einer Musikgruppe, kann erheblich zur geistigen und körperlichen Gesundheit beitragen. Studien haben gezeigt, dass das Erlernen und Spielen von Musikinstrumenten die kognitive Flexibilität und das Gedächtnis verbessern. Gleichzeitig fördern Musizieren die Feinmotorik und die Auge-Hand-Koordination, was besonders im Alter wichtig ist.

Auch *passives Musikhören* kann positive Effekte haben. Das Hören von Lieblingsmusik kann Erinnerungen wecken, emotionale Zustände regulieren und das Wohlbefinden steigern. Musik-Playlisten, die speziell auf die Vorlieben und Bedürfnisse älterer Menschen zugeschnitten sind, können im Alltag für eine konstante Quelle der Freude und Entspannung sorgen.

Zahlreiche wissenschaftliche Studien haben die positiven Effekte von Musik auf das Altern untersucht und bestätigt. In einer Studie fanden heraus, dass ältere Erwachsene, die in ihrer Jugend musiziert hatten, im Alter bessere kognitive Funktionen aufwiesen als diejenigen ohne musikalische Aktivität. Diese Ergebnisse deuten darauf hin, dass musikalische Aktivität die kognitive Reserve stärken und das Risiko altersbedingter kognitiver Beeinträchtigungen verringern kann.

Eine Untersuchung von zeigte, dass ältere Menschen, die regelmäßig an Musiktherapie teilnahmen, signifikante Verbesserungen ihrer emotionalen Zustände und ihrer Lebensqualität berichteten. Diese Studie unterstreicht die Rolle der Musik als wirksames Mittel zur Förderung des emotionalen Wohlbefindens und der sozialen Interaktion im Alter.

Obwohl die positiven Effekte der Musik auf das Altern gut dokumentiert sind, gibt es auch Herausforderungen und Bereiche, die weiterer Forschung bedürfen. Die Wirkung von Musik kann individuell stark variieren. Was für eine Person beruhigend und angenehm ist, kann für eine andere irritierend oder unangenehm sein. Daher ist es wichtig, individuell angepasste musikalische Interventionen zu entwickeln und zu evaluieren.

Die Integration von Musiktherapie und musikalischen Aktivitäten in das reguläre Gesundheitssystem und die Altenpflege ist eine Herausforderung. Es bedarf einer stärkeren Anerkennung der Vorteile der Musik und der Bereitstellung entsprechender Ressourcen und Ausbildungsmöglichkeiten für Therapeuten und Pflegekräfte.

Weitere Forschung ist erforderlich, um die spezifischen Mechanismen zu verstehen, durch die Musik das Altern beeinflusst. Langfristige Studien könnten helfen, die nachhaltigsten und effektivsten musikalischen Interventionen zu identifizieren und zu optimieren.

Musik bietet ein vielversprechendes Mittel gegen schnelles Altern. Durch ihre positiven Effekte auf die kognitive, emotionale und soziale Gesundheit kann Musik dazu beitragen, die Lebensqualität im Alter zu verbessern und altersbedingte Abbauprozesse zu verlangsamen. Ob durch aktives Musizieren, Musiktherapie oder einfaches Musikhören – die vielfältigen Anwendungen von Musik haben das Potenzial, das Altern nicht nur zu verlangsamen, sondern es auch reicher und erfüllter zu machen. Die Integration musikalischer Interventionen in das Gesundheitssystem und die Altenpflege könnte einen bedeutenden Beitrag zur Förderung eines gesunden und glücklichen Alterns leisten.

19.7 Musik und Demenz

Musiktherapie bietet ein wertvolles und vielseitiges Werkzeug zur Behandlung von Demenz. Durch die gezielte Nutzung der einzigartigen Eigenschaften von Musik können kognitive, emotionale und soziale Funktionen verbessert und die Lebensqualität der Betroffenen erheblich gesteigert werden. Die wissenschaftlichen Erkenntnisse und praktischen Erfahrungen zeigen, dass Musik eine tiefgreifende und positive Wirkung auf Demenzpatienten haben kann. In einer Zeit, in der die Prävalenz von Demenz weltweit zunimmt, bietet Musiktherapie eine vielversprechende Ergänzung zu traditionellen medizinischen und pflegerischen Ansätzen und sollte weiter erforscht und in die Praxis integriert werden.

Demenz ist eine weitverbreitete neurodegenerative Erkrankung, die das Leben von Millionen von Menschen weltweit beeinflusst. Sie ist durch eine Verschlechterung der kognitiven Fähigkeiten, des Gedächtnisses, der Sprache und der Alltagskompetenzen gekennzeichnet. Angesichts der Herausforderungen, die Demenz mit sich bringt, suchen Wissenschaftler und Therapeuten nach effektiven Methoden, um die Lebensqualität der Betroffenen zu verbessern. Musiktherapie hat sich dabei als ein vielversprechender Ansatz erwiesen. In diesem Abschnitt werden der Zusammenhang zwischen Musik und Demenz beleuchtet, die therapeutischen Potenziale vorgestellt und die wissenschaftlichen Erkenntnisse und praktischen Anwendungen dieser interdisziplinären Methode beschrieben.

Musik hat die einzigartige Fähigkeit, verschiedene Bereiche des Gehirns zu aktivieren. Diese Aktivierung erstreckt sich über das auditive System hinaus und umfasst emotionale, motorische und kognitive Bereiche. Dies macht Musik zu einem mächtigen Werkzeug in der Therapie von Demenzpatienten.

Studien haben gezeigt, dass das Hören und Musizieren komplexe neuronale Netzwerke im Gehirn aktiviert. Dies umfasst den auditiven Kortex, der für die Verarbeitung von Klängen verantwortlich ist, sowie limbische Strukturen, die mit Emotionen verbunden sind, und motorische Bereiche, die Bewegungen steuern. Diese *umfassende neuronale Aktivierung* kann dazu beitragen, kognitive Fähigkeiten zu erhalten und zu verbessern.

Wie bereits erwähnt kann Musik die *Neuroplastizität* fördern (Abschn. 19.7). Dies ist besonders wichtig bei Demenz, wo der Verlust von Neuronen und neuronalen Verbindungen eine zentrale Rolle spielt.

Musik kann helfen, die *kognitiven Fähigkeiten* von Demenzpatienten zu erhalten oder zu verbessern. Studien haben gezeigt, dass regelmäßiges Musizieren oder das Hören von Musik Gedächtnisfunktionen und die Fähigkeit zur Aufmerksamkeit und Problemlösung fördern kann. Musikalische Aktivitäten wie das Singen oder Spielen von Instrumenten können auch die Sprachfähigkeiten unterstützen, indem sie sprachliche Prozesse stimulieren.

Musik hat eine tiefgreifende Wirkung auf *Emotionen* und kann dazu beitragen, negative Gefühle wie Angst, Depression und Aggression zu reduzieren, die häufig bei Demenzpatienten auftreten. Musik kann beruhigend wirken und ein Gefühl von Sicherheit und Wohlbefinden vermitteln. Das gemeinsame Singen oder Musizieren kann auch soziale Interaktionen fördern und Einsamkeit verringern.

Musik kann starke *Erinnerungen* und emotionale Reaktionen hervorrufen, insbesondere wenn sie mit bestimmten Lebensereignissen verbunden ist. Dies kann bei Demenzpatienten besonders hilfreich sein, da vertraute Melodien und Lieder aus der Jugendzeit oft tief im Langzeitgedächtnis verankert sind und abrufbar bleiben, selbst wenn andere Gedächtnisfunktionen nachlassen. Durch das Hören dieser vertrauten Musik können Patienten Erinnerungen wachrufen und ein Gefühl von Identität und Kontinuität erleben.

Musik kann auch die *motorischen Fähigkeiten* fördern, indem sie Bewegung und Tanz stimuliert. Dies kann besonders wichtig für Demenzpatienten sein, die häufig an Bewegungsstörungen leiden. Rhythmische Musik kann helfen, Bewegungen zu koordinieren und die körperliche Aktivität zu steigern, was wiederum das allgemeine Wohlbefinden verbessert.

Musiktherapie kann auf verschiedene Weisen eingesetzt werden, um die Symptome von Demenz zu lindern und die Lebensqualität der Betroffenen zu verbessern. Die Wirksamkeit von Musiktherapie bei Demenz ist gut dokumentiert, und zahlreiche Studien haben die positiven Effekte auf verschiedene Aspekte der Erkrankung belegt. Die praktische Anwendung der Musiktherapie bei Demenz umfasst eine Vielzahl von Ansätzen, die individuell auf die Bedürfnisse der Patienten abgestimmt sind.

Eine der effektivsten Methoden ist die Verwendung *personalisierter Musik*, die auf den musikalischen Vorlieben und Lebenserfahrungen der Patienten basiert. Studien haben gezeigt, dass personalisierte Musikprogramme besonders starke emotionale und kognitive Reaktionen hervorrufen können. Ein bekanntes Beispiel ist das Projekt „Music & Memory", das iPods mit individuell ausgewählter Musik einsetzt, um das Wohlbefinden und die kognitive Funktion von Demenzpatienten zu verbessern.

Gruppenmusiktherapie bietet die Möglichkeit, soziale Interaktionen zu fördern und ein Gemeinschaftsgefühl zu schaffen. In Gruppen können Patienten gemeinsam singen, musizieren oder tanzen, was positive soziale und emotionale Effekte haben kann. Bei dieser Methode können auch die Pflegekräfte und Familienmitglieder einbezogen werden, um so die Bindung zwischen den Patienten und ihren Betreuern zu stärken.

Das Spielen von Instrumenten oder das Singen kann spezifische kognitive und motorische Fähigkeiten stimulieren. *Instrumentaltherapie* kann helfen, die Feinmotorik zu verbessern, während *Gesangstherapie* die Sprach- und Atemkontrolle fördern kann. Diese Aktivitäten können individuell oder in Gruppen durchgeführt werden und sind vielseitige Methoden, um verschiedene Symptome von Demenz zu behandeln.

19.8 Die Rolle der Musik bei der Kommunikation zwischen den Generationen

Musik ist eine universelle Sprache, die Menschen über kulturelle, soziale und Generationen übergreifende Grenzen hinweg verbinden kann. In der intergenerationellen Kommunikation spielt Musik eine entscheidende Rolle, indem sie Brücken zwischen den Generationen baut, gemeinsame Erlebnisse schafft und das gegenseitige Verständnis fördert. In diesem Abschnitt geht es um die vielfältigen Wege, auf denen Musik die Kommunikation und das Zusammenleben zwischen verschiedenen Altersgruppen bereichert und stärkt.

Eine der offensichtlichsten Formen der intergenerationellen Kommunikation durch Musik sind gemeinsame musikalische Aktivitäten. Familienfeste, bei denen gesungen und getanzt wird, oder gemeinsame Konzertbesuche sind Gelegenheiten, bei denen Menschen unterschiedlichen Alters zusammenkommen und Musik erleben. Diese Erlebnisse schaffen gemeinsame Erinnerungen und fördern das Gefühl der Zugehörigkeit und Zusammengehörigkeit. Studien haben gezeigt, dass gemeinsames Musizieren und Singen positive Auswirkungen auf die Bindung zwischen Familienmitgliedern haben und das emotionale Wohlbefinden aller Beteiligten steigern können.

Musik dient oft als Träger von Traditionen und kulturellem Erbe, die von einer Generation zur nächsten weitergegeben werden. Ältere Familienmitglieder können durch das Teilen traditioneller Lieder und Musikstücke nicht nur ihre kulturelle Identität bewahren, sondern auch jüngeren Generationen wertvolle Einblicke in die Geschichte und die Werte ihrer Gemeinschaft vermitteln. Diese musikalischen Traditionen stärken das intergenerationelle Verständnis und fördern den Respekt vor der kulturellen Vielfalt innerhalb der Familie und der Gesellschaft.

Der Austausch von musikalischem Wissen und musikalischen Fähigkeiten zwischen den Generationen kann auch zu einem tieferen gegenseitigen Verständnis führen. Ältere Menschen, die jungen Menschen das Spielen eines Instruments oder alte Lieder beibringen, tragen zur Weitergabe von Wissen und Fähigkeiten bei. Gleichzeitig können jüngere Generationen älteren Menschen neue Musikstile, Technologien und Medien näherbringen, die sie möglicherweise noch nicht kennen. Dieser wechselseitige Lernprozess bereichert beide Seiten und fördert eine Kultur des lebenslangen Lernens und der gegenseitigen Unterstützung.

Musik kann helfen, emotionale Barrieren zu überwinden und eine tiefere Verständigung zwischen den Generationen zu ermöglichen. Gemeinsames Musikhören und -erleben kann emotionale Erlebnisse intensivieren und ein Gefühl der Empathie und des Mitgefühls schaffen. Durch Musik können Generationen ihre Gefühle ausdrücken und miteinander teilen, auch wenn Worte manchmal fehlen. Dies kann besonders in Familien hilfreich sein, in denen unterschiedliche Lebenswelten und Erfahrungen zu Kommunikationsschwierigkeiten führen können.

In der Musiktherapie wird die Kraft der Musik genutzt, um intergenerationelle Beziehungen zu stärken und das emotionale Wohlbefinden zu fördern. Musiktherapiesitzungen, die sowohl ältere als auch jüngere Familienmitglieder einbeziehen, können helfen, Spannungen zu lösen und das gegenseitige Verständnis zu vertiefen. Musiktherapie kann auch in Pflegeeinrichtungen und Gemeinschaftszentren eingesetzt werden, um intergenerationelle Aktivitäten zu fördern und das Gemeinschaftsgefühl zu stärken.

Die Rolle der Musik in der intergenerationellen Kommunikation ist vielfältig und tiefgreifend. Musik schafft gemeinsame Erlebnisse, vermittelt kulturelle Traditionen, fördert Lernprozesse und stärkt emotionale Bindungen. Durch die Nutzung von Musik als Mittel der Verständigung können Barrieren überwunden und ein tieferes gegenseitiges Verständnis zwischen den Generationen erreicht werden.

In einer zunehmend fragmentierten Welt bietet die Musik eine kraftvolle Möglichkeit, die Verbindungen zwischen Menschen unterschiedlichen Alters zu pflegen und zu vertiefen.

19.9 Musik als Friedensbotschaft

Musik dringt wie Kunst im Generellen ungehindert in alle Kulturen ein, und keine Nationalität, keine Religion, keine Grenzen – nichts kann sie aufhalten. Wie ist es möglich?

Musik als Friedensbotschaft ist ein kraftvolles Werkzeug, das das Potenzial hat, Menschen zu inspirieren, zu vereinen und zu heilen. Durch ihre einzigartige Sprache kann Musik Ängste und Vorurteile abbauen und stattdessen Verständnis und Mitgefühl fördern. Sie erinnert uns daran, dass jeder Mensch trotz bestehender Unterschiede die Sehnsucht nach Frieden teilt. In einer Welt, die oft von Disharmonie und Konflikt geprägt ist, bleibt Musik ein leuchtender Hoffnungsschimmer und ein universelles Symbol für Einheit.

Musik hat seit jeher die einzigartige Fähigkeit, Menschen über kulturelle, politische und soziale Grenzen hinweg zu vereinen. Sie fungiert als ein universelles Medium, das es ermöglicht, komplexe Emotionen und Botschaften ohne Worte zu kommunizieren. Aufgrund dieser Eigenschaften hat Musik das Potenzial, als machtvolle Friedensbotschaft zu fungieren. In dieser Rolle hat sie die Herzen zahlreicher Menschen berührt und zu Verständigung und Versöhnung beigetragen.

Musik kennt keine Grenzen. Sie durchquert Länder und Kontinente und erreicht Menschen unabhängig von ihrer Herkunft oder ihrem sozialen Stand. In Konfliktsituationen oder Zeiten politischer Spannungen kann Musik zu einem Instrument der friedlichen Kommunikation werden. Beispielsweise haben Konzerte für den Frieden wie die legendären „Concerts for Bangladesh" oder „Live Aid" Millionen von Menschen weltweit für gemeinnützige Zwecke mobilisiert und gleichzeitig ein starkes Zeichen für den Frieden gesetzt.

In der Geschichte gab es viele Momente, in denen Musik aktiv für die Friedensförderung eingesetzt wurde. Beispielsweise wurde die „Neunte Symphonie" des Komponisten Ludwig van Beethoven, insbesondere die „Ode an die Freude" als Hymne der Europäischen Union (EU), vielfach als Symbol für Einheit und Brüderlichkeit interpretiert. Künstler wie Bob Dylan, Joan Baez und John Lennon nutz(t)en ihre Musik und Texte, um gegen Krieg und für sozialen Wandel einzutreten.

Verschiedene Musikprojekte haben das Ziel, durch gemeinschaftliches Musizieren Spannungen abzubauen und Frieden zu fördern.

Einige Beispiele illustrieren die kraftvolle Rolle der Musikprojekte bei der Förderung des Friedens und des interkulturellen Verständnisses weltweit.

Das „West-Eastern Divan Orchestra", ins Leben gerufen von Daniel Barenboim und Edward Said, vereint junge Musiker aus Israel, Palästina und anderen nahöstlichen Ländern, um gemeinsam zu musizieren und einen Dialog zu fördern:

- „El Sistema", ein Musikpädagogik-Programm in Venezuela, bietet Kindern aus benachteiligten Verhältnissen Zugang zur Musik und fördert soziale Integration und Frieden durch gemeinsames Musizieren.
- Die „Peace Train Initiative", ins Leben gerufen von Yusuf Islam (ehemals Cat Stevens), nutzt Musik und Kunst, um interkulturelles Verständnis und Frieden weltweit zu fördern.
- Das jährliche „Concert for Peace" in Hiroshima und Nagasaki gedenkt der Opfer der Atombombenabwürfe und setzt durch Musik und Kunst ein Zeichen für Frieden und Abrüstung.
- Das Wohltätigkeitskonzert „One Love Manchester", organisiert nach dem Anschlag auf dem Konzert von Ariana Grande, vereinte Musiker und Fans, um Solidarität zu zeigen und den Frieden zu fördern.
- „Musicians Without Borders" entsendet Musiker und Musiktherapeuten in Konfliktgebiete, um durch Musik Heilung und sozialen Zusammenhalt zu fördern.
- Das „Silk Road Ensemble" unter der Leitung von Yo-Yo Ma verbindet Musiker entlang der historischen Seidenstraße und fördert interkulturellen Dialog und Verständigung.
- Das „Unity Concert" in Südafrika, organisiert während der Apartheid, brachte Menschen verschiedener ethnischer Hintergründe zusammen, um für Gleichberechtigung und Frieden zu kämpfen.

Diese und noch sehr viele weitere Musikprojekte haben gezeigt, wie Musik als universelle Sprache und kultureller Ausdruck verwendet werden kann, um Barrieren zu überwinden, Verständnis zu fördern und Frieden auf der ganzen Welt zu unterstützen.

Die moderne Technologie hat die Reichweite von Musik als Friedensbotschaft erweitert. Durch das Internet und soziale Medien können friedensfördernde musikalische Initiativen ein weltweites Publikum erreichen und Menschen für Friedensbewegungen mobilisieren. Onlineplattformen ermöglichen es Künstlern, ohne geografische Einschränkungen zusammenzuarbeiten und gemeinsame Projekte zu realisieren.

19.10 Fazit

Die Musik des Alters symbolisiert die Weisheit, die Erfahrungen und die Ruhe, die oft mit dem Alter einhergehen. Sie ist eine faszinierende Symphonie von Erinnerungen, Trost und Lebensqualität. Sie webt die Vergangenheit in die Gegenwart und schafft eine klangliche Landschaft, die reich an Emotionen und Bedeutung ist. In dieser Melodie des Lebens findet sich nicht nur eine Quelle der Unterhaltung, sondern auch eine wertvolle Kraft, die das Alter zu einer Zeit der Harmonie und Erfüllung macht. Die Musik des Alters ist ein tiefes und reichhaltiges Konzept, das die verschiedenen Facetten des Lebens im Alter einfängt. Sie ist eine Metapher für die Schönheit, die Tiefe und die Komplexität des Lebens jenseits der Jugend, die durch die Klänge der Erfahrung, Weisheit und inneren Harmonie ausgedrückt wird. Möge die Musik weiterhin ihre magische Rolle als Lebensbegleiter spielen und die Klänge der Vergangenheit in die Zukunft tragen.

Literatur

Alive Inside Project: Alive Inside ist ein Dokumentarfilm von Michael Rossato-Bennett aus dem Jahr 2014, der die transformative Kraft von Musik bei Menschen mit Demenz beleuchtet

Alzheimer's Disease Neuroimaging Initiative (ADNI): Die Alzheimer's Disease Neuroimaging Initiative ist eine multizentrische, longitudinale Beobachtungsstudie mit dem Ziel, Biomarker für die Alzheimer-Krankheit zu validieren

Blood AJ, Zatorre RJ (2001) Intensely pleasurable responses to music correlate with activity in brain regions implicated in reward and emotion

Creech A, Hallam S, Varvarigou M, McQueen H (2013) Active music making: a route to enhanced subjective well-being among older people

Davidson JW, Faulkner R (2010) Meeting in music: The role of singing to harmonise carer and cared for

Janata P, Tomic ST, Rakowski SK (2007) The neural architecture of music-evoked autobiographical memories

Koelsch S (2010) Towards a neural basis of music-evoked emotions. Trends in Cognitive Sciences

Musikprojekte in Pflegeheimen: Musiktherapie wird in Pflegeheimen eingesetzt, um das Wohlbefinden der Bewohner zu fördern. Ein Beispiel hierfür ist das Projekt „Gesund mit Musik", das Live-Konzerte in Pflegeeinrichtungen überträgt

Nordoff-Robbins Music Therapy: Die Nordoff-Robbins-Musiktherapie basiert auf der Überzeugung, dass jeder Mensch eine angeborene Sensibilität für Musik besitzt, die für persönliches Wachstum und Entwicklung genutzt werden kann

Sacks, Oliver (2007) Musicophilia: Tales of Music and the Brain. New York: Alfred A. Knopf

Sacks, Oliver (2008) Der einarmige Pianist: Über Musik und das Gehirn. Übersetzt von Hainer Kober. Reinbek bei Hamburg: Rowohlt. Seite 347

Silver Choir Initiative: Die Silvertones Senior Choir ist ein Beispiel für einen nicht-auditionierten, gemeinschaftsbasierten Chor mit 120 Stimmen, der älteren Erwachsenen die Möglichkeit bietet, durch gemeinsames Singen Freude, Gesundheit und Kameradschaft zu erleben

20

Die Ärzt*innen der Alten, das Altern der Ärzt*innen

Dieter M. Schmidt

> „Vom Baum des Lebens fällt mir Blatt um Blatt" (Hermann Hesse).

20.1 Die Ärzt*innen der Alten

Die Betreuung alter Menschen erfolgt durch Geriater*innen, und zwar mit einer gänzlich anderen Sicht und einem viel differenzierteren Zugang als in anderen medizinischen Disziplinen. Im Mittelpunkt stehen die älteren Menschen, die sie täglich sehen, mit ihrer spannenden Biografie, mit ihrer großen Lebenserfahrung, mit ihrem Leid und ihren Verlusten, mit ihrem Humor oder ihrer Trauer.

Nicht die Diagnosen, von denen auch viele „Zustand nach" heißen, sind das Wichtigste, sondern die Gebrechlichkeit, die erhaltenen Funktionen sowie der Ernährungs- und Körperbefund. Das Assessment, wie es genannt wird, umfasst die Bewertung des körperlichen Status sowie der folgenden 5 Punkte: Frailty für Gebrechlichkeit; Skalen für Schmerz, Beweglichkeit; Barthel-Index für Selbstständigkeit; ADL für Aktivitäten des täglichen Lebens; TUG („timed up and go") für die Mobilität. Einige weitere sind möglich.

D. M. Schmidt (✉)
St. Kanzian am Klopeinersee, Österreich
e-mail: doc27@a1.net

Diese Tests führen Ergo- und Physiotherapeut*innen durch, daher ist die Geriatrie nur im Team möglich und nicht allein Aufgabe von Ärzt*innen. Des Weiteren können Gesundheits- und Krankenpfleger*innen, Logopäd*innen, Psycholog*innen und Sozialarbeiter*innen einbezogen sein.

Multimorbidität und Polypharmazie sind grundlegende Arbeitsfelder der Geriater*innen. Sie sind primus inter pares im diagnostischen und therapeutischen Team. Die Trinität des biopsychosozialen Modells ist die Grundlage ihres Denkens und Handelns. Zusammengefasst machen diese Eigenschaften Geriater*innen zu den „Modellathleten der Medizin".

Die Arbeit der Geriater*innen erfordert eine komplexe Sicht sowie eine hohe Denkleistung und Empathiefähigkeit. Ein Kollege in Großbritannien empfand den Begriff „geriatric medicine" als stigmatisierend und nannte seine Klinik daher „Department of Complex Medicine".

Geriater*innen sollten die oft erzählten Defizitmodelle vermeiden, keine Aufzählungen der nachlassenden Funktionen weiterführen. Viel besser ist es, die positiven und schönen Seiten des Alters zu betonen – „betonen" im Klang der Musiktherapie. Welche Bedeutung das Reden und Zuhören hat, wissen diejenigen, die Validation, die „unbedingte Wertschätzung", eine von Naomi Feil beschriebene Kommunikationstechnik im Umgang mit Demenzkranken, kennen und anwenden.

Alte Menschen halten den klinischen und Praxisalltag auf, sie berichten umständlich und beginnen mit der Aufzählung von Symptomen, die einige Tage früher präsent waren, um sich zu versichern, dass es so schlimm nicht sein kann, wenn es bis heute auszuhalten war.

Die Lehrbücher der Medizin, besonders jene der Geriatrie, sind voller diskriminierender Begriffe und verstärken die bei Ärzt*innen und Patient*innen ohnehin vorherrschenden negativen Altersbilder. Dabei weiß die Wissenschaft seit kurzem, dass eine positive Lebenseinstellung die Lebenserwartung um bis zu 7,6 Jahre steigern kann; ein Rauchstopp und mehr Bewegung schaffen nur etwa 4 Jahre (Levy et al. 2002).

Mancher alte Mensch verfügt über ein so reichhaltiges Wissen und so viele Erzählungen wie eine große Stadt, andere, die ihren Lebenskreis kaum verlassen haben, ähneln einem ländlichen Dorf. Beiden ist gemeinsam, dass sie nicht in kurzer Zeit zu erfassen sind, sondern erst in vielen Begegnungen begreifbar werden. Ebenso ist die Erklärung einer gewichtigen wie auch einer – in unseren Augen – weniger bedeutsamen Diagnose nicht in einer Stunde zu erledigen, sondern erfordert einige weitere Stunden. Entscheidend ist immer die Gewichtung des Patienten, womit wir wieder am Anfang wären: Erst durch viele Begegnungen lässt sich der ganze Mensch erfassen.

Rückblickend hat mein Interesse für die Geriatrie schon in der Turnuszeit begonnen. Vor Augen habe ich dabei zwei Schulfreunde, nennen wir sie Fritz und Franz. Fritz war Maurer, hat viele Häuser gebaut, u. a. sein eigenes und die seiner Kinder, und nur Baupläne und Zeitungen gelesen. Er sitzt schwach, aber körperlich gesund in der Ecke und weint, verzweifelt und depressiv. Franz war Verwaltungsbeamter, hat schlimmes Rheuma, grinst mich aus seinem Rollstuhl an und fordert mich zu einer Schachpartie auf. Dabei berichtet er von dem Buch, das er gerade liest: *Bartleby der Schreiber* von Herman Melville. Er erzählt die Geschichte dieses Mannes, der seine Haltung „Ich möchte lieber nicht" („I would prefer not to") konsequent zu Ende denkt und bis zu seinem Tod lebt. Franz dagegen möchte seine Träume und Wünsche bis zum Ende leben. Das sei ein schönes Ziel, ein rundes, gelungenes Leben. Ich habe für ihn Friedrich Schillers Worte abgewandelt: „Des Lebens ungemischte Freude ward keinem Irdischen zuteil, Ich liege an meines Bettes Zinnen und blicke mit vergnügten Sinnen auf mein gelebtes Leben hin."

Die Geriatrie begleitet die Patient*innen von der Tagesklinik über das Alterstraumazentrum und das altersgerechte Krankenhaus, über die ambulante Rehabilitation bis zur Palliativstation und zu den mobilen Palliativteams. Den Wünschen der Menschen entsprechend wird versucht, möglichst viel im häuslichen und örtlichen Umfeld zu ermöglichen, Spital/Krankenhaus und/oder Pflegeheim stehen in der Planung an zweiter Stelle.

Eine Umfrage mit über 400 Menschen über 65 Jahren hat mich darin bestärkt, auch im eigenen Interesse, mich der Geriatrie zu widmen. In dieser Befragung in Kärnten gaben 95 % der über 65-jährigen Befragten an, ihren letzten Lebensabschnitt zu Hause verbringen zu wollen. 81 % wollten dies nur im Kreis ihrer Familie, 54 % können sich auch vorstellen, neben ihrer Familie von ambulanten Palliativteams betreut zu werden. Nur knapp 10 % können sich vorstellen, in einem Pflegeheim oder in einem Krankenhaus zu sterben (Likar et al. 2017).

> Die meisten Menschen wünschen sich, zu Hause zu sterben.

20.1.1 Kasuistik 1

Im Nachbarort wohnen drei alte Damen, die sich seit jeher sehr gut kennen. Sie haben zwei Weltkriege und, wahrscheinlich schlimmer, zwei Nachkriegszeiten erlebt und sehr viel durchgemacht, davon einiges Unaussprechliches.

Ich bin im Laufe der Zeit bei allen dreien der Hausarzt geworden. Es bestehen gute und vorbildliche enge familiäre Bindungen, Krankenhausaufenthalte sind selten und kaum wesentlich. Der Alterungsprozess verläuft in Bezug auf alle Organsysteme harmonisch, und so gibt es keine raschen oder dramatischen Veränderungen des Krankheitsbildes. Meine Visiten erfolgen regelmäßig und verlässlich.

Gemeinsam ist ihnen jene sichere Gelassenheit, mit der sie Komplikationen, bei denen ich manchmal hektisch werde und rasch weitere diagnostische und therapeutische Pläne erwäge, unbeschadet überstehen und mich lächelnd anschauen. Sie wissen aber auch, wenn es ernst wird: Dann blicken sie, jede auf ihre Art, auf einen Punkt hinter mir, hinter den Angehörigen, weit in der Ferne.

Bei meinen Besuchen versuchen sie regelmäßig, mich auszufragen, wie es denn den anderen von ihnen gehe. Da der Hinweis auf die ärztliche Schweigepflicht wenig fruchtet, behelfe ich mir mit allgemeinen Aussagen und Ablenkungen durch Gespräche über das Wetter oder ähnliche unverfängliche Themen. Aber ich werde oft schlau ausgehorcht, die Bemerkungen zum Wetter werden stellvertretend für den Zustand der „Rivalinnen" für den Titel der ältesten Bürgerin verstanden.

Nun geht es einer der Damen um die Weihnachtszeit deutlich schlechter und die Hausbesuche mehren sich. Da kommt sie auf eine Idee: Wenn es mir gelänge, sie bis Anfang Januar am Leben zu erhalten, bekäme ich als Belohnung 100,– Euro, weil da die doppelte Pension ausbezahlt wird. Meine Bemühungen sind freilich davon unbeeinflusst, dennoch bessert sich ihr Zustand und sie lebt noch gut und gerne bis zum folgenden August.

Die nächste, ebenfalls Jahrgang 1913, wird im Laufe des Jahres zusehends schwächer, und es gelingt – auch durch meine ständige Rufbereitschaft – ihr das Sterben zu Hause zu ermöglichen. Das ist im September.

Nun lebt nur noch eine der Damen, Jahrgang 1912, die Älteste. Sie bekommt im Januar des Folgejahres einen Durchfall, dem sie in den Mittagsstunden erliegt.

20.2 Das Altern der Ärzt*innen

Ärzt*innen, die in Pension gehen, machen das, was viele andere auch tun: Sie schreiben ihre Memoiren – manche für die Öffentlichkeit, viele eher für sich als Bilanz ihres Lebens oder für die Familie. Daran knüpft sich oft die Ahnenforschung, die heute über das Internet leicht zu bewerkstelligen ist. Die Erinnerung an frühere Zeiten, in denen man bedeutend und hoch anerkannt war, lässt manche*n die Gegenwart leichter aushalten, eine Erkenntnis, die Naomi Feil in ihrer Lehre der Validation betont.

Die oft geäußerte Meinung, alte Ärzt*innen neigten zu Konservatismus („früher war alles viel besser") stimmt dann nicht, wenn der Blickwinkel Jahrzehnte umfasst und viele Kontakte zu jungen Menschen gesucht werden.

Jene, die publizieren, nennen gerne die Namen Prominenter, die sie behandelt haben, und rühmen sich durchaus zu Recht ihrer Erfolge. Zu nennen sei hier etwa Ferdinand Sauerbruch, der Erfinder der Unterdruckkammer, die Operationen am Brustkorb erst möglich machte, oder Werner Forssmann, den ich persönlich kennengelernt habe und der im gewagten Selbstversuch den Herzkatheter erfand, wofür ihn übrigens Sauerbruch sofort entließ. Jahre später erhielt er dafür den Nobelpreis für Medizin.

Daneben finden auch sie sich in der Rolle von Patient*innen wieder und müssen nun versuchen, Zweifel und Vertrauen in der Begegnung mit Kolleg*innen zu vereinen. Können sie für sich die Trinität der biopsychosozialen Krankheitserklärung annehmen und danach denken und handeln?

Wie groß ist die Wahrscheinlichkeit, dass Sie, geneigte*r Leser*in, und ich eines Tages im hohen Alter zu Hause sterben werden, ohne je ein Krankenhaus als Patient*in erlebt zu haben? Vermutlich eher gering. Daher gibt es zwei Haltungen: „Wenn es nicht mehr geht, dann ruft halt den Rettungsdienst, der soll mich ins Spital/Krankenhaus bringen!" – „Ich gehe rechtzeitig, dann komme ich auch früher wieder nach Hause."

Im ersten Fall komme ich mit Angst und Resignation ins Krankenhaus, kann mir weder das Spital noch die Ärzt*innen aussuchen, bin den Zufällen und aktuellen Gegebenheiten ausgeliefert. Im zweiten suche ich mir das geeignete Spital aus, kenne vielleicht dort tätige Kolleg*innen und weiß in etwa, was mich erwartet. Weil es nahezu unausweichlich ist, ist für mich die zweite Einstellung die richtige.

Wie viel Kommunikation das Befinden bessert oder schwächt und wie viel oder wenig Befunde dazu beitragen, wird schmerzlich oder gelungen erfahren. War es in ihrer Zeit noch üblich, auch Vorlesungen anderer Fächer, etwa in Philosophie oder Biologie, zu hören, so sind sie jetzt mit mehr Spezialistentum konfrontiert.

Können sie rechtzeitig Hilfe suchen und diese auch annehmen, sich ihre Ängste eingestehen? Positiv wirkt sich bei ihnen die Begegnung mit zahlreichen Kranken aus, bei jedem können sich Ärzt*innen quasi „impfen", indem sie deren Schicksale und Bewältigungsstrategien auf sich selbst projizieren und nun anwenden können. Oft haben sie erlebt, dass gut behandelbare Krankheiten manchen verzweifeln ließen, während fast aussichtslose Diagnosen bestens überwunden wurden.

Zu ihrer Erfahrung gehört es auch, dass immer jüngere Therapeut*innen immer ältere Menschen behandeln und sie schon fast den „Urenkel*innen" begegnen.

Andere können sich von den Insignien der Macht, dem weißen Kittel, dem Stethoskop und dem Rezeptblock, nicht trennen und arbeiten fast bis zum Umfallen.

Wer allerdings nach der Pension weiterarbeiten möchte, wird rasch ernüchtert: Die Zuverdienstgrenze ist sehr gering angesetzt, Pensions- und Krankenversicherungsbeiträge sind weiter zu entrichten, die Ärztekammer will bezahlt sein und dann ist noch alles versteuern. Für Freiberufler kann es nur ein kostspieliges Hobby sein.

Und werden Ärzt*innen im Ruhestand auch die bekannten Diskriminierungen erfahren, z. B. bei Banken oder Versicherungen?

Denjenigen, die schon in der aktiven Zeit verschiedene Neigungen und Hobbys gepflegt haben, stehen genügend Alternativen, um sich zu beschäftigen, zur Verfügung. Sogar ein Studium ist möglich.

Wie sieht es mit dem Mentoring junger Kolleg*innen aus? Besteht ein Bedarf? Sehr viel Wissen und sehr viele Tipps und Tricks liegen hier brach. Wie Großmütter und -väter können sie Lebenswissen weitergeben. Es geht doch nur darum, eine geeignete Form der Begegnung zu finden. Alle Versuche sind gut, viele Wege führen in verschiedenen Bereichen zum Ziel.

In diesem Zusammenhang lohnt sich ein Blick auf die 5 L nach Georg Wick, die für jeden alten Menschen gelten:

– Lieben: sich selbst und einige Näherstehende
– Lernen: Neues lesen und studieren, Gedichte rezitieren
– Laufen: der tägliche Spaziergang, mal länger, mal kürzer
– Lachen: sich über sich selbst amüsieren
– Leute: viele Freunde um sich scharen und einladen

Wer nur genießen will, sich sonnen und Muße üben, dem soll das ohne schlechtes Gewissen erlaubt sein. Nur die eigene Bewertung ist entscheidend.

Der letzte Schritt ist auch bei Ärzt*innen die palliative Betreuung. Wer sich vorher damit befasst hat – dies ist in der Ausbildung der Geriater*innen inbegriffen –, tut sich leichter, seine Wünsche und Absichten zu formulieren. Patient*innenverfügungen sollten in allen Karteien und Dokumentenmappen deponiert sein. Längst gilt die Aussage „Wir können nichts mehr für Sie tun" nicht mehr, sie wäre sogar ein Kunstfehler.

Dem einfühlsamem und wissenden Andreas Kruse verdanke ich dieses Gedicht:

> **Ich lebe mein Leben in wachsenden Ringen**
> Ich lebe mein Leben in wachsenden Ringen,
> die sich über die Dinge ziehn.
> Ich werde den letzten vielleicht nicht vollbringen,
> aber versuchen will ich ihn.
> Rainer Maria Rilke

Andreas Kruse erklärt, dass die Gefühle im Alter nahezu unverändert im Vergleich zu früher bleiben und sich nur deren Ausdruck ändert.

20.2.1 Kasuistik 2

Mein lieber Freund Heinrich ist Internist und ein engagierter Arzt. Bei einer Gastroskopie wurde ein Karzinom festgestellt, und es steht eine Operation an. Der Chefarzt der Chirurgie, mit dem er studiert hat, wird den Eingriff vornehmen. Am Vormittag besprechen die beiden die Vorbereitung, die Technik und die nachfolgende Therapie. Heinrich empfängt am Nachmittag seine Ehefrau, er ist ein gläubiger Katholik, sie beten gemeinsam. Heinrich ist gefasst und guter Dinge, er lehnt eine Schlaftablette ab. Spät am Abend kommt der Oberarzt in sein Zimmer: „Heinrich, der Chef und ich haben uns noch einmal besprochen, wir machen doch einen größeren Eingriff und werden auch die untere Speiseröhre mit entfernen!", sagt er und geht gleich wieder, da er noch eine Operation zu erledigen hat.

Für Heinrich bricht eine Nacht voller Angst und Grübeln an: Haben die mich belogen? Ist der Krebs doch ausgedehnter? Warum sagt mir das der Chef nicht persönlich? Am Morgen ist er fix und fertig und möchte eine tiefe Narkose. In der Folge zeigt sich, dass schon überall Metastasen sind, und Heinrich stirbt ein Jahr darauf.

In dieser Nacht sind alle Immunsysteme zusammengebrochen, den Krebs kann nichts mehr aufhalten. Da die Stimmung am Abend derart positiv war, musste danach alles in das totale Gegenteil umschlagen.

20.2.2 Kasuistik 3

Der alte Medizinalrat hilft mir zu Beginn meiner Hausarztpraxistätigkeit. Einige Patienten übergibt er mir persönlich. In den Taschen seines grünen Hubertusmantels hat er die Rezepte geordnet und kennt fast alle Versicherungsnummern und Geburtsdaten auswendig. Seine Telefonnummer

2211 wird unter seinen Nachfolgern aufgeteilt, 2213 und 2711, reiner Zufall oder göttliche Fügung. Er geht fast täglich durch den Ort und spricht mit den Leuten. Auf dem Nachttisch liegt immer ein gutes Buch, ich nehme ihn regelmäßig zu den Bezirksfortbildungen mit. Und ich werde sein Hausarzt.

Zweimal fahre ich ihn akut ins Krankenhaus, den Rettungsdienst lehnt er ab, das sei zu viel Aufwand.

Nach einem unverschuldeten Verkehrsunfall mit Überschlag ist er kurzzeitig querschnittsgelähmt, die Reha gelingt sehr gut. Ich besuche ihn danach zu Hause. Er saust mit dem Rollator auf die steile Treppe zu. Ich rufe: „Vorsicht!" Er lacht und bremst rasant ab.

Dann kommt sein 90. Geburtstag, ein Sonntag, mit großem Familienfest. Ich will meine täglichen Besuche pausieren, fahre aber doch am späten Nachmittag hin. Wir besprechen, was nächste Woche zu tun ist. Ich verabschiede mich, er winkt mir zu. Eine halbe Stunde später ruft die Betreuerin an, und teilt mir mit, dass er gestorben sei.

> Ich habe ihn geliebt.

Literatur

Feil N (1999) Validation, ein Weg zum Verständnis verwirrter alter Menschen. Reinhardt, München
Klie T (2014) Wen kümmern die Alten? Pattloch, München,
Lehofer M (2021) Alter ist eine Illusion. Gräfe & Unzer, München
Levy et al (2002) Longevity increased by positive self-perceptions of aging. J Personal Soc Psychol, 83, 261–270
Likar K, Pinter J, Schippinger C, Sieber (2019) Ethische Herausforderungen des Alters. Kohlhammer, Stuttgart
Likar P, Janig W (2020) Im Kranken Haus. Ueberreuter, Wien
Likar P, Bernatzky P, Janig S (2017) Lebensqualität im Alter. Springer, Berlin
Nusselder et al (2009) Living healthier for longer: Comparative effects of three heart-healthy behaviors on life expectancy with and without cardiovascular disease, BMC Public Health, 9, 487
Pinter L, Kada J, Schippinger C (2017) Der ältere Patient im klinischen Alltag. Kohlhammer, Stuttgart
Ringel E (1993) Das Alter wagen. Kremayr & Scheriau, Wien

Weiterführende Literatur

Bernhard A (2012) Patient meines Lebens. Droemer, Düsseldorf
Erich B (1998) Durch geschichtliche Krisen. Böhlau, Wien
Ferdinand S (1964) Das war mein Leben. Kindler, Hamburg
Fernando N (1992) Landarzt in Portugal. Edition Q, Berlin
Fritz L (1997) Arzt in den Höllen. Heyne, München
Wick Georg (2022) Gedanken zum See. Thelem, Dresden/München
Hans K (1973) Hinter uns steht nur der Herrgott. Herder, Freiburg
Kruse A, Maio G, Althammer J (2014) Humanität einer alternden Gesellschaft. Paderborn, Ferdinand Schöningh
Michael L (2021) Alter ist eine Illusion. Gräfe & Unzer, München
Nusselder et al (2009) BMC Public Health 9:487
Paul P (1991) Es ist Krieg und wir gehen hin. Rowohlt, Hamburg
Peter V (2012) So viel Zeit muss sein. Ullstein, Berlin
Ralf H (2005) Aus der Schreibtischlade eines Arztes. München, Novum
Werner F (1942) Selbstversuch, Erinnerungen eines Chirurgen. Ecomed, Landsberg/Lech
Werner V (2013) Mein Arztroman. Wien, Steinbauer

21

Die Arbeit des Alters, das Altern der Arbeit

Steve-Oliver Müller-Muttonen

21.1 Einleitung

Die Belegschaften in den Betrieben werden aufgrund demografischer Veränderungen immer älter, während das verfügbare Erwerbspersonenpotenzial, also die Anzahl der Personen im erwerbsfähigen Alter, parallel schrumpft. Diese Entwicklung stellt viele Unternehmen vor beträchtliche Herausforderungen, wenn sie weiterhin innovativ, flexibel und wettbewerbsfähig bleiben möchten. Angesichts des demografischen Wandels ist die Notwendigkeit, Arbeit menschen- und damit auch alternsgerecht zu gestalten, deutlich gestiegen. Es gilt, qualifizierte Mitarbeiter möglichst lange im Unternehmen zu halten und ihnen einen gesunden Übergang in den Ruhestand zu ermöglichen.

Forschungsergebnisse im Bereich der Arbeitswissenschaft zeigen, dass sich Arbeitsbedingungen je nach Altersgruppe unterschiedlich auswirken können. Eine altersgerechte Gestaltung der Arbeit ist daher sinnvoll, um die Leistungs- und Arbeitsfähigkeit der Mitarbeiter zu fördern und zu nutzen. Gut gestaltete Arbeitsbedingungen sind nicht nur gesetzlich vorgeschrieben, sondern tragen auch erheblich zur Arbeitszufriedenheit, zur Motivation, zur Bindung der

---

S.-O. Müller-Muttonen (✉)
AMI – Arbeitsmedizinisches und Arbeitspsychologisches Institut Kärnten GmbH, Klagenfurt, Österreich
e-mail: Mueller-muttonen@ami-ktn.at

Mitarbeiter an das Unternehmen und zur Reduzierung von Fehlzeiten bei. Sie zahlen sich daher kurz-, mittel- und langfristig sowohl für die Mitarbeiter als auch für die Unternehmen aus.

Der Anstieg des Durchschnittsalters der Belegschaften in den Unternehmen wird nicht nur durch den demografischen Wandel, sondern auch durch etwaige Änderungen in den Pensionsbestimmungen weiter verstärkt, die längere Erwerbsphasen fördern. Es wird daher für Unternehmen und Politik zunehmend wichtiger, Erwerbsverläufe und Arbeitsbedingungen gesundheits- und altersgerecht zu gestalten.

Im Hinblick auf die demografische Entwicklung und die sich verändernde Arbeitswelt gewinnt eine altersgerechte Arbeitsgestaltung für ein möglichst langes und gesundes Arbeitsleben nicht nur für Unternehmen, sondern auch für Politik und Gesellschaft an Bedeutung. Das Potenzial und die Kompetenzen älterer Mitarbeiter werden dringender denn je benötigt.

Eine altersgerechte Arbeitsgestaltung bildet die Grundlage dafür, dass Mitarbeiter möglichst lange gesund, motiviert und leistungsfähig am Erwerbsleben teilnehmen können. Diese Merkmale sollten möglichst frühzeitig im Erwerbsleben aller Altersgruppen berücksichtigt werden. Andernfalls sind ältere Mitarbeiter später besonders betroffen, da sie möglicherweise über einen längeren Zeitraum hinweg schlecht gestaltete Arbeit erlebt haben und deren negative Auswirkungen durch den natürlichen Alterungsprozess verstärkt werden können.

Alternsgerechte Arbeit zielt darauf ab, die Gesundheitspotenziale und Arbeitsfähigkeit während der gesamten Erwerbstätigkeit zu erhalten und zu fördern. Sie ermöglicht es, die Zahl gesund verbrachter Lebensjahre zu erhöhen. Gesundheitsförderliche und alternsgerechte Arbeitsbedingungen kommen der gesamten Belegschaft nachhaltig zugute.

Hierbei spielen Faktoren wie Vielseitigkeit der Tätigkeit, Erhaltung von Handlungsspielräumen, kontinuierliches Lernen und Weiterbildung, Informationsaustausch und Mitbestimmung, Teamarbeit sowie Stressreduktion und die Minimierung von Belastungen eine wesentliche Rolle.

21.2 Grundlegende Fragen zur altersgerechten Arbeitsgestaltung

Im Kontext der altersgerechter Arbeitsgestaltung stellen sich verschiedene Fragen:

– Wie muss Arbeit gestaltet sein, damit Beschäftigte gesund und motiviert bis zum Erreichen des Pensionsalters erwerbstätig bleiben können?

- Wie kann die Arbeitsfähigkeit über den gesamten Verlauf des Erwerbslebens gefördert werden?
- Welche Handlungsempfehlungen für die Praxis lassen sich aus der arbeitswissenschaftlichen Forschung ableiten?

21.3 Demografische Herausforderungen

Die Bevölkerung Österreichs sieht sich mit einer Reihe demografischer Herausforderungen konfrontiert, die sich in den letzten Jahren abgezeichnet haben. Niedrige Geburtenraten, steigende Lebenserwartungen und eine durchschnittlich geringe Zuwanderung haben dazu geführt, dass die Bevölkerung nicht nur schrumpft, sondern auch immer älter wird. Statistik Austria (2024a) hat prognostiziert, dass das Arbeitskräftepotenzial in den kommenden Jahren abnehmen wird.

Die Frage, ob eine erhöhte Zuwanderung das rückläufige Arbeitskräftepotenzial ausgleichen kann, bleibt noch ungeklärt. Parallel zum Anstieg des Gesamtalters der Bevölkerung hat sich auch der Anteil der älteren Beschäftigten über 55 Jahren seit dem Jahr 2000 kontinuierlich erhöht.

Nach vorläufigen Ergebnissen von Statistik Austria (2024b) lebten am 1. Januar 2024 über 9 Mio. Menschen in Österreich (Tab. 21.1).

Die langfristigen Trends in der österreichischen Bevölkerungsentwicklung bleiben beständig: Österreich verzeichnet ein kontinuierliches Bevölkerungswachstum, kleinere Haushalte, eine zunehmende Bildung und eine hohe berufliche Mobilität bei der Wahl des Arbeitsplatzes.

Die Ergebnisse der Registerzählung 2021 verdeutlichen, dass Österreich hauptsächlich durch Zuwanderung wächst und zugleich eine Alterung der Bevölkerung erfährt. In den Jahren von 2011 bis 2021 stieg die Bevölkerungszahl um 7 % von 8,4 auf fast 9 Mio. an. Gleichzeitig erhöhte sich der Anteil der über 65-Jährigen von 15 auf 19 %, während der Anteil der 15- bis 64-Jährigen von 69 auf 66 % zurückging. Dieser Trend einer wachsenden und älter werdenden Bevölkerung in Österreich wird auch in den kommenden Jahren fortbestehen.

Das Durchschnittsalter der österreichischen Bevölkerung liegt derzeit bei 43,4 Jahren, ein Indikator für die fortschreitende Alterung der Gesellschaft (Abb. 21.1).

Tab. 21.1 Vorläufige Bevölkerungszahl Österreichs am 01.01.2024 im Vergleich zur Bevölkerungszahl am 01.01.2023 nach Bundesländern. (Aus: Statistik Austria 2024b)

Bundesland	Bevölkerungsstand		Bevölkerungsveränderung[*]		Ausländische Staatsangehörige am 01.01.2025[*]	
	am 01.01.2024	am 01.01.2025[*]	absolut	in %	absolut	in %
Österreich	**9.158.750**	**9.198.214**	**39.464**	**0,4**	**1.855.624**	**20,2**
Burgenland	301.951	301.819	−132	−0,0	34.779	11,5
Kärnten	569.744	570.194	450	0,1	77.765	13,6
Niederösterreich	1.723.723	1.727.759	4036	0,2	215.266	12,5
Oberösterreich	1.530.349	1.535.677	5328	0,3	250.902	16,3
Salzburg	571.479	572.905	1426	0,2	118.942	20,8
Steiermark	1.269.801	1.271.940	2139	0,2	185.068	14,6
Tirol	775.970	777.773	1803	0,2	147.851	19,0
Vorarlberg	409.973	411.748	1775	0,4	86.133	20,9
Wien	2.005.760	2.028.399	22.639	1,1	738.918	36,4

Q: STATISTIK AUSTRIA, Statistik des Bevölkerungsstandes. – [*]) Vorläufige Ergebnisse

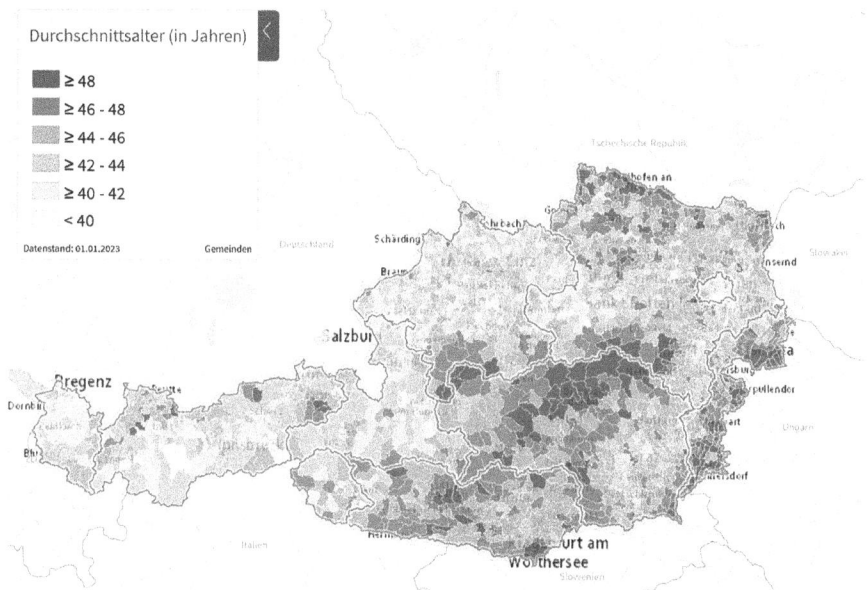

Abb. 21.1 Statistik des Bevölkerungsstands. (Aus: Statistik Austria 2023)

21.4 Können Ältere den Arbeitskräftemangel ausgleichen?

Der Arbeitskräftemangel bleibt ein beharrliches Thema, das auch zurzeit in Österreich präsent ist. Laut der Offene-Stellen-Erhebung erreichte die Anzahl der offenen Stellen im Jahresdurchschnitt mit insgesamt 206.400 Stellen den zweithöchsten Wert seit Beginn der Zeitreihe. Eine der Hauptursachen für diesen gestiegenen Bedarf an Arbeitskräften ist der demografische Wandel, der das Ausscheiden der geburtenstarken Jahrgänge aus dem Erwerbsleben mit sich bringt. Diese Entwicklung wird sich fortsetzen, wie aktuelle Bevölkerungsprognosen zeigen: Der Anteil der über 65-Jährigen wird in den nächsten Jahren von 20 % im Jahr 2022 auf 27 % im Jahr 2040 ansteigen (Statistik Austria 2024a).

Obwohl die Erwerbsbeteiligung der 55- bis 64-Jährigen in den letzten Jahren deutlich zugenommen hat, bleibt sie dennoch unterdurchschnittlich, insbesondere im europäischen Vergleich. Personen ab 55 Jahren rücken daher zunehmend in den Fokus als potenzielle Arbeitskräfte. Trotz des steigenden Arbeitskräftebedarfs haben ältere Personen, die nicht mehr im Erwerbsleben stehen, möglicherweise nicht das Interesse oder die Möglichkeit, wieder zu arbeiten.

> Im Jahr 2023 waren nur 57 % der 55- bis 64-Jährigen erwerbstätig.

Die Erwerbstätigenquote in dieser Altersgruppe variiert stark, je nach Geschlecht und Nähe zum Regelpensionsalter. Viele verlassen das Arbeitsleben vorzeitig aus verschiedenen Gründen, darunter die Pensionierung, gesundheitliche Probleme oder Kündigungen. Jedoch suchen nicht alle, die ihren Job verloren haben, in dieser Altersgruppe aktiv nach einer neuen Beschäftigung.

Einige ältere Personen arbeiten jedoch über das Regelpensionsalter hinaus, wobei ein beträchtlicher Anteil von ihnen als Selbstständige oder mithelfende Familienangehörige tätig ist. Im Jahr 2023 waren immerhin 88.600 Personen ab dem 65. Lebensjahr erwerbstätig, was die vielfältigen Potenziale älterer Arbeitskräfte verdeutlicht.

Diese Entwicklungen werfen wichtige Fragen auf, wie die Arbeitsmarktintegration älterer Personen verbessert und die Beschäftigungsfähigkeit im höheren Alter gefördert werden kann (Abb. 21.2).

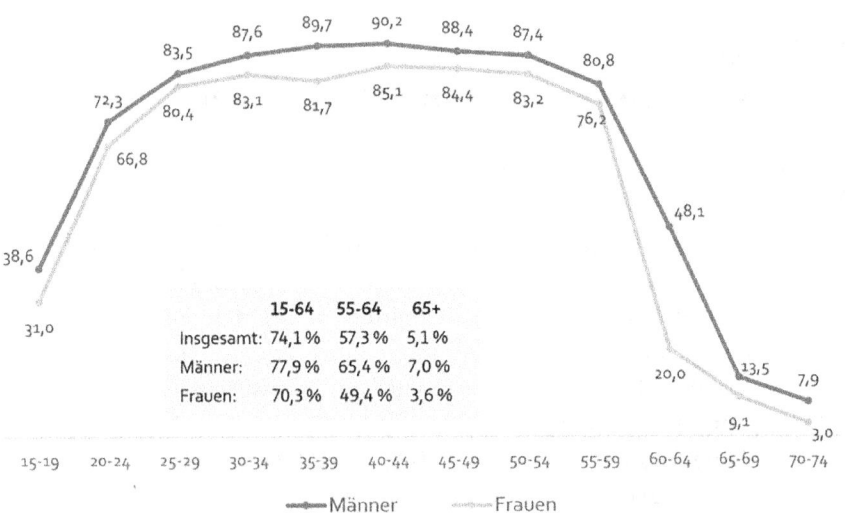

Abb. 21.2 Erwerbstätigenquoten nach Alter (in %); Mikrozensus Arbeitskräfteerhebung. (Aus: Statistik Austria 2024a)

21.5 Erwerbstätigenquote im Alter

Die Erwerbstätigenquote der 55- bis 64-Jährigen hat sich in den letzten beiden Jahrzehnten mehr als verdoppelt. Im Jahr 2004 lag sie noch bei 27 % und stieg bis 2023 auf 57 %. Dies entspricht einem Anstieg um 30 Prozentpunkte.

Bei den Männern erhöhte sich die Erwerbstätigenquote um 29 Prozentpunkte auf insgesamt 65 %, während sie bei den Frauen sogar um 31 Prozentpunkte auf 49 % anstieg.

Der deutliche Anstieg der Erwerbstätigen in der Altersgruppe der 55- bis 64-Jährigen ist nicht allein auf die demografische Entwicklung zurückzuführen, sondern auch auf Veränderungen im Erwerbsverhalten dieser Gruppe.

Gesetzesänderungen haben dazu geführt, dass vorzeitige Pensionierungen seltener werden. Die schrittweise Anhebung des Pensionsantrittsalters, insbesondere für Frauen, von 2024 bis 2034 auf 65 Jahre, wird diesen Trend voraussichtlich weiter verstärken.

Trotz dieses deutlichen Anstiegs besteht noch Potenzial zur Steigerung der Erwerbsbeteiligung in dieser Altersgruppe, wie der Vergleich mit anderen Mitgliedstaaten der Europäischen Union (EU) zeigt. Im Jahr 2023 lag Österreich mit einer Erwerbsbeteiligungsrate von 57,3 % in der Altersgruppe der 55- bis 64-Jährigen deutlich unter dem Durchschnitt anderer EU-Länder. Spitzenreiter waren Island (81 %), Estland schweden (78 %), und Deutschland (74,6 %). Hingegen lagen Luxemburg (46,3 %) und türkei (36,3 %) am unteren Ende der Skala, wo weniger als die Hälfte dieser Altersgruppe erwerbstätig war (Abb. 21.3).

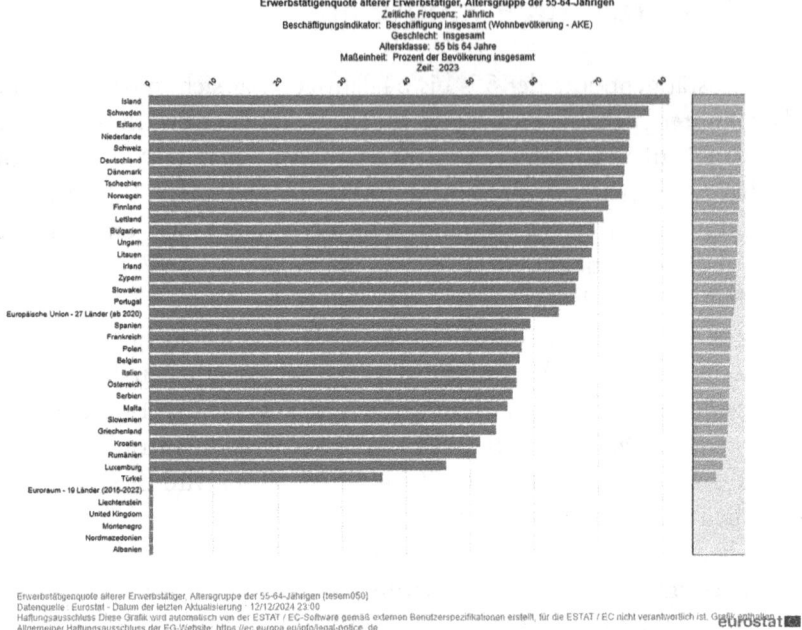

Abb. 21.3 Erwerbstätigenquoten der 55- bis 64-Jährigen im EU-Vergleich 2022 (in %); Eurostat Datenbank, Stand: 23.02.2024. Für 2023 stehen die EU-Ergebnisse noch nicht zur Verfügung. (Aus: Statistik Austria 2024b)

21.6 Arbeitsbereitschaft Älterer

Insgesamt gab es 1,36 Mio. sogenannte Nicht-Erwerbspersonen im Alter von 55 bis 74 Jahren, d. h. Personen, die weder erwerbstätig noch arbeitslos sind und auch keine Zusage für eine Beschäftigung haben.

Diese Nicht-Erwerbspersonen wurden gefragt, ob sie gerne wieder arbeiten würden. Nur 76.500 Personen, davon 34.300 Männer und 42.200 Frauen, gaben an, einen Arbeitswunsch zu haben und standen somit dem Arbeitsmarkt potenziell zur Verfügung. Dies entspricht lediglich 5,6 % aller 1,36 Mio. Nicht-Erwerbspersonen im Alter von 55 bis 74 Jahren.

> Nur 5,6 % der nicht erwerbstätigen Älteren würden gerne wieder arbeiten.

Allerdings ist eine unmittelbare Aufnahme einer Beschäftigung nicht für alle möglich. Von den 76.500 Nicht-Erwerbspersonen mit Arbeitswunsch hätten nur 23.100 Personen innerhalb von 2 Wochen tatsächlich mit einer Arbeit beginnen können. Die Mehrheit (53.400 Personen) hätte trotz ihres Wunsches nicht sofort wieder einsteigen können, wobei ein Großteil davon (34.100 Personen) aufgrund eigener Krankheit oder Behinderung verhindert wäre.

Die überwiegende Mehrheit der Nicht-Erwerbspersonen ab dem 55. Lebensjahr verspürt keinen Arbeitswunsch mehr. Geschlechtsspezifische Unterschiede zeigen sich dabei vor allem in Bezug auf die Gründe für diesen fehlenden Arbeitswunsch. Etwa die Hälfte der 55- bis 59-Jährigen gibt an, aufgrund einer Erkrankung oder Behinderung keinen Arbeitswunsch mehr zu haben (Männer: 52 %; Frauen: 50 %). Interessanterweise erklären 36 % der Männer in dieser Altersgruppe, nicht mehr arbeiten zu wollen, weil sie entweder bereits in Pension sind oder sich selbst als zu alt für die Arbeit einschätzen. Bei Frauen dieses Alters sind es hingegen nur 21 %, obwohl sie dem Regelpensionsalter näher sind. Andererseits geben etwa 10 % der Frauen an, aufgrund von Betreuungspflichten nicht wieder ins Erwerbsleben einsteigen zu wollen, während Betreuungsaufgaben für Männer keine Rolle spielen.

Bei den 60- bis 64-jährigen Nicht-Erwerbspersonen dominiert bei beiden Geschlechtern bereits die Angabe „Pension, zu hohes Alter".

21.7 Veränderungen im Altersprozess

Der Alterungsprozess des Menschen gestaltet sich äußerst vielschichtig und individuell. Dabei können sich Leistungs- und Persönlichkeitsmerkmale in unterschiedlichem Maße und in verschiedene Richtungen verändern – einige verbessern sich, andere bleiben konstant, während wieder andere abnehmen.

Im Kontext von „Arbeit und Alter" ist zu berücksichtigen, dass jeder Mensch individuell altert und die Arbeitsbedingungen Einfluss auf diesen Prozess haben.

21.7.1 Mit dem Alter abnehmende Merkmale

Fluide Intelligenz, die die selektive Aufmerksamkeit, das Lösen neuer Problemstellungen und die schnelle Informationsverarbeitung umfasst, stellt eine entscheidende Komponente der kognitiven Leistungsfähigkeit dar, die mit zunehmendem Alter abnimmt. Sie ermöglicht es Menschen, sich flexibel an neue Situationen anzupassen und komplexe Aufgaben zu bewältigen. Neben der kognitiven Leistungsfähigkeit spielen jedoch auch andere Faktoren eine wichtige Rolle für die Arbeitsfähigkeit und Gesundheit im Alter.

Die im Alter abnehmende *sensorischen Fähigkeiten*, einschließlich des Seh- und Hörvermögens, sind entscheidend für die Wahrnehmung der Umgebung und die Bewältigung von Aufgaben im Arbeitsalltag. Abnehmende muskuläre Fähigkeiten wie Muskelkraft, -masse und Körperbalance beeinflussen die *körperliche Leistungsfähigkeit* und können Auswirkungen auf die Sicherheit am Arbeitsplatz haben. Ebenso spielen physiologische Grundfunktionen wie längere Erholungszeiten nach Belastungen, die Lungenkapazität und die Ausdauerleistung eine Rolle für die Arbeitsfähigkeit im Alter. Motorische Fähigkeiten wie Beweglichkeit und Bewegungsschnelligkeit beeinflussen die Arbeitsleistung und die Fähigkeit, körperliche Aufgaben zu erfüllen.

Die *Gesundheit* ist ein zentraler Aspekt für die Arbeitsfähigkeit im Alter. Steigende Fehlzeiten aufgrund von Krankheit oder Verletzungen können die Produktivität beeinträchtigen und die Fallhäufigkeit am Arbeitsplatz erhöhen.

Arbeitsbezogene Motive, sowohl extrinsische als auch intrinsische, beeinflussen das Engagement und die Leistungsbereitschaft am Arbeitsplatz. Die Resistenz gegenüber Veränderungen kann sich auf die Fähigkeit auswirken, sich neuen Arbeitsanforderungen anzupassen und flexibel zu bleiben.

Verhalten, Einstellungen und Persönlichkeit spielen ebenfalls eine Rolle für die Arbeitsfähigkeit im Alter. Emotionale Erschöpfung und Labilität können sich negativ auf die psychische Gesundheit und die Arbeitsleistung auswirken. Eine stabile Persönlichkeit und positive Einstellungen zum Arbeitsleben können dagegen die Arbeitszufriedenheit und -leistung fördern.

Folgende Merkmale nehmen mit dem Alter ab:

- Verringerung der fluiden Intelligenz
- Rückgang muskulärer Kompetenzen
- Abnahme von Muskelmasse und -kraft
- Verringertes Gleichgewicht
- Geringere Regenerationsfähigkeit (verlängerte Erholungsphasen nach Anstrengung)
- Abnehmende Ausdauerleistung
- Geringere Beweglichkeit
- Rückgang der Bewegungsgeschwindigkeit
- Motorische Einschränkungen
- Schlechtere Gesundheit
- Höhere Abwesenheitsdauer
- Eingeschränkte Arbeitsfähigkeit

21.7.2 Mit dem Alter zunehmende Merkmale

Die *kristalline Intelligenz*, die auf Erfahrungswissen und Fachkenntnissen basiert, nimmt mit zunehmendem Alter in der Regel zu. Diese Form der Intelligenz ermöglicht es älteren Erwachsenen, ihr umfangreiches Wissen und ihre Lebenserfahrung effektiv zu nutzen.

Selbstmanagementfähigkeiten wie die Regulation und die positive Verarbeitung von Emotionen gewinnen ebenfalls an Bedeutung und tragen dazu bei, ein ausgeglichenes und zufriedenes Leben zu führen. Darüber hinaus spielen soziale Kompetenzen eine entscheidende Rolle im Alter, da sie den Aufbau und die Pflege sozialer Beziehungen fördern und die Teilhabe am sozialen Leben unterstützen.

Die Gesundheit wird im Alter zu einem immer wichtigeren Thema. Fehlzeiten aufgrund von Krankheit oder Verletzungen können die Lebensqualität beeinträchtigen und die Arbeitsfähigkeit einschränken. *Körperliche Beschwerden* und *chronische Erkrankungen* wie Herz-Kreislauf- und Muskel-Skelett-Erkrankungen sowie Bluthochdruck sind häufige Gesundheitsprobleme im Alter, die eine sorgfältige medizinische Betreuung erfordern.

Arbeitsbezogene Motive spielen ebenfalls eine bedeutende Rolle für ältere Erwachsene. Die intrinsische Motivation, die aus der Erfüllung von Arbeitsinhalten und der Selbstverwirklichung resultiert, nimmt an Bedeutung zu. Ebenso sind emotional wichtige Ziele wie die Sorge um nachfolgende Generationen und das Bedürfnis nach Autonomie entscheidende Motivationsfaktoren im späteren Lebensalter.

Folgende Merkmale nehmen mit dem Alter zu:

- Höhere Lebenserfahrung
- Größeres Fachwissen
- Mehr Eigenregulationstalente
- Steigende Sozialkompetenz
- Mehr Abwesenheitszeiten
- Zunahme körperlicher Beschwerden und chronischer Erkrankungen
- Höheres Autonomiebedürfnis

21.7.3 Konstante Faktoren

Im Laufe des Lebens können sich viele Faktoren verändern, aber es gibt auch solche, die im Alter relativ konstant bleiben. Diese Faktoren beeinflussen auch im fortgeschrittenen Alter die allgemeine Leistungsfähigkeit und das Wohlbefinden.

Die allgemeine *mentale Gesundheit* ist ein Faktor, der oft stabil bleibt. Auch im Alter können Menschen eine gute psychische Verfassung aufrechterhalten, die es ihnen ermöglicht, Herausforderungen zu bewältigen und ein erfülltes Leben zu führen.

Kreativität und objektive *Innovationsfähigkeit* sind weitere Aspekte, die im Alter überwiegend erhalten bleiben. Viele ältere Menschen behalten ihre Fähigkeit bei, neue Ideen zu entwickeln und innovative Lösungen für Probleme zu finden, was sie weiterhin zu wertvollen Mitgliedern der Gesellschaft macht.

Problemlösungsfähigkeiten in realen Settings und ohne Zeitdruck sind ebenfalls Merkmale, die im Alter oft stabil bleiben. Ältere Menschen können weiterhin effektiv Probleme lösen und Entscheidungen treffen, insbesondere in Situationen, die ihnen vertraut sind und in denen kein Zeitdruck herrscht.

Auch das allgemeine *Faktenwissen* und das prozedurale Gedächtnis bleiben häufig erhalten. Ältere Menschen können auf einen reichen Erfahrungsschatz zurückgreifen und haben oft ein fundiertes Wissen zu verschiedenen Themenbereichen sowie die Fähigkeit, komplexe Abläufe und Handlungsanweisungen zu behalten.

Ungesundes Ernährungs- und Trinkverhalten (Alkoholkonsum) können jedoch auch im Alter unverändert bleiben und negative Auswirkungen auf die Gesundheit haben. Ältere Menschen sollten daher darauf achten, eine ausgewogene Ernährung und einen maßvollen Alkoholkonsum aufrechtzuerhalten, um ihre Gesundheit zu fördern.

Ebenso können *Bewegungsgewohnheiten* im Alter stabil bleiben. Regelmäßige körperliche Aktivität kann dazu beitragen, die körperliche und geistige Gesundheit zu erhalten und das Wohlbefinden im Alter zu verbessern. Ältere Menschen sollten daher bestrebt sein, auch im fortgeschrittenen Alter aktiv zu bleiben und regelmäßig Sport zu treiben.

21.8 Einfluss von Arbeitsbedingungen auf das Altern –Risikofaktoren

Die Arbeitsbedingungen spielen eine entscheidende Rolle bei der Alterung von Beschäftigten. Unter den Risikofaktoren finden sich folgende:

- Physische Risikofaktoren, die sich auf die körperliche Gesundheit auswirken können
- Psychosoziale Risikofaktoren, die das psychische Wohlbefinden beeinflussen können

– Organisationale Risikofaktoren, die sich auf die Struktur und Kultur des Arbeitsplatzes beziehen

Physische Risikofaktoren
- Schweres Heben
- Lastenhandhabung
- Ganzkörpervibrationen
- Kniende und hockende Arbeit
- Schwere körperliche Arbeit
- Wiederholte Bewegungen der Schulter
- Wiederholte Bewegungen mit gebeugtem Nacken
- Häufiges Treppensteigen/Besteigen von Leitern
- Statische Belastung der Nacken-Schulter-Muskulatur
- Langzeitnutzung der Computermaus

Arbeitnehmer mit niedriger Qualifikation und stark körperlicher Arbeit stehen oft vor erhöhten Gesundheitsrisiken, gepaart mit begrenzter Entscheidungsfreiheit. Im Gegensatz dazu zeigen Beschäftigte in hoch qualifizierten Positionen mit größerem Gestaltungsspielraum und Verantwortung oft eine geringere Anfälligkeit für altersbedingte Krankheiten.

Die Arbeitsbedingungen können den Alterungsprozess beeinflussen, sei es durch langjährige Schichtarbeit, die ihn beschleunigen kann, oder durch förderliche Lernmöglichkeiten am Arbeitsplatz, die ihn verlangsamen können. Somit ist das Arbeitsumfeld ein entscheidender Faktor, der die persönliche Entwicklung maßgeblich beeinflusst.

Wenn ältere Arbeitnehmer Einschränkungen in ihrer Leistungsfähigkeit zeigen, liegt die Ursache nicht zwangsläufig im Alter selbst. Vielmehr muss berücksichtigt werden, wie die Arbeit gestaltet war und wie sie sich auf die Leistungsfähigkeit ausgewirkt hat. Dies kann eine komplexe Aufgabe sein, da sich die Auswirkungen ungünstiger Arbeitsbedingungen oft erst über einen längeren Zeitraum zeigen.

Ein Beispiel hierfür ist die *Abnahme der Lernbereitschaft* im höheren Alter, die oft auf fehlende kontinuierliche Lernmöglichkeiten zurückzuführen ist. Diese Abnahme ist also nicht ausschließlich auf den biologischen Alterungsprozess zurückzuführen, sondern eher auf die betrieblichen Rahmenbedingungen. Gesundheitliche und motivationale Einschränkungen können oft auf eine ungünstige Arbeitsplatzgestaltung und langjährige Belastungen zurückgeführt werden.

Psychosoziale Risikofaktoren
- Hohe Arbeitsdichte
- Hohe Arbeitsbelastung
- Mangel an sozialer Unterstützung am Arbeitsplatz
- Unzufriedenheit bei der Arbeit
- Selbstwahrnehmung von Stress
- Emotionale Belastung
- Psychische Belastung
- Verminderter Grad der Entscheidungsfreiheit
- Job Strain (hohe Anforderung bei geringer Entscheidungsfreiheit)

Organisationale Risikofaktoren
- Atypische Beschäftigungsverhältnisse
- Schichtarbeit

21.9 Altersgerechte Arbeitsgestaltung

In absehbarer Zukunft werden nur diejenigen Unternehmen, die sich auf eine alternde Belegschaft einstellen, langfristig wettbewerbsfähig sein. Dazu gehört es, die Ressourcen und Potenziale der Mitarbeiter rechtzeitig zu erkennen, zu entwickeln und zu fördern sowie die Arbeitsbedingungen entsprechend anzupassen. Angesichts der beschriebenen Prozesse des Alterns ist klar, dass eine Arbeitsumgebung, die den Bedürfnissen älterer Mitarbeiter gerecht wird, eine entscheidende Rolle bei der Erhaltung und Förderung ihrer Arbeitsfähigkeit spielt. Sie bildet die Grundlage für eine gesunde, motivierende und leistungsbefähigende Erwerbstätigkeit.

Eine vorausschauende und nachhaltige Herangehensweise zur Förderung einer arbeits- und gesundheitsgerechten Umgebung zielt darauf ab, die Gesundheit, Kompetenz und Motivation der Mitarbeiter langfristig zu erhalten oder zu steigern. Dieses Bestreben beinhaltet verschiedene Maßnahmen wie eine langfristige Laufbahngestaltung und die Förderung gesundheitsbewusster Verhaltensweisen, oft zusammengefasst unter dem Begriff „Alternsmanagement".

Das Konzept des Alternsmanagements nimmt eine präventive Perspektive ein, die auf die Zukunft ausgerichtet ist. Es zielt darauf ab, potenzielle gesundheitliche Risiken und Herausforderungen im Arbeitsleben frühzeitig zu erkennen und entsprechende Maßnahmen zu ergreifen, um ihnen vorzubeugen oder entgegenzuwirken. Dabei werden nicht nur kurzfristige Lösungen angestrebt, sondern auch langfristige Strategien entwickelt, die eine nachhaltige Arbeitsfähigkeit der Mitarbeiter gewährleisten.

Ein wesentlicher Bestandteil des Alternsmanagements ist die altersabhängige Anpassung von Arbeitsbedingungen. Dies kann beispielsweise die Reduzierung oder Vermeidung von Nachtschichten für ältere Mitarbeiter umfassen. Indem solche physischen und psychischen Belastungen berücksichtigt werden, wird die Arbeitsumgebung besser an die Bedürfnisse der Mitarbeiter angepasst und ihre Gesundheit sowie Arbeitsleistung gefördert.

Ziele einer alterns- und altersgerechten Arbeitsgestaltung sind sowohl die Sicherung der Wettbewerbsfähigkeit des Unternehmens als auch der Erhalt und die Förderung der Arbeits- und Beschäftigungsfähigkeit der Mitarbeitenden.

21.10 Gestaltungsfelder für altersgerechte Arbeitsbedingungen

In der modernen Arbeitswelt stehen wirtschaftliche Ziele und die Bedürfnisse der Beschäftigten oft im Fokus. Doch eine effektive und nachhaltige Arbeitsplatzgestaltung erfordert eine ausgewogene Berücksichtigung beider Aspekte. Dabei zeigt sich, dass sich wirtschaftliche und beschäftigtenorientierte Zielsetzungen nicht gegenseitig ausschließen, sondern vielmehr ergänzen.

Alternsgerecht gestaltete Arbeitsplätze sind von entscheidender Bedeutung, da sie die Grundlage für die Leistungsfähigkeit und Produktivität der Beschäftigten bilden. Durch die Berücksichtigung der *individuellen Bedürfnisse* älterer Mitarbeitender können Unternehmen sicherstellen, dass diese auch im fortgeschrittenen Berufsleben ihre volle Leistungsfähigkeit erhalten. Dies trägt unmittelbar zur Erreichung ökonomischer Ziele bei, da motivierte und gesunde Mitarbeitende effizienter arbeiten und somit zur Steigerung der Unternehmensleistung beitragen.

Eine alternsgerechte Arbeitsplatzgestaltung umfasst verschiedene Maßnahmen, die darauf abzielen, die Arbeitsbedingungen an die sich verändernden Bedürfnisse älterer Beschäftigter anzupassen. Dazu gehören beispielsweise Maßnahmen wie die ergonomische Gestaltung von Arbeitsplätzen, flexible Arbeitszeitmodelle, Weiterbildungs- und Qualifizierungsmaßnahmen sowie die Förderung einer gesunden Work-Life-Balance. Diese tragen nicht nur dazu bei, die Gesundheit und das Wohlbefinden der Beschäftigten zu erhalten, sondern erhöhen auch deren Arbeitszufriedenheit und Bindung an das Unternehmen.

Darüber hinaus kann alternsgerechte Arbeitsplatzgestaltung auch zur *Fachkräftesicherung* beitragen, indem sie ältere Mitarbeitende dazu ermutigt, länger im Erwerbsleben zu bleiben und ihr Wissen und ihre Erfahrung weiterhin einzubringen. Dies ist insbesondere vor dem Hintergrund des demografischen Wandels von großer Bedeutung, da Unternehmen zunehmend auf erfahrene Arbeitskräfte angewiesen sind, um ihre Wettbewerbsfähigkeit zu erhalten.

Die Etablierung alternsgerechter Arbeitsplätze erweist sich als vorteilhaft, da sie nicht nur die Arbeitsbedingungen für die Beschäftigten verbessert, sondern auch maßgeblich zur langfristigen wirtschaftlichen Entwicklung von Unternehmen beiträgt. Durch die Verknüpfung wirtschaftlicher Ziele mit den Bedürfnissen der Arbeitnehmer entsteht eine Win-win-Situation, die sowohl den Mitarbeitenden als auch dem Unternehmen zugutekommt.

Arbeitsgestaltung umfasst eine Vielzahl von Prinzipien, die darauf abzielen, Arbeitsabläufe effizienter, sicherer und zufriedenstellender zu gestalten. Hierzu gehören die prospektive, präventive und korrektive Arbeitsgestaltung.

Die *prospektive Arbeitsgestaltung* bezeichnet den Ansatz, bereits bei der Planung oder Neugestaltung von Arbeitsstrukturen und -plätzen die Aufgaben, Anforderungen und Rahmenbedingungen so zu gestalten, dass sie sich positiv auf die Gesundheit und Persönlichkeitsentwicklung der Beschäftigten auswirken.

Bei der *präventiven Arbeitsgestaltung* werden potenzielle gesundheitliche Risiken und psychosoziale Belastungen, die mit den Arbeitsabläufen verbunden sind, frühzeitig erkannt und berücksichtigt. Arbeitswissenschaftliche Konzepte zum Arbeits- und Gesundheitsschutz werden bereits im frühen Stadium des Gestaltungsprozesses einbezogen, um mögliche schädliche Auswirkungen auf die Mitarbeitenden zu minimieren.

Die *korrektive Arbeitsgestaltung* beinhaltet die Veränderung von Arbeitssystemen und betrieblichen Abläufen erst nach der Identifizierung von Mängeln, um mögliche Beeinträchtigungen und Gesundheitsschädigungen zu vermeiden.

21.10.1 Arbeitszeit, Pausengestaltung und Schichtarbeit

Eine altersgerechte Arbeitsorganisation ist ein zentrales Element der altersgerechten Arbeitsgestaltung und umfasst u. a. die Strukturierung von Arbeitszeiten und -abläufen.

Verschiedene Merkmale der Arbeitszeitgestaltung können sich negativ auf die Gesundheit und Leistungsfähigkeit der Beschäftigten auswirken, darunter Überstunden, lange Arbeitszeiten, Schichtarbeit – insbesondere Nachtarbeit –

oder flexible und unvorhersehbare Arbeitszeiten. Daher sollten Gestaltungsmaßnahmen die unterschiedlichen Arbeitszeitmerkmale wie Dauer, Lage und Verteilung berücksichtigen, um alternde Belegschaften möglichst wenig zu belasten und ihre Leistungsfähigkeit zu erhalten.

Ein rechtzeitiger Ausgleich von Arbeitszeitbelastungen und ausreichende Erholungszeiten sind für alle Altersgruppen von Bedeutung. Das Arbeitszeitgesetz legt dabei Mindest- und Schutzstandards fest. Mit zunehmendem Alter verändert sich jedoch die Belastbarkeit der Beschäftigten. So ist die persönliche Beeinträchtigung durch lange Arbeitszeiten im fortgeschrittenen Lebensalter höher als in jüngeren Jahren.

Bei der alternsgerechten Arbeitszeitorganisation ist es wichtig, dass eine Entlastung älterer Arbeitnehmer nicht zu einer Überbelastung jüngerer führt. Zum Beispiel kann die Einführung von Dauernachtarbeit ältere Beschäftigte entlasten, aber langfristig negative Auswirkungen auf die Gesundheit und Leistungsfähigkeit der jüngeren Altersgruppen haben. Es ist daher entscheidend, eine ausgewogene Balance zwischen den Bedürfnissen der verschiedenen Altersgruppen zu finden, um die Arbeitsfähigkeit und Gesundheit aller Mitarbeitenden langfristig zu gewährleisten.

Bei der Entwicklung und Festlegung von Arbeitszeitmodellen ist es entscheidend, den Beschäftigten weitreichende Beteiligungsmöglichkeiten zu geben, da sich dies positiv auf ihre Gesundheit auswirkt. Arbeitgeber sollten daher aktiv den Dialog mit ihren (älteren) Beschäftigten suchen, um gemeinsam Arbeitszeitregelungen zu gestalten, die möglichst flexibel und an den individuellen Bedürfnissen der Beschäftigten ausgerichtet sind. Der Grundsatz „Betroffene zu Beteiligten machen" ist besonders bei der Gestaltung von Pausen, Ruf-, Nacht- und Schichtdiensten von großer Bedeutung, da die Partizipation der Beschäftigten dazu beiträgt, ihre Motivation zu fördern und ein besseres Arbeitsumfeld zu schaffen.

Die Einbindung der Beschäftigten in den Prozess der Arbeitszeitgestaltung ermöglicht es ihnen, ihre Bedürfnisse und Präferenzen zu äußern, und stellt sicher, dass die Arbeitszeitregelungen ihren persönlichen Anforderungen gerecht werden. Dies kann dazu beitragen, Stress und Belastungen zu reduzieren, die Work-Life-Balance zu verbessern und die Arbeitszufriedenheit zu steigern.

Insbesondere ältere Beschäftigte können von einer *partizipativen Arbeitszeitgestaltung* profitieren, da sie oft spezifische Bedürfnisse haben, die im Rahmen der Arbeitszeitregelungen berücksichtigt werden sollten. Durch die Einbindung in den Entscheidungsprozess fühlen sich ältere Mitarbeitende wertgeschätzt und ernstgenommen, was wiederum ihre Motivation und Bindung an das Unternehmen stärken kann.

Insgesamt trägt eine partizipative Arbeitszeitgestaltung nicht nur zur Gesundheit und Zufriedenheit der Beschäftigten bei, sondern kann auch die Leistungsfähigkeit und Produktivität des Unternehmens steigern, indem sie eine positive Arbeitsatmosphäre schafft und das Engagement der Mitarbeitenden fördert.

Lange Arbeitszeiten
Lange Arbeitszeiten resultieren häufig aus Überstunden oder Mehrarbeit, wobei Vollzeitbeschäftigte im Durchschnitt etwa 5 h länger arbeiten als vertraglich vereinbart. Dies führt nicht nur zu eingeschränkten Erholungszeiten, sondern auch zu einem längeren Ausgesetztsein gegenüber potenziellen Stressoren oder Gefahren am Arbeitsplatz. Insgesamt wirken sich regelmäßige überlange Arbeitszeiten negativ auf die Leistungsfähigkeit – insbesondere bei Tätigkeiten mit hohen Konzentrationsanforderungen –, die Gesundheit, beispielsweise durch körperliche Erschöpfung, Kopfschmerzen und Magen-Darm-Beschwerden, sowie das soziale Leben aus.

Es ist daher generell ratsam, dauerhaft lange Arbeitszeiten zu vermeiden, um Körper, Geist und Leistungsfähigkeit nicht vorzeitig zu beeinträchtigen. Ältere Beschäftigte zeigen bei gleicher Arbeitszeit im Vergleich zu jüngeren nicht zwangsläufig vermehrt gesundheitliche Beschwerden. Speziell bei körperlich anspruchsvollen Tätigkeiten sind ältere Mitarbeitende jedoch im Durchschnitt stärker belastet als ihre jüngeren Kollegen. Daher steigt der Bedarf an Erholungs- und Regenerationszeiten mit zunehmendem Alter.

Eine mögliche Lösung könnte in der Reduzierung der Arbeitszeit, der Anpassung der Pausenzeiten sowie der Verringerung von Belastungsfaktoren im höheren Alter liegen. Es ist jedoch wichtig zu betonen, dass eine pauschale Verkürzung der Arbeitszeiten für alle älteren Beschäftigten nicht unbedingt sinnvoll ist, da die Unterschiede in den Tätigkeiten, Anforderungen und individuellen Gegebenheiten beträchtlich sind. Stattdessen sollten individuelle Lösungen gefunden werden, die den spezifischen Bedürfnissen und Fähigkeiten älterer Beschäftigter gerecht werden.

Lösungsmodell: Anpassung langer Arbeitszeiten
- Definition von Grenzen
- Dauerhaftes Vermeiden von Überstunden und lange Arbeitszeiten
- Verkürzung der Arbeitszeit in Abhängigkeit von der Arbeitsbelastung und/oder Leistungsfähigkeit
- Einplanen von ausreichenden Erholungszeiten

- Vorhersehbarkeit der Arbeitszeit für den Arbeitnehmer
- Persönliche Einflussnahme auf die Arbeitszeitdauer
- Zusätzliches freies Reduzieren der Belastung

Pausengestaltung
Zu Erholungsmangel und Ermüdung tragen nicht nur lange Arbeitszeiten, sondern auch eine schlechte Pausengestaltung oder der komplette Wegfall von Pausen während der Arbeit bei. Regelmäßige Pausen sind jedoch entscheidend für die Erholung und Regeneration, insbesondere bei langen Arbeitszeiten und für ältere Mitarbeitende.

Kurzpausen von bis zu 15 min können bereits eine Regeneration ermöglichen und Muskel-Skelett-Beschwerden vorbeugen. Dabei ist es wichtig, dass Pausen direkt im Anschluss an die Belastung erfolgen, um die erforderliche Erholungszeit zu minimieren. Mehrere über die Arbeitszeit verteilte Pausen sind daher empfehlenswerter als eine lange.

Die Annahme, dass ältere Beschäftigte grundsätzlich längere Pausen benötigen, kann nicht pauschal bestätigt werden, da der Erholungswert von Pausen von verschiedenen Faktoren abhängt, darunter die Tätigkeitsanforderungen und die persönliche Erholungsfähigkeit.

> **Lösungsmodell: Pausengestaltung**
> - Regelmäßige kürzere Pausen (2 × 15 min besser als 1 × 30 min)
> - Wenn arbeitstechnisch möglich freie Wahl der Pausengestaltung
> - Aufklärung der Arbeitnehmer über Wirkung und Wichtigkeit von Pausen

Schichtarbeit
Nacht- und Schichtarbeit sind unverzichtbar für moderne Industrie- und Dienstleistungen, aber sie können Gesundheitsrisiken und soziale Beeinträchtigungen mit sich bringen. Langjährige Schichtarbeit erhöht das Risiko für verschiedene gesundheitliche Probleme wie Schlafstörungen, Erschöpfungszustände und Herz-Kreislauf-Erkrankungen. Besonders ältere Arbeitnehmer sind von den negativen Auswirkungen betroffen und haben Schwierigkeiten, sich an Wechselschichten anzupassen.

Schutzbestimmungen für ältere Nachtarbeitnehmer im Arbeitszeitgesetz sollen ihre Belastung reduzieren. Studien zeigen, dass eine schnelle Rotation der Schichten älteren Arbeitnehmern zugutekommen kann, indem sie Fehlzeiten und gesundheitliche Beschwerden verringert. Die Einhaltung arbeitswissenschaftlicher Kriterien, wie im Arbeitszeitgesetz festgelegt, ist daher insbesondere für ältere Beschäftigte besonders wichtig.

Es ist ratsam, die Anzahl aufeinanderfolgender Nachtschichten zu begrenzen und idealerweise auf höchstens drei zu beschränken. Nach einer Nachtschichtphase sollten Arbeitnehmer mindestens 24 h arbeitsfrei haben. Geblockte Wochenendfreizeiten sind effektiver als einzelne freie Tage, um die Erholung zu fördern. Eine erhöhte Arbeitsbelastung sollte durch entsprechende Freizeit ausgeglichen werden.

Schichtpläne sollten eine Vorwärtsrotation aufweisen und die Frühschicht nicht zu früh beginnen lassen, während die Nachtschicht möglichst früh enden sollte. Daneben sollten Schichtpläne vorhersehbar und überschaubar gestaltet sein, um die Planbarkeit für die Arbeitnehmer zu erhöhen.

21.10.2 Arbeitsaufgabe

Die Gestaltung der Arbeitsaufgaben und -bedingungen ist von grundlegender Bedeutung für die langfristige Arbeitsfähigkeit und Zufriedenheit der Mitarbeitenden. Eine ausgewogene Balance zwischen Herausforderung und Unterstützung sowie ein positives Arbeitsumfeld sind entscheidende Voraussetzungen für ein erfülltes und erfolgreiches Berufsleben bis ins hohe Alter.

Um sicherzustellen, dass Mitarbeitende langfristig arbeits- und beschäftigungsfähig bleiben, ist eine *ganzheitliche Arbeitsgestaltung* entscheidend. Neben der Berücksichtigung der körperlichen Gesundheit müssen auch Arbeitsmotivation, Zufriedenheit und kognitive Leistungsfähigkeit erhalten bleiben. Die Gestaltung der Arbeitsaufgaben spielt dabei eine zentrale Rolle und sollte sowohl die Fähigkeiten als auch die Interessen der Mitarbeitenden berücksichtigen. Ein angenehmes Arbeitsumfeld sowie kontinuierliche Weiterbildung und Förderung leisten ebenfalls einen wichtigen Beitrag zur langfristigen Arbeitsfähigkeit und Zufriedenheit.

21.10.3 Handlungsspielraum

Handlungsspielraum bezeichnet die Einflussmöglichkeiten der Beschäftigten auf ihre Arbeit, wie die zeitliche Abfolge von Aufgaben oder die Wahl der Arbeitsmittel. Eine größere *Autonomie* führt zu höherer Zufriedenheit, größerem Engagement, mehr Leistung und weniger Stress sowie zu einer stärkeren Bindung ans Unternehmen. Besonders Ältere profitieren davon, da sie damit altersbedingte Einschränkungen kompensieren können. Ein größerer Handlungsspielraum wirkt sich positiv auf das Stresserleben aus, vor allem bei körperlich anspruchsvoller Arbeit oder hohem Zeitdruck.

Persönliche Präferenzen und Fähigkeiten der Mitarbeiter sollten bei der Gestaltung von Handlungsspielräumen berücksichtigt werden, um Überforderung zu vermeiden. Ein offener Dialog und entsprechende Führungskompetenzen sind dabei entscheidend, um angemessene Handlungsspielräume zu schaffen und zu erhalten.

> **Lösungsmodell: Handlungsspielraum**
> - Kontinuierliches Angebot von Weiterbildungen
> - Regelmäßiger Informationsaustausch
> - Mitwirkung bei der Gestaltung von Dienstplänen
> - Einteilung von Erholungszeiten
> - Schaffen von Wahl- und Entscheidungsmöglichkeiten
> - Einrichten kontinuierlicher Verbesserungsprozesse

21.10.4 Abwechslungsreichtum

Eine abwechslungsreiche Tätigkeit, die verschiedene Aufgaben umfasst, ist wichtig, um einseitige Anforderungen zu vermeiden und die Einsatzmöglichkeiten der Beschäftigten zu erweitern. Diese Vielseitigkeit hat positive Auswirkungen auf die Arbeitsmotivation, -zufriedenheit und -leistung.

Studien zeigen, dass insbesondere jüngere Beschäftigte von einer vielfältigen Tätigkeit profitieren und eher dem Unternehmen verbunden sind. Die Zunahme von Aufgabenvielfalt kann durch *Job Enlargement* und *Job Rotation* erreicht werden, wobei eine angemessene Kommunikation zwischen Führungskräften und Mitarbeitern wichtig ist, um Überforderung zu vermeiden.

21.10.5 Anforderungsvielfalt

Anforderungsvielfalt, die sich auf die Anwendung unterschiedlicher Fähigkeiten und Kompetenzen bezieht, wirkt sich positiv auf die Arbeitszufriedenheit und -motivation aus.

Insbesondere ältere Mitarbeiter profitieren davon, indem sie kognitiv gefordert werden und ihre gesammelten Fähigkeiten einsetzen können. Durch abwechslungsreiche Aufgaben können einseitige Anforderungen vermieden und altersbedingter kognitiver Leistungsabfall reduziert werden.

Es ist zudem wichtig, älteren Mitarbeitern Gelegenheiten zu geben, ihre Fähigkeiten und Erfahrungen einzubringen und zu teilen, beispielsweise durch Mentoring-Programme.

> **Lösungsmodell: Anforderungsvielfalt**
> - Diversifizierung von Routinetätigkeiten
> - Förderung abwechslungsreicher Aufgaben
> - Angebot qualifizierender Aufgabenbereicherung
> - Einbindung von Aufgaben mit vielfältigen Anforderungen
> - Implementierung eines Mentoring-Programms
> - Förderung des Erfahrungsaustauschs zwischen Generationen

21.10.6 Emotionale Inanspruchnahme

Berufe mit vielen sozialen Kontakten (z. B. Verkauf, Lehr- und Pflegeberufe, Polizei) erfordern hohe emotionale Fähigkeiten. Ständige Konfrontation mit belastenden Situationen wie Konflikten oder Gewalt kann zu emotionaler Erschöpfung und Burn-out führen.

Mitarbeiter können ihre Gefühle offen zeigen, verbergen oder bewusst regulieren. Die bewusste Regulation kann Stress reduzieren und die Handlungsfähigkeit erhalten. Ältere Mitarbeiter scheinen emotionale Anforderungen besser bewältigen und flexibler mit konfliktbehafteten Situationen umgehen zu können. Maßnahmen zur Unterstützung der Emotionsarbeit sollten daher besonders bei jüngeren Mitarbeitern ansetzen, um deren Leistung zu verbessern.

> **Lösungsmodell: emotionale Inanspruchnahme**
> - Fortbildungsmaßnahmen zur Kompetenzentwicklung
> - Externe Unterstützungsangebote für Beschäftigte
> - Kollegialer Austausch und Zusammenarbeit
> - Externe Beratungsdienste für Mitarbeiter
> - Supervisionsmöglichkeiten zur Reflexion und Entwicklung
> - Feedback-Kultur und Kommunikation mit Vorgesetzten
> - Training zur Bewältigung emotional herausfordernder Situationen
> - Schulungen zur Verbesserung der Kommunikationsfähigkeiten

21.10.7 Führung

Führungskräfte spielen eine entscheidende Rolle bei der Förderung der Arbeitsfähigkeit und Gesundheit der Mitarbeitenden. Neben direkten Einflüssen auf die Arbeitsbedingungen prägen sie als Vorbilder und Vermittler von Werten das Arbeitsumfeld. Besonders im Hinblick auf den demografischen Wandel gewinnt die Gesundheitserhaltung älterer Beschäftigter an Bedeutung, was eine altersgerechte Führung erfordert.

Im Laufe ihres Erwerbslebens verändern sich Beschäftigte in Bezug auf ihre Leistungsfähigkeit, ihre Motivation und ihr emotionales Erleben. Eine angemessene Führung muss daher flexibel auf diese Unterschiede reagieren können. *Altersstereotype* können dabei die Arbeitsleistung beeinträchtigen, insbesondere wenn junge Führungskräfte ältere Beschäftigte führen. Eine bewusste Auseinandersetzung mit solchen Vorurteilen ist für eine erfolgreiche Zusammenarbeit unerlässlich.

Eine altersgerechte Führung berücksichtigt die individuellen Bedürfnisse älterer Beschäftigter. Dazu zählen eine flexiblere Arbeitsplanung, die Wertschätzung ihrer Expertise, die Anerkennung generativer Motive und das Bedürfnis nach Wertschätzung. Durch eine solche Führung können ältere Mitarbeitende ihre Fähigkeiten besser einbringen und positivere Arbeitsbeziehungen erleben.

Lösungsmodell: Führung
- Förderung des Erfahrungsaustauschs: von älteren zu jüngeren Kollegen
- Wertschätzung der Leistung: Anerkennung für ältere Beschäftigte
- Altersgerechte Arbeitsplanung: Berücksichtigen von Stärken und Schwächen
- Mehr Autonomie für ältere Mitarbeiter: Spielraum in der Arbeitsorganisation

21.10.8 Arbeitsumgebung

Arbeitsumgebungen sind von verschiedenen physikalischen Merkmalen geprägt, darunter Licht, Lärm, Kälte und Vibrationen. Diese spielen eine entscheidende Rolle für die Arbeitsfähigkeit und das Wohlbefinden der Beschäftigten, insbesondere im Hinblick auf altersbedingte Veränderungen. Im Folgenden werden die Auswirkungen dieser Merkmale sowie mögliche Gestaltungsansätze näher erläutert.

Visuelle Merkmale der Arbeitsumgebung
Eine gut ausgeleuchtete Arbeitsumgebung ist entscheidend, da fast alle Tätigkeiten eine gute Sehfähigkeit erfordern. Mit zunehmendem Alter können sich Sehbeeinträchtigungen einstellen, die durch einfache Maßnahmen wie höhere Beleuchtungsstärken und größere Schriftgrößen ausgeglichen werden können. Regelmäßige Überprüfungen der visuellen Arbeitsumgebung sind daher unerlässlich, insbesondere bei Tätigkeiten mit hohen Sehanforderungen.

Auditive Merkmale der Arbeitsumgebung
Bei Tätigkeiten mit speziellen Höranforderungen oder hoher Lärmbelastung ist eine altersgerechte Gestaltung der Hörumgebung von großer Bedeutung. Mit zunehmendem Alter kann die Hörwahrnehmung nachlassen, wodurch die persönliche Sicherheit und das soziale Miteinander beeinträchtigt werden können. Eine frühzeitige Beachtung von Lärmschutzmaßnahmen ist unerlässlich, um lärmbedingte Schwerhörigkeit zu vermeiden.

Klimatische Merkmale der Arbeitsumgebung
Extreme klimatische Bedingungen wie Hitze, Kälte oder Feuchtigkeit können insbesondere ältere Mitarbeiter stärker belasten und zu Gesundheitsproblemen führen. Es empfiehlt sich daher, gezielte Maßnahmen wie ausreichende Flüssigkeitszufuhr, Sonnenschutzvorrichtungen und individuell regulierbare Klimageräte zu ergreifen. Auch arbeitsorganisatorische Maßnahmen wie die Verschiebung der Arbeitszeiten können helfen, die Belastung durch extreme Witterungsbedingungen zu reduzieren.

Vibrationen
Vibrationen, die durch mechanische Schwingungen verursacht werden, können insbesondere bei bestimmten Tätigkeiten negative Auswirkungen auf die Gesundheit haben. Es ist daher wichtig, die Belastung durch Vibrationen so weit wie möglich zu reduzieren, um Rücken- oder Gelenkschäden vorzubeugen.

Eine ganzheitliche Betrachtung und entsprechende Anpassungen der Arbeitsumgebung können dazu beitragen, die Arbeitsfähigkeit und das Wohlbefinden der Mitarbeiter zu erhalten, unabhängig von ihrem Alter.

Lösungsmodell: Arbeitsumgebung

- Schulungen zur richtigen Ergonomie am Arbeitsplatz zur Prävention von gesundheitlichen Beschwerden
- Nutzung von Transporthilfen wie pneumatischen Hubtischen und Rollen-/Förderbändern
- Einsatz von höhenverstellbaren Materialbehältern und Robotern
- Anwendung spezialisierter Werkzeuge zur Unterstützung
- Integration von höhenverstellbaren Arbeitsflächen zur Anpassung an individuelle Bedürfnisse
- Maßnahmen zur Erhöhung der Selbstbestimmung und Mitbestimmung der Beschäftigten
- Implementierung von regelmäßigen Tätigkeitswechseln, um einseitige Belastungen zu vermeiden
- Bereitstellung von Aktivitäten zur körperlichen Entlastung und zum Ausgleich am Arbeitsplatz
- Durchführung von Programmen zur Steigerung der körperlichen Aktivität und Gesundheit der Mitarbeitenden im Betrieb

Literatur

Mühlenbrock I (Hrsg) (2017) Alterns- und altersgerechte Arbeitsgestaltung. Grundlagen und Handlungsfelder für die Praxis, 2. Aufl. Dortmund, Bundesanstalt für Arbeitsschutz und Arbeitsmedizin. https://www.baua.de/DE/Angebote/Publikationen/Praxis/Arbeitsgestaltung. Zugegriffen am Jänner 2025

Statistik Austria (2023) STATatlas: Statistik des Bevölkerungsstandes. Datenstand: 01.01.2023. https://www.statistik.at/atlas/?mapid=them_bevoelkerung_alter&layerid=layer1&sublayerid=sublayer0&languageid=0&bbox=-178266,5041861,2651738,6634198,6

Statistik Austria (Hrsg) (2024a) Können Ältere den Arbeitskräftemangel ausgleichen? Arbeitsmarkt im Fokus. März 2024. https://www.statistik.at/fileadmin/user_upload/SB_5-9_Aeltere_EWT_2023.pdf

Statistik Austria (2024b) Bevölkerungsstand. Datenstand: 01.01.2024. https://www.statistik.at/statistiken/bevoelkerung-und-soziales/bevoelkerung/bevoelkerungsstand. Zugegriffen am 18.02.2025

22

Die Achtsamkeit des Alters – das Altern der Achtsamkeit

Cesare Lino

„Der beste Weg hinaus ist immer hindurch" (Robert Frost, 1874–1963).

22.1 Die Achtsamkeit des Alters

Tithonos, ein Prinz von Troja, verliebte sich Hals über Kopf in die wunderschöne Eos, die Göttin der Morgenröte. Eos erwiderte seine Liebe, denn der Prinz war schön und ein Charmeur, aber es gab ein kleines Problem: Er war ein Mensch und als solcher sterblich. Also bat Eos Zeus, ihm Unsterblichkeit zu verleihen, damit sie für immer zusammen sein könnten. Zeus erfüllte ihr diesen Wunsch, allerdings mit einem Haken: Eos hatte vergessen, für Tithonos auch die ewige Jugend zu erbitten. Also wurde Tithonos unsterblich, aber er begann dennoch zu altern. Jahr für Jahr wurde er älter und schwächer, während Eos in ihrer ewigen Jugend verblieb. Schließlich wurde Tithonos so alt und schwach, dass er nicht mehr gehen, sprechen oder sich selbst versorgen konnte. Er war für immer an sein Bett gefesselt und konnte nur noch flüstern. Eos, die ihn einst so sehr geliebt hatte, konnte seinen Verfall nicht ertragen und bat Zeus, ihn von seinem Leiden zu erlösen. Zeus verwandelte Tithonos schließlich in eine Zikade, sodass er für immer weiterleben konnte, aber ohne Bewusstsein für sein Leiden. Die Geschichte von Tithonos und Eos ist ein

---

C. Lino (✉)
Klagenfurt, Österreich

© Der/die Autor(en), exklusiv lizenziert an Springer-Verlag GmbH, DE, ein Teil von Springer Nature 2025
R. Likar et al. (Hrsg.), *Lebenskunst Älterwerden*,
https://doi.org/10.1007/978-3-662-70207-9_22

trauriges Beispiel für das Streben der Menschheit nach Unsterblichkeit und ewiger Jugend.

Während ich diese Zeilen verfasse, tobt in Amerika eine hitzige Debatte darüber, ob die Präsidentschaftskandidaten Joe Biden (82 Jahre) und Donald Trump (78 Jahre) zu alt dafür seien, dieses bedeutende Amt zu bekleiden. Videos, ob authentisch oder manipuliert, verbreiten sich in den sozialen Medien viral und zeigen angebliche altersbedingte Fehler der Kandidaten.

In diesem Kontext frage ich mich, ob das Konzept des Alters überhaupt als objektiv angesehen werden kann oder nicht. Ich überlege, wann wir uns als alt betrachten und welche Bedeutung hat diese Bezeichnung für uns hat. Des Weiteren frage ich mich, wie sich unser Verhalten ändert, wenn wir uns alt fühlen.

Vor gerade einmal 100 Jahren lag die durchschnittliche Lebenserwartung in Österreich bei etwa 50–55 Jahren. Heute beträgt die gesellschaftliche Altersgrenze laut einer aktuellen Studie 61 Jahre. Der Blick auf das Alter ist von einer Mischung aus Besorgnis und Hoffnung geprägt. Laut einer Umfrage der deutschen Antidiskriminierungsstelle empfindet etwa die Hälfte der Befragten diese Lebensphase als die herausforderndste im Lebensverlauf (52 %) und verbindet sie mit einer geringeren Lebensqualität (48 %). Gleichzeitig sind 73 % der Befragten der Meinung, dass das Alter aktiv gestaltet werden kann, und ebenso viele (74 %) betrachten das höhere Lebensalter als Zeit der Weisheit und Gelassenheit (Kessler und Warner 2022).

Es steht außer Frage, dass das Altern nicht allein ein physischer, sondern auch ein psychologischer und sozialer Prozess ist. Unsere Einstellung zum Altern prägt maßgeblich, wie wir diesen Lebensabschnitt erleben. Forschungsergebnisse zeigen beispielsweise, dass sich das Gefühl oder die Erinnerung daran, alt zu sein, negativ auf unsere Leistungsfähigkeit auswirken kann (Chasteen et al. 2005). In anderen Studien wurde festgestellt, dass ältere Erwachsene in Gedächtnistests schlechter abschneiden, nachdem sie zuvor Fragen über das Altern beantwortet haben (Stein et al. 2002).

Diese Befunde legen nahe, dass unsere Wahrnehmung des Alters und die damit verbundenen Stereotype tatsächlich einen Einfluss auf unsere kognitive und physische Leistungsfähigkeit haben können. Folglich beeinflussen sie auch, wie wir den Alterungsprozess bewältigen und damit umgehen. Mit anderen Worten: Wie wir über das Altern denken, hat großen Einfluss darauf, wie wir alt werden.

Altern und Sterben mag keiner von uns. Wir leben im Durschnitt nur 4160 Wochen. Wir sind eine vorübergehende Erscheinung. Und auch wenn Sie jung sind, haben Sie sicher in Ihrer Familie und in Ihrem Freundeskreis Menschen, die alt sind. Das Altern gewinnt auch deswegen zunehmend an

Bedeutung, weil die steigende Lebenserwartung aufgrund von Fortschritten in der medizinischen Versorgung, Ernährung und Hygiene, aber auch der Geburtenrückgang in den westlichen Ländern zu einer Überalterung der Bevölkerung führen. Andererseits können wir dank verbesserter Lebensbedingungen nicht nur länger leben, sondern auch im Alter gesünder und aktiver sein. So können die heute 70-Jährigen einen ähnlichen Lebensstil führen wie die 50-Jährigen vor fünf Jahrzehnten.

Wie betrachten Sie den Prozess des Älterwerdens? Ich möchte Sie an dieser Stelle dazu einladen, kurz innezuhalten und auf ein Blatt Papier die Wörter zu schreiben, die Sie mit dem Altwerden assoziieren. Ich rate Ihnen weiterzulesen, nachdem Sie Ihre eigene Liste von Altersbildern niedergeschrieben haben.

Wenn ich diese Frage in meinen Seminaren stelle, bekomme ich meistens folgende Antworten: Veränderung des Körpers, des Aussehens, Nachlassen bestimmter Fähigkeiten (Gedächtnis, Kraft usw.), gesundheitliche Herausforderungen und körperliche Einschränkungen, Einsamkeit, Abhängigkeit, Verlust von geliebten Menschen und Tod. Nur wenige scheinen dem Altwerden etwas Positives wie Lebenserfahrung, Weisheit und Zufriedenheit abgewinnen zu können.

Und obwohl die Herausforderungen je nach individuellen Umständen stark variieren können, steigen mit zunehmendem Alter im allgemeinen gesundheitliche Probleme, Einsamkeit und soziale Isolation.

Und doch zeigt mir meine Erfahrung – auch mit chronisch kranken Menschen –, dass es - wenn auch nicht viele -Menschen gibt, die dem Altern auch etwas Positives abgewinnen können und eine hohe Lebensqualität haben. Für manche kann das Altern einhergehen mit Weisheit, Gelassenheit und einem größeren Verständnis für das Leben sowie einer größeren Wertschätzung für die Freuden des Lebens, auch für die einfachen. Andere entwickeln mehr Mitgefühl und Akzeptanz für sich selbst und die Mitmenschen. Ist es eine Frage des Glücks? Nicht nur. Altern ist ein komplexer Prozess, der das Ergebnis einer Vielzahl von Faktoren ist, darunter genetische Veranlagung, Lebensstil, Umweltfaktoren. Daneben spielt aber auch die Geisteshaltung eine wesentliche Rolle.

Aber wenn wir das, was wir nicht kontrollieren können, außer Acht lassen, müssen wir feststellen, dass Altern eine Transformation ist, die wir positiv beeinflussen können. Wir sind aktive Gestalter unseres Schicksals, nicht bloß Gefangene der Gene und des Zufalls.

Was kann Achtsamkeit dazu beitragen? Warum ist Achtsamkeit gut für das Altern? Und wie kann man Achtsamkeit praktizieren? Wenn Sie neugierig geworden sind, müssen Sie sich noch ein wenig gedulden. Lassen Sie mich zuerst über Zeit sprechen.

22.1.1 Chronos und Kairos

In der griechischen Mythologie symbolisieren Chronos und Kairos unterschiedliche Konzepte von Zeit. Chronos, Vater von Zeus und oft mit einer Sanduhr dargestellt, repräsentiert die horizontale Dimension der Zeit – ihr Vergehen als unaufhaltsame Kraft, die ständig voranschreitet und alles verändert. Er verschlang alle seine Kinder außer Zeus, der sich durch eine List retten konnte. Dieses Verhalten symbolisiert den unaufhaltsamen Lauf der Zeit und die Vorstellung, dass alles, was geboren wird, letztendlich wieder von der Zeit verschlungen wird. Chronos ist quantitatives Zeitempfinden. Wann wurden Sie geboren? Wann war Ihr erster Kuss? Wann haben Sie maturiert? Das sind alles Chronos-Fragen.

Kairos, Sohn von Zeus und damit Enkel von Chronos, repräsentiert dagegen die vertikale Dimension der Zeit. Er verkörpert den qualitativen Aspekt der Zeit als Gelegenheit, als Chance. Er wird oft mit einer Waage in der Hand dargestellt, die das Abwägen der Gelegenheit oder des richtigen Augenblicks symbolisiert – mit Flügeln, auch an den Füßen, denn eine Gelegenheit ist schnell verpasst, sowie einem scharfen Messer in der Hand, um unnötige Bande mit der Vergangenheit zu zerschneiden. Er hat zudem einen langen Haarschopf, der uns daran erinnern soll, die Gelegenheit zu ergreifen (am Schopfe zu packen), bevor sie vorbeizieht. Kairos ist qualitatives Zeitempfinden. Wie haben Sie sich gefühlt, als Ihre Kinder geboren wurden? Wie haben Sie sich bei Ihrem ersten Kuss gefühlt? Wie geht es Ihnen jetzt? Das sind die Fragen von Kairos.

Die Geschichte von Kairos und Chronos unterstreicht die unterschiedlichen Aspekte der Zeit: die kontinuierliche, unaufhaltsame Abfolge von Chronos mit Vergangenheit und Zukunft sowie die gegenwärtige Zeit, dem einzigen Moment, an dem wir die Gelegenheit beim Schopf packen können. Chronos steht für Erfahrungen, Kairos für Möglichkeiten. Chronos ist die Vergangenheit und die Zukunft, Kairos die Gegenwart.

Aus der Chronos-Dimension ist die Zeit der Wechsel einer endlichen Reihe von Ereignissen zwischen zwei bestimmten Ereignissen für jeden Menschen: Geburt und Tod. Zwischen diesen beiden Eckpfeilen können verschiedene andere Ereignisse liegen: Kindheit, Jugend, Erwachsensein, Arbeit, Familie usw. Jede Phase bringt ihre eigenen Herausforderungen mit sich und erfordert Anpassungen. Die Herausforderung zu verlieren, bedeutet Rückschritt; sie zu überwinden, bedeutet Weiterentwicklung.

In der Chronos-Dimension ist die Zeit ein Koffer, den wir mit allem zu füllen versuchen, was für uns von Wert ist wie Familie, Arbeit und das, was wir erreichen wollen. In der Chronos-Dimension befinden wir uns im Reich des Tuns, des Handelns. Wir setzen uns Ziele und versuchen, diese zu erreichen; und nachdem wir sie erreicht haben, setzen wir uns neue Ziele in eine endlose Schleife. Menschen, die sich ausschließlich in der Chronos-Dimension aufhalten, sammeln Dinge und versuchen, ihr Leben zu verlängern.

In der Kairos-Dimension existiert die Zeit ausschließlich im gegenwärtigen Augenblick. Das ist der einzige Moment, in dem wir wirklich lebendig sind. Man muss nicht viel darüber nachdenken, um zu erkennen, dass das Gestern nur eine Erinnerung ist, an der wir nichts ändern können. Das Morgen hingegen ist eine Vorahnung. Wir haben eine Vorstellung davon, wie es sein sollte, aber die Realität kann uns jederzeit überraschen. Die Kairos-Dimension der Zeit ist das, was wir betreten, wenn wir im gegenwärtigen Moment völlig präsent sind. Menschen in der Kairos-Dimension sind bestrebt, das Leben zu erfahren (Tab. 22.1).

Beide zeitlichen Dimensionen sind wichtig. Chronos-Zeit erlaubt es uns, zu planen, Erfahrungen zu sammeln, bessere Lebensbedingungen zu schaffen. Wenn wir uns aber ausschließlich in dieser Zeitdimension aufhalten, verpassen wir die wirkliche Begegnung mit dem Leben. Diese kann nur stattfinden, wenn wir in der Gegenwart, der Kairos-Zeit, präsent sind.

„Leben ist das, was passiert, während man dabei ist, andere Pläne zu machen" (John Lennon, 1940–1980)

Die Worte von John Lennon beschreiben es sehr treffend. Sie können ein schönes Abendessen mit Ihren Lieben planen, aber wenn Sie während des Es-

Tab. 22.1 Chronos und Kairos – die zwei Dimensionen der Zeit

Chronos-Zeit	Kairos-Zeit
– Horizontale Dimension	– Vertikale Dimension
– Dimension des Tuns	– Dimension des Seins
– Messbar/Quantität	– Spürbar/Qualität
– Dort und später oder früher	– Hier und jetzt
– Definition der Zeit durch ihre Dauer	– Definition der Zeit durch ihren Inhalt
– Zeit als Maß	– Zeit als Gelegenheit
– Objektives Zeiterleben	– Subjektives Zeiterleben
– Frage: Wann?	– Frage: Wie?

sens mit Ihren Gedanken woanders sind, werden Sie eine wertvolle Gelegenheit verpassen. Geben wir es zu: Unsere heutige Lebensweise ist wie eine endlose Achterbahnfahrt von einem Termin zum nächsten. Selbst unsere kostbare Freizeit ist so durchgeplant, dass wir nach einem Urlaub schon wieder nach einem neuen Urlaub lechzen. Und das betrifft nicht nur die Erwachsenen. Ein Blick auf die Jugend zeigt, dass meine Beobachtung keineswegs übertrieben ist. Achtsamkeit ist der „Königsweg", um in die Kairos-Dimension einzutreten, um in der Gegenwart präsent zu sein.

Bevor Sie weiterlesen, lade ich Sie ein, in die Welt der Kairos-Zeit einzutreten.

> **Achtsamkeitsübung**
>
> Lesen Sie jeden Satz und halten Sie am Ende jedes Satzes für mindestens 10 s inne, bevor Sie weiterlesen:
> Achten Sie auf Ihre Körperhaltung, egal ob im Sitzen oder Liegen. ...
> Spüren Sie den Kontakt zu äußeren Gegenständen wie Sessel, Sofa, Bett. ...
> Wie fühlt sich das an? Ist es angenehm, unangenehm, neutral? ...
> Richten Sie nun Ihre Aufmerksamkeit auf die Farben und Formen. ...
> Was sehen Sie um sich herum? ...
> Stellen Sie sich vor, Sie könnten zum ersten Mal etwas sehen. Was fällt Ihnen auf? ...
> Wie fühlt sich das Buch in Ihren Händen an? Was spüren Sie, wenn Ihre Hände die Seiten berühren? ...
> Spüren Sie nun Ihre Kleidung. Ist sie warm, kühl, leicht, schwer, eng, weit? ...
> Achten Sie nun auf Klänge und Geräusche. ...
> Lassen Sie Ihre Ohren zu Mikrofonen werden, die alles Hörbare aufnehmen. ...
> Manche Geräusche sind immer da wie das Summen einer Maschine oder das Ticken einer Uhr, andere kommen und gehen wie das Geräusch eines vorbeifahrenden Autos oder das Zwitschern eines Vogels. ...
> Richten Sie nun Ihre Aufmerksamkeit auf den Atem. ...
> Nehmen Sie wahr, wann Sie einatmen. ...
> Nehmen Sie wahr, wann Sie ausatmen. ...
> Nehmen Sie wahr, wann das Einatmen beginnt und endet. ...
> Nehmen Sie wahr, wann die Ausatmung beginnt und endet. ...
> Beenden Sie die Übung mit drei bewussten Atemzügen.

Wie ist es Ihnen ergangen? Was ist Ihnen aufgefallen? Ich werde auf den nächsten Seiten noch ausführlicher darauf eingehen. Aber Sie können jetzt schon mitnehmen, dass Achtsamkeit eine direkte Erfahrung durch unsere Sinne ist. Dies ist die Kairos-Dimension.

22.1.2 Achtsamkeit – der Pfad zur Kairos-Dimension

„Die wirkliche Entdeckungsreise besteht nicht darin, neue Landstriche aufzusuchen, sondern darin, mit neuen Augen zu schauen" (Marcel Proust, 1871–1922).

Was also ist Achtsamkeit? Achtsamkeit hat seine Wurzeln zwar oft in östlichen Traditionen wie dem Buddhismus, aber sie ist nicht ausschließlich auf den Osten beschränkt. Die Essenz der Achtsamkeit liegt darin, im gegenwärtigen Moment präsent zu sein und eine offene, nicht wertende Haltung zu kultivieren. Das ist etwas, das wir unabhängig von unserer religiösen oder kulturellen Herkunft praktizieren können. Wenn Sie in diesem Moment Ihren Körper spüren, Ihre Gedanken und Ihre Umgebung wahrnehmen, sind Sie achtsam. Unterm Strich ist es die grundlegende menschliche Fähigkeit, ganz präsent zu sein und sich bewusst zu machen, wo man sich gerade befindet. Wann immer Sie Ihre Aufmerksamkeit auf das lenken können, was Sie mit Ihren Sinnen, Ihrem Verstand und Ihren Gefühlen direkt erleben, sind Sie achtsam.

Sie könnten sich jetzt fragen, warum Achtsamkeit, wenn sie nicht unsere „Standardeinstellung" ist, für uns so wichtig ist. Nun, das Gehirn hat sich im Laufe der Evolution entwickelt und erfüllt u. a. den Zweck, wichtige Ressourcen zu sparen. Dafür hat es viele Prozesse automatisiert. So können wir beispielsweise Auto fahren und gleichzeitig Musik hören, gehen und gleichzeitig sprechen.

Laut Studien verbringen wir rund 50 % unseres Wachzustands mit Gedanken, die nichts zu tun haben mit dem, was wir gerade tun (Killingsworth und Gilbert 2010). Wir sind also im Gedanken verloren. In diesem Zustand ist es uns nicht möglich, wirklich präsent in der Kairos-Dimension zu sein. Überprüfen Sie selbst, ob das für Sie stimmt. Haben Sie sich jemals dabei erwischt, dass Sie während einer Autofahrt, möglicherweise auf dem Weg zur Arbeit, in Gedanken versunken waren? Fühlten Sie sich nicht manchmal so, als würden Sie per Autopilot unterwegs sein?

Über Millionen von Jahren hat sich das Gehirn langsam entwickelt, aber in den letzten 40 Jahren hat der technologische Fortschritt einen drastischen Anstieg an Ablenkungsmöglichkeiten mit sich gebracht. Heutzutage sind wir dank unseres Smartphones rund um die Uhr erreichbar. Wir können jederzeit in den sozialen Medien unterwegs sein, im Internet surfen, online einkaufen und vieles mehr. Diese Möglichkeiten führen dazu, dass wir exponentiell häufiger nicht im Moment präsent sind. Umso bedeutender ist es, dass wir durch Achtsamkeit das Steuer wieder selbst in die Hand nehmen und bestimmen, wie wir leben möchten, anstatt zuzulassen, dass andere für uns entscheiden.

Achtsamkeit kann uns unabhängig vom Alter dabei helfen, ein erfüllteres Leben zu führen, indem sie es uns ermöglicht, bewusster im gegenwärtigen Moment zu sein und eine tiefere Verbindung zu uns selbst und unserer Umgebung aufzubauen. Im Alter kann Achtsamkeit jedoch besonders wertvoll sein, da sie uns dabei hilft, mit den spezifischen Herausforderungen des Alterns umzugehen. Durch die Entwicklung von Achtsamkeit können ältere Menschen ein tieferes Gefühl der Ruhe, des Wohlbefindens und der Erfüllung erfahren, während sie sich den Veränderungen und Herausforderungen stellen, die mit dem Älterwerden einhergehen. Es geht nicht darum, die negativen Aspekte des Alterns zu leugnen, aber Achtsamkeit kann uns dabei helfen, die positiven Aspekte zu erkennen, die negativen zu akzeptieren und uns auf unsere Werte zu konzentrieren. Auf diese Weise können wir ein erfülltes Leben führen.

Immer mehr Forschungsergebnisse weisen darauf hin, dass Achtsamkeit im Alter besonders wichtig ist. Einige Studien zeigen sogar, dass sich die physische Struktur des Gehirns verändert, wenn man sein Gehirn trainiert, achtsam zu sein. Es wird vermutet, dass Achtsamkeitspraxis mit Veränderungen in Hirnregionen einhergeht, die an Lern- und Gedächtnisprozessen sowie an der Regulation von Emotionen beteiligt sind (Hölzel et al. 2011).

Zahlreiche Studien belegen sogar, dass Achtsamkeit signifikante Verbesserungen bei Alzheimer-Patienten bewirken kann. Dazu gehören u. a. die Reduzierung des kognitiven Verfalls, eine Verringerung des empfundenen Stressniveaus, eine Steigerung der Lebensqualität sowie eine verbesserte Kommunikation zwischen verschiedenen Gehirnregionen (Russell-Williams et al. 2018) und die Reduktion depressiver Symptome (Wang et al. 2020).

Die Fähigkeit des Gehirns, sich anzupassen und zu verändern, wird Neuroplastizität genannt. Diese ist wie ein lebenslanger Begleiter für unser Gehirn. Egal, ob wir jung sind oder schon ein fortgeschrittenes Alter erreicht haben, unser Gehirn behält diese Fähigkeit bei, sich anzupassen und zu verändern. Ähnlich wie ein Muskel, der durch Training gestärkt wird, kann das Gehirn durch Lernen, Erfahrung und neue Herausforderungen verändert werden und sich weiterentwickeln. Selbst im hohen Alter können wir noch neue Dinge lernen, Erinnerungen schaffen und unsere geistigen Fähigkeiten verbessern. Achtsamkeit scheint ein sehr wirksames Training für unser Gehirn zu sein. Sie kann dazu beitragen, die Auswirkungen von Stress, Angst und Depression, die oft mit dem Altern einhergehen, zu mildern, weil sie ein größeres Gefühl von Frieden, Klarheit und Zufriedenheit fördert. Daneben spielen natürlich auch andere Faktoren eine Rolle wie gesunde Ernährung, Bewegung und ausreichend Schlaf.

Achtsamkeit kann ein mächtiges Werkzeug sein, um den Alterungsprozess mit Würde und Widerstandskraft zu bewältigen, indem wir die Wahrnehmung des gegenwärtigen Augenblicks und Akzeptanz kultivieren. Achtsamkeit ermöglicht es uns, die Realität des Alterns ohne Widerstand oder Beurteilung anzunehmen. Achtsam zu leben bedeutet, im Jetzt zu leben. Aus Kairos Sicht ist das alles, was wir wirklich haben, denn wer weiß schon, was der morgige Tag bringen wird.

Achtsamkeit bietet die Möglichkeit zu Selbstreflexion, Weisheit und persönlichem Wachstum. Sie ermöglicht es uns, den gegenwärtigen Moment zu schätzen, einen Blick auf das zu werfen, was wir haben, und herauszufinden, was uns erhellt und Freude bereitet. Außerdem kann sie uns helfen, die Schönheit der einfachen Freuden des Lebens mit einer neu entdeckten Wertschätzung zu genießen.

Durch Achtsamkeit können wir uns vollständig auf das konzentrieren, was gerade passiert, sei es eine Aktivität, eine Interaktion mit anderen Menschen oder einfach nur unsere eigenen Gedanken und Gefühle. Dies hilft uns, uns von Sorgen, Ängsten und Ablenkungen zu lösen, die oft dazu verleiten, uns von der Gegenwart abzulenken.

Indem wir in der Gegenwart präsent sind, können wir das Leben intensiver erleben, eine tiefere Verbindung zu uns selbst und anderen herstellen und mehr Gelassenheit sowie Zufriedenheit im Alltag finden. Daher wird Achtsamkeit oft als der Königsweg bezeichnet, um in der Gegenwart präsent zu sein und ein erfülltes Leben zu führen.

22.1.3 Wie können wir Achtsamkeit praktizieren?

Die Möglichkeiten, Achtsamkeit zu praktizieren, sind schier grenzenlos. Meditation ist zweifellos eine wunderbare Methode, aber sie ist bei Weitem nicht die einzige. Das Leben selbst schenkt uns in jedem Augenblick unzählige kostbare Momente, in denen wir präsent sein können. Wir müssen die Gelegenheit (bzw. Kairos) nur beim Schopfe packen, uns fragen, was es jetzt braucht, um eine authentische Begegnung, ein wahres „Rendezvous" mit dem Leben, zu erleben. Indem wir das tun, bewahren wir uns auch im Alter die grundlegende Fähigkeit, die Dinge frisch und unvoreingenommen zu betrachten. Die buddhistische Tradition nennt dies den „Geist des Anfängers" – eine der wirksamsten Abwehrkräfte gegen die Betäubung, der wir im Alltag oft erliegen und die uns dazu verleitet, Dinge, Menschen und Situationen als selbstverständlich anzusehen.

Einmal spazierte ich durch den Europapark in Klagenfurt. Es war Spätsommer und hatte gerade geregnet. Die Luft war kühl und feucht, und ein heftiger Sturm hatte viele Blätter von den Bäumen gerissen. Vor mir ging eine junge Mutter mit ihrem Kleinkind, das aus dem Kinderwagen geklettert war. Es schaute aufmerksam auf den Boden und war besonders vom nassen Laub fasziniert. Mit seiner gelben Regenjacke sah der kleine Entdecker sehr professionell aus. Die Minuten verstrichen, und die Ungeduld der Mutter war deutlich zu spüren. Sie wollte endlich weiter. Als ihre Geduld am Ende war, seufzte sie: „Komm, das ist doch nur ein Blatt!" Ich dachte: So bringen wir unseren Kindern bei, den Anfängergeist so schnell wie möglich abzulegen und in die Welt der Erwachsenen einzutreten, die glauben, alles zu wissen und deshalb die Augen vor Neuem verschließen. Es hätte anders kommen können. Wenn die Mutter bereit gewesen wäre, von ihrem Kind zu lernen. Wenn sie offen gewesen wäre für die Wunder der Natur.

Nachdem ich vor rund 20 Jahren nach Österreich gekommen war, habe ich meine kranke Mutter jeden Tag mindestens einmal angerufen. Oft waren es kurze Gespräche über belanglose Dinge. Manchmal war ich müde oder hatte einen vollen Terminkalender, aber dennoch wählte ich die Nummer. Wie ein Mantra wiederholte ich mir: „Es könnte das letzte Mal sein." Als meine Mutter vor einigen Monaten verstorben ist, empfand ich nicht nur Trauer, sondern auch eine tiefe Zufriedenheit über die vielen kostbaren Kairos-Momente, die wir miteinander erlebt hatten.

22.1.4 Memento-mori-Meditation

> „Das Leben ist kurz wie ein halber Atemzug, pflanze nichts als Liebe" (Rumi 1207–1273).

Eine kraftvolle Möglichkeit, uns bewusst dem Leben zuzuwenden, ist eine Übung, die ich die „Memento mori-Meditation" nenne. Der Begriff „Memento mori" bedeutet sinngemäß „Bedenke, dass du vergänglich bist". Diese Meditation kann auf vielfältige Weise und in verschiedenen Intensitäten praktiziert werden.

Beginnen können Sie, indem Sie ein Objekt wählen, das Ihnen lieb ist. Persönlich wähle ich gerne meine Lieblingstasse für Espresso, ein Geschenk meiner Frau. Der Espresso schmeckt darin, zumindest bilde ich es mir ein, deutlich besser. Ich betrachte diese kleine Tasse genau und sage mir: „Diese Tasse hat einen Sprung, den ich noch nicht sehen kann, aber irgendwann wird er sichtbar sein, und der Sprung, der immer da war, wird erkennbar sein." Während ich diesen Satz leise wiederhole, empfinde ich Dankbarkeit dafür, dass die Tasse noch intakt ist.

Dann wende ich meinen Blick in die Küche, in der meine Frau gerade unsere Katzen füttert (die sich so hysterisch verhalten, als wären sie noch nie gefüttert worden). Auch sie hat wie ich ihre eigenen „Sprünge" und wird nicht immer da sein. Im besten Fall bleiben uns vielleicht noch 1000 oder 2000 Wochen. Wie kann ich diesen Moment möglichst präsent erleben? Die Antwort variiert. Manchmal stehe ich auf und sage ihr, wie sehr ich sie liebe, manchmal ist es eine wortlose Umarmung und manchmal helfe ich ihr einfach, die Katzen zu füttern.

Memento mori erinnert uns daran, unsere Lebensprioritäten zu setzen, uns auf das Wesentliche zu konzentrieren und bewusster zu leben. Es ist eine Aufforderung, das Leben zu schätzen und zu nutzen, da es begrenzt ist.

Wenn Sie wüssten, dass dies Ihr letzter Sonnenuntergang ist, wie würden Sie diese kostbaren Stunden verbringen? Mit wem würden Sie Ihre letzten Momente teilen? Was wäre Ihnen wichtig, noch zu tun?

Übrigens: Die Memento-mori-Meditation wirkt bei mir wunderbar, sogar wenn ein Strafzettel hereinschneit, meistens weil ich um 5 km/h schneller gefahren bin als erlaubt. Dann frage ich mich: „Werde ich mich in 10 Tagen genauso ärgern wie jetzt? Und in 10 Monaten? Und in 10 Jahren? Und in 50 Jahren?" Sehen Sie, was ich meine? Memento mori wirkt besser als jeder Zauberspruch von Harry Potter.

22.1.5 Der Atem, jenes unsichtbare Band, das uns mit dem Leben verbindet

„Atem ist Leben" (Sögyal Rinpoche, 1947–2019).

In Asien existiert die Geschichte eines armen Mannes, der in einer baufälligen Hütte lebt. Unter dieser Hütte verbirgt sich ein Schatz. Wäre dem armen Mann bewusst, dass er über diesen Schatz verfügt, könnte er sein Leben schlagartig zum Besseren wenden. Doch ihm bleibt dieses Wissen verborgen. Diese Geschichte dient für mich als Metapher für den unschätzbaren Wert des Atmens. Der Atem ist stets präsent, fast schon greifbar vor unserer Nase, und dennoch sind wir uns selten bewusst, wie kostbar er für unser Wohlbefinden ist. Oft erkennen wir seine Bedeutung erst, wenn wir aufgrund einer Erkältung nicht mehr richtig atmen können.

Wenn sich Teilnehmer in meinem Kurs darüber beklagen, dass sie die Atemübung langweilig finden, schlage ich scherzhaft eine erfundene Übung vor, die ich „Neapolitanisches Yoga" nenne, denn ich komme aus Neapel, wo die Luftqualität nicht besonders gut ist. Dabei sollen die Teilnehmer ihren Mund schließen und ihre Nase mit Daumen und Zeigefinger fest verschließen. Sie dürfen gerne mitmachen. Anschließend fordere ich sie auf, für eine Weile nicht zu atmen, bis sie spüren, wie faszinierend das Atmen sein kann. Es dauert nicht lange, und alle Menschen im Raum seufzen vor Erleichterung auf, wieder frei atmen zu können.

An dieser Stelle möchte ich betonen: Bei der Atemmeditation lenken wir unsere Aufmerksamkeit ausschließlich auf den Atem. Wir verändern ihn nicht bewusst, sondern werden uns lediglich des Ein- und Ausströmens der Luft durch unsere Nase bewusst. Wenn wir bemerken, dass unsere Gedanken abschweifen, wenn wir beispielsweise in Gedanken versinken, lautet die Anweisung stets gleich: Wir kehren bewusst zum Atem zurück, und das kann sehr häufig innerhalb weniger Minuten geschehen. Denn oft reichen schon wenige Minuten aus, um die wohltuende Wirkung des Atems zu spüren. Mit zunehmender Praxis lernen wir, dank des Atems in die Gegenwart zurückzukehren, anstatt uns von unseren strömenden Gedanken mitreißen zu lassen. Dies hilft uns, Stress, Angst und Unruhe zu reduzieren. Thich Nhat Hanh betont, dass schon ein kurzes Innehalten für ein paar Atemzüge oder 1–2 min mit Konzentration auf den Atem von unschätzbarem Wert seien.

Die Wissenschaft hat erst in den letzten Jahrzehnten erkannt, wie wertvoll die Lenkung der Aufmerksamkeit auf den Atem sein kann. In den letzten 30 Jahren wurden so viele Studien durchgeführt, dass selbst eine kurze Zusammenfassung den Rahmen sprengen würde. Dennoch möchte ich auf eine Studie hinweisen, die besonders für ältere Menschen von Bedeutung ist. Sowohl die Reaktionslatenz als auch das ereigniskorrelierte Potenzial (EKP) der Komponente N2 sind entscheidende Faktoren für die Einschätzung der kognitiven Leistungsfähigkeit und der Gesundheit des Gehirns. Die Reaktionslatenz beschreibt die Zeit, die das Gehirn benötigt, um auf einen bestimmten Reiz zu reagieren, während die Amplitude der EKP-Komponente N2 angibt, wie effizient das Gehirn Informationen verarbeitet. Die Messung dieser beiden Faktoren dient als Indikator für die kognitive Fitness des Gehirns. Im Allgemeinen nimmt die Reaktionszeit mit dem Alter zu, was bedeutet, dass ältere Menschen länger brauchen als jüngere, um auf Reize zu reagieren. Ebenso nimmt die Amplitude der EKP-Komponente N2 mit zunehmendem Alter ab. Daher zeigen ältere Menschen häufig eine langsamere Informationsverarbeitung und eine geringere kognitive Flexibilität. Eine Studie ergab, dass Menschen im Alter zwischen 55 und 75 Jahren, die 5 Mal pro Woche über einen

Zeitraum von 8 Wochen eine 10-minütige Atemmeditation durchführen, signifikante Verbesserungen sowohl der Reaktionszeit als auch der Amplitude der EKP-Komponente N2 aufwiesen (Malinowski et al. 2017). Erstaunlich, nicht wahr? Und wie bei jedem Training gilt auch hier: je früher, desto besser.

22.1.6 Die Verbindung von Körper und Geist – ein Treffen mit einem guten alten Freund

> „Wenn du deinen Körper eingehend betrachtest, wirst du entdecken, dass du kein getrenntes Selbst bist, das von allem anderen abgeschnitten ist, sondern ein fortwährend fließender Strom – der Lebensstrom selbst" (Thich Nhat Hanh, 1926–2022).

Elke war 54 Jahre alt, als sie mit chronischen Rückenschmerzen in die Schmerzambulanz kam. Die behandelnde Ärztin schlug ihr vor, sich ergänzend zur medizinischen Behandlung bei mir zu melden, um Achtsamkeitsmeditation auszuprobieren. Elke stimmte ohne große Begeisterung zu, schließlich hatte sie schon viel versucht, um die Schmerzen in den Griff zu bekommen. Ich zeigte ihr eine Übung zur Körperwahrnehmung, den *Body-Scan*, bei dem man auf einer Matte liegend langsam und systematisch die Aufmerksamkeit auf verschiedene Körperregionen lenkt. Das erste Mal machte sie die Übung unter meiner Anleitung. Am Ende des ersten Body-Scan fragte mich Elke mit ratlosem Gesichtsausdruck: „Ich glaube, hier liegt ein Missverständnis vor, meine Schmerzen sind nur im unteren Rücken lokalisiert, warum soll ich den ganzen Körper spüren?" Ich lud sie ein, die Beantwortung der Frage um eine Woche zu verschieben und die nächsten 7 Tage täglich zu üben. Als sie eine Woche später wiederkam, berichtete sie von einer für sie seltsamen Erfahrung: „Wissen Sie, ich habe den Eindruck, dass ich in den letzten Jahren immer dann einem guten Freund, meinem Körper, begegnet bin, wenn er ganz mürrisch war, ich meine, voller Schmerzen. Kein Wunder, dass ich ihm nicht gerne begegnete. Diese Woche habe ich entdeckt, dass es viele andere Regionen gibt, die schmerzfrei sind, und ich habe mich fast nie um sie gekümmert, weil dort alles in Ordnung ist. Das war eine befreiende Erfahrung."

Wann würden Sie einen guten alten Freund am liebsten treffen? Wenn er schlecht gelaunt oder wenn er heiter ist? Ich persönlich ziehe es vor, einen Freund zu treffen, der vor Gelassenheit strotzt. Ich finde es wunderbar, meinen Kopf zu spüren, wenn ich keine Kopfschmerzen habe, genauso wie ich gerne meine Zähne spüre, wenn ich keine Zahnschmerzen haben. Es fasziniert mich immer wieder, wie leicht wir den Kontakt zu unserem Körper verlieren. Meistens nehmen wir ihn erst wahr, wenn er Schmerzen hat – ansonsten scheinen wir kaum mit ihm verbunden zu sein. Dabei hat unser Körper uns so viel zu erzählen. Jede Empfindung ist eine Einladung, mit ihm in Kontakt zu treten. Manchmal möchte er uns einfach sagen: „Du hast seit Stunden nichts getrunken, hol dir ein Glas Wasser." Doch oft hören wir nur zu, wenn er schmerzt. Dann versuchen wir, ihn zum Schweigen zu bringen. Wir betrachten ihn als ein Objekt im Besitz unseres Geistes. Entweder sind wir stolz auf ihn, wenn er unseren Idealen entspricht, oder wir schämen uns für ihn, wenn er zu dick, zu klein, zu groß, zu alt ist – oder wenn er nicht mehr so funktioniert wie früher.

Mark Williams, ehemaliger Professor für Psychologie in Oxford, betont:

„All das kann dazu führen, dass wir unseren Körper ignorieren oder schlecht mit ihm umgehen. Er wird uns fremd. Wir werden taub für seine Botschaften und lassen zu, dass er uns unerwartetes Leid zufügt. Wenn Körper und Geist eine Einheit bilden, unser Körper aber behandelt wird, als sei er von uns getrennt, schüren wir ein tiefes Gefühl der Entwurzelung, das bis in unser Innerstes reicht (Williams und Penman 2015)."

Diese künstliche Trennung ist leider noch stark in der modernen westlichen Medizin verankert, in der Körper, Geist, Kognition und Emotion nach wie vor getrennt betrachtet werden.

Doch nicht nur das Gesundheitssystem trägt die Verantwortung, auch wir als Patienten. Danny Sands, Gründer der Gesellschaft für Partizipative Medizin, erinnert uns:

„Zu lange haben wir die Gesundheitsfürsorge als eine Autowaschanlage betrachtet, bei der sich der Patient passiv durch das Gesundheitssystem bewegt, mit Gesundheit besprüht wird und gesund wieder herauskommt."
(Quelle: Why Healthcare is Like A Carwash and What We Can Do to Change It with Dr. Danny Sands. https://outcomesrocket.health/drdanny/2018/04/)

In krassem Gegensatz dazu stehen östliche Philosophien, die eine ganzheitliche Betrachtungsweise des Individuums und seiner Umwelt fördern. Hier wird Gesundheit als harmonisches Gleichgewicht zwischen dem Zusammenspiel von „Yin" und „Yang" gesehen. Geist und Körper sind untrennbare Seiten derselben Medaille.

Wussten Sie, dass mitfühlende Ärzte bei gleicher Expertise und Behandlungsmethode bessere Therapieergebnisse bei Patienten erzielen? Wie ließe sich das erklären, wenn Körper und Geist nicht eins wären? Es gibt unzählige Möglichkeiten, wieder die Verbindung zum Körper aufzunehmen. Beispiels-

22 Die Achtsamkeit des Alters – das Altern der Achtsamkeit

weise könnten Sie sich das nächste Mal, wenn Sie duschen, vollständig darauf konzentrieren. Spüren Sie bewusst die angenehme Berührung des Wassers und wie sich die Seife auf Ihrem Körper anfühlt. Achten Sie darauf, ob Ihre Gedanken bereits beim nächsten Termin sind. Denn vielleicht verpassen Sie unter der Dusche bereits einen kostbaren Moment. Oder lenken Sie, wenn Sie das nächste Mal gedankenverloren durch die Gegend gehen, bewusst Ihre Aufmerksamkeit auf den Akt des Gehens. Ich bin gespannt, welche Erfahrungen Sie machen werden.

22.1.7 Einfluss von Achtsamkeit auf chronische Schmerzen

> „Das Leben häuft Lerngelegenheiten an und setzt uns ihnen aus; und wenn wir Glück haben, beachten wir sie" (Frank Ostaseski, *1950).

Mit zunehmendem Alter steigt die Wahrscheinlichkeit, chronische Schmerzen zu entwickeln. Zu den häufigsten Ursachen gehören degenerative Veränderungen der Gelenke und der Wirbelsäule, die im Laufe der Zeit durch Abnutzung entstehen. Darüber hinaus können auch Verletzungen oder andere Erkrankungen zu chronischen Schmerzen führen. Insofern ist es wichtig, Maßnahmen zu ergreifen, um chronischen Schmerzen vorzubeugen oder sie zu behandeln. Auch hier kann die Achtsamkeit einen wichtigen Beitrag leisten.

Im März 2019 startete das Team um Prof. Likar (Cesare Lino et al. 2021) am Klinikum Klagenfurt eine Studie zur Wirkung von Achtsamkeit bei Patienten mit chronischen Schmerzen. Sie wollten herausfinden, ob Achtsamkeit bei Schmerzpatienten eine sinnvolle Ergänzung zu den üblichen, multimodalen Schmerzprogrammen darstellt, die in Krankenhäusern angeboten werden. 20 Patienten mit Rückenschmerzen wurden ausgewählt. Teilweise waren Menschen dabei, die seit mehr als 10 Jahren unter Schmerzen litten. Einige konnten wegen der Schmerzen nicht mehr arbeiten. Das Programm bestand aus körperlicher Aktivität am Vormittag und Achtsamkeitsmeditation am Nachmittag, einen Monat lang von Montag bis Freitag. Um die Effekte der Achtsamkeit und die der körperlichen Aktivität zu unterscheiden, wurde eine Kontrollgruppe gebildet, die ebenfalls morgens körperliche Aktivität, nachmittags aber andere psychologische Interventionen erhielt. Zahlreiche Parameter wurden vor und nach dem Programm untersucht.

Die Ergebnisse waren sehr ermutigend: Die Patienten spürten deutlich weniger Schmerzen und fühlten sich insgesamt besser in ihrem Leben. Sie empfanden ihre Schmerzen sowohl emotional als auch körperlich weniger störend. Chronische Schmerzen beeinträchtigten ihre täglichen Aktivitäten wie soziale Interaktionen, Arbeit und Familienzeit weniger stark als vor der Studie. Auch Angst und Stress nahmen in der Gruppe, die Achtsamkeit praktizierte, stärker ab. Depressionen, die oft mit chronischen Schmerzen einhergehen, waren in dieser Gruppe signifikant geringer, ebenso wie übermäßiges Grübeln über die Schmerzen.

Es gibt mehrere Gründe für diese positiven Ergebnisse. Die Patienten berichteten, dass sie ihre Aufmerksamkeit bewusst auf den gegenwärtigen Moment richteten, anstatt sich auf vergangene oder zukünftige Schmerzen zu konzentrieren. Dadurch lernten sie, den Schmerz ohne Bewertung oder Widerstand zu akzeptieren, was die Schmerzbewältigung erleichterte. Wenn sie Stress und Angst empfanden, konnten sie durch Achtsamkeitspraktiken wie Atemübungen zu einem gewissen Maß an innerer Ruhe zurückfinden, was wiederum die Schmerzen lindern konnte. Die Patienten lernten, durch Körperwahrnehmungsübungen ihre Muskeln zu entspannen und körperliche Verspannungen abzubauen. Sie waren in der Lage, negative Gedanken früher wahrzunehmen, sich mehr auf positive Aspekte ihres Lebens zu konzentrieren und weniger von Schmerzen überwältigen zu lassen.

22.1.8 Glücksmomente kapitalisieren

> „Ich wache auf und lächle. 24 frische und neue Stunden liegen vor mir. Ich will jeden Augenblick des Tages vollkommen bewusst leben und alle Menschen mit Güte und Mitgefühl betrachten" (Buddhistisches Morgengebet).

Als ich Gudrun, 85 Jahre, auf der Palliativstation in Klagenfurt treffe, finde ich sie am Bett sitzend, den Blick durch das Fenster auf die schönen Bäume im Park gerichtet. Ihre Ausstrahlung von Zuversicht und Gelassenheit überrascht mich angesichts ihrer Diagnose Bauchspeicheldrüsenkrebs. Sie erklärt sofort, dass sie nicht meditieren möchte, sie hält nicht viel davon, aber gerne reden würde. Gudrun erzählt mir von ihrem Leben in Spittal an der Drau, von den schweren Zeiten als junges Mädchen während und nach dem Krieg, von ihrer Liebe zu ihrem verstorbenen Mann. Während sie spricht, frage ich mich, wie sie trotz all der Herausforderungen so viel Lebensfreude bewahren konnte. Sie erklärt es selbst: „Vor vier Jahren wurde bei mir Krebs diagnostiziert, und damals sagten mir die Ärzte, dass ich nur noch wenig Zeit hätte", fährt sie mit leiser, aber bestimmter Stimme fort, „und wissen Sie, ich bin immer noch hier. Jeden Tag, wenn ich aufwache und sich meine Schmerzen in Grenzen halten, empfinde ich eine große Freude über dieses Geschenk. Ich bewundere die Bäume und die Blumen, ich finde die Natur so wunderschön und ich empfinde das gleiche Glücksgefühl wie damals, als ich mit vier Jahren mit meiner Mutter meine Füße in der Drau gebadet habe. Können Sie das verstehen?" Während ich Gudrun aufmerksam zuhöre, schießt mir die Frage durch den Kopf, ob wir erst unsere Gesundheit verlieren müssen, um sie wirklich zu schätzen. Oft denken wir nicht viel über das nach, was wir haben, bis es nicht mehr da ist. Plötzlich verspüre ich den Drang, meine Frau anzurufen und ihr zu sagen, wie sehr ich sie liebe.

Wenn Sie etwas Wertvolles besitzen, möchten Sie auch in irgendeiner Weise davon profitieren. Wenn Sie Geld auf dem Bankkonto haben, möchten Sie dafür Zinsen bekommen. Im Fachjargon sagt man, dass die Zinsen kapitalisiert werden. Niemand möchte sein Kapital unproduktiv anlegen. Ein sehr wichtiges Kapital im Leben sind unsere positiven Erfahrungen. Alles, wofür wir dankbar sind. Deshalb nenne ich diese Übung „Glücksmomente kapitalisieren".

Schreiben Sie jeden Tag 1 Woche lang 10 Dinge auf, für die Sie dankbar sind. Das können große oder kleine Dinge sein, von persönlichen Beziehungen bis hin zu den kleinen Freuden des Alltags. Schreiben Sie auch dann (und vor allem dann), wenn Ihnen nicht danach ist. Wenn Sie keine Zeit zum Schreiben haben, benutzen Sie Ihre Finger als Hilfe beim Aufzählen der „10 Dinge". Wenn Ihnen nichts einfällt, denken Sie daran, wenn Sie 10 Finger haben, denn schon allein aus diesem Grund können Sie sich glücklich schätzen, nicht jeder hat 10 Finger. Diese Übung hilft, sich auf das Positive im Leben zu konzentrieren. Sie wirkt meiner Meinung nach besser als manche teuren Vitaminpräparate und sie ist obendrein viel günstiger!

22.1.9 Ihr genaues Geburtsdatum

Wie alt sind Sie wirklich? Das Datum in Ihrem Personalausweis mag ein Anhaltspunkt sein, aber es ist nur ein winziger Teil Ihrer gesamten Geschichte. Wissen Sie, wie viele Zellen der menschliche Körper enthält? Es sind etwa 10.000 Mrd. Das Faszinierende daran: Jeden Tag sterben etwa 70 Mrd. davon ab, das entspricht etwa 1,2 kg. Während Sie diese Zeilen lesen, sind gerade 300 Mio. Zellen gestorben. Gleichzeitig werden jeden Tag etwa 330 Mrd. neue Zellen geboren, um die Lücken zu füllen. Wenn wir jeden Tag so viele Geburtstage und Beerdigungen feiern würden, wären wir ganz schön beschäftigt. Im Durchschnitt sind die meisten Zellen in unserem Körper jünger als

10 Jahre. Das heißt, wenn man Sie nach Ihrem Alter fragt, können Sie ruhig sagen: „Na ja, im Durchschnitt so um die 10 Jahre!"

Doch das ist nur der Anfang. Wussten Sie, dass Ihr Körper zu etwa 60 % aus Wasser besteht? Das entspricht in etwa dem Wassergehalt einer Süßkartoffel. Dieses Wasser ist kein Neuling; es ist so alt wie unser Planet selbst, nämlich 4,8 Mrd. Jahre. Wenn also das nächste Mal jemand fragt, wie alt Sie sind, können Sie ohne falsche Bescheidenheit antworten: „4,8 Mrd. Jahre."

Doch das ist noch nicht alles. Eisen ist ein entscheidender Bestandteil Ihres Körpers. Wenn Sie zu wenig davon im Blut haben, spüren Sie das sofort; Sie fühlen sich schwach. Haben Sie sich jemals gefragt, woher das Eisen in Ihren Adern stammt? Nun, 98 % des Universums bestehen aus Wasserstoff und Helium. Das ist chemisch betrachtet eine ziemlich langweilige Angelegenheit. Aber um neue, schwerere Elemente wie Eisen zu erzeugen, bedarf es der Explosion eines gewaltigen Sterns, einer Supernova, die Temperaturen von mindestens 15 Mio. °C erzeugt, damit Eisen synthetisiert werden kann. Nur zum Vergleich: Würde die Sonne jetzt explodieren, würde sie bei Weitem nicht diese Temperatur erreichen. Wenn Sie also das nächste Mal nach Ihrem Alter gefragt werden, können Sie ruhig antworten: „Uralt."

Sind Sie ein wenig verwirrt von all diesen Gedanken? Gut, ich auch. Denken Sie daran, bevor Sie sich über Ihr Alter sorgen: Sie sind Teil eines faszinierenden Universums, Ihre Geschichte reicht weit über Ihre eigene Existenz hinaus – und Ihre Körperzusammensetzung ist ein Beweis dafür.

22.2 Das Altern der Achtsamkeit – vom wissenden zum achtsamen Menschen

„Jeder von uns muss seine Fesseln selbst identifizieren, um sich davon befreien zu können" (Thich Nhat Hanh, 1926–2022).

Unsere Zugehörigkeit zur Familie des Homo sapiens ist ein Vermächtnis von Weisheit und Klugheit, wie es im Lateinischen verankert ist. Dieser Menschentypus hat sich über die Jahrtausende hinweg zu einer dominanten Spezies auf diesem Planeten entwickelt, und doch offenbart eine genauere Betrachtung der letzten 100 Jahre, dass Wissen allein nicht ausreicht, um das Potenzial, das im Menschen schlummert, vollständig zu entfalten.

Wir wissen um die Zerstörung unserer Umwelt, um die schädlichen Auswirkungen von Verhaltensweisen wie Rauchen und übermäßigem Alkoholkonsum auf unsere Gesundheit. Wir wissen, dass maßvolle Ernährung von lebenswichtiger Bedeutung ist. Doch dieses Wissen vermag oft nicht, unsere Handlungen zu lenken. Die Gründe dafür sind vielschichtig, aber im Kern lässt sich festhalten: Unser Gehirn hat sich über Millionen von Jahren entwickelt, um uns kurzfristige Überlebensvorteile zu verschaffen, nicht jedoch, um uns langfristiges Glück zu bescheren. Daher fällt es vielen von uns schwer, sowohl auf individueller als auch auf kollektiver Ebene im Einklang mit unseren langfristigen Interessen zu handeln. Es ist verlockend, unsere guten Vorsätze auf die nächste Woche oder gar das nächste Jahr zu verschieben.

Wir benötigen kollektiv und individuell eine Weiterentwicklung unserer Spezies. Jede große Reise beginnt mit einem kleinen Schritt, der oft im Dunkel der Geschichte verloren geht. Der buddhistische Mönch Thich Nhat Hanh, ein Meister der Achtsamkeit, sprach von der Evolution des Homo sapiens zum „Homo conscious", zum „achtsamen Menschen". Er betonte die Bedeutung der Achtsamkeit im Leben als Grundlage für ein tieferes Verständnis von sich selbst und der Welt, was wiederum zu einem harmonischeren Zusammenleben führt.

In diesem Sinne kann das Altern beziehungsweise die Förderung der Achtsamkeit als Sprungbrett für unsere weitere Entwicklung betrachtet werden, als ein Weg, um aus der Misere herauszufinden, in der wir uns in dieser historischen Phase befinden. Sind die Erwartungen zu hoch? Vielleicht. Aber die Geschichte unserer Spezies hat gezeigt, dass wir unser bestes Potenzial entfalten können.

Jeder von uns, zumindest in Europa, genießt ein Leben, das unvergleichlich besser ist als das eines Königs oder Milliardärs vor 50 Jahren. Unsere medizinische Versorgung ist fortgeschrittener und für alle verfügbar. Wir haben Zugang zu elektrischem Licht, zu Kommunikationsmitteln wie Telefon und Internet, zu Transportmitteln wie Autos und Flugzeugen. Bildung ist weitverbreitet. Damit haben wir die Möglichkeit, neue Fähigkeiten zu erwerben und uns persönlich sowie beruflich weiterzuentwickeln. Unser Lebensstandard hat sich in einem Maße verbessert, das vor 50 Jahren undenkbar gewesen wäre. Die Anerkennung der Menschenrechte und die Errungenschaften sozialer Gerechtigkeit sind heute die Norm, nicht die Ausnahme. Die Wissenschaft hat zahlreiche Entdeckungen und Innovationen hervorgebracht, die das tägliche Leben verbessern. Trotz bestehender Konflikte und Herausforderungen ist die Welt insgesamt sicherer und friedlicher geworden. Internationale Zusammenarbeit, diplomatische Bemühungen und der Einsatz für Frieden und Sicherheit haben dazu beigetragen, die Lebensqualität vieler Menschen zu verbessern.

All dies verdanken wir unserem menschlichen Geist, der stets danach strebte, äußere Probleme aus der Welt zu schaffen. Nun ist es an der Zeit, innezuhalten, unseren Blick nach innen zu richten und zu erkennen, dass die größte Errungenschaft nicht im Äußeren liegt, sondern im Inneren.

„Richte deinen Blick nach innen, und du wirst tausend Regionen in deinem Geist finden, die noch unentdeckt sind. Bereise sie, und sei Experte für die Kosmografie deines Heims" (William Habington, 1605–1654).

Literatur

Cesare Lino et al (2021) Mindfulness Meditation for the Treatment of Chronic Low Back Pain: A Preliminary Quasi-randomized Controlled Pilot Study, PREPRINT (Version 1) available at Research Square. https://doi.org/10.21203/rs.3.rs-1123107/v1

Chasteen AL et al (2005) How feelings of stereotype threat influence older adults' memory performance. Exp Aging Res 31(3):235–260

Hölzel BK, Carmody J, Vangel M, Congleton C, Yerramsetti SM, Gard T, Lazar SW (2011) Mindfulness practice leads to increases in regional brain gray matter density. Psychiatry Res 191(1):36–43

Kessler EM, Warner LM (2022) Ageismus – Altersbilder und Altersdiskriminierung in Deutschland. Antidiskriminierungsstelle des Bundes, Berlin

Killingsworth MA, Gilbert DT (2010) A wandering mind is an unhappy mind. Science 330(6006):932

Malinowski P, Moore AW, Mead BR et al (2017) Mindful aging: The effects of regular brief mindfulness practice on electrophysiological markers of cognitive and affective processing in older adults. Mindfulness 8:78–94

Russell-Williams J, Jaroudi W, Perich T, Hoscheidt S, El Haj M, Moustafa AA (2018) Mindfulness and meditation: treating cognitive impairment and reducing stress in dementia. Rev Neurosci 29(7):791–804

Stein R et al (2002) The effects of age-stereotype priming on the memory performance of older adults. Exp Aging Res 28(2):169–181. 4

Wang FL, Tang QY, Zhang LL, Yang JJ, Li Y, Peng H, Wang SH (2020) Effects of mindfulness-based interventions on dementia patients: a meta-analysis. West J Nurs Res. 42(12):1163–1173

Williams M, Penman D (2015) Das Achtsamkeitstraining: 20 Minuten täglich, die Ihr Leben verändern. Goldmann. S. 133

Stichwortverzeichnis

A

ABC of Resuscitation 264
Ablationsbehandlung 78
Ablenkung 405
Abschied 329
Abschiednehmen 305
Abwechslungsreichtum 393
Achtsamkeit 405, 413
Achtsamkeitspraxis 406
Achtsamkeitsübung 404
Active & Assisted Living 23
Advance Care Planning 158
Age-friendly City 232
Ageismus 29, 145, 158, 159, 284
AGRM 33
Aktivierung, neuronale 355
Aktivierungsprogramm 237
Aktivität 227
Akustische Chronik 350
Akutgeriatrie 107
Akzeptanz 401
Alienation 10
Alter 1–10, 12–14, 119, 198, 305, 337, 416
  aktives 288
  biologisches 25, 54, 279, 304
  chronologisches 198
  epigenetisches 69
  funktionales 279
  kalendarisches 25, 279
  relatives 198
  soziales 280
  subjektives 280
Altern 41, 144, 301, 307, 310
  aktives 229
  als Krankheit 251
  des Sterbens 258
  erfolgreiches 200
  extrinsisches 87
  intrinsisches 86
  körperliches 23
  positives 285
  weibliches 218
  zelluläres 56
Alternserfahrung 218
Alternsmanagement 386
Altersautobiografie 217
Altersbild 27, 223, 283
  negatives 29, 364
  positives 38
Altersdiskriminierung 145, 146, 182
Altersforschung 57

Altersgrenze 144
Altersheim 293
Altersklage 216
Altersklassengesellschaft 201
Alterskohorte 201
Alterskomplexität 159
Alterskultur 232
Alterskunst 15
Alterslob 217
Altersmilde 325
Altersnarrativ 217
Alterspyramide 106
Altersstereotyp 148, 150, 151, 219, 223
Alterstheorie 282
Altersweisheit 12
Alterungsprozess 144, 381, 407
Älterwerden 401
Ältestenrat 18
Alzheimer-Krankheit 351, 406
Ambulante geriatrische Remobilisation 33
Améry, Jean 3, 5, 10, 12
Analgetikum 173, 181
Analogskala, visuelle 167
Anforderungsvielfalt 393
Angst 185, 351
vor dem Tod 248
Ängstlichkeit 155
Angstzustand 124
Anpassungsfähigkeit 140
Anti-Aging-Industrie 285
Antidepressivum 174, 178
Antikoagulanzientherapie 78
Antikonvulsivum 179
Antikörpertherapie 256
Antioxidans 57, 88
Aortenklappenprothese 77
Aortenklappenstenose 76
Arbeitsaufgabe 392
Arbeitsbedingung 373
Arbeitsbereitschaft 380
Arbeitsfähigkeit 386
Arbeitsgestaltung

altersgerechte 374, 386
ganzheitliche 392
korrektive 388
präventive 388
prospektive 388
Arbeitskräftemangel 377
Arbeitskräftepotenzial 375
Arbeitsumgebung 395, 396
Arbeitswunsch 381
Arbeitszeit 388
lange 390
Arbeitszeitgestaltung 388
partizipative 389
Arbeitszeitmodell 389
Ärger 120
Aristoteles 3, 4
Arzt 151
alternder 366
Assessment 170, 180, 187, 363
geriatrisches 108, 167
Atem 409
Atemmeditation 410
Atherosklerose 75
Aufklärungsgespräch 185
Ausbeutung, finanzielle 37
Aussegnung 269
Austausch, reziproker 209
Autonomie 166, 184, 392
Verlust 102
Autophagie 46

B

Babyboomer 19, 286
Barmherziger Vater 314
Basalzellkarzinom 87, 90
Begierde 4
Behandlungsziel 188
Belastung 122
Belastungserleben 126
Berufliche Neuausrichtung 318
Best Point of Service 31
Betreuungsstruktur 30
Bevölkerungsentwicklung 375

Bevölkerungspyramide 2
Bewahrungsprozess, kultureller 344
Bewegung 253
Bewusstsein 265
Beziehung 190, 322
   zu Gott 302
Beziehungsgefüge 303
Beziehungsgeschehen 304
Beziehungsgestaltung 292
Bibel 310
Biografieabschnitt 290
Biografisierung 226
Biomarker 55, 56
Biopsychosoziales Modell 364
Blätterverbrennung 267
Blaue Zone 63, 246, 280
Bluthochdruck, arterieller 67
Blutparameter, klinischer 55
Bobbio, Noberto 3
Body-Scan 411
Buddhist 268

Campbell, Jane 4
Cannabinoid 179
Chor 351, 352
Christ 269
Chronologisierung 199
Chronos und Kairos 402
Cicero 6, 7, 147
Club 27 20
Concert for Bangladesh 359
Coronapandemie 123
C-reaktives Protein 55

Dankbarkeit 132
Darmmikrobiom 53, 65, 253
de Beauvoir, Simone 3, 13
Dedifferenzierung 51
Dekubitalulkus 89
Delirprophylaxe 108

Demenz 166, 168, 170, 180, 219,
   292, 355
Demenz-App 294
de Montaigne, Michel 3, 5
Depression 119, 124, 172, 351
Dermis 85
Devianz 200
Diabetes mellitus 65
Día de los Muertos 267
Diagnosestellung 294
Digitalisierung 11
   in der Pflege 294
Disability-adjusted life-years 72
Disengagement 227
Diskriminierung 146, 246
Diversität 197, 209
DNA 44
DNA-Methylierung 45
Doloplus-2-Short-Skala 171
Dopamin 341, 353
Doppelmoral des Alterns 216
Dysbiose 53
Dyslipidämie 66

Eheschließung 291
Ehrenamt 234
Eigenbestimmtheit 109
Eigenständigkeit 23, 38
Eigenverantwortung 145
Eigenwahrnehmung 145
Einfühlungsvermögen 139
Einsicht 135
Elastin 85
Elderspeak 151
Elternschaft 291
Emotion 120, 345, 356
Emotionsarbeit 394
Emotionsregulation 138
Empathie 135
Empowerment 156
Endgültigkeit 121
Endlichkeit 116, 258

Engagement 234
Entberuflichung 227
Entschleunigung 329
Entwicklung
    emotionale 119
    seelisch-geistige 117
Entzündung 52, 64
Entzündungsaltern 52, 64
Entzündungsmarker 55
Epidermis 84
Epigenetik 44
Epigenom 69, 251
Ereigniskorreliertes Potenzial 410
Erfahrung 2, 4, 6, 7, 132, 135
Erinnerung 4, 12, 265, 356
Erkenntnis 334
Erkrankung
    chronische 184
    kardiovaskuläre 75
Ernährung 70, 253
    gesunde 26
    mediterrane 70
Erwachsenenalter
    frühes 134
    hohes 134, 289
    mittleres 134
Erwachsenenvertretung 295
Erwerbsbeteiligung 379
Erwerbstätigenquote 379
Erwerbstätigkeit 289
Erysipel 89
Ethikboard 185
Ethischer Grundsatz 313
Eudaimonie 101
Ewigkeit 304
Existenzielle Fühlung 116
Experimentierfreude 327

F

Fachkräftesicherung 388
Faktenwissen 384

Familie
    moderne 210
    traditionelle 208, 210
Fasten 56
    intermittierendes 253
Feuerbestattung 268
Fit für 100 31
Flexibilität 140
Formvollendung 323
Frage nach dem Guten 94
Frauenfigur 216
Free radical theory of aging 63
Freiheit 94, 326
Freimaurer 271
Freiwilligentätigkeit 233, 234
Fremdbeurteilung 170
Frieden 332
Friedensbotschaft 359
Friedensförderung 359
Früherkennung 254
Führung 395
    altersgerechte 395
Funktionsbeurteilung, geriatrische 167

G

Gebetszeit 301
Gebrechlichkeit 172, 183, 184
Geduld 136
Gefäßsteifigkeit 67
Gefühl 114, 118
Gegenwärtiger Augenblick 403
Gegenwartsliteratur 218
Gehirn 338
Gehirnaktivität 342
Gehirntraining 254
Geist 113
Geist des Anfängers 407
GEKO 34
Gelassenheit 136, 325
Gemeinschaftsgefühl 350, 351
Gemeinwohlverantwortung 124

Genablesung, fehlerhafte 251
Gender 203
Gene Editing 257
Generation 286, 331, 346
   X 287
   Y 287
Generationenkonflikt 99
Generationenvertrag 235
Genom 42
Gerechtigkeit 99
   intergenerationale 101
Geriatrie 108, 363, 365
Gerontokratie 202
Gerontologie 25
   präventive 251
Gerontopsychologie 279
Gesangstherapie 357
Geschlecht 217, 284
Geschlechtergrenze 203
Geschlechterrollenstereotyp 223
Gesellschaft 302
   traditionelle 202
Gesprächsführung 151
Gesundheit 26, 382, 412
   Definition laut WHO 102
   mentale 384
Gesundheitsberuf 150
Gesundheitsfürsorge 412
Gesundheitskompetenz 145, 156
Gesundheitsparameter 59
Gesundheitsproblem 244
Gesundheitsversorgung 106, 110
Gesundheitsvorsorge 282
Gesundheitswirtschaft 106
Gewalt im Alter 36
Gewalteinwirkung, körperliche 36
Gewebereparatur 50
Glaube 113, 309
   im Alter 306
Glaubenserfahrung 307
Gleichklang 334
Glück 101

Glücksmoment 415
Glykation 89
Goldene Regel 94
Gotteserlebnis 319
Grab 270
Grau, Alexander 11
Greis 246
Greisenalter 143
Grenzüberschreitung 307
Großfamilie 205
Großmut 316
Growth Mindset 139
Grunderfahrung 117
Grundwiderspruch, gesellschaftlicher 99
Gruppenmusiktherapie 357

Haltung 190
Handgriffkraft 54
Handlungsmöglichkeit 309
Handlungsspielraum 392
Haushaltshilfe, staatliche 206
Hautkrebs 87, 89
   heller 90
HEAD2TOES 78
Heidenreich, Elke 1, 4
Heilbehelf 145
Heiliges 304
Heilmittel 145
Herpes Zoster 89, 90
Herz 61
   alterndes 62
Herzfrequenz 62
Herzfrequenzvariabilitätsrate 54
Herzinsuffizienz 73
Herzklappenerkrankung 76
Herzkrankheit, koronare 75
Herz-Kreislauf-System 62
Herzrhythmusstörung 77
Heterogenität des Alters 229
Hilfsmittel 145

Hindu 268
Hippokratischer Eid 96
Höffe, Otfried 14
Homo conscious 417
Hormontherapie 58
Hörumgebung 396
Hörvermögen 24, 382

Ibuprofen 176
ICD-11 295
Idee der Vernunft 94
Identität 132
Identitätsbildung 349
Impfung 90
Individualität 115
Inflammaging 52, 64
Inflammation 64
Inklusion 210
Innovationsfähigkeit 384
Institutionalisierter Prozesses 98
Instrumentaltherapie 357
Insulinresistenz 65
Intelligenz
    emotionale 136
    fluide 381
    kristalline 383
Interventionsmonitoring 56

Jugend 1, 11–14
Juvenal 4

Kaffee 71
Kalorienrestriktion 70, 253
Kant, Immanuel 94
Kategorischer Imperativ 94
Katholik 269

Kennzeichen des Alterns 41
Keratinozyt 85
Keratose
    aktinische 87, 90
    seborrhoische 88
Kirchenjahr 271
Klimatische Bedingung 396
Klimawandel 100
Kollagen 85
Kommunikation 339, 367
    eingeschränkte 166, 167, 169
    intergenerationelle 357
    interzelluläre 51
    nonverbale 170
    verbale 179
    zwischen Seelen 343
Kommunikationsstil 247
    biomedizinischer 151, 247
    patientenzentrierter 151, 247
Kommunikationsstörung 166, 180
Komorbidität 172
Kompetenzförderung 159
Kompetenzzentrum 173
Komplexität 114
Kompression der Mortalität 236
Konservatismus 201
Konsiliardienst, geriatrischer 34
Kontrollillusion 139
Körperwahrnehmung 411
Körperwahrnehmungsübung 414
Krankenöl 269
Krankheit Altern 251
Kreativität 341, 384
Kreisky-Ära 21
Krise 305
Kultur des Alterns 230
Kulturwandel 225
Kunst 337, 340
    des Alterns 330
Künstler 328
Künstlerisches Schaffen 325
Kurzzeitpflege 110

L

Landschaftsbild 323
Langlebigkeit 46, 63, 250, 252
Langzeitpflege 110
Lärmbelastung 396
Leben 323
Lebensabschnitt, letzter 261
Lebensbedingung 120
Lebensentwurf 153
Lebenserwartung 154, 243, 250, 252, 280, 400
Lebensführung 23
Lebensgemeinschaft 200
Lebensgeschichte 307
Lebenskonzept 288
Lebenskunst 230
Lebenslauf 226
Lebensphase 346, 347
Lebenspriorität 409
Lebensqualität 235
Lebensrückblick 116
Lebenssinn 230
Lebensstil 54, 253, 281
  gesunder 250
Lebensstiländerung 251
Lebensstilfaktor 69
Lebensweg 333
Lebenswunsch 125
Lebenszeit 307
Lebenszyklus 308
Leichenschmaus 270
Leistung 302
Leistungsfähigkeit
  kognitive 155
  körperliche 382
Lernbereitschaft 140, 385
Lernprozess 340
Lichtschutz 90
Liebe 316
Literacy 156
Literatur 217
Literaturgerontologie 217

Live Aid 359
Longevity 250, 252
Luftverschmutzung 72
Lust 2, 4–6, 8–10, 12, 13

M

Malstil 327
Mammalian target of rapamysin (mTOR) 66
Mangelernährung 25
Marker, epigenetischer 56
Marquard, Odo 9, 12
Maßlosigkeit 312
Meaning-Management-Theorie 249
Medien 148
Medikalisierungsthese 236
Meditation 407
Medizinethik 96, 186
Mehrgenerationenhaus 208, 294
Memento mori 408
Memoiren 366
Mensch 301, 302, 312
  achtsamer 417
  alternder 302, 318
  chronisch kranker 401
  gläubiger 310
Mentoring 368
Metabolisches Äquivalent 70
Metamizol 177
Metformin 57, 256
Migrant 208
Migration 205
Millennial 287
Minderheit, ethnische 208
6-Minuten-Gehtest 54
Misshandlung 36
Mitgefühl 401
Mitochondrium 49
Mitohormesis 49
Mitophagie 47
Mitralklappeninsuffizienz 76

Mitralklappenverfahren 77
Mobilität 109
Modernisierung, gesellschaftliche 202
Moral 93
  der Alten 98
  des Sterbens 102
Moralfähigkeit 98
Mosaizismus, genomischer 42
Motivation 118
Multimorbidität 24, 109, 166, 172, 174, 180, 188, 364
Musik 337, 338, 340, 341, 345, 359
  personalisierte 356
Musikhören 354
Musikpräferenz 349
Musikprojekt 352, 359
Musikstil 344
Musiktherapie 352, 353, 356, 358
Musizieren 353
Muslim 268
Mutation 42
Mutationslast 43
Mykose 89

Nachdenklichkeit 333
Nahrungsergänzungsmittel 255
Nebenwirkung 167, 175, 178, 179
Netzwerk Dein Nachbar 22
Neurogenese 341
Neuroplastizität 131, 352, 356, 406
NF-κB 65
Nicht-Erwerbsperson 380
Nichtopioidanalgetikum 177
Nicotinamidmononukleotid 58, 255
Nicotinamidribosid 58
Niedergeschlagenheit 119
Nordoff-Robbins Music Therapy 352
Normalitätskonzept 294
Normverschiebung 209
NSAR 174, 175, 180
Nutrient Sensing 48

Offenheit 117, 138
Omega-3-Fettsäure 256
Opioid 174, 177, 181
Opioidanalgetikum 176, 177, 179
  Langzeitanwendung 178
Opioidrotation 177
Ordnungsvorstellung 197
Over-the-Counter-Präparat 179
Oxidativer Stress 63, 88

Palliative Betreuung 368
Palliative Care 185, 257
Palliativstation 414
Palliativversorgung 245, 257
Paracetamol 176
Partizipative Medizin 412
Partnerschaft 292
Pascal, Blaise 100
Patient 150
  geriatrischer 167, 172, 178, 189
Patientenrolle 367
Patientenverfügung 259, 295, 368
  beachtliche 259
  verbindliche 259
Pausengestaltung 391
Pensionistenbrief 21
Peptidtherapie 58
Persönlichkeit 115, 301
Persönlichkeitsmerkmal 117
Persönlichkeitsmodell 132
Pflegeheimgesetz 295
Pflegekraft, ausländische 207
Pflegemigration 206
Pflegeroboter 294
Phänotyp 53
Philosophie 2, 3, 9, 12
Photoaging 87
Platon 6, 9
Plattenepithelkarzinom 87, 90
Polypharmazie 179, 364
Positionsalter 199

Potenzial des Alters 228, 238
Prävention 244, 254
Präventionsstrategie 90
Problemlösungsfähigkeit 384
Proteinsynthese 46
Proteostase 45
Prozessethik 95
Psyche 127, 307
Psychopharmakon 255
Pulswellengeschwindigkeit 67

Raman-Spektrometrie 88
Rapamycin 57, 256
Ratingskala
  numerische 167
  verbale 167
Rauchen 71
Reaktionslatenz 410
Reanimation 264
Redifferenzierung 51
Reflexion 132
  kritische 139
Regenerative Medizin 256
Reife 19, 343
Religiosität 304
Relokaktionseffekt 107
Reminiszenzeffekt 349
Remobilisation 107
Rentenreform 204
Rentensystem 204
Reparaturmechanismus 43
Resilienz 122, 140
Resonanz 304
Respekt 203
Ressource 138
Ressourcenmangel 150
Resveratrol 256
Retirement community 231
Revaskularisationsstrategie 76
Reziprozität 204
  verzögerte 204
Rhythmus 301

Risiko 175, 179
Risikofaktor 384
  organisationaler 386
  psychischer 385
  psychosozialer 386
Ritual 249, 267
Ruhestand 222

Sauerstoffradikal, freies 88
Schaffenszeit 328
Schandmaulkompetenz 10
Scheidung 291
Schichtarbeit 391
Schichtplan 392
Schlaf 254
Schmerz 181
  chronischer 165, 172, 413
  neuropathischer 175, 179
Schmerzerfassung 167, 171
  unzureichende 169
Schmerzmanagement 255
Schmerzpatient 175
Schmerztherapie 108, 169, 173, 186
Schmerzwahrnehmung 173
Schönheitsideal 215, 285
Schopenhauer, Arthur 8, 12, 13
Schöpfung 301, 311, 312
Schwangerschaftsabbruch 96
Schweißdrüse 86
Seele 113, 318
Seele-Geist-Komplex 114
Seelenamt 271
Sehvermögen 24, 382
Selbstausdruck 349
Selbstbestimmung 21, 23, 38, 228
Selbstbeurteilung 170
Selbstdiskriminierung 151, 153
Selbstfürsorge 281
Selbstmanagementfähigkeit 383
Selbstreflexion 407
Selbstschöpfung 230
Selbstsorge 225

Stichwortverzeichnis

Selbsttötungswunsch 125
Selbstverantwortung 23, 38
Selbstwahrnehmung
    negative 153
    positive 154
Selektivität 121
Self Care 282
Senat 18
Seneszenz 49, 64
Senior 149, 246
Senolytikum 57, 256
Sexismus 284
Sexualhormon 51
Sexualität 6, 292
SHARE 27
Shared Decision Making 157
Sicherheit 35
Sichtbarkeit Älterer 285
Signalkaskade 48
Silent Generation 286
Singen im Chor 351
Sinn 306
Sinnfrage 268
Sirtuin 65
Skabies 89
Solidarität 124
Sorge 205
Sorgeleistung 205
Soziale Unterstützung 110
Soziales Netzwerk 254
Sozialpolitische Herausforderung 182
Sozioemotionalität 121
Spätstil 218
Spermidin 47, 256
Sprache 29, 339
Stammzellkapazität 50
Standardisierung von Lebensalter 199
Status
    der Frau 203
    gesellschaftlicher 201
Sterbeglocke 270
Sterbehilfe, aktive 97
Sterbekommunion 269

Sterbekreuz 269
Sterbekultur 259
Sterben 248, 258, 265, 318
    des Alters 250
    menschenwürdiges 261
Sterbeort 263
Sterbeverfügungsgesetz 295
Sterbewunsch 185
Stereotyp 283, 400
Stereotype matching 155
Stille 332
Stimulation, kognitive 138
Stoffwechselstörung 65
Stressmanagement 254
Strukturwandel des Alters 225
Stufenmodell von Erikson 347
Sturzrisiko 178, 188
Subkutis 86
Suizid, assistierter 97, 295
Suizidalität 125
Suizidrisiko 172
Sun City 231
Symbol 339
Systemimmanenz 95
Systemtranszendenz 95

T

Talgdrüse 85
Tauschgerechtigkeit 99
Team, multiprofessionelles 110
Telomer 44, 50, 68, 86
Terror-Management-Theorie 248
The Alive Inside Project 352
The Silver Choir Initiative 352
Theoriefähigkeit 9, 10
Therapieziel 260
Tiefensensibilität 24
Tod 7, 248, 258
    Umgang mit 261
Todes-Leasing 266
Totenschein 270
Tradition 357

Traditionalist 286
Training 26
Transzendenz 318
Transzendierung 302
Trauer 120
Trauerkleidung 271
Trauerritual
    kulturspezifisches 266
    religiöses 268
Trauma 122
Tugend der Toleranz 94
Tumorschmerz 177

U
Überalterung 148
Überversorgung 189
Überzeugung 310
Umwelteinfluss 54, 72
Umweltethik 100
Unterversorgung 189
Urteilsvermögen 136
UV-Strahlung 87

V
Validation 364
Vaterschaft 315
Verantwortung 335
Verantwortungsethik 100
Verehrung 223
Vergebung 315
Vergesellschaftung des
    Alter(n)s 238
Vergesellschaftungslücke 228
Vernachlässigung 36
Versorgung
    intergenerationelle 206
    staatliche 204
Versorgungsebene 105
Versorgungsmodul, geriatrisches 31
Versorgungsprozess 110
Verstand 131, 134, 135

Verständnis 135
Verwitwung 292
Vibration 396
Voreinstellung zum Alter 152
Vorhofflimmern 77
Vorsorgedialog 260
Vorsorgevollmacht 260, 295
Vorurteil 147
Vulnerabilität 24, 172

W
Wachstum, persönliches 407
Wahlfreiheit 228
Wahrheit 324
Wahrnehmung 340
Wechseljahre 24
Weisheit 135, 136, 308, 407
Weltbeziehung 304
Wert 17
Wertegemeinschaft 17
Widerspruchswesen Mensch 94
Wiederbelebung 260, 265
Wiedergeburt 268
Wissen 309
Wohlfahrtsstaat 224
Wohnheim,
    generationsübergreifendes 294
Würde 302
Wüstenerfahrung 305

Z
Zahnersatz 24
Zeichen 339
Zeit 304, 338
Zeitdimension 403
    horizontale 402
    vertikale 402
Zeitempfinden
    qualitatives 402
    quantitatives 402
Zeiterleben 226

Zeitreise 345
Zeitstrukturierung 226
Zellbiologie 252
Zellgesundheit 253
Zentrum für Altersmedizin 108
Zivilisationskrankheit 244
Zuckerstoffwechselstörung 65

Zufriedenheit 119
Zufriedenheitsparadox 120
Zugehörigkeit 205, 210
  politische 198
Zukunftsvergessenheit 227
Zuwendung 127
ZWAR Netzwerk 22

GPSR Compliance

The European Union's (EU) General Product Safety Regulation (GPSR) is a set of rules that requires consumer products to be safe and our obligations to ensure this.

If you have any concerns about our products, you can contact us on

ProductSafety@springernature.com

In case Publisher is established outside the EU, the EU authorized representative is:

Springer Nature Customer Service Center GmbH
Europaplatz 3
69115 Heidelberg, Germany

www.ingramcontent.com/pod-product-compliance
Lightning Source LLC
LaVergne TN
LVHW020326260326
834688LV00037B/888